JN316414

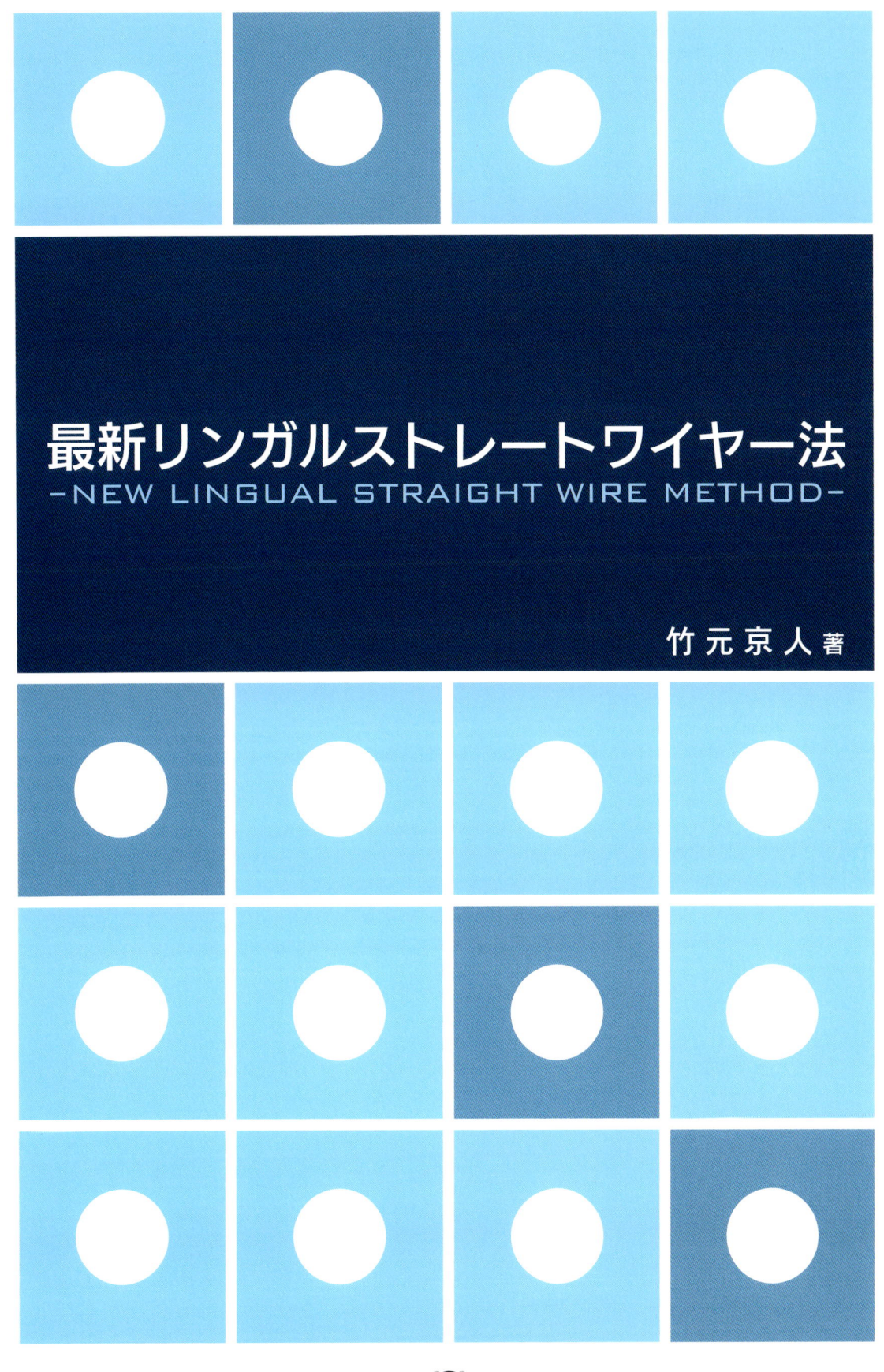

最新リンガルストレートワイヤー法
−NEW LINGUAL STRAIGHT WIRE METHOD−

竹元京人 著

クインテッセンス出版株式会社　2012

Tokyo, Berlin, Chicago, London, Paris, Barcelona, Istanbul, Milano, São Paulo, Moscow, Prague, Warsaw, Delhi, Beijing, Bucharest, and Singapore

クインテッセンス出版の書籍・雑誌は、歯学書専用通販サイト『**歯学書.COM**』にてご購入いただけます。

PCからのアクセスは…

歯学書 検索

携帯電話からのアクセスは…

QRコードからモバイルサイトへ

はじめに

　1970年後半 Dr. フジタにより日本からスタートした舌側矯正の歴史も現在に至るまで35年を経過しました。その間、さまざまな装置や治療法が開発され次第に普及してきています。しかし、舌側からの矯正治療は治療が難しい、複雑で時間がかかる、よく治らない、患者にとって不快だ、発音がしづらい、咬めないなど、多くの問題が残っているのも事実です。

　このため今までは、ある一部の矯正歯科医が舌側矯正の中心となっていました。特に矯正歯科医のワイヤーベンドの能力や職人芸的なスキルが求められてきました。しかし最近になり、装置の改良のみならず、すべてのシステムが見なおされ改善、改良されると同時に、治療中のバイオメカニズム、サイドエフェクトなどが解明されてきています。この傾向は日本のみならず、世界にも飛び火し、現在は各国に舌側矯正学会が発足されています。1987年にはアメリカ舌側矯正学会が開催され、1988年には日本舌側矯正学会、1990年にパリで国際舌側矯正学会、1991年よりヨーロッパ舌側矯正学会、2006年には世界舌側矯正学会が発足され現在に至っています。

　最近ではデジタルテクノロジーによりカスタマイズドブラケットを使用すると同時に、ワイヤーベンドもロボット化し、カスタマイズドベンディドワイヤーを用いる Incognito や Harmony などの治療法も徐々に広まってきています。一見、デジタルテクノロジーを利用すればもっと簡単で精密な治療ができると思われがちですが、これらの方法も人、特にエンジニアの経験や能力（矯正治療経験のない人々）によって質が左右されることを忘れてはいけないと思います。

　この本を執筆するにあたり、読者の方に特に注意をしていただきたいのは、私の推奨するリンガルストレートワイヤー法だからといって、簡単また、確実に治るとお考えにならないでいただきたいということです。確実な治療目標と治療計画、それにともなった精密なボンディングポジションなど、すべての治療ステップやシステムが術者により正確かつ綿密に計画された結果として、よりスムースに、かつワイヤーのベンド量を極力減らした治療が進むことを理解してください。

今回、私が勧めているリンガルストレートワイヤー法には、3つの新しいコンセプトがあります。第1はスクエアスロットの採用です。このことによりブラケットのサイズが小さくできるとともに、歯牙移動のコントロールがしやすくなるなど多くの利点があることから、舌側のみならず今後の矯正治療の潮流となっていくことを期待しています。第2はプレーンワイヤー（ストレートワイヤー）の使用で、特にスクエアワイヤーの利点を生かせるシステムです。第3はパッシブセルフライゲーションシステムの導入です。よりフリクションなく弱い力で歯を移動させるためには、なくてはならないシステムだと思います。この3つの新しいコンセプトのほか、多くのシステムの改善改良を行いました。本書が皆様の臨床の一助となり、治療の質の向上の助けとなることを望みます。

2012年　竹元京人

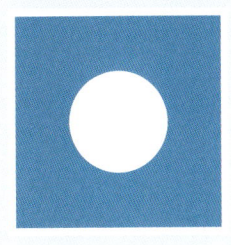

Foreword

Lingual orthodontics is today a reality and represents the best solution for meeting the needs of patients offering numerous biomechanical advantages for the doctor.

Our experiences of working more than 29 years in the lingual orthodontic field brought us to study, following the Straight Wire Andrews' principles and philosophy, a system to make lingual orthodontics simpler, more predictable with a approach simile to labial orthodontics. The work published in this book is the result of over 15 years of research and clinical studies by Dr. Kyoto Takemoto and myself on Lingual Straight Wire.

L.S.W. is characterized by a complete programmed system with a fully programmed appliance which include setup system, square slot brackets, lingual straight arch wire, customized accurate bonding position and treatment mechanics. The achievement of good final results is propelled more efficiently with an appliance that has been fully programmed in accordance with the complete L.S.W. system. L.S.W. does not move teeth faster than is biologically possible, it can only match that limit and achieve it as directly as possible reducing treatment time.

What distinguishes L.S.W. from other Lingual appliances is the fact that when sited as prescribed, it targets the slots predictably and eliminates the need for wire bending. This individualized concept can be used on almost all lingual orthodontic cases that have normal malocclusions. The vast amount of clinical cases treated by using L.S.W. has demonstrated the efficiency and simplicity of this approach.

This patent system for us represents the future of Lingual orthodontics.

Giuseppe Scuzzo

CONTENTS

第1章 リンガルストレートワイヤー法の歴史　　9

1 リンガルストレートワイヤー法の歴史 —— 10
2 リンガルストレートワイヤー法ブラケットの開発 —— 14
- 2-1　第1世代プロトタイプのブラケット　**Case1**　14
- 2-2　第2世代プロトタイプのブラケット　**Case2**　18
- 2-3　第5世代プロトタイプのブラケット　**Case3**　21

3 初期リンガルストレートワイヤーブラケットの問題点 —— 24

第2章 New STb light lingual system のコンセプト　　27

1 舌側マルチブラケットシステムの新たな時代へ —— 28
2 New STb light lingual system の特徴 —— 29
- New STb のデザイン　29
- ジンジバルオフセット　32
- スロット　34
- ローフリクション　36
- インターブラケットディスタンス　38

3 まとめ —— 39

第3章 ボンディングまでの治療手順　　41

1 前準備の意義 —— 42
2 検査と前処置 —— 43
- 歯面清掃　43
- 歯周検査　43
- 歯面の形態修正　44
- 歯肉形成　44

3 印象採得 —— 45
- 印象材　45
- 個人トレーの製作　45
- 印象採得の手順　46
- 印象面の確認　47
- 石膏　47

4 セットアップ模型の製作 —— 48
- スタンド　48
- 咬合器へのマウント　50
- 石膏模型歯の分割　50
- 歯の排列　52
  - [1] 上顎中切歯　[2] 上顎側切歯　[3] 上顎犬歯　[4] 上顎小臼歯　[5] 上顎第一大臼歯
  - [6] 上顎第二大臼歯　[7] 下顎前歯　[8] 下顎犬歯　[9] 下顎臼歯部
- セットアップ模型のチェックポイント　58
  - [1] 歯列の対称性　[2] トルク、アンギュレーション、ならびにローテーション
  - [3] 辺縁隆線とコンタクトポイント　[4] 歯肉線（gum line）
  - [5] 被蓋（over bite と over jet）　[6] 咬合湾曲　[7] 咬頭嵌合

5 アーチワイヤーフォーム —— 61
6 フローティングジグ —— 63
- フローティングジグの製作方法　64

7 コモンベースシステム ―― 66
コモンベースシステムの製作方法　66
改良型コモンベースシステム　68

8 ボンディング ―― 69
ボンディングの手順　69
リボンディング　71

第4章 ボンディング後の治療手順　73

1 ニューリンガルストレートワイヤー法におけるワイヤーの選択 ―― 74
レベリング　74
トルクの確立　76
アンマスリトラクション　77
　[1] スタンダードなスライディングメカニクスによるマンマスリトラクション
　[2] TADを併用したスライディングメカニクスによるアンマスリトラクション
　[3] ループメカニクスによるアンマスリトラクション
ディテーリング　81

2 エステティックポンティック ―― 82
3 顎間ゴム ―― 83
4 装置の撤去 ―― 84
5 保定 ―― 85

第5章 非抜歯症例におけるメカニクス　89

1 非抜歯治療の意義 ―― 90
2 非抜歯治療におけるスペースマネージメント ―― 92
Inter proximal reduction (IPR)　92
歯列拡大　94
遠心移動　96
　[1] リンガルアーチとマイクロスクリューによる遠心移動　[2] ペンディラムによる遠心移動

第6章 抜歯症例におけるメカニクス　103

1 ボーイングエフェクト ―― 104
バーティカル ボーイングエフェクト　104
トランスバース ボーイングエフェクト　105

2 ボーイングエフェクトの防止法 ―― 107
前歯への圧下力の付与　107
上顎前歯へのリンガルルート トルクの付与　108
リトラクション時の弱い矯正力の適用　109

3 スライディングメカニクスとループメカニクス ―― 109
4 インプラントアンカー (TAD) を用いたスライディングメカニクス ―― 109
ホリゾンタルタイプの牽引　109
バーティカルタイプの牽引　112

5 TADを併用しないスライディングメカニクス ―― 114

CONTENTS

第 7 章　プロトタイプブラケット STb-SL　　117

1 プロトタイプブラケットの開発 ── 118
2 STb-SL の特徴 ── 118
インターブラケットディスタンスと STb-SL のスロットサイズ　122
スクエアスロット　127
バーティカルスロット　127
セルフライゲーション　129

3 STb-SL におけるワイヤーの選択 ── 129
非抜歯治療におけるワイヤーの選択　131
抜歯治療におけるワイヤーの選択　131

4 まとめ ── 133

第 8 章　リンガルストレートワイヤー法を用いた症例の実際　　135

1 STb Case ── 136
Case 1　アングルⅠ級　抜歯症例　136

Case 2　アングルⅠ級　抜歯症例　144

Case 3　アングルⅡ級　開咬　非抜歯症例　152

Case 4　アングルⅡ級1類　非抜歯症例　160

Case 5　アングルⅢ級　抜歯症例　168

2 STb-SL Case ── 176
Case 6　アングルⅠ級　非抜歯症例　176

Case 7　アングルⅠ級　抜歯症例　184

Case 8　アングル片側Ⅱ級　非抜歯症例　192

Case 9　アングルⅡ級2類　非抜歯症例　200

Case 10　アングルⅡ級1類　抜歯症例　208

Case 11　骨格性Ⅲ級　アングルⅡ級　抜歯症例　216

Case 12　アングルⅠ級　抜歯症例　224

Case 13　骨格性Ⅱ級　アングルⅡ級2類　抜歯症例　232

Case 14　骨格性Ⅱ級　アングルⅡ級1類　抜歯症例　240

Case 15　アングルⅢ級　非抜歯症例　248

Case 16　骨格性Ⅲ級　アングルⅢ級　非抜歯症例　256

第 1 章

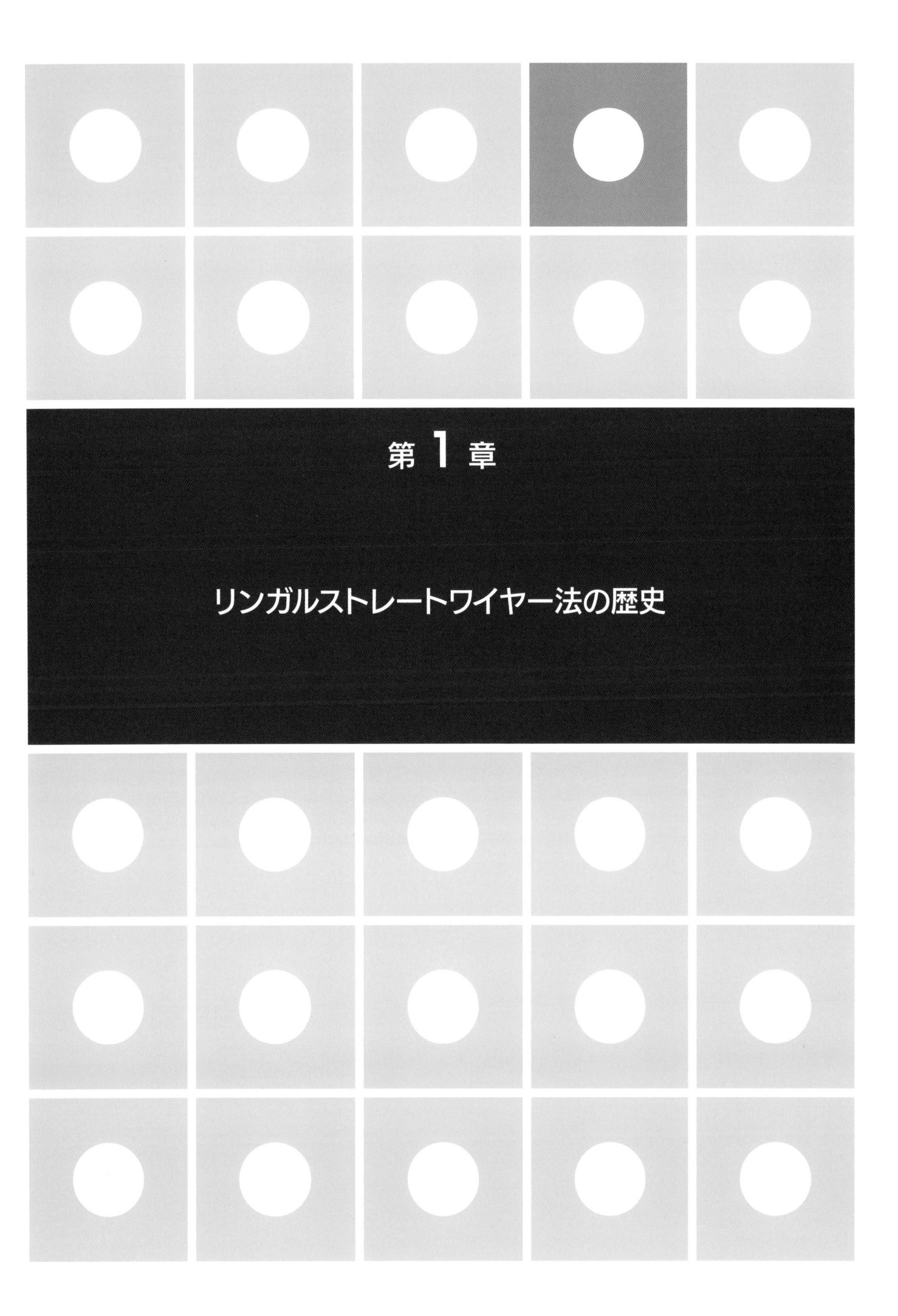

リンガルストレートワイヤー法の歴史

第1章　リンガルストレートワイヤー法の歴史

1 リンガルストレートワイヤー法の歴史

　舌側マルチブラケットシステムの歴史は、1970年代に藤田がマッシュルームアーチを用いたフジタメソッドを開発したことに始まる[1-7]。1981年には藤田がマッシュルームアーチの特許を取得した。その後、他の矯正家により多くの舌側装置が考案され、'80年代にはオームコ　カーツアプライアンス[8-10]、ユニテック　ケリーブラケット[11]、クリークモアアプライアンス[12]などが開発された。しかし基本の治療法としては今日までマッシュルームアーチフォームが長年用いられてきている（図1-1）。

　マッシュルームアーチの形態は、犬歯‐小臼歯間および小臼歯‐大臼歯間の唇頬舌の厚み（イン・アウト）の差によって決められる。特に、犬歯‐小臼歯間のイン・アウトの差は非常に大きく、アーチフォームがマッシュルームに似ていたことから命名されたようだ。著者も1983年より舌側マルチブラケットシステムによる治療を開始し、当初はフジタメソッドを主に使用していた。その後、バイトプレーンの付与されたカーツアプライアンスを'90年代まで使用した。その間、バイオメカニクスの研究[13-15]やシステム全体の改良により、以前に比べ治療法、治療期間や治療結果がより改善されていったことは実感していた。

　しかし、長年マッシュルームアーチを用いた治療法を経験したなか、ディテーリング時に多くの複雑なベンドが必要であることも事実であった。特に、犬歯‐小臼歯間のインセットは、水平的な1stオーダーベンドのみならず垂直的なステップベンドを付与しなければならなかった。そのため前歯部をスライディングメカニクスにてリトラクションする際、ワイヤーへの複数のインセットベンドによって、ブラケットとインセットが当たってしまい、改めて新しいワイヤーを曲げなおすこともあり、診察時間が伸びてしまうことが度々あった。また、上下歯列弓の形態を変えたい時に注意深く曲げないとうまくコーディネートできないなど、多くの問題点を抱えていた（図1-2 a～c）。

　このような点から、マッシュルームアーチを用いた舌側マルチブラケットシステムは、熟練した者としていない者の差が非常に大きなテクニックであるといえる。著者のオフィスでも各々の術者のスキルの差により、治療結果に差が表れていることを長年危惧していた。そこで、なるべく治療のシステムを標準化し、シンプルなワイヤー形態で治療ができないものかと長い間思案してきた。特に犬歯‐小臼歯間のインセットを取り除き、プレーンアーチフォームを用いることができれば、上下アーチのコーディネーションもより容易になり、スライディングメカニクスも使用しやすくなるなど、多くの利点が生まれると考えた（図1-3）。

　そこで著者らは、1996年より複雑なワイヤーベンドをなくしたプレーンアーチを用いた舌側マルチブラケットシステムについての研究を開始した[16,17]。はじめに模型上の臨床歯冠を全部削合したところ、舌側歯面の形態がほぼ移行的であり、特にイン・アウトの大きい上顎犬歯‐小臼歯間でも大きなインセットはほぼ不要となることがわかった（図1-4）。

　次に、切端より2 mmと3 mmの高さで歯冠を削合した模型を比較したところ、削合面が歯頸部に近づくほど犬歯‐第一小臼歯間のイン・アウトの差は小さくなることがわかった（図1-5、6）。

　さらに研究を進め、ワイヤーがどの位置を通過す

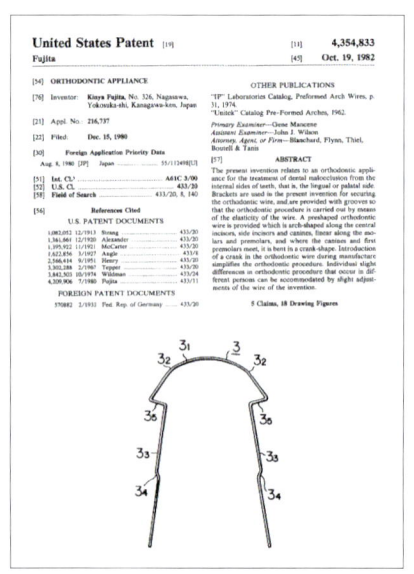

図1-1　藤田先生が取得したマッシュルームアーチフォームの特許。

1 リンガルストレートワイヤー法の歴史

Disadvantage of Mushroom Arch

1. Complicated bending
2. Needs canine & molar inset
3. Difficult U&L / A coordination
4. Limitation mechanics

図1-2a　マッシュルームアーチにおける問題点。

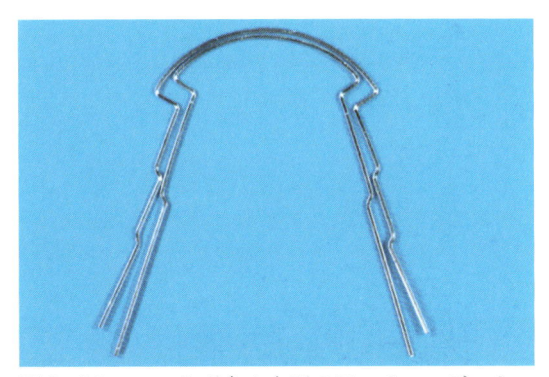

図1-2b　ベントが多く上下のアーチコーディネーションが難しい。

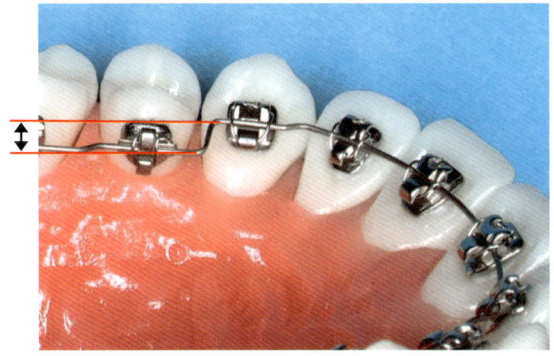

図1-2c　犬歯と第一小臼歯間に垂直的なステップベントが入る。

Advantage of L.S.W.

1. Plane archform (less bending)
2. Simpler mechanics
3. Easier handling
4. Easier U&L / A coordination
5. Patient comfort

図1-3　リンガルストレートワイヤー法の利点。

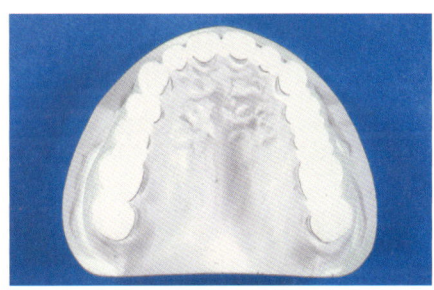

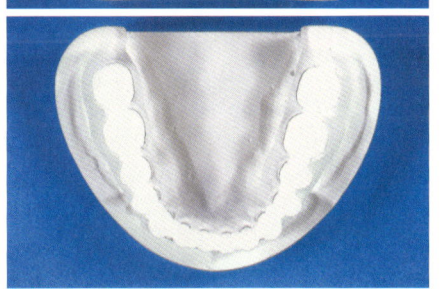

図1-4　模型上の臨床歯冠を全部削合することによって舌側歯面の形態がほぼ移行的となった。

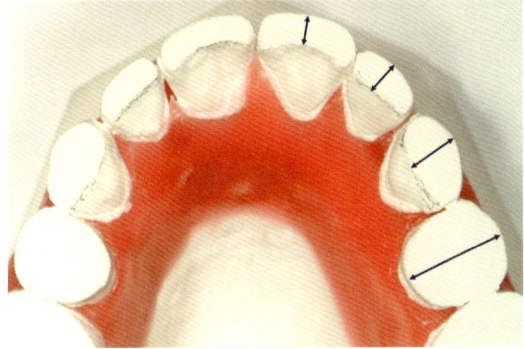

図1-5　臨床歯冠の切端側2mmで削合した模型。犬歯と小臼歯間のイン・アウトの厚みの差が大きいことがわかる。

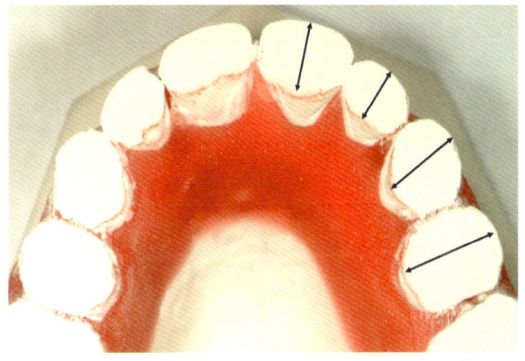

図1-6　臨床歯冠の切端側3mmで削合した模型。2mmで削合した模型と比較し、舌側面形態が移行的になっていることがわかる。

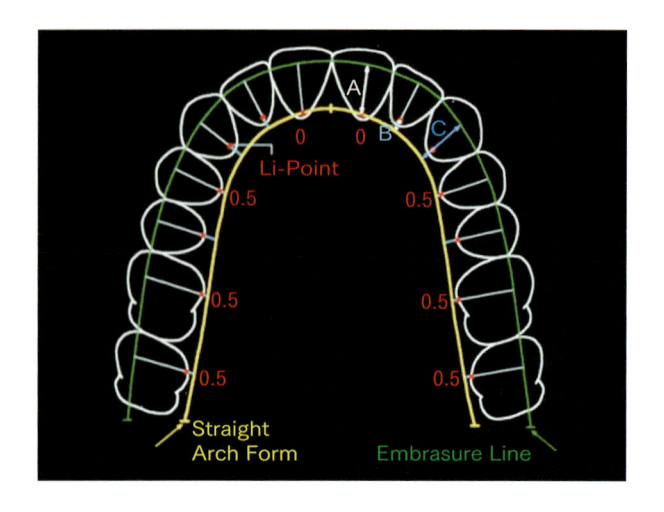

第1章 リンガルストレートワイヤー法の歴史

	A	B	C
1	6.3	0.0	6.3
2	5.4	1.1	6.5
3	5.3	1.4	6.7
4	6.3	0.5	6.8
5	5.8	1.4	7.2
6	7.1	0.5	7.6
7	6.8	0.5	7.3

mm

図1-7　上顎におけるリンガルストレートワイヤー法のアーチフォーム。Li-pointからワイヤーへの距離はパッドの厚みを考慮しミニマム0.5mmに設定。

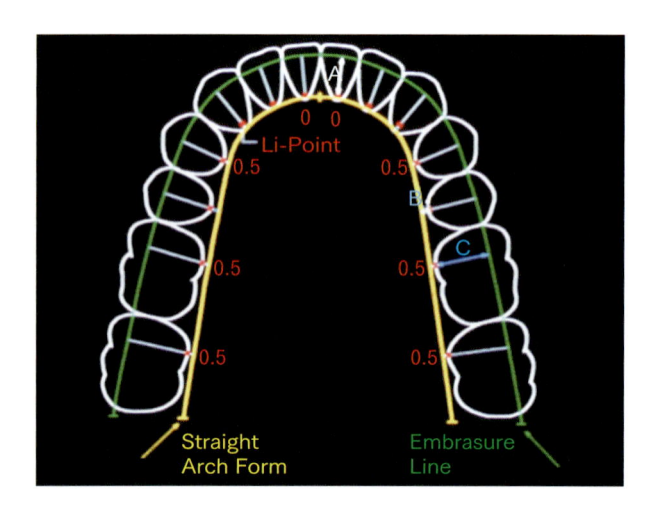

	A	B	C
1	5.1	0.0	5.1
2	5.2	1.2	5.1
3	5.2	0.5	5.7
4	5.6	0.5	6.1
5	6.0	1.0	7.0
6	7.4	0.5	7.9
7	7.4	0.5	7.9

mm

図1-8　下顎におけるリンガルストレートワイヤー法のアーチフォーム。

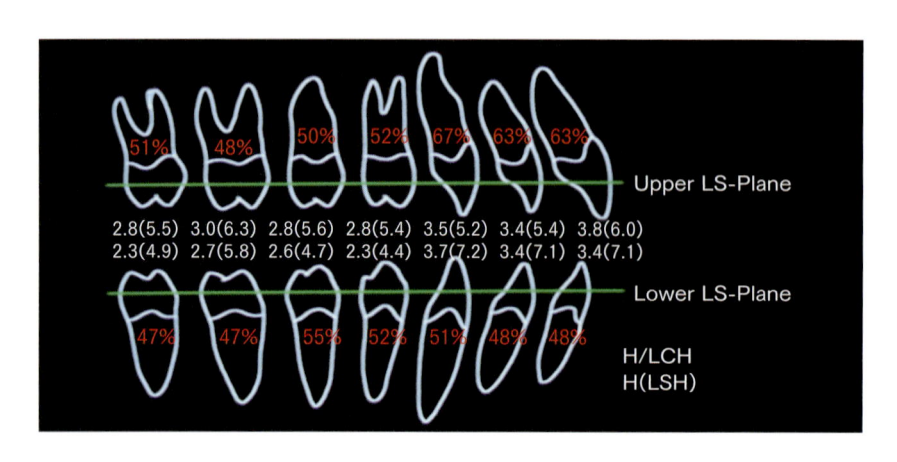

図1-9　リンガルストレートプレーン（LS-Plane）。上顎臼歯および下顎歯列においてLS-Planeはほぼ歯冠部中央を通るが上顎前歯部ではやや歯頸側となる。

べきか熟考した結果、水平的計測では中切歯基底結節の最突出点（Li-point）を通過し、第一小臼歯、第一大臼歯、第二大臼歯の舌側面上（最大豊隆点Li-point）に限りなく近く（パッドの厚み0.5mmに設定）通過した場合のアーチから舌側面の距離を算定した。上下顎ともに20症例を計測した。その結果、上下アーチともに最大でも約1.4mmしかLi-pointから離れないことがわかった。そして、厚みの差はレジンパッドを用いて各ブラケットに組み込めば、水平的なプレーンアーチ化が可能であるということもわかった（図1-7、8）。

また、垂直的には、各症例により通過する点は異

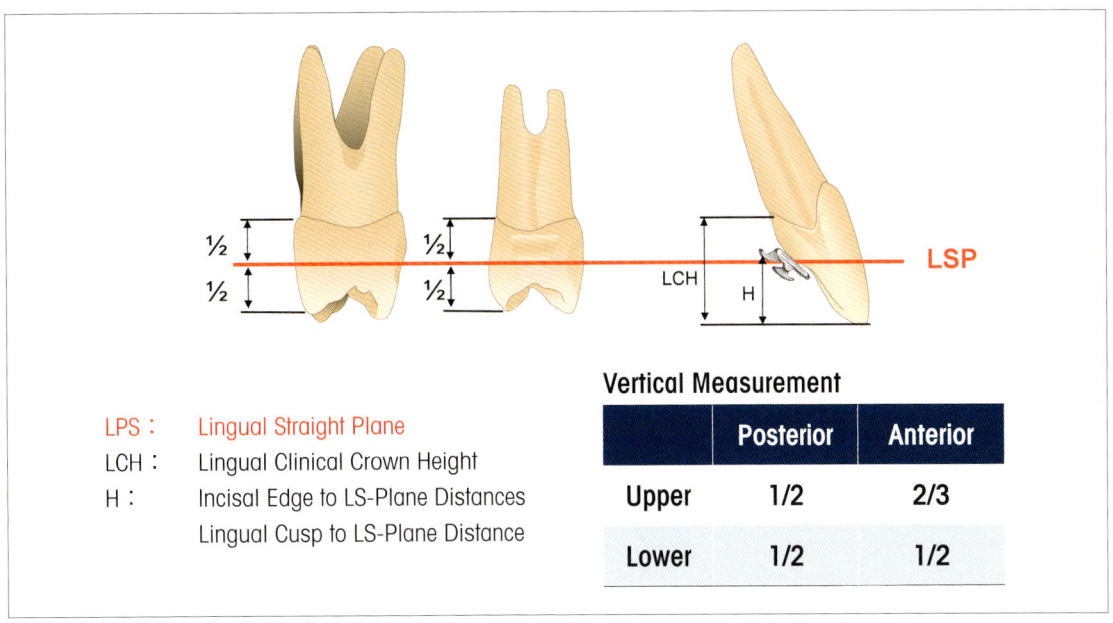

1 リンガルストレートワイヤー法の歴史

図1-10　上下側方歯の舌側歯冠中点をリンガルストレートプレーン(LS-Plane)がほぼ通過した場合、前歯部では上顎で約2/3歯頸側を通過し、下顎では約1/2中点を通過する。

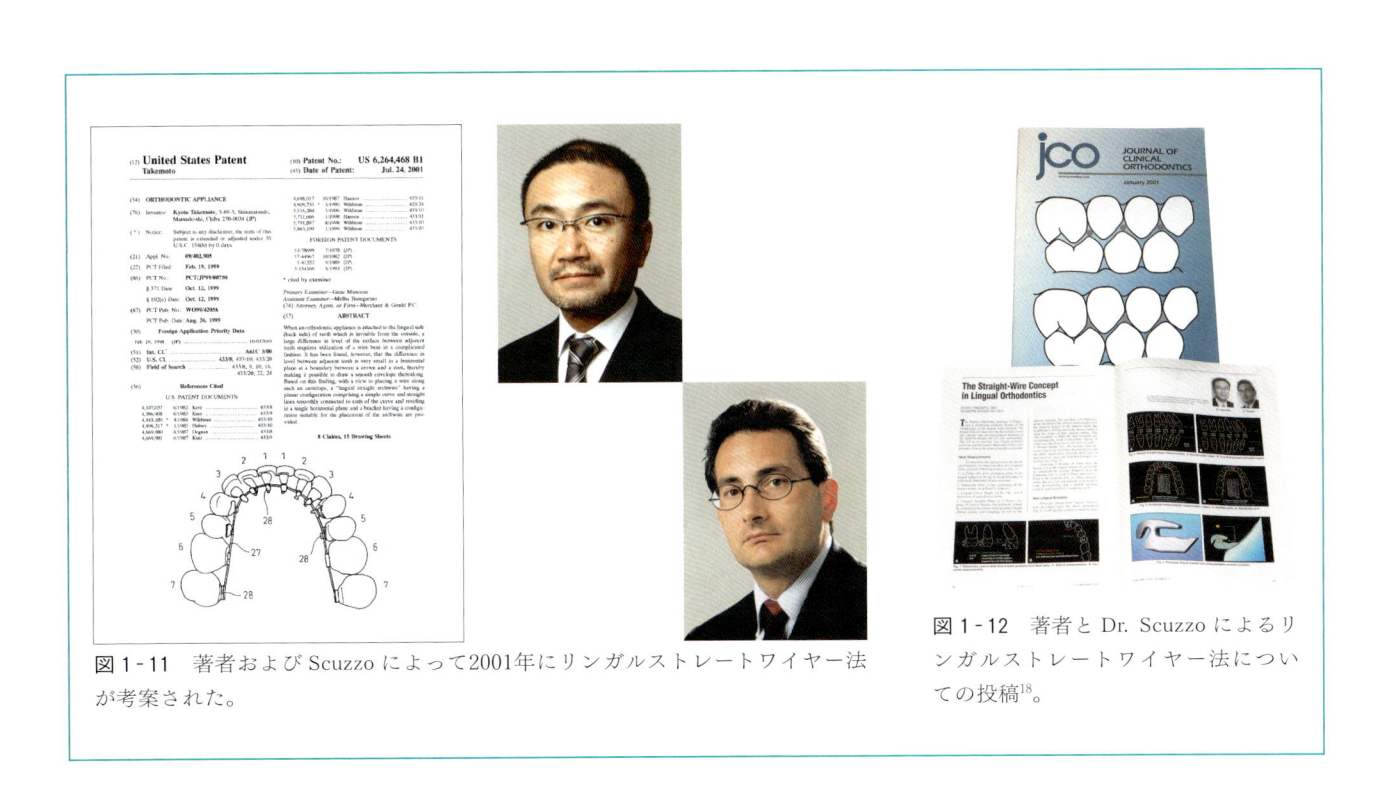

図1-11　著者およびScuzzoによって2001年にリンガルストレートワイヤー法が考案された。

図1-12　著者とDr. Scuzzoによるリンガルストレートワイヤー法についての投稿[18]。

なるが、特に上顎前歯がより唇側傾斜している場合、リンガルストレートプレーン(LS-Plane)はさらに歯頸側に近づくことも同時にわかった(図1-9)。

そして、上下顎側方歯の舌側歯冠中点をリンガルストレートプレーン(LS-Plane)がほぼ通過した場合、前歯部では上顎で約2/3歯頸側を通過し、下顎では約1/2中点を通過することがわかった(図1-10)。

このように水平的・垂直的計測結果より、舌側マルチブラケットシステムにおいてもプレーンアーチで治療が行えることが判明したことから、著者らは2001年にリンガルストレートワイヤー法を発表した(図1-11、12)[18]。

13

第1章 リンガルストレートワイヤー法の歴史

2 リンガルストレートワイヤー法ブラケットの開発

2-1 第1世代プロトタイプのブラケット

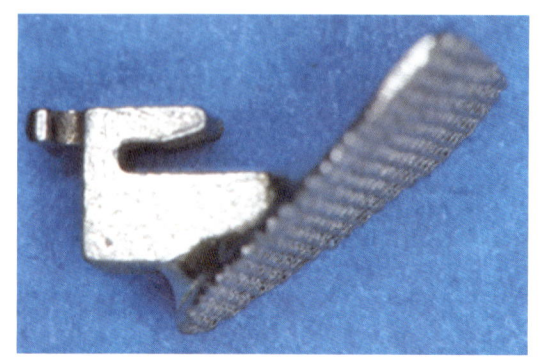

図1-13 第1世代プロトタイプのブラケット。

リンガルストレートワイヤー法を用いる場合、ワイヤーが歯頸側に近い位置を通過するため独自のブラケットを開発する必要があった。そこで、1996年に第1世代プロトタイプブラケットを完成させ、実際の臨床に使用した。第1世代プロトタイプではブラケットの歯頸部寄りをワイヤーが通過するという観点から、歯頸部のパッドをなるべく削除したジンジバルオフセットを組み込んだ。また、前歯のリトラクション時にワイヤーがスロットから抜けて発生するトルクロスを防ぐため、唇側から舌側方向にワイヤーを挿入するスロットデザインを選択した。第1世代プロトタイプのブラケットはステンレス棒を削合して作製したブラケット本体をパッド部分と蝋着したもので、かなり鋭角で大きなブラケットであった。また、スロット幅もインターブラケットディスタンスを考慮し、上下顎とも2mmとした（図1-13）。

Case1　初診時　21歳7か月 女性

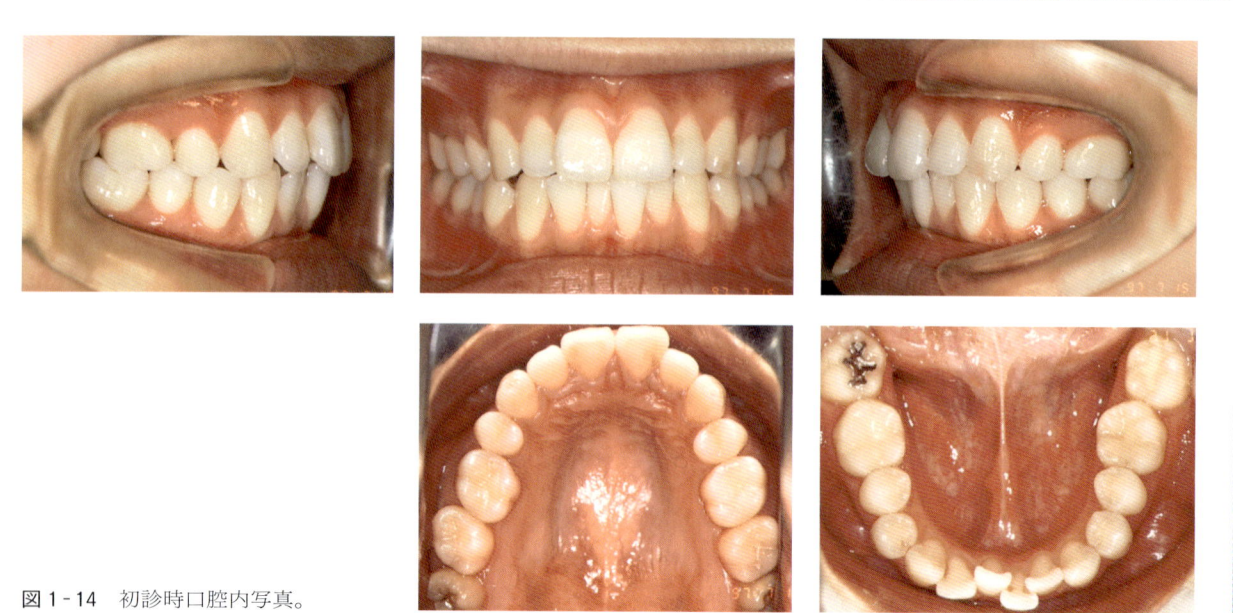

初診時年齢21歳7か月の女性、下顎の劣成長および後退による骨格性Ⅱ級症例で、口唇閉鎖時オトガイ筋の緊張も認められた。本症例は、すでに中高生時代に矯正治療の経験があり、4|4の片顎抜歯により、大臼歯関係はⅡ級であった。患者は矯正治療終了後、保定装置の使用不足により後戻りが出現し、上下顎前歯部に軽度の叢生が認められた（図1-14、15）。

図1-14 初診時口腔内写真。

2 リンガルストレートワイヤー法ブラケットの開発

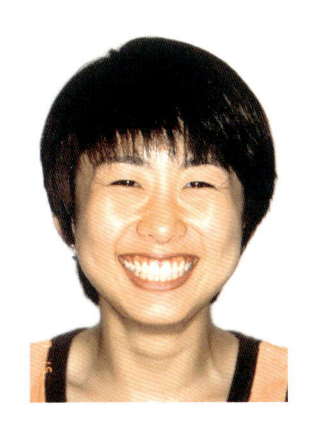

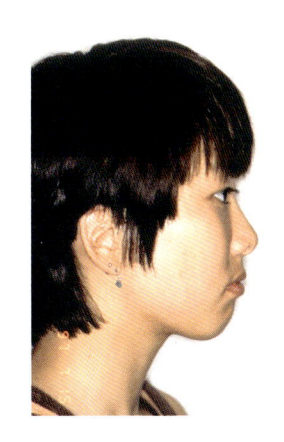

図 1-15 初診時顔貌写真(年齢21歳 7 か月の女性)。

　はじめにセットアップモデルを製作し、模型に合うように上下のアイデアルプレーンアーチをスロットと同じサイズの .018×.025 ステンレススチールワイヤーにて屈曲した。このアイデアルプレーンアーチを、なるべく Li-point 近くを通過するように調節し、各ブラケットと結紮した。この際、パッドと歯面をなるべく近接させるように、アーチフォームやセットアップモデルの調整ならびにパッドの一部削合などがなされている。ブラケットポジションには、廣が考案したヒロシステムを採用し[19, 20]、パッドと舌側面間の隙間は化学重合アクリリックレジンを用いて厚みを調整している。各コアは切端部を越え唇側面までカバーされているため、このキャップ部分を参照してインダイレクトボンディングで正確な位置へのボンディングが可能であった(図 1-16)。

　上顎にイニシャルワイヤーとして .012 NiTi プレーンワイヤーを用い、その後 .014 NiTi、.016 TMA プレーンワイヤーでレベリングした(図 1-17a〜c)。

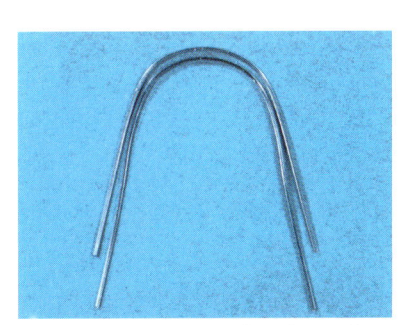

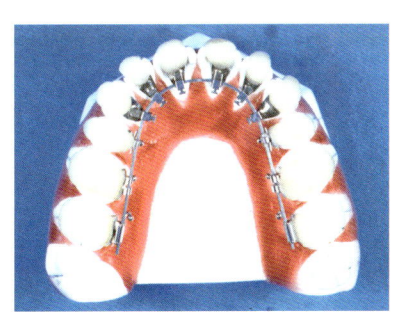

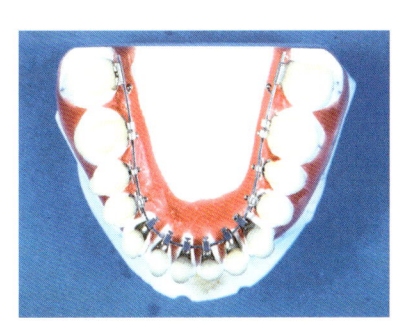

図 1-16　セットアップモデルとブラケットコア。

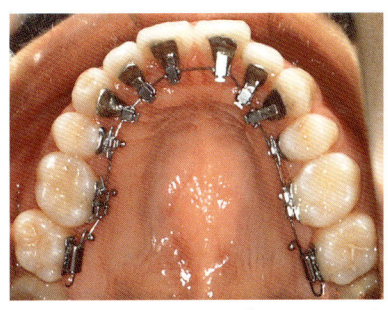

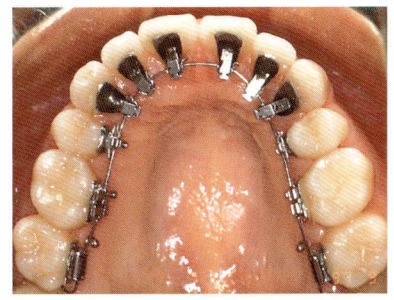

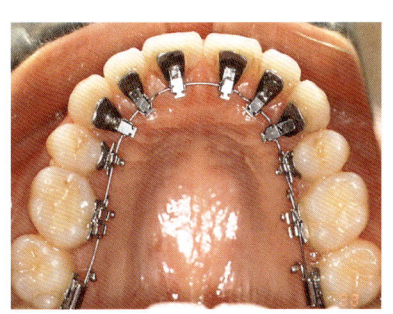

図 1-17a　.012 NiTi プレーンワイヤー。

図 1-17b　.014 NiTi プレーンワイヤー。

図 1-17c　.016 TMA プレーンワイヤー。

第1章　リンガルストレートワイヤー法の歴史

図1-18a　.012 NiTi プレーンワイヤー。

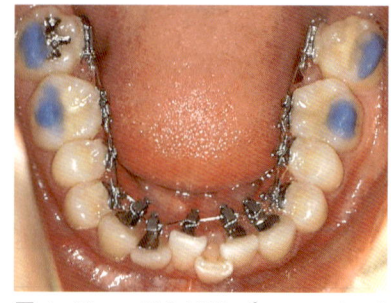

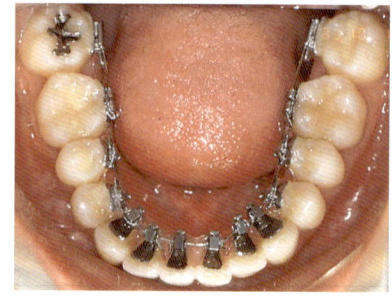

図1-18b　.014 NiTi プレーンワイヤー。

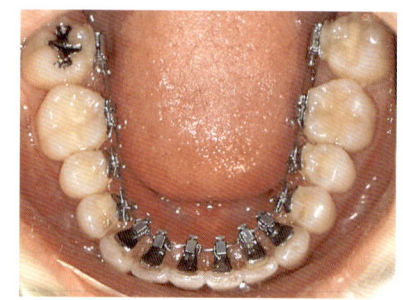

図1-18c　.016 TMA プレーンワイヤー。

　下顎も .012 NiTi でレベリングを開始し、装置装着時に上顎ブラケットと下顎前歯切端が早期接触するのを防ぐため、$\overline{7\,6|6\,7}$ の頬側咬頭頂にコンポジットレジンを暫間的に築造した（図1-18a）。このレジンは治療開始後、少しずつ削合していき、2か月後にはすべて削除した。下顎前歯は少し IPR を行いながら .014 NiTi、.016 TMA とレベリングを行った（図1-18b、c）。

　動的治療期間は5か月と比較的短期で終了することができた。実際の治療にあたり、上下顎前歯部の

スロット幅を2mmと設計していたため、下顎前歯部のインターブラケットスパンが短くなり、矯正力が極端に強くかかる部位がみられた。またダブルオーバータイが非常に複雑であったが、十分機能することがわかった（図1-19、20）。

　セファロ分析の重ね合わせより、上下顎前歯部の唇側傾斜を防ぎながらレベリングが行えたことがわかる。これはリンガル特有のバイオメカニクスによる利点[21]と考えられる（図1-21）。

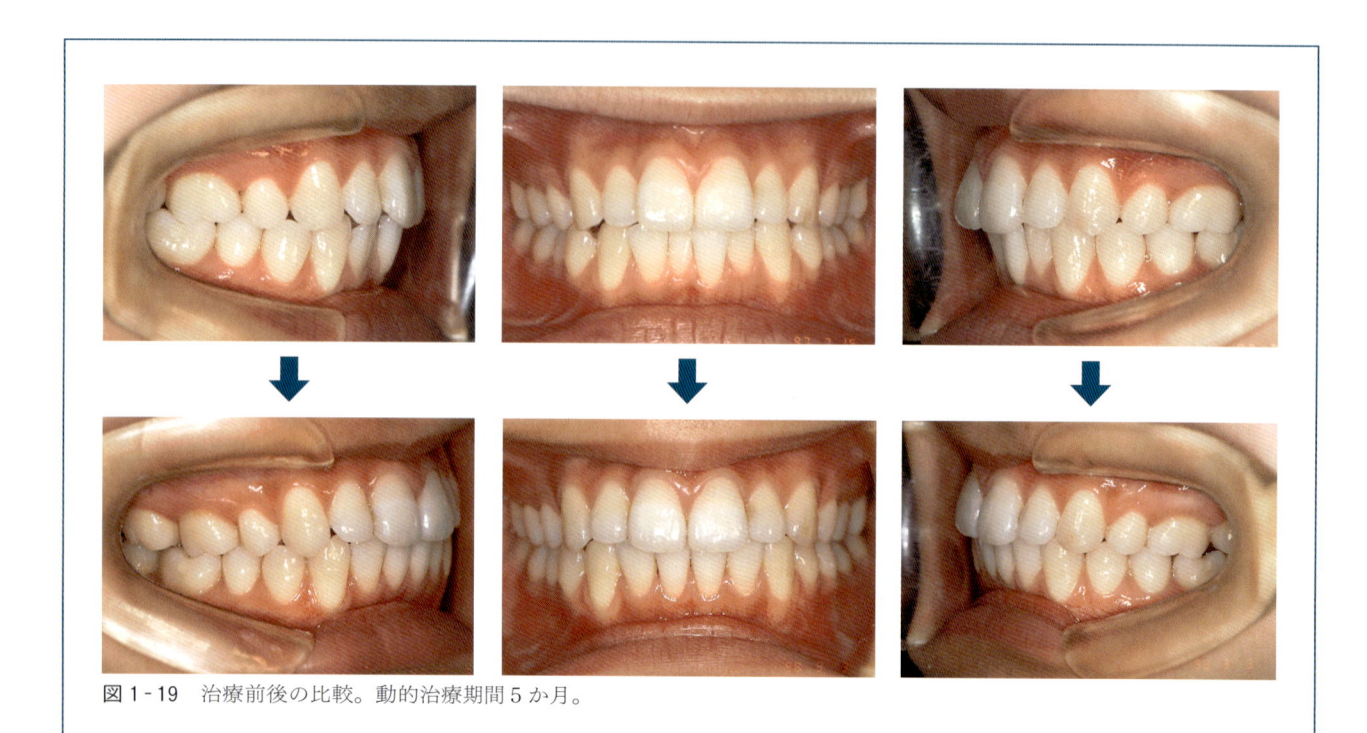

図1-19　治療前後の比較。動的治療期間5か月。

2 リンガルストレートワイヤー法ブラケットの開発

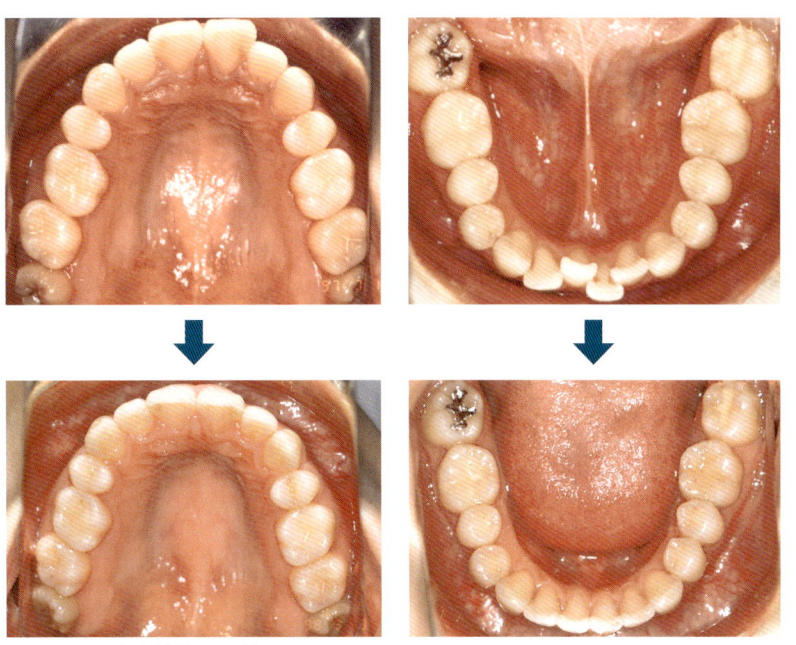

図1-20 治療前後の比較。

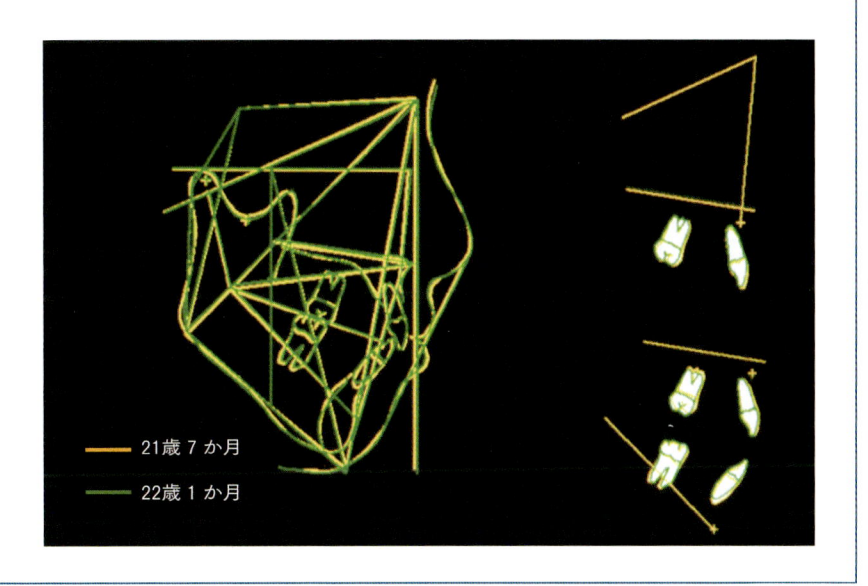

図1-21 治療前後の重ね合わせ。

17

第1章　リンガルストレートワイヤー法の歴史

2-2　第2世代プロトタイプブラケット

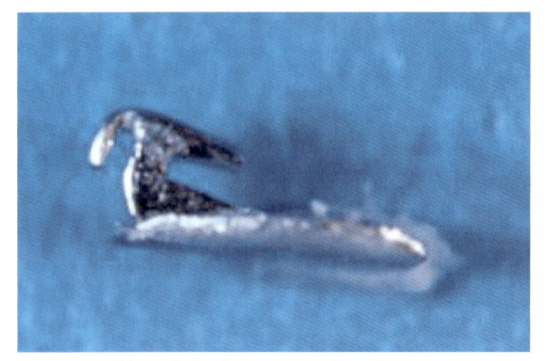

図1-22　第2世代プロトタイプのブラケット。

第1世代のプロトタイプブラケットを参考にして、第2世代のプロトタイプではインターブラケットスパンを考慮し、2mmであったスロットの幅を上顎で1.5mm、下顎で1.2mmと狭く設定した（図1-22）。スロット幅を狭くしたことにより、結果として矯正力が効果的に弱くなることを期待した。この第2世代のブラケットにより、実際の治療を試みた。

Case2　初診時　21歳10か月　男性

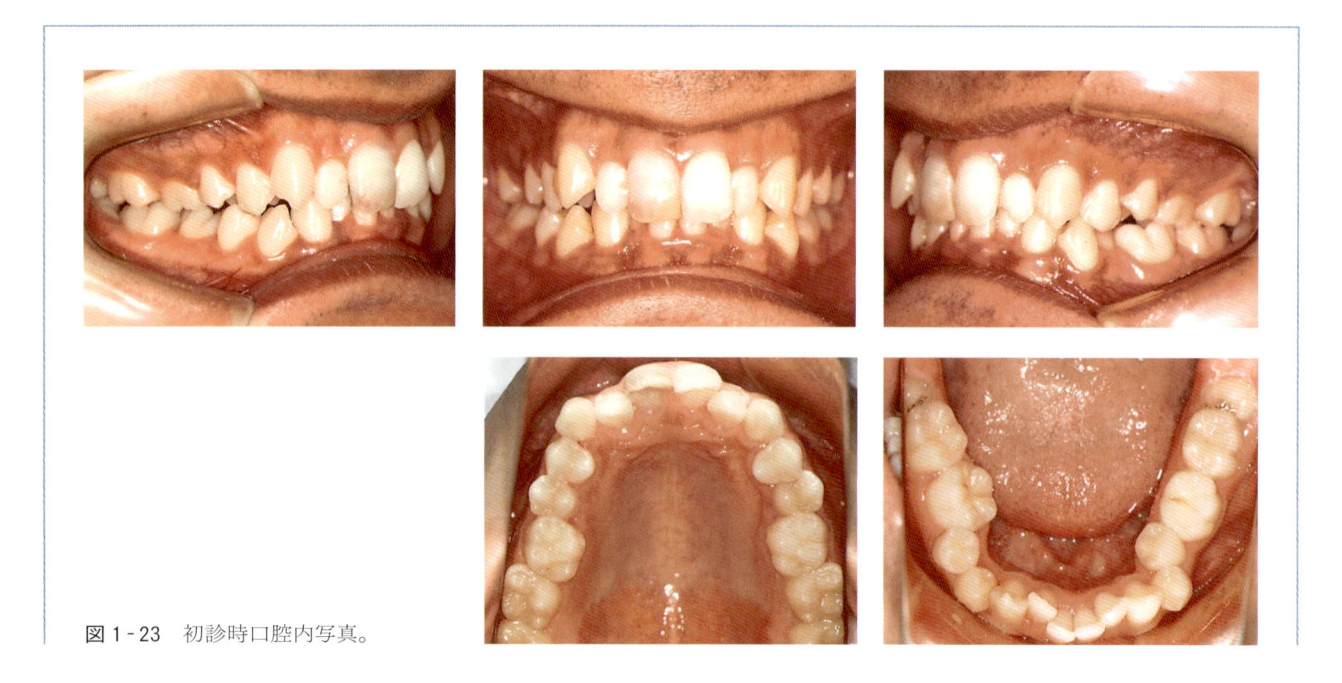

初診時年齢21歳10か月の男性、重度の叢生および過蓋咬合をともなうⅠ級症例のため4|4、4|4抜歯にて治療を行うこととした。上顎はマキシマムアンカレッジで治療を行うため、加強固定としてトランスパラタルアーチ（TPA）を使用した（図1-23、24、26）[22]。

セットアップを作製した後、ヒロシステムにて各歯コアを作製した。ヒロシステムの長所は、特に叢生のシビアな症例でも1歯ごとにボンディングが行え、ブラケットが脱離した際はただちに新しいコアを作製し、正確に同部位へ再度ボンディングすることができることである（図1-25）。

本症例は過蓋咬合を呈しており、装置装着時に上顎ブラケットと下顎前歯切端が早期接触するのを防ぐため、7 6|6 7の頬側咬頭頂にコンポジットレジンを暫間的に築造した。

上顎は、.012 NiTi、.014 NiTiおよび.016 TMAプレーンアーチでレベリング、.0175×.0175 TMAでトルクの確立を行った。その後、.016×.022 SSプレーンアーチでスライディングメカニクスを用いて上顎前歯部のリトラクションを行った（図1-26）。

図1-23　初診時口腔内写真。

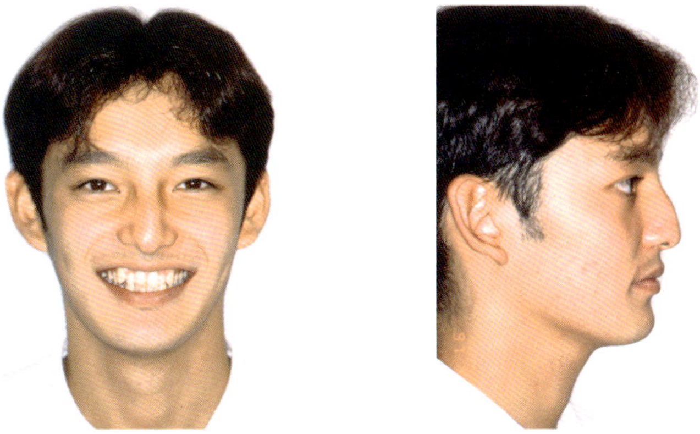

2 リンガルストレートワイヤー法ブラケットの開発

図1-24　初診時顔貌写真（年齢21歳10か月の男性）。

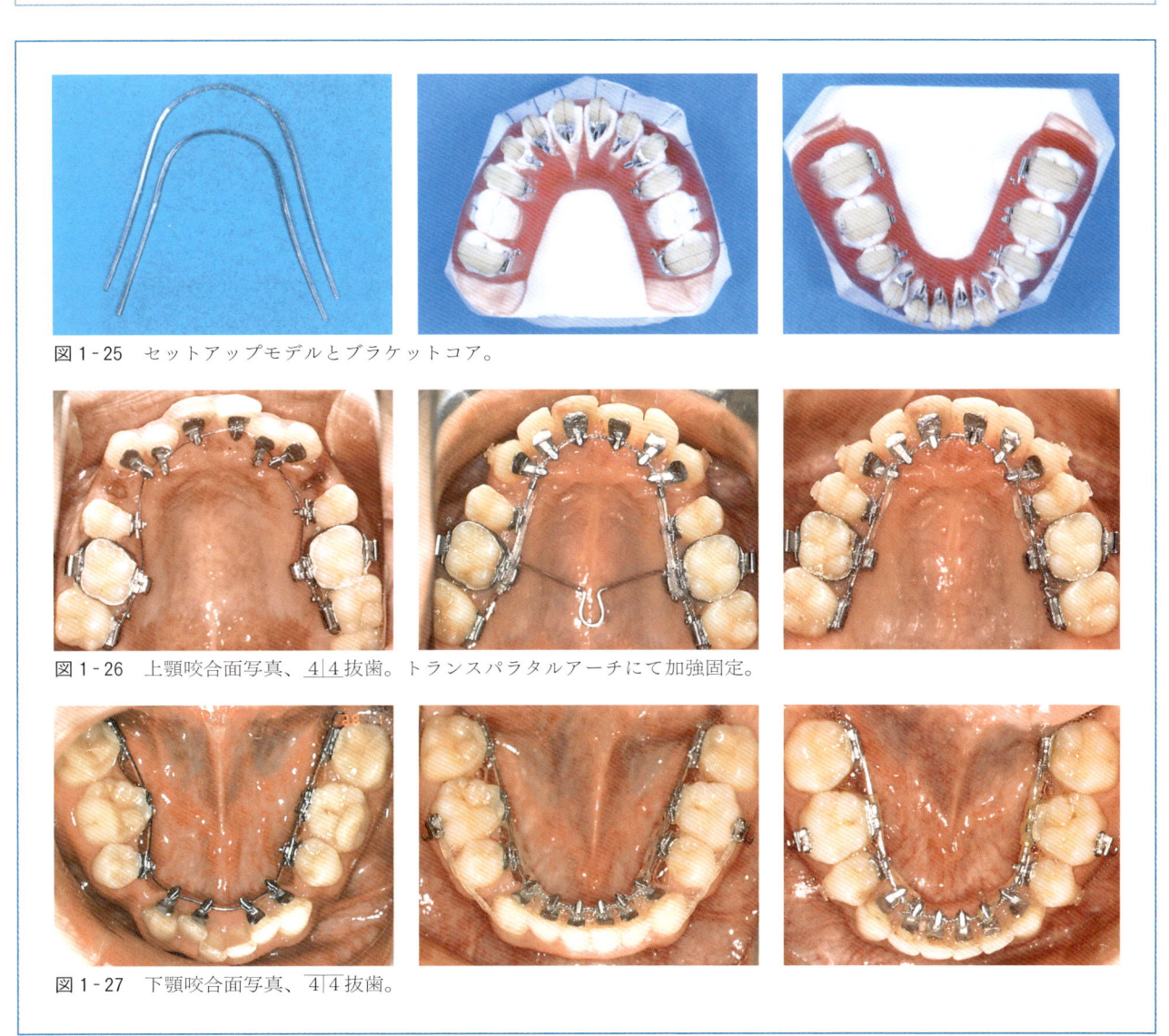

図1-25　セットアップモデルとブラケットコア。

図1-26　上顎咬合面写真、4|4抜歯。トランスパラタルアーチにて加強固定。

図1-27　下顎咬合面写真、4|4抜歯。

　下顎は、.012 NiTi プレーンアーチにてレベリングを開始し、1|1 のスペースを確保した後にボンディングを行った。さらに .014 NiTi にてレベリングを継続し、.0175×.0175 TMA にてトルクの確立、スライディングメカニクスによるアンマスリトラクションに .016×.022 SS プレーンアーチを用いた（図1-27）。

19

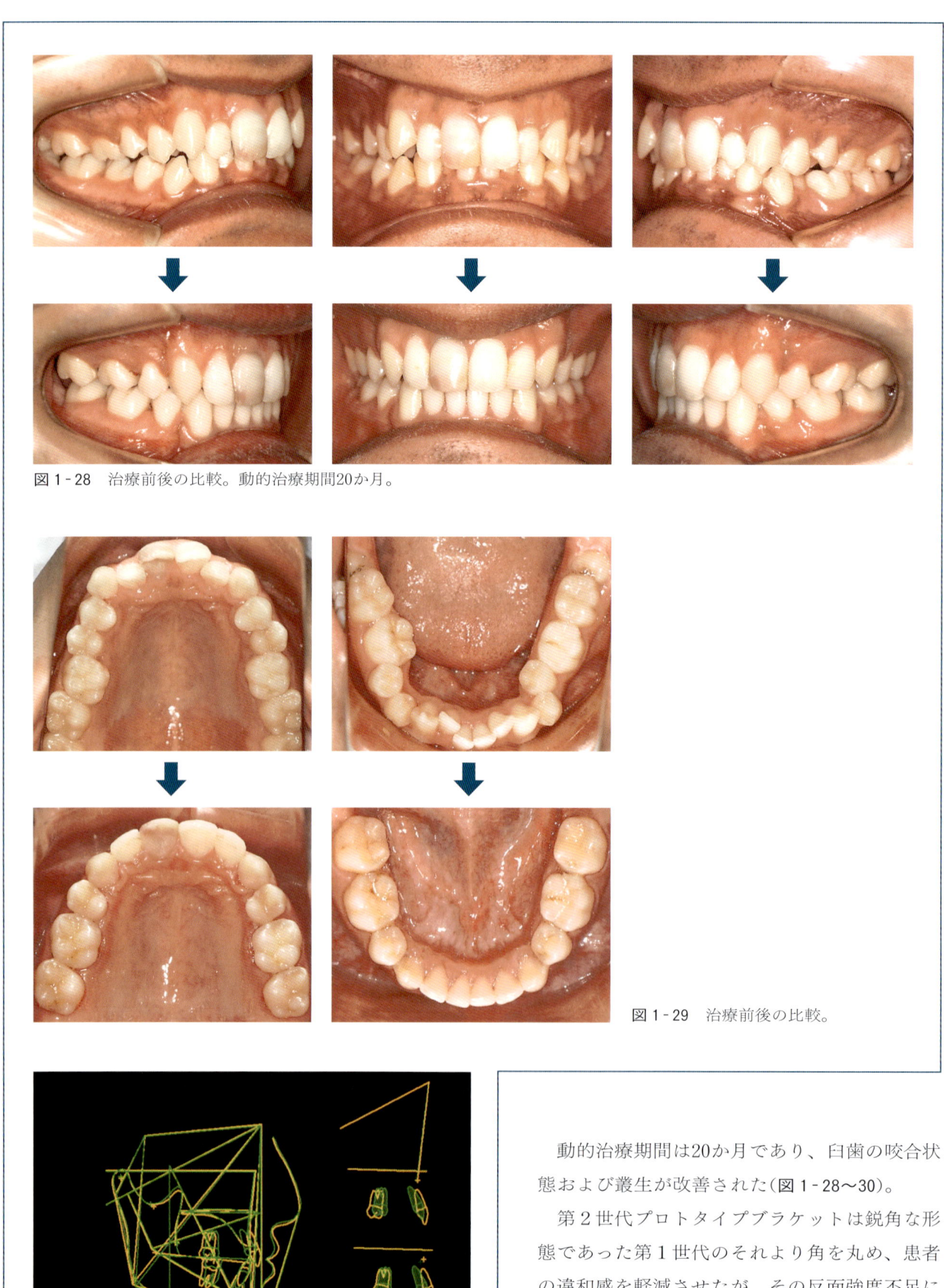

第1章　リンガルストレートワイヤー法の歴史

図1-28　治療前後の比較。動的治療期間20か月。

図1-29　治療前後の比較。

図1-30　治療前後の重ね合わせ。

　動的治療期間は20か月であり、臼歯の咬合状態および叢生が改善された（図1-28〜30）。

　第2世代プロトタイプブラケットは鋭角な形態であった第1世代のそれより角を丸め、患者の違和感を軽減させたが、その反面強度不足によるスロットの変形が認められ、トルクコントロールが不十分の部位があった。治療中の感想として、小さなブラケットになればなるほど強度が重要であると実感した症例であった。

2-3 第5世代プロトタイプのブラケット

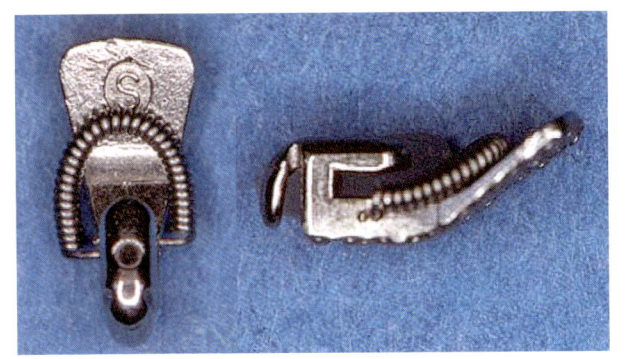

図1-31 第5世代プロトタイプのブラケット。

その後、第3世代、第4世代は、著者自身で装置に改良を加えて治療例を増やしていったが、1999年にオームコ社の協力で第5世代のブラケットを試作した。スロット幅は1.5mmとした。この装置はチタン合金で作製されており、かつNiTiコイルスプリングにて結紮できるセルフライゲーションブラケットであった。しかし、メタルインジェクションモールディングにて作製したため、試作では上下顎前歯部すべて1種類のブラケットを使用した（図1-31）。

Case3　初診時　15歳9か月女性

初診時年齢15歳9か月の女性、口唇の突出を主訴として来院された（図1-32）。前歯部は上下顎ともに叢生量はわずかであったが、上下顎右側臼歯部のポステリアディスクレパンシーが認められた。臼歯関係は、

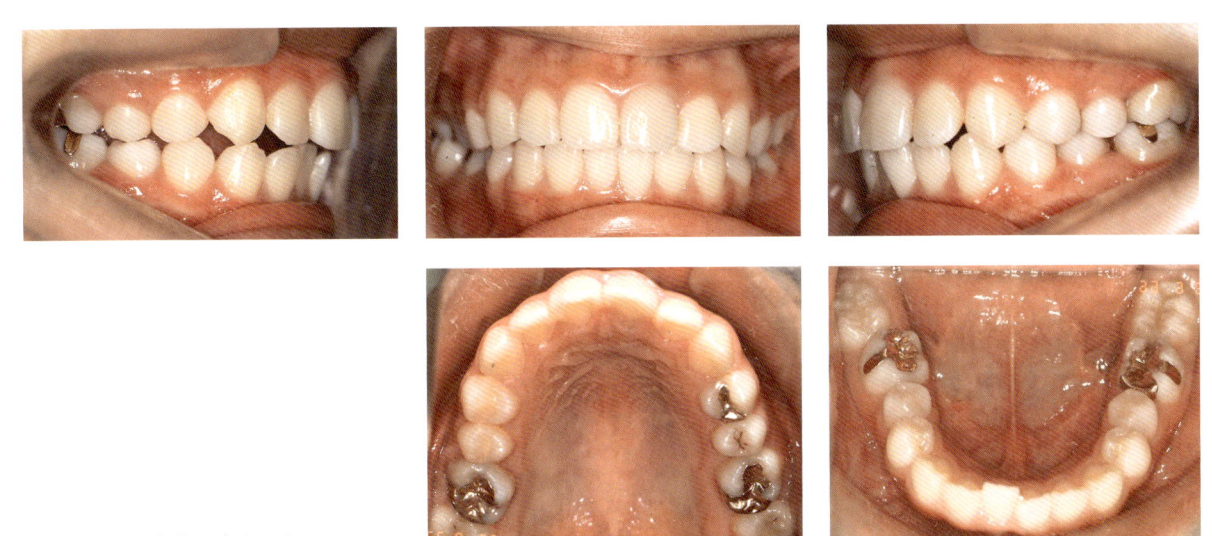

図1-32　初診時口腔内写真。

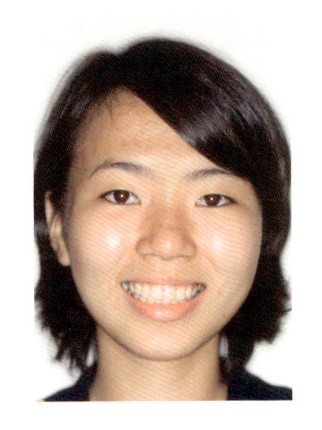

図1-33　初診時顔貌写真（年齢15歳9か月の女性）。

第1章　リンガルストレートワイヤー法の歴史

右側Ⅱ級、左側はほぼⅠ級を示していた(図1-33)。

第5世代のオームコ社製ブラケットを使用。治療方針として、口唇の突出を改善するため、4|4、4|4を抜歯することとした。舌側マルチブラケットシステムでは、唇側からの矯正治療に比べ、下顎のアンカレッジが非常に強く、上顎は比較的弱い傾向がみられる[14]。そこで、特に上顎のアンカレッジコントロールが非常に重要となってくるため、上顎は固定源の加強として、TPAを使用することとした。

コアの製作は、アクリルレジンから、より硬度の高いパターンレジンを用いてブラケットポジションの再現性を高めた(図1-34)。

上下顎ともに.012 NiTiプレーンワイヤーにてレベリングを開始した。次に.016 TMAを用い、.0175×.0175 TMAにてトルクの確立を行った。アンマスリトラクションには.016×.022 SSを用いた(図1-35、36)。治療前後の比較より、前歯の歯軸も十分にコントロールされており、患者の主訴であった上下口唇の突出も改善されたことがわかる(図1-37〜40)。治療中の感想として、側方歯の幅のコントロールがマッシュルームアーチと比べ安定しており、アンマスリトラクション時でも側方歯のオクルーザルファンクションを崩すことなく治療できたと考えられる。このことは、上下顎のアーチコーディネーションも同様で、前歯のカーブの調整や上下顎犬歯の咬合をより容易に調整できる利点がある。また、インセットがないためワイヤーをスライドさせやすく、よりシンプルなメカニクスで治療できることがわかった。その結果、動的治療期間は19か月間という短期で治療することができた。

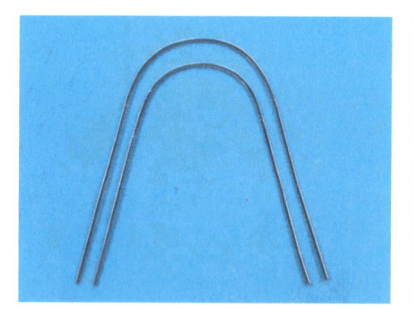

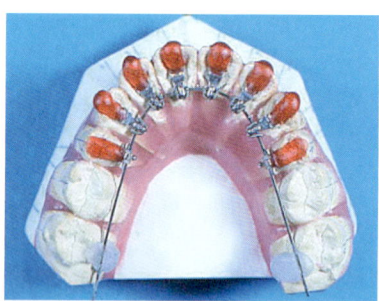

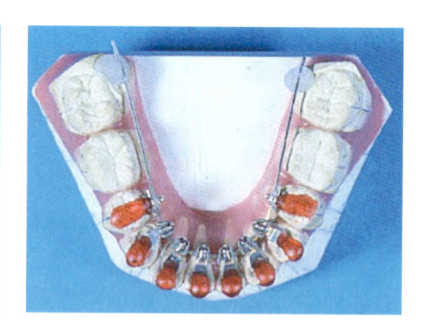

図1-34　セットアップモデルとブラケットコア。

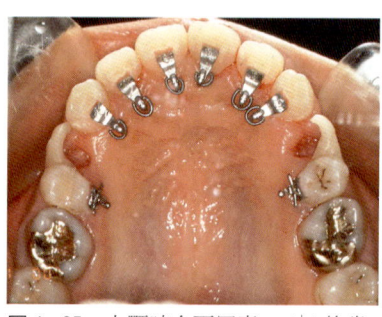

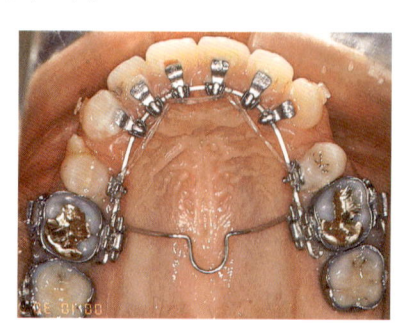

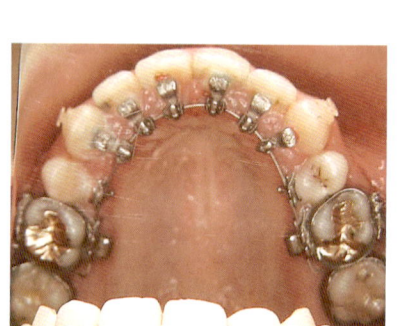

図1-35　上顎咬合面写真、4|4抜歯。トランスパラタルアーチにて加強固定。

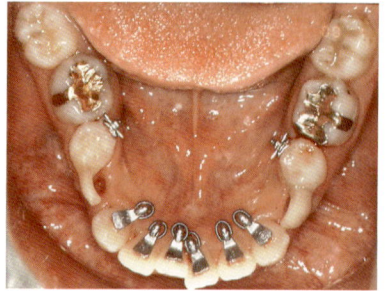

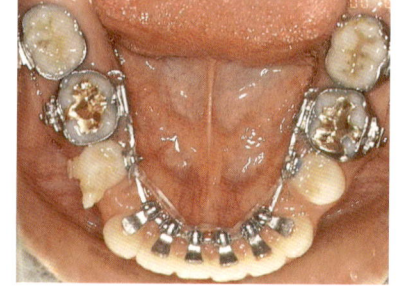

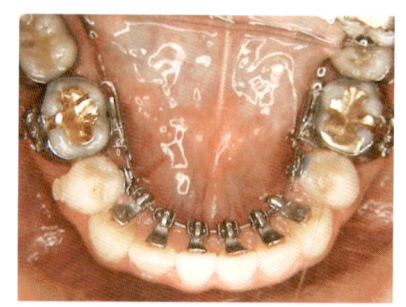

図1-36　下顎咬合面写真、4|4抜歯。

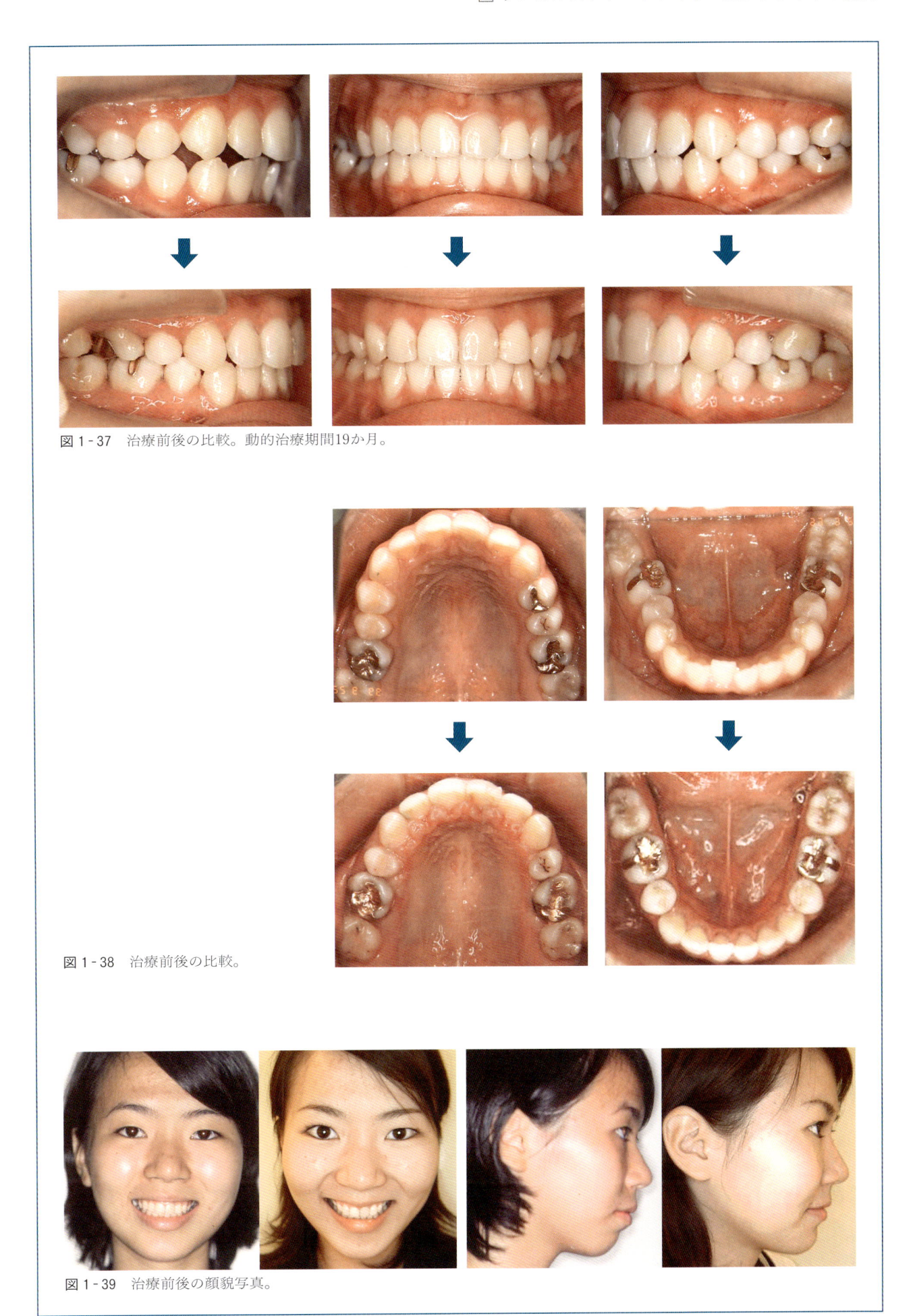

2 リンガルストレートワイヤー法ブラケットの開発

図1-37 治療前後の比較。動的治療期間19か月。

図1-38 治療前後の比較。

図1-39 治療前後の顔貌写真。

23

第1章　リンガルストレートワイヤー法の歴史

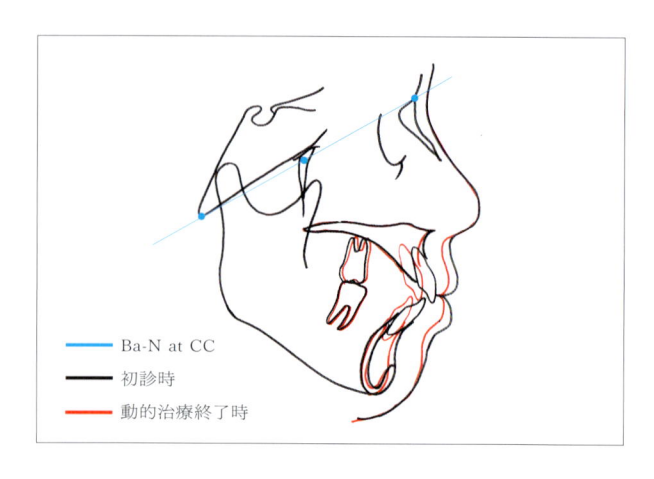

図1-40　治療前後の重ね合わせ。

3 初期リンガルストレートワイヤーブラケットの問題点

　第5世代のブラケットを使用している間に大きな問題にも直面した。このブラケットデザインで水平スロットの方向を唇側から舌側へ入るよう逆にしたことにより利点がある一方、ワイヤーの出し入れのためブラケットがハイプロファイルになってしまったことである。この厚みにより、ワイヤーはより内側（舌側）を通りプレーンアーチフォームの前歯部のインターブラケットスパンが短くなり、矯正力が強すぎてしまうためレベリングが思うように進まなかった。また、ブラケットデザインとして、アンダーカット部分が多く口腔清掃状態が悪いため、歯肉に炎症を発現しやすかった。さらに、前歯部と臼歯部でワイヤーの挿入方向が逆のため、.016×.022 SSのリトラクションワイヤーなどは、犬歯と小臼歯ブラケットに挿入しづらいなどの問題点もあげられた。これらの問題点より、2002年にリンガルストレートワイヤー法の開発を一時中断した（図1-41、42）。

　この頃、著者はScuzzoとともにより患者にとって快適でシンプルなロープロファイルなブラケットを開発[23]し始めており、STbブラケットが完成された時期とも重なる。

　さらに、STbブラケットの開発より6年経過した2008年より、ジンジバルオフセットを組み込んだNew STbを利用したニューリンガルストレートワイヤー法が再スタートした。

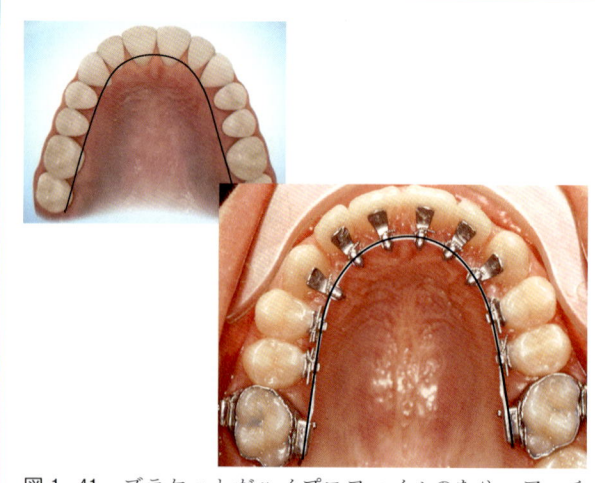

図1-41　ブラケットがハイプロファイルのため、アーチワイヤーは歯面より離れた内側の位置を通る。

Problems of 90's L.S.W.
1. U Ant Bkt positions become deeper.
2. Some brackets may sink into gum.
3. Shorter inter-bracket distance.
4. Discomfort for the patients（High profile bracket）

図1-42　初期リンガルストレートワイヤー法の問題点。

参考文献

1. 藤田欣也. リンガルブラケット法の開発(1). 歯科理工学雑誌 1978；19：81-86.
2. 藤田欣也. リンガルブラケット法の開発(2). 歯科理工学雑誌 1978；19：87-94.
3. 藤田欣也. リンガルブラケット法の開発(3). 日矯歯誌 1978；37：381-384.
4. Fujita K. Development of lingual-bracket technique: Esthetic and hygienic approach to orthodontic treatment. J Jpn Soc Dent Apparatus Materials 1978；19：87-94.
5. Fujita K. Development of lingual-bracket technique. J Jpn Orthod Soc 1978；37：381-384.
6. Fujita K. New orthodontic treatment with lingual bracket mushroom arch wire appliance. Am J Orthod 1979；76(6)：657-675.
7. Fujita K. Multilingual-bracket and mushroom arch wire technique: A clinical report. Am J Orthod 1982；82(2)：120-140.
8. Alexander CM, Alexander RG, Gorman JC, Hilgers JJ, Kurz C, Scholz RP, Smith JR. Lingual orthodontics: A status report. J Clin Orthod 1982；16：255-262.
9. Smith JR, Gorman JC, Kurz C. Keys to success in lingual therapy: Part 4 diagnosis and treatment planning. J Clin Orthod 1983；17(1)：26-35.
10. Gorman JC. Treatment with lingual appliances: The alternative for adult patients. J Adult Orthod Orthognath Surg 1987；3：131-149.
11. Kelly VM. JCO interviews on lingual orthodontics. J Clin Orthod 1982；16(7)：461-476.
12. Creekmore TD. Lingual orthodonticsits renaissance. Am J Orthod Dentofacial Orthop 1989；96(2)：120-137.
13. Takemoto K. Sliding mechanics versus loop mechanics during en masse retraction in extraction cases. In: Romano R(ed). Lingual orthodontics. Hamilton, Ont.: B. C. Decker, 1998；109-115.
14. 竹元京人. 舌側からの矯正における Extraction Mechanics. 日本成人矯正歯科学会雑誌 2001；8(1)：12-17.
15. Takemoto K, Scuzzo G. バイオメカニクスを考慮したアンカレッジシステムについて. 日本舌側矯正学術会会誌 2008；19：28-31.
16. 竹元京人. 舌側ストレートワイヤーブラケットの開発. In：別冊 the Quintessence. YEAR BOOK 1999. 東京：クインテッセンス出版, 1999；156-160.
17. 竹元京人. 舌側からの矯正におけるストレートワイヤー法の導入. 日本舌側矯正学術会会誌 2000；11：68-71.
18. Takemoto K, Scuzzzo G. The straight-wire concept in lingual orthodontics. J Clin Orthod 2001；Jan：46-52.
19. Hiro T, Takemoto K. Resin core indirect bonding system: Improvement of lingual orthodontic treatment. Orthod Waves 1998；57：83-91.
20. Takemoto K, Scuzzo G. Implementing the Hiro technique for lingual indirect bonding. In: Ormco. Clinical impressions. California: Ormco, 2003；12：75-82.
21. 義澤裕二, 田中勝治, 三根 治. 舌側装置による矯正治療—力学的考察について. 矯正治療ジャーナル 1996；12(10)：51-66.
22. Takemoto K. Lingual orthodontic extraction therapy. In: Ormco. Clinical impressions. California: Ormco, 1995；4：2-7.
23. Scuzzo G, Takemoto K. Invisible orthodontics: Current concepts and solutions in lingual orthodontics. Chicago, IL: Quintessence, 2003.

第 2 章

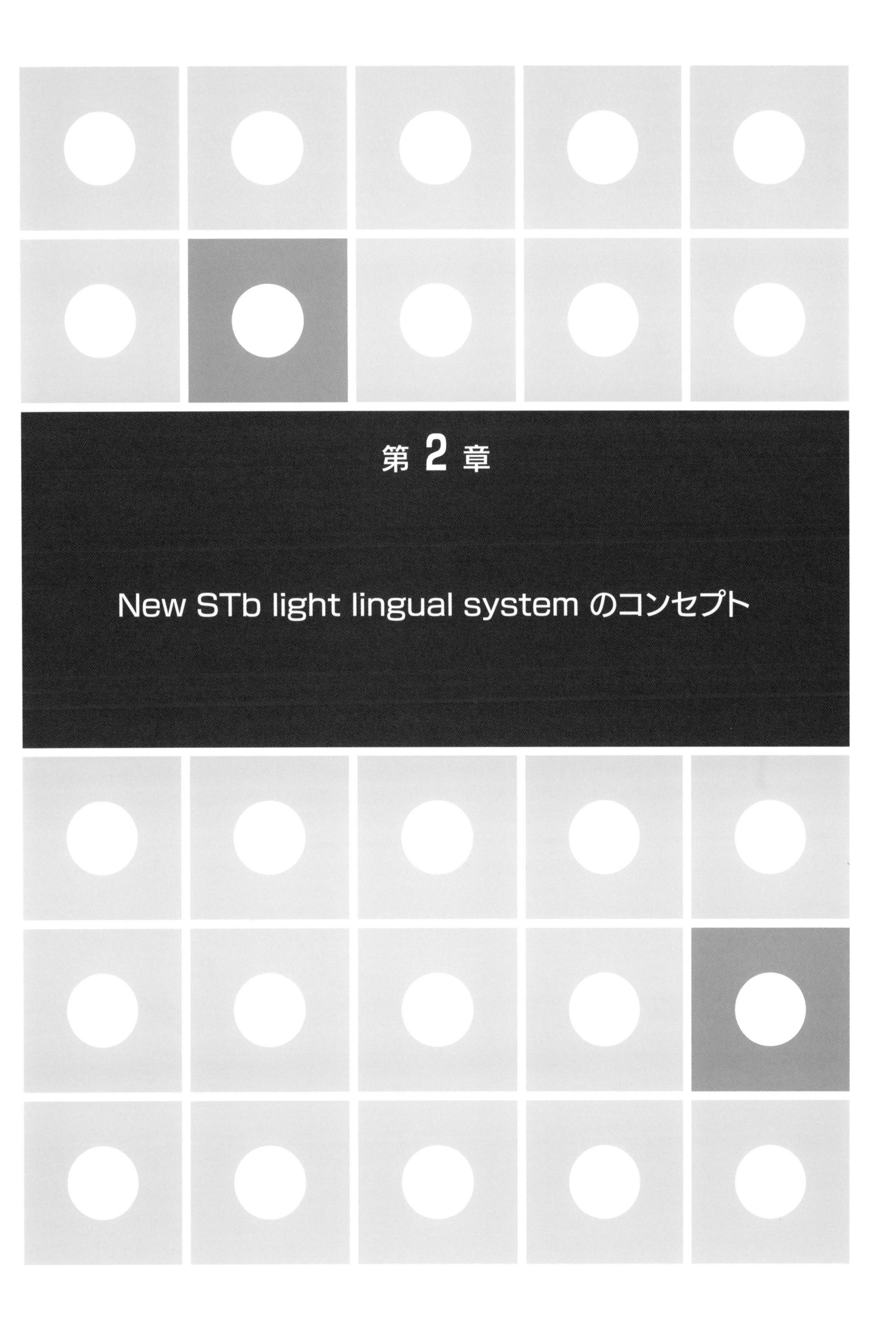

New STb light lingual system のコンセプト

第 2 章　New STb light lingual system のコンセプト

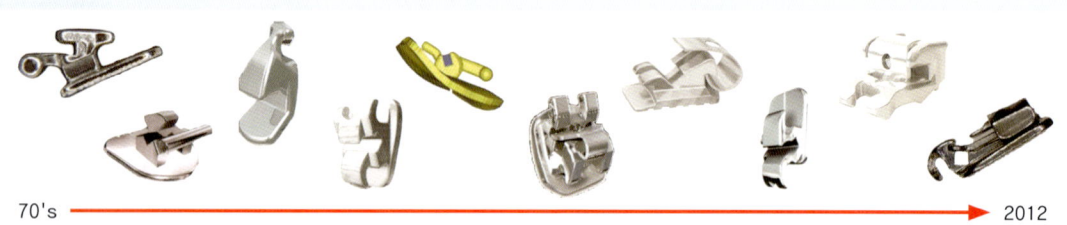

1　舌側マルチブラケットシステムの新たな時代へ

　前章に述べたように、現在までさまざまな舌側マルチブラケットシステムが開発され用いられてきたが、従来の舌側マルチブラケットシステムでは、ブラケットの過大なプロファイルもしくは複雑な構造に起因して、患者の発音障害、咀嚼障害、ならびにブラッシング不全が誘発される懸念があった。さらに、術者側に与える問題点として、チェアサイドにおける作業の煩雑さや歯の移動時のメカニクスの複雑さによる操作性の悪さ、および技工作業の煩雑さなどが挙げられ、ひいては治療期間の延長にもつながる症例が頻出する傾向が見受けられた（図2-1）。

　しかしながら、近年の舌側マルチブラケットシステムによる治療原理の確立[1-4]、Cu-NiTi を含む新たなワイヤーの開発[5]、インダイレクトボンディング法をはじめとした技工手順の改善[6-10]、ならびに絶対固定を可能とする Temporary Anchorage Devices (TAD)[11,12]の出現などによって、すべての症例に対して「より簡単」で「より信頼性があり」「より早く治る」治療を提供することが可能となった。つまり、舌側マルチブラケットシステムは新たな時代へ入ったといえよう（図2-2、3）。

図 2-1　従来のシステムの欠点。

図 2-2　最新のシステムの利点と改善点。

図 2-3　さまざまなブラケットシステムの種類（2012）。

2 New STb light lingual system の特徴

　一般的に舌側からの矯正治療において、患者からは審美的な装置で、快適に、より短期間で治療を進めることが求められる。また、術者からは操作性のよさ、信頼性の高さ、歯や歯周組織に対する侵襲の低さ、ならびに短期間で治療が終了することが望まれる（図2-4、5）。これらの要求を満たすためにNew STb light lingual systemは開発され、快適で信頼性のある治療を短期間で実現することが可能となった（図2-6）。

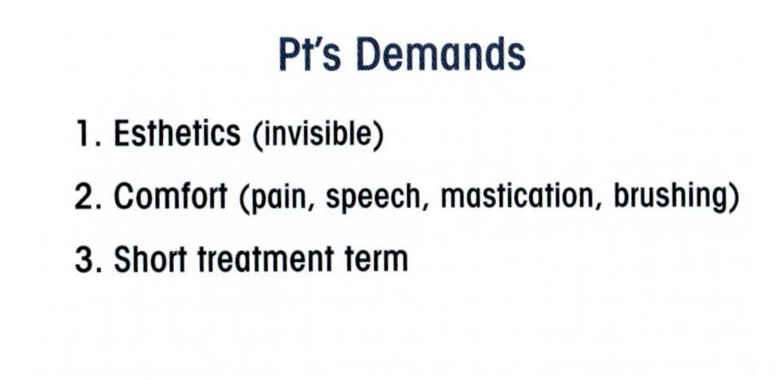

Pt's Demands
1. Esthetics (invisible)
2. Comfort (pain, speech, mastication, brushing)
3. Short treatment term

図2-4　患者の要望。

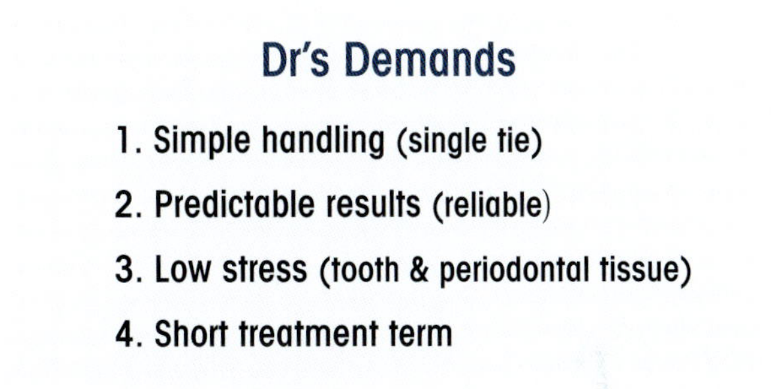

Dr's Demands
1. Simple handling (single tie)
2. Predictable results (reliable)
3. Low stress (tooth & periodontal tissue)
4. Short treatment term

図2-5　歯科医師の要望。

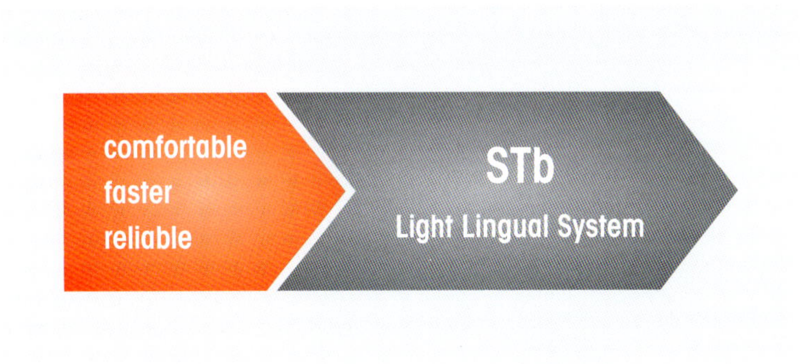

comfortable / faster / reliable → STb Light Lingual System

図2-6　STbの開発コンセプト（2004）。

New STbのデザイン（表2-1）

　New STbの大きな特徴の1つは、その小さなブラケットサイズである（図2-7）。ブラケットのスロット幅は、上顎前歯部1.5mm、下顎前歯部1.2mmと小さく設計されている。この小さなスロット幅はインターブラケットディスタンスの増加をもたらし、ライトフォースによる治療を可能にする（図2-8〜10）。また、バイトプレーンが存在しないため、ワイヤーとスロットの関係を目視しやすく、ワイヤーの挿入や結紮が確実になされているか否かの確認など有益な視覚情報が得られる（図2-11）。

　ブラケットの厚みは1.5mmであり、術者にはトルクコントロールのしやすさを、患者には快適な口

表2-1　各ブラケットのトルクおよびディスタルオフセット。

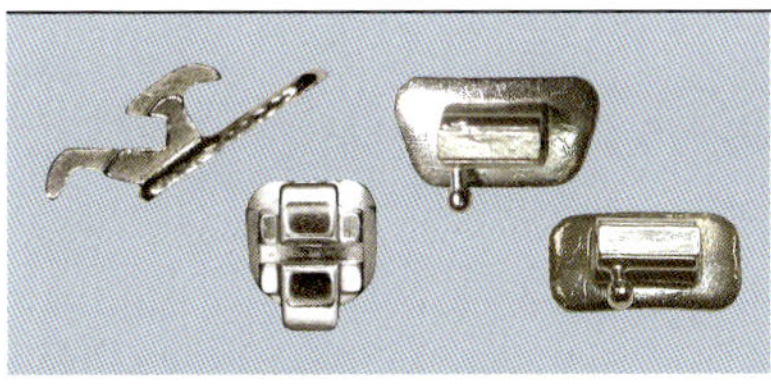	Torque	D/O
U&L Anterior	55/40°	0°
U&L Anterior with hook	55/40°	0°
U&L Premolar	0/11°	0°
U&L Premolar with hook	0/11°	0°
U R&L 1st Molar with hook	10°	5°
U R&L 2nd Molar with hook	10°	5°
L R&L 1st Molar with hook	0°	0°
L R&L 2nd Molar with hook	0°	0°

第2章　New STb light lingual system のコンセプト

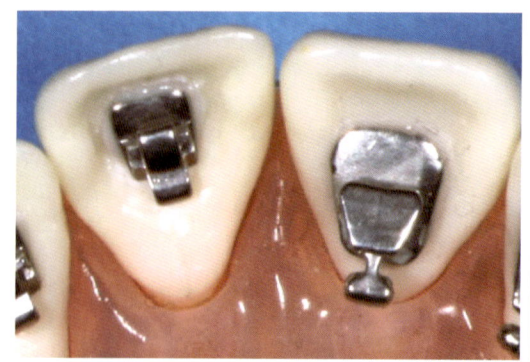

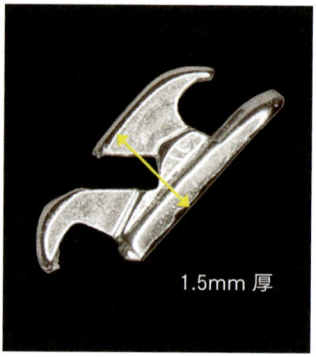

図2-7　New STb（左）とカーツブラケット（右）の比較。New STb はカーツブラケットに比べ、非常に小さく、治療期間が短く、快適で審美性に優れている。

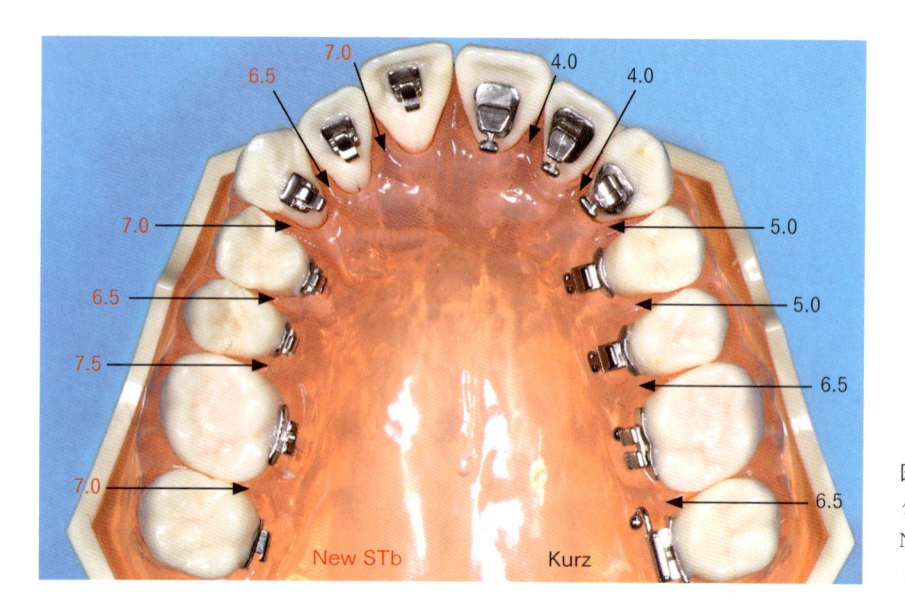

図2-8　New STb（左）とカーツブラケット（右）の比較。前歯部において New STb は、約50％インターブラケットディスタンスが広い。

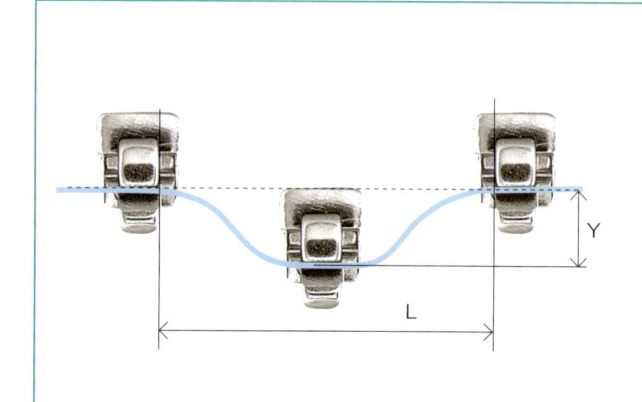

$$F = \frac{192IE}{L^3} Y$$

F : wire exerts force.

L : the distance between the right edge of the bracket and the left edge of the bracket.

I : $\pi D^4/64$ (D is the cross section diameter)

Y : the deflection distance of the wire midpoint from the equilibrium position.

E : the modulus of elasticity of the wire material.

図2-9　インターブラケットディスタンスと矯正力の関係。矯正力は距離の3乗に反比例することがわかる。

腔内環境を提供する。Fillion[13-16]はSTb、カーツブラケットおよびクリアアライナーの発音に対する比較調査（図2-12）で、New STb ブラケットによる発音障害と咀嚼障害は最小にとどまり、しかも数日で完全に消失すると報告している。

ブラケットデザインの特徴に加え、New STb の効率的かつ信頼性を有する治療システムにより New STb ブラケットの需要は年々高まっている。

② New STb light lingual system の特徴

Wire size	Kurz	New STb
.014	1	1/3
.012	1/2	1/6
.010	1/4	1/12

図2-10 カーツブラケットに比べNew STb のほうが同ワイヤーでの矯正力が1/3であった。

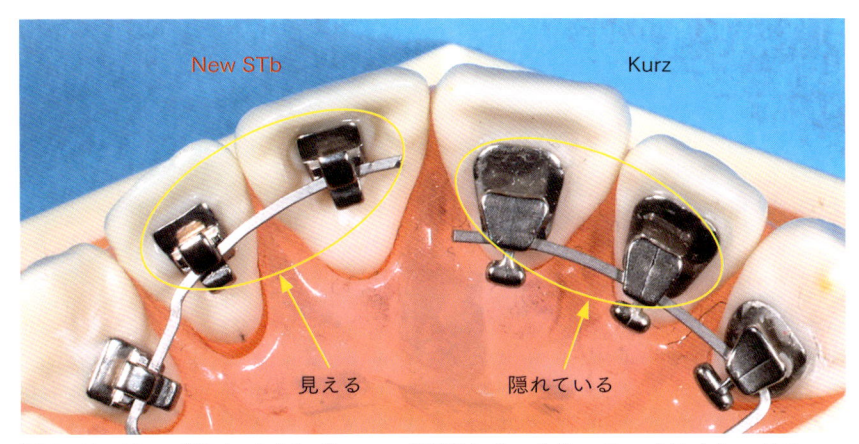

図2-11 New STb にバイトプレーンが存在しないため、アーチワイヤーがスロットにしっかり挿入されているか確認しやすい。

New STb Clinical impressions:
- Minimum speech and mastication discomfort
- Reduced bracket impact by tongue

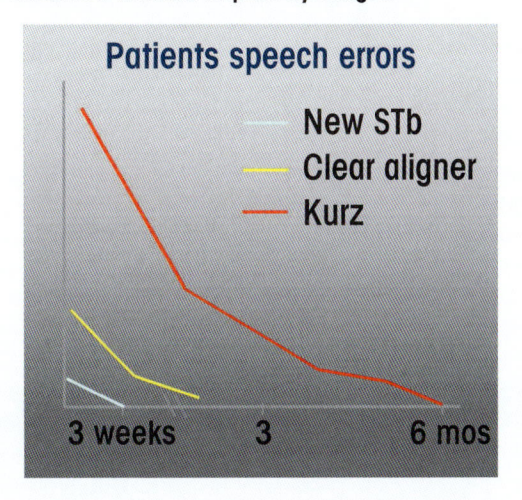

図2-12 New STb、カーツブラケットおよびクリアアライナーの発音に対する比較調査。

Patients show only minimal speech difficulty just after bonding. Even this little difficulty disappeared completely after a few days.

第 2 章　New STb light lingual system のコンセプト

ジンジバルオフセット

New STb の上下前歯部にはジンジバルオフセット(スロットがブラケットベースの歯頸側に位置する)が設計されており、ストレートワイヤー法には不可欠である(図 2-13〜16)。

ジンジバルオフセットが付与されていることにより、スロットは相対的に歯頸側に接着される(図 2-17)。前歯部の舌側面は歯頸側に向かうにしたがって曲率(隆起)が大きくなる形態を有するため、ブラケットベースがより切端側に位置することで、歯頸側におけるブラケットベースと歯面の干渉を回避でき、歯面に適合しやすくなる(図 2-18)。その結果、ブラケットベースと歯面との間隙を補整するアドバンスレジン層の厚みを最小限にできる。これにより、トルクコントロールが容易になるとともに、ブラケットの接着強度が増して脱落率が減少する。また、スロットがより歯面に近接するため、前歯部におけるアーチワイヤーフォームに変化(周長の増加)がもたらされ(図 2-19)インターブラケットディスタンスも広くなることでライトフォースの治療が実現する[17]。

さらに、前歯切端側のウィングも歯面に近接することになり、咬合時にウィングと対合歯の咬合干渉を防止することが可能となる(図 2-20、21)。

また、ブラケットと歯頸部の間に十分なスペース

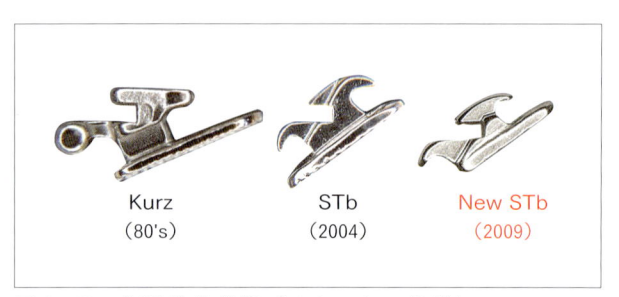

図 2-13　上顎前歯部用ブラケットの比較(カーツ・STb・New STb)。

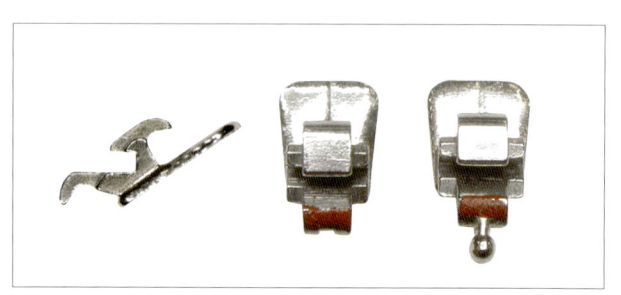

図 2-14　オームコ社より発売されている New STb(上顎前歯部用ブラケットのフックなし・フック付き)。

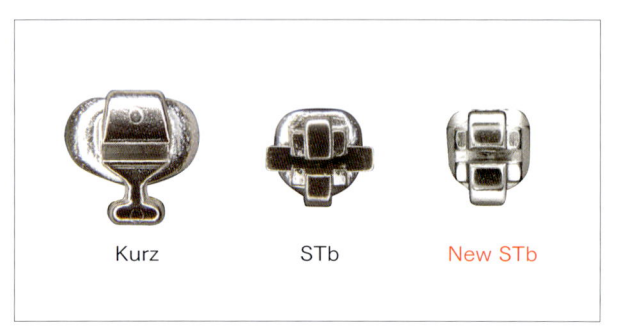

図 2-15　小臼歯部用ブラケットの比較(カーツ・STb・New STb)。

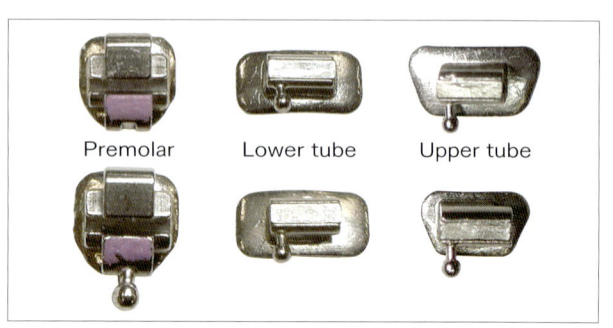

図 2-16　オームコ社より発売されている New STb(上顎小臼歯部、大臼歯部用ブラケットのフックなし・フック付き)。

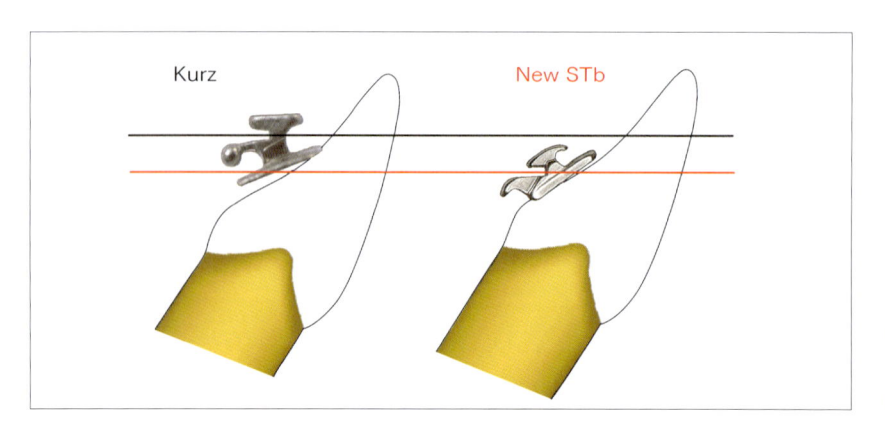

図 2-17　ジンジバルオフセットが付与されていることでアーチワイヤーが歯頸側を通過することが可能である。

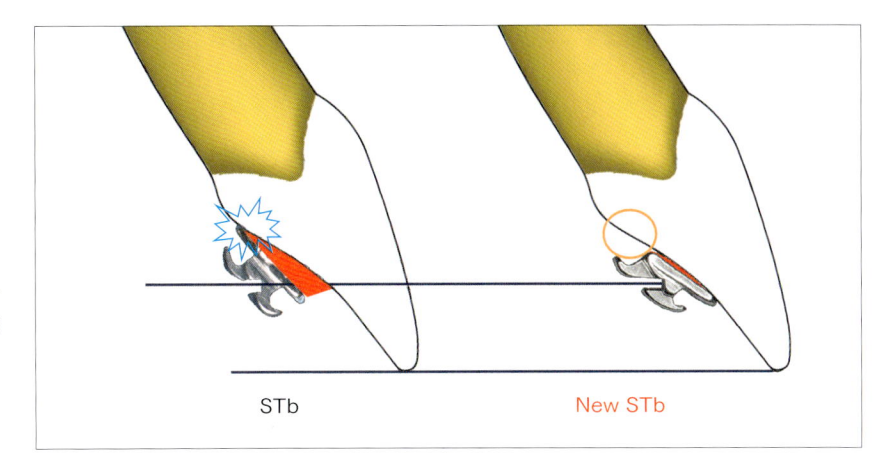

② New STb light lingual system の特徴

図 2-18 ジンジバルオフセットが付与されたことにより、歯頸側でもより歯面に近接した位置にボンディングすることができる。

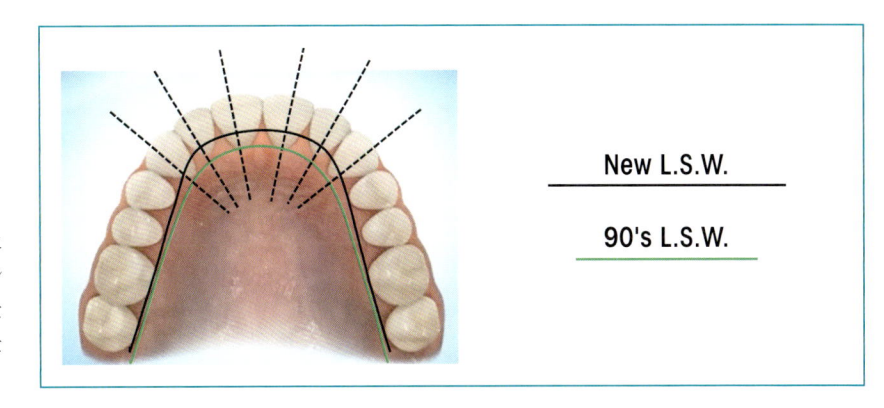

図 2-19 アーチワイヤーがより歯面に近接した位置を通ることによってインターブラケットディスタンスが広くなり、過剰な矯正力を防ぐことが可能となる。

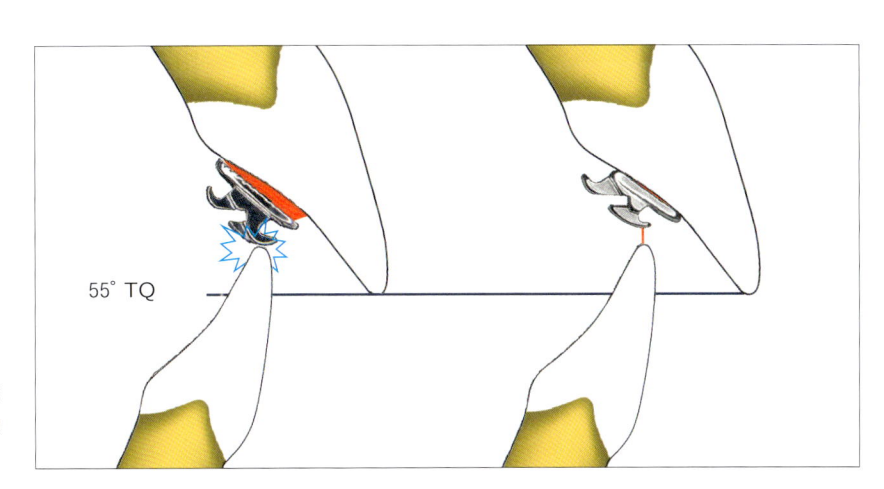

図 2-20 ブラケットがより歯面に近接することによって下顎前歯部の早期接触を回避することができる。

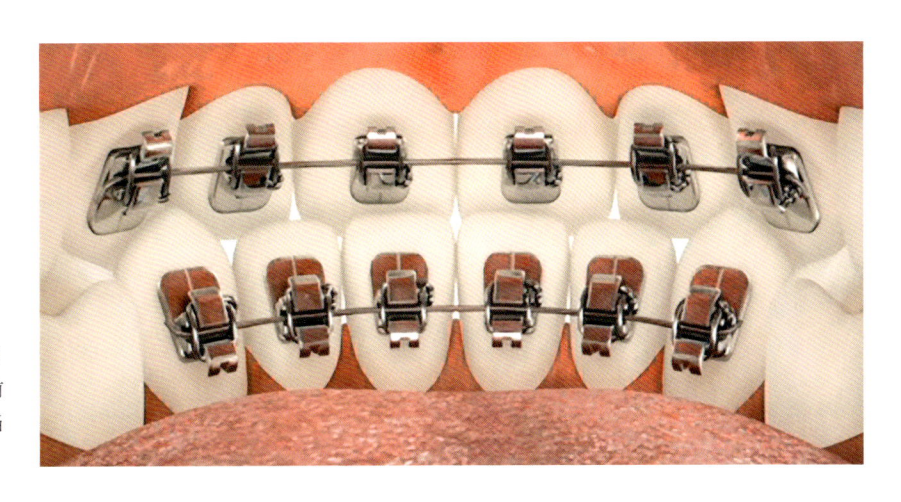

図 2-21 ジンジバルオフセットによりブラケットが深く位置付けられ、下顎前歯部切端が上顎前歯部のブラケットに当たりにくくなる。

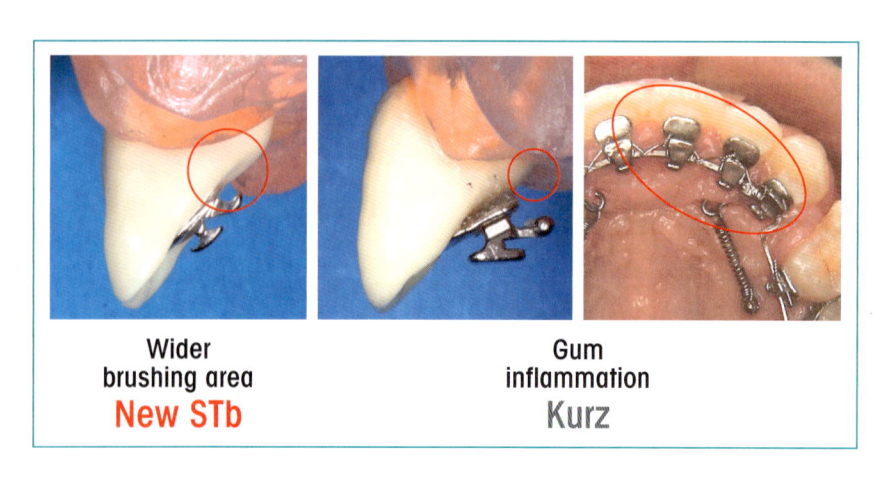

第2章 New STb light lingual system のコンセプト

図2-22 STbはカーツブラケットと比較し、アンダーカットが少なく清掃性に優れている。

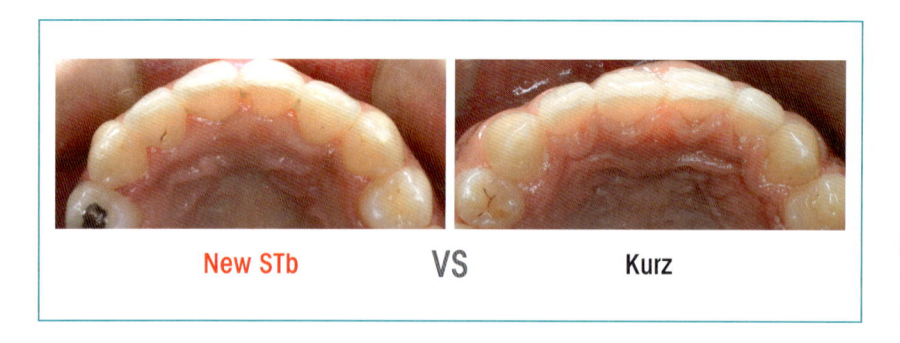

図2-23 矯正治療終了直後の比較。カーツブラケットに比べ、New STbでは歯肉の炎症が軽度である。

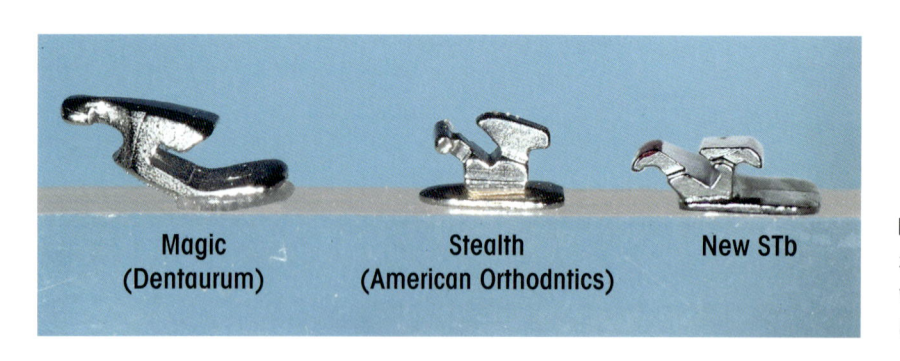

図2-24 New STbは個々のブラケットがフライス削り(milling)にて製作されているため、他のブラケットと比較し非常に精度が高い。

が生まれることで、ブラッシングしやすい環境が整う。つまり、治療中の歯肉の腫脹を予防する効果もあわせ持ち、結紮を容易にする(図2-22、23)。

スロット

New STbのスロットは、.018×.025のホリゾンタルスロットである。スロットサイズの精度は、歯の三次元的なコントロールの精度に直結し、治療結果や治療期間に大きな影響を与える。そのため、舌側・唇側のブラケットに関わらずスロットサイズには高い精度が要求される。多くのブラケットが、鋳造や金属射出形成(metal injection molding)で製作されているが、New STbは個々のブラケットがフライス削り(milling)にて製作されているため、高い精度を有する。他のブラケットと比較してみると、目視においてもNew STbブラケットのスロット形態がシャープであることが容易に確認できる(図2-24)。

Ibeらは、5種類のブラケットのスロット高さを計測した(図2-25、26)。その結果、他のブラケットに比べて、New STbは前歯から大臼歯までのすべてのブラケットにおいてスロット高さがほぼ一定であった。また、他のブラケットに比べてNew STb

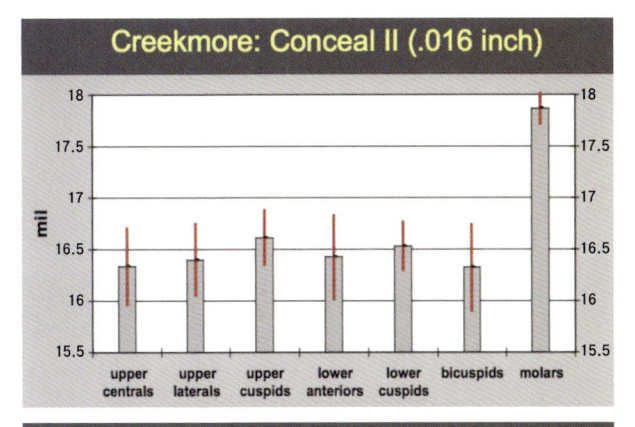

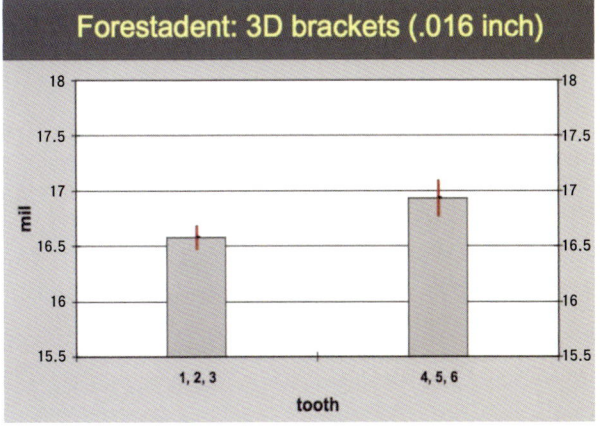

② New STb light lingual system の特徴

図2-25 各種ブラケットスロットの精度。

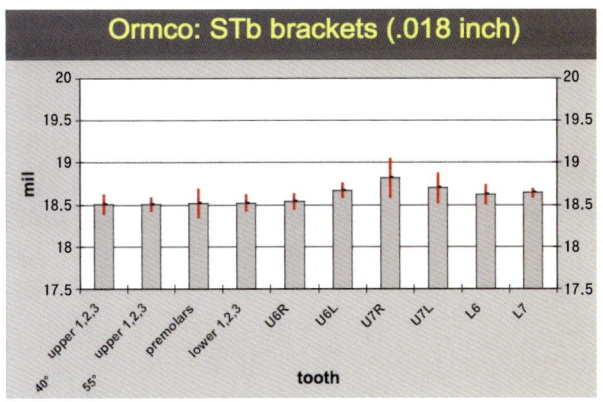

図2-26 STbのスロット精度。

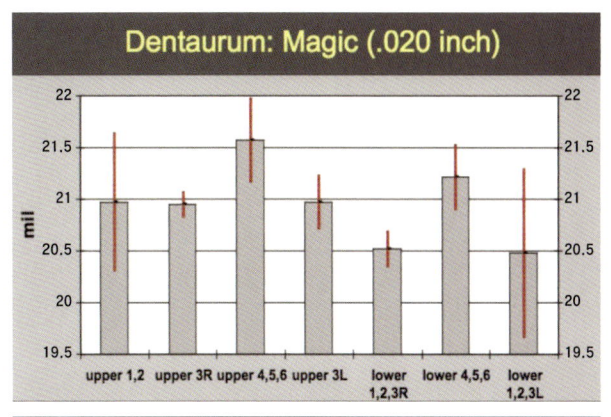

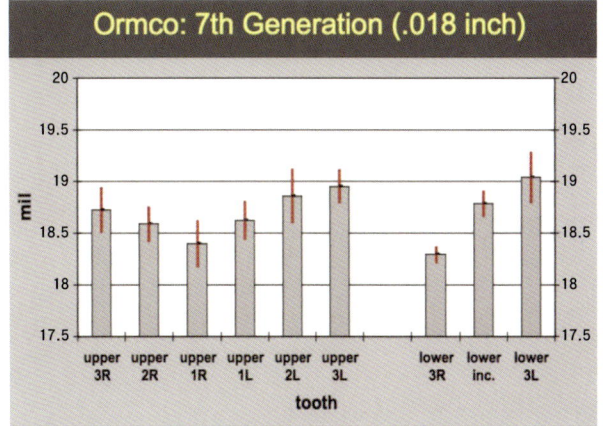

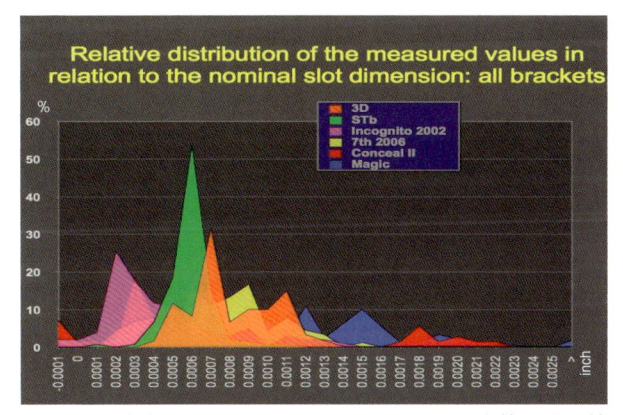

図2-27 各種ブラケットスロットサイズの公表値と計測値との差の分布を示したグラフ。

は、各部位ともにスロット高さの計測において標準誤差（グラフ中の赤線）が最小であり、製造誤差（スロットサイズのバラツキ）も小さいことが証明された。さらに、同調査における各ブラケットのスロットサイズ（スロット高さ）の公表値と計測値との差の分布を示したグラフ（図2-27）からも、計測されたすべてのブラケットの中でNew STbブラケットが最もスロットサイズのバラツキが小さいことが判明した。

次に、規定サイズのワイヤーをブラケットスロットに挿入した時に生じる"あそび(play)"の調査結果を示す。Segner, Ibeは、Melingらの報告[18]（図2-28）を参考にして、New STbとカーツブラケットのスロット(.018×.025)に.016×.022ならびに.018×.022サイズのワイヤーを挿入した際の"あそび"＝γを計測した（図2-29、30）。その結果、New STb

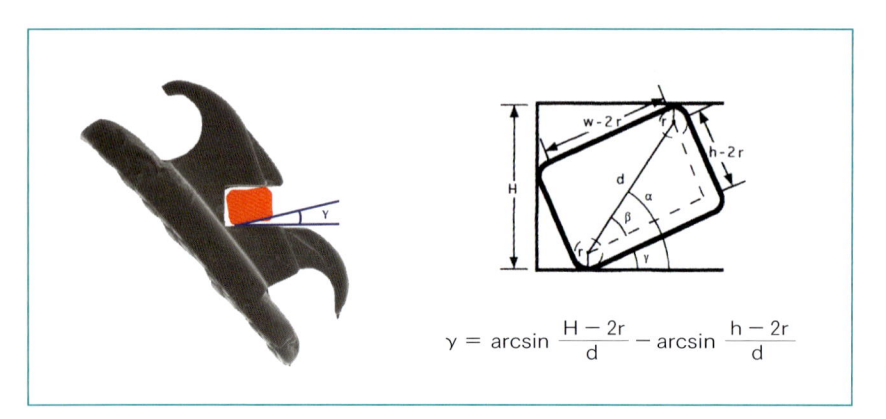

第2章　New STb light lingual system のコンセプト

$$y = \arcsin \frac{H - 2r}{d} - \arcsin \frac{h - 2r}{d}$$

図2-28　スロットとワイヤーのあそび角（y）の計算式。

.016 × .022 SS Wire

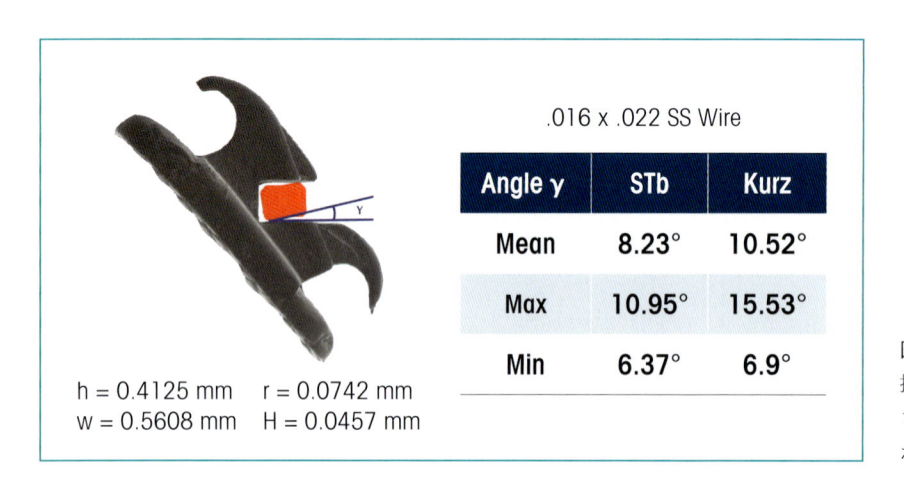

Angle y	STb	Kurz
Mean	8.23°	10.52°
Max	10.95°	15.53°
Min	6.37°	6.9°

h = 0.4125 mm　r = 0.0742 mm
w = 0.5608 mm　H = 0.0457 mm

図2-29　.016×.022サイズのワイヤー挿入時のSTbとカーツブラケットのスロット精度。STbのほうがスロット精度が高い。

.018 × .022 SS Wire

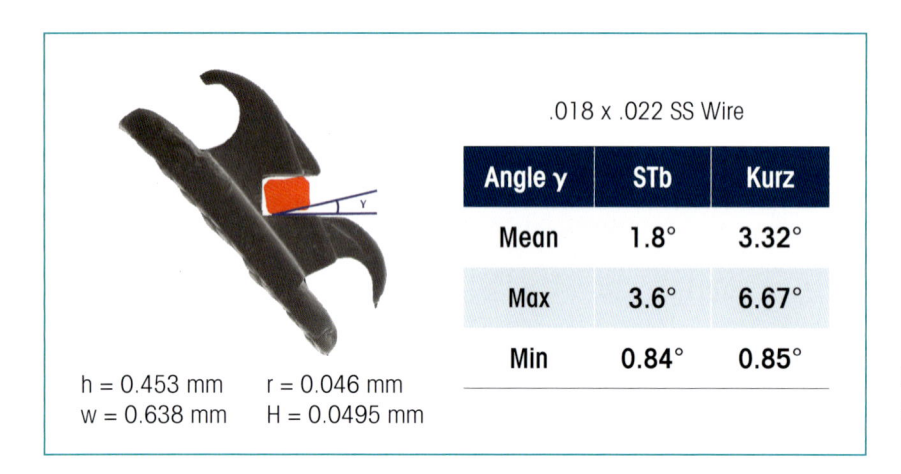

Angle y	STb	Kurz
Mean	1.8°	3.32°
Max	3.6°	6.67°
Min	0.84°	0.85°

h = 0.453 mm　r = 0.046 mm
w = 0.638 mm　H = 0.0495 mm

図2-30　.018×.022サイズのワイヤー挿入時もSTbのほうが、カーツブラケットよりスロット精度が高かった。

はカーツブラケットに比べて"あそび"が非常に少ないことがわかった。臨床においてこの"あそび"は、理想的な咬合の確立に欠かせないトルクコントロールの不正をもたらすため、最小にとどめなくてはならない。本調査の結果は、前述のNew STbのスロットサイズの精度によりもたらされたものである。

ローフリクション

矯正治療中におけるアーチワイヤーとブラケット間のフリクションは、歯の移動を遅延させ、スライディングメカニクス時に発生するアーチフォームの変形（bowing effect）などをもたらす。このフリクションを減少させるためにさまざまな結紮方法や

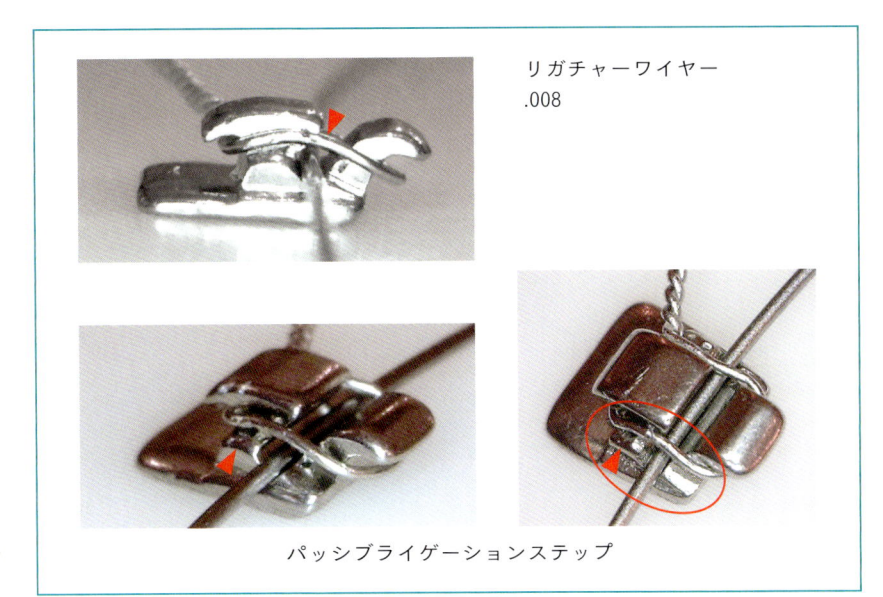

2 New STb light lingual system の特徴

図 2-31　パッシブライゲーションステップが付与されていることによってスロットに.013サイズまでのワイヤーに結紮してもフリクションが発生しない特徴がある。

リガチャーワイヤー .008

パッシブライゲーションステップ

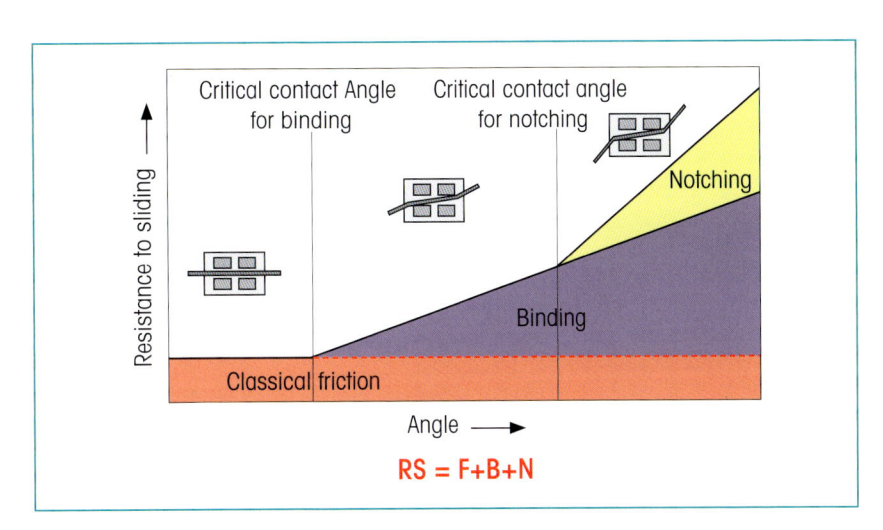

図 2-32　ノッチングとバインディングについて。ワイヤーがスライドする時の抵抗はフリクションとバインディングとノッチングの総和となる。

RS = F+B+N

ブラケットのデザインが開発されてきた。New STb においては、フリクションの発生を抑制するために、ブラケットウィングの基底部にスロット底よりも0.3mm 高く設計されたステップ(パッシブライゲーションステップ)を設けている(図 2-31)。このパッシブライゲーションステップが付与されていることによって、結紮時に生じるアーチワイヤーをスロット底に押し付ける力を緩和して、ローフリクションによる歯の移動を実現する。特に.012 の NiTi ワイヤーや.013 の CuNiTi ワイヤーを.008 のリガチャーワイヤーで結紮した場合には、完全にパッシブな環境となり、舌側マルチブラケットシステムの懸念事項である、中等度以上の叢生症例における初期のレベリングを容易かつ迅速に行うことが可能となる。

また、前述の New STb ブラケットの特徴である小さなスロット幅も、フリクションの防止に対してたいへん有用である。ブラケットスロット内のアーチワイヤーが曲線を描いている場合には、一方のスロット壁の端と反対側のスロット壁の中央付近によってワイヤーが挟み込まれる現象が生じ、一種のフリクション(binding)を発生させ歯の移動の妨げになる(図 2-32、33)。この現象は、スロット幅が大きいほど、ワイヤーサイズが大きいほど、ならびにワイヤーの曲率が大きいほど顕著になる。Segner らは、ブラケットのスロット幅とワイヤーサイズを変化させた場合のワイヤーの臨界曲線半径(critical

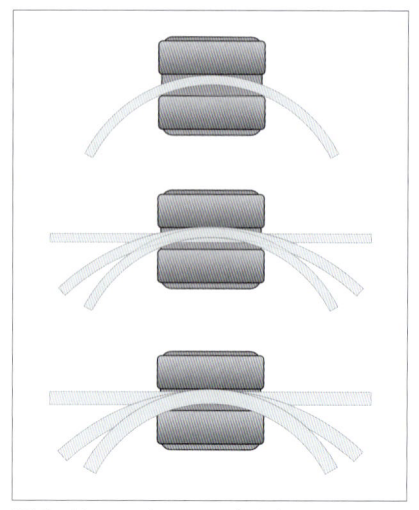

第2章 New STb light lingual system のコンセプト

図 2-33 ワイヤーの太さとスロットの関係。ワイヤーは細いほど臨界曲線半径が小さくなる。

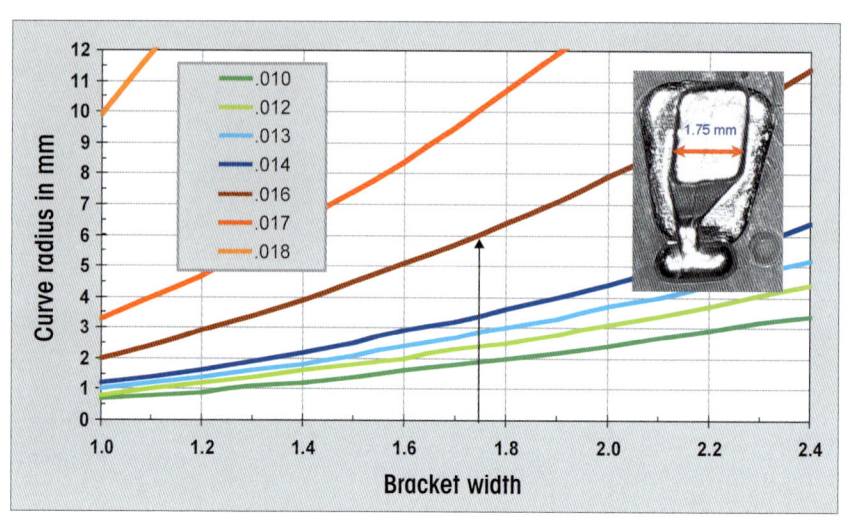

図 2-34 ワイヤーサイズとブラケット幅と臨床曲線半径の関係。スロットの幅が小さくなればなるほど臨界曲線半径が小さくなる。

curve radius)を算出した(**図 2-34**)。スロット幅のわずかな増加によってもスロット内のワイヤーの曲率(曲線半径)の許容が減少することが確認され、特にワイヤーサイズが大きな場合にその傾向が顕著となることがわかる。叢生が強い部位のレベリングや、唇側に比べて前歯部の曲率が大きくなる舌側マルチブラケットシステムの特徴を考慮に入れると、小さなスロット幅はフリクションの観点からも大きな利点となる。

フリクションに影響を与える因子として、結紮方法も重要である。視野の確保や結紮器具の操作に制限のある舌側マルチブラケットシステムにおいては、簡便なエラスティックタイが頻用されがちであるが、エラスティックタイはフリクションを増長する因子である。また、エラスティックタイで強固な結紮を行う場合に用いられるエラスティックダブルオーバータイは、スロット壁にワイヤーを押さえつける効果も加えるため、よりフリクションを増加させる。よって、著者らはローフリクションにより効率的な歯の移動が得られるリガチャーワイヤーでの結紮を強く推奨する。

Segner ら[19]によるフリクションの計測結果から、パッシブライゲーションステップが付与されていないブラケットに対してエラスティックダブルオーバータイを行った場合、フリクションが突出していることが確認できる。その反面、New STb にリガチャーワイヤーで結紮した場合には、フリクションがほとんどみられないことがわかる。一方、Komori ら[20]は、5種類のアーチワイヤーサイズを3種のブラケットにリガチャーワイヤーで結紮を行った場合と、エラスティックタイを行った場合に生じるフリクションの大きさを算出した(**表 2-2**、**図 2-35、36**)。その結果、STb を用いた場合のフリクションは小さく、特にリガチャーワイヤーで結紮を行った場合、顕著にフリクションが減少することがわかった。さらに、STb に .010 NiTi ワイヤー、もしくは .012 NiTi ワイヤーのような細いワイヤーをリガチャーワイヤーで結紮した場合は、パッシブセルフライゲーションタイプのブラケットと同等のローフリクションが実現することが判明した。

インターブラケットディスタンス

舌側マルチブラケットシステムにおいては、唇側に比べてアーチワイヤーの周長が短くなり、特に前歯部において顕著にインターブラケットディスタンスが減少する。適正なインターブラケットディスタンスが確保されない場合は、ワイヤー装着時に過大な力が発生し[21]、歯ならびに歯周組織への侵襲、適正な歯の移動の阻害、およびブラケットの脱落などの不具合が生じる。さらに、ブラケット間に付与するワイヤーベンディングを困難にする。

New STb は、小さいブラケットスロット幅とジンジバルオフセットによるブラケットスロットの歯

表2-2　フリクション試験における各ブラケットとスロットサイズ。

Brackets	Site	Number of brackets	Slot size	Manufacturer
STb	From maxillary right second molar to left second molar	14	.018 × .025	ORMCO, USA
Mini-diamond	From maxillary right second molar to left second molar	14	.018 × .025	ORMCO, USA
Damon2	From maxillary right second molar to left second molar	14	.022 × .027	ORMCO, USA

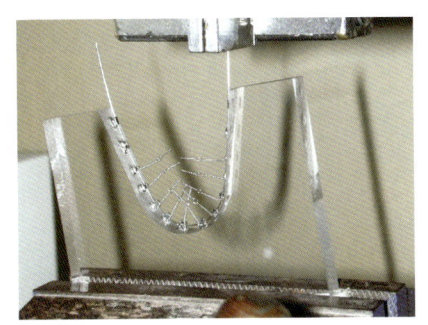

図2-35　ブラケットとワイヤーのフリクション試験。

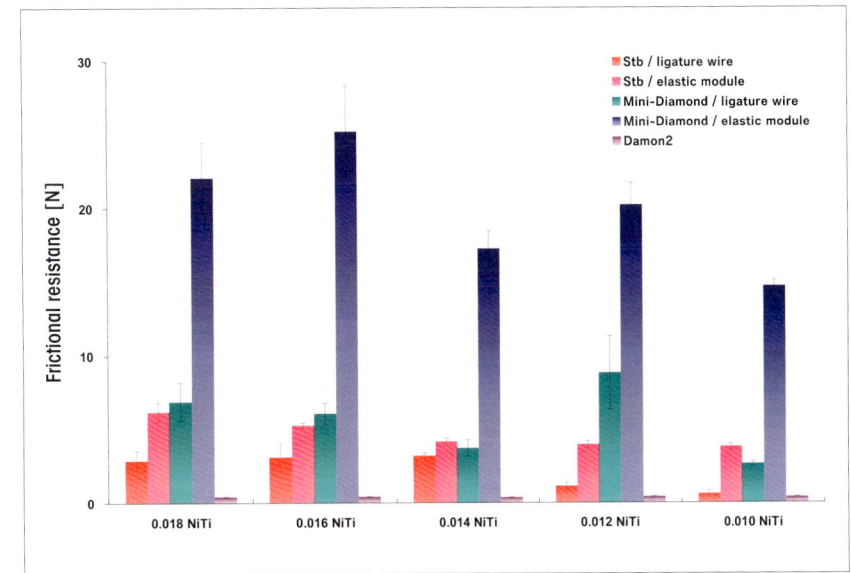

図2-36　各ワイヤーサイズにおけるブラケットと結紮法によるフリクション量の差異。STbと結紮線による総フリクション量は非常に小さい。

面への近接により、インターブラケットディスタンスが増加するよう設計されていることは既述のとおりである。New STbはカーツブラケットと比較して、前歯部において50％以上のインターブラケットディスタンスの増加が得られる(図2-8)。この差異は矯正力の大きさに非常に大きな影響をもたらす。ワイヤーから発揮される力は、インターブラケットディスタンスの3乗に反比例するとされているため(図2-9)、特に舌側マルチブラケットシステムにおいてはインターブラケットディスタンスの可及的増加がライトフォースの治療に不可欠である。著者ら[17]によって算出された、上顎前歯部にNew STbとカーツブラケットを用いた場合に予測される矯正力の比較において、New STbブラケットを用いた場合に生じる矯正力はカーツブラケットを用いた場合の約30％にすぎなかった(図2-10)。

3 まとめ

以上、ブラケットデザインを中心に述べてきたが、New STb light lingual systemは従来の舌側マルチブラケットシステムおいて、患者・術者の両者に対して不都合を与え憂慮されてきた事項を解決すべく考案されシステムである。論理的かつ効率的な歯の移動を可能とし、患者に対しては快適性を、術者に対しては簡便性と良好な操作性を提供し、信頼性のある理想的な治療結果を短期間で実現する。

第2章　New STb light lingual system のコンセプト

参考文献

1. Fujita K. Development of lingual-bracket technique: Esthetic and hygienic approach to orthodontic treatment. J Jpn Soc Dent Apparatus Materials 1978；19：81-94.
2. Alexander CM, Alexander RG, Gorman JC, Hilgers JJ, Kurz C, Scholz RP Smith JR. Lingual orthodontics: A status report. J Clin Orthod 1982；16：255-262.
3. 竹元京人. 舌側からの矯正におけるストレートワイヤー法の導入. 日本舌側矯正学術会会誌 2000；11：68-71.
4. Takemoto K, Scuzzzo G. The straight-wire concept in lingual orthodontics. J Clin Orthod 2001；Jan：46-52.
5. Sachdeva R, Miyazaki S. Superelastic NiTi alloys in orthodontics. In: Duerig TW(ed). Engineering aspects of shape memory alloys. London: Butterworth-Heinemann, 1990；452-469.
6. Scholz RP, Swarz ML. Lingual orthodontics, A status report, Part 3: Indirect bonding-laboratory and clinical procedures. J Clin Orthod 1982；16：812-820.
7. Aquirre MJ. Indirect bonding for lingual cases. J Clin Orthod 1984；18：565-569.
8. Hiro T, Takemoto K. Resin core indirect bonding system: Improvement of lingual Orthodontic treatment. Orthod Waves 1998；57：83-91.
9. Takemoto K, Scuzzo G. Implementing the Hiro technique for lingual indirect bonding. In: Ormco. Clinical impressions. California: Ormco, 2003；12：75-82.
10. 小谷田仁. 舌側矯正におけるブラケットの位置づけ. 日本舌側矯正学術会会誌 1991；2：5-6.
11. Hong RK, Heo JM, Ha YK. Lever-arm and mini-implant system for anterior torque control during retraction in lingual orthodontic treatment. Angle Orthod 2005 Jan；75(1)：129-141.
12. Kawakami M, Miyawaki S, Noguchi H, Kirita T. Screw-type implants used as anchorage for lingual orthodontic mechanics: A Case of bimaxillary protrusion with second premolar extraction. Angle Orthod 2004 Oct；74(5)：715-719.
13. Wiechmann D, Gers J, Stamm T, Hohoff A. Prediction of oral discomfort and dysfunction in lingual orthodontics: A preliminary report. Am J Orthod Dentofacial Orthop 2008；133(3)：359-364.
14. Hohoff A, Seifert E, Fillion D, Stamm T, Heinecke A, Ehmer U. Speech performance in lingual orthodontic patients measured by sonagraphy and auditive analysis. Am J Orthod Dentofacial Orthop 2003；123(2)：146-152.
15. Hohoff A, Stamm T, Goder G, Sauerland C, Ehmer U, Seifert E. Comparison of 3 bonded lingual appliances by auditive analysis and subjective assessment. Am J Orthod Dentofacial Orthop 2003；124(6)：737-745.
16. Hohoff A, Stamm T, Ehmer U. Comparison of the effect on oral discomfort of two positioning techniques with lingual brackets. Angle Orthod 2004 Apr；74(2)：226-233.
17. Scuzzo G, Takemoto K, Takemoto A, Takemoto Y, Lonbardo L. A new lingual straight-wire technique. J Clin Orthod 2010；2：114-123.
18. Meling TR, Odegaard J, Seqner D. On bracket slot height: A methodologic study. Am J Orthod Dentofacial Orthop 1998 Apr；113(4)：387-393.
19. Meling TR, Odegaard J, Holthe K, Segner D. The effect of friction on the bending stiffness of orthodontic beams: A theoretical and in vitro study. Am J Orthod Dentofacial Orthop 1997 Jul；112(1)：41-49.
20. Komori A. The frictional force produced by STb lingual Orthodontic brackets bonded to a simulated dental arch. In: Scuzzo G, Takemoto K(eds). Lingual orthodontics: A new approach using STb light lingual system & lingual straight wire. London: Quintessence publishing, 2010；53-58.
21. Moran KI. Relative wire stiffness due to lingual versus labial interbracket distance. Am J Orthod Dentofacial Orthop 1987 Jul；92(1)：24-32.

第 3 章

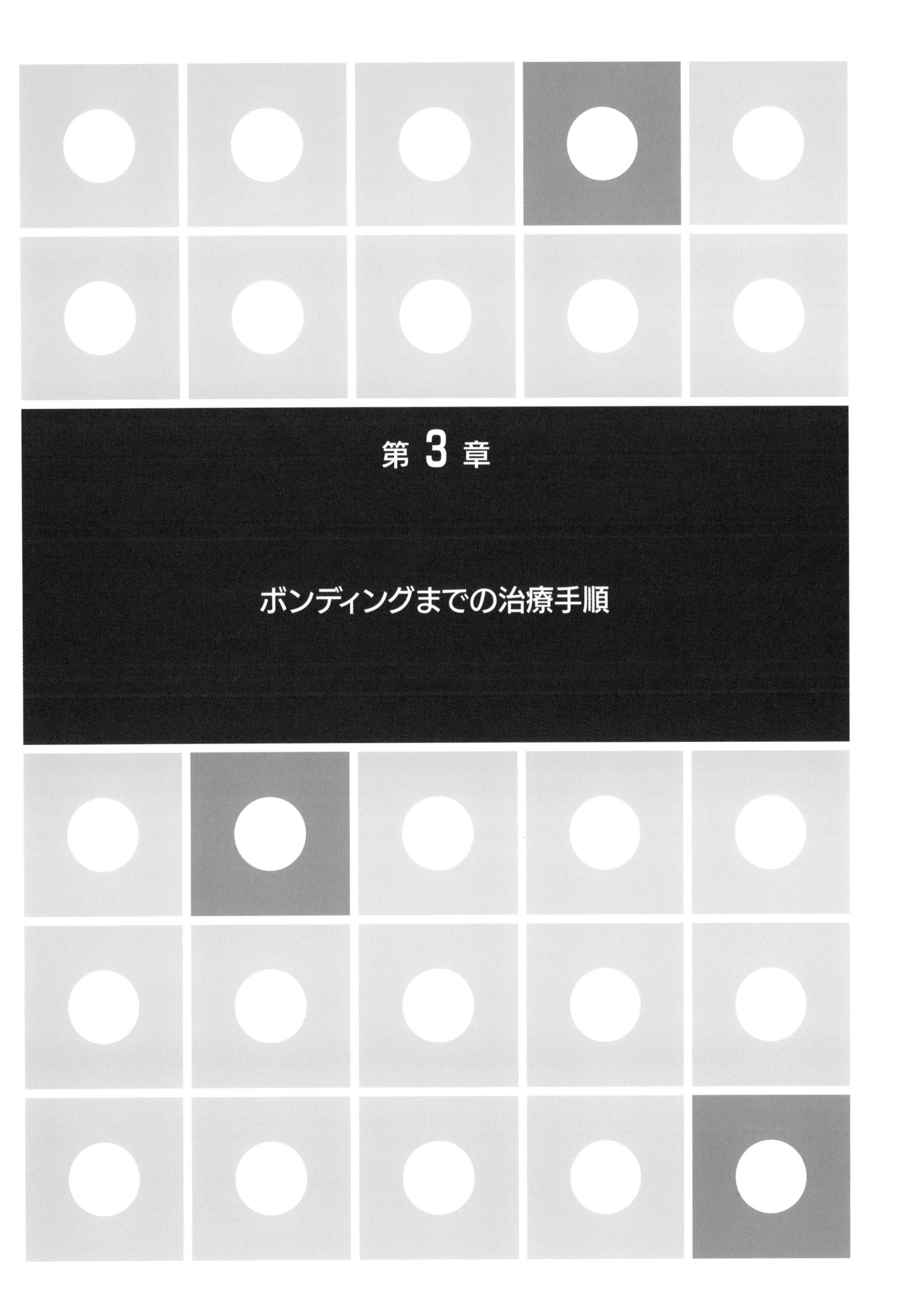

ボンディングまでの治療手順

第3章　ボンディングまでの治療手順

1 前準備の意義

　理想的な治療結果をより短期間で得るためには、すべての手順を確実に行う必要があることはいうまでもないが、舌側マルチブラケットシステムにおいては、ボンディングまでの初期の手順が特に重要となる。唇側からの矯正治療とは異なる診断や治療計画が必要になるとともに、動的治療の開始までにさまざまな準備が必要となる。その理由の1つとして、個人差の大きい歯の舌側面形態が挙げられる。歯の舌側面には、基底結節、辺縁隆線、および斜切痕などが存在し、その位置や走行はそれぞれの患者の各歯によって多種多様であり、各々複雑な形態を呈している。そのため、唇側からの矯正治療に比べて、舌側マルチブラケットシステムによる治療を行う際には、個々の歯の舌側面形態を勘案した前準備が必要となる。これら前準備には多少の労力を要する作業も含まれるが、この手順を着実に行うことにより動的治療開始後のワイヤーベンディングの負担軽減、治療期間の短縮、およびチェアタイムの短縮などが実現する(図3-1)。

　通常は初期診査の後に、顔面写真、口腔内写真、口腔模型、ならびにX線写真などの資料採得に口腔内検査や機能検査などの各種検査を行い、評価・分析された結果を基にして診断および治療計画の立案がなされる訳だが、本章ではその後の手順について動的治療開始前まで詳細に述べることとする(図3-2)。

Important

More effort before bonding > Less effort after Bonding

1. Diagnosis　　　1. Less wire bend
2. Treatment plan　2. Short treat bend
3. Preparation　　3. Less chair time
　...and more

図3-1　舌側マルチブラケットシステムでは、ボンディング前の診断、治療計画そして準備が非常に重要となる。

Treatment Steps

Before bonding
1) Initial Examination
2) Take Record
3) Diagnosis
4) Case Preparation
5) Impression
6) Laboratory Procedure

After bonding
7) Aesthetic Pontic
8) Banding Procedure
9) Bonding Procedure
10) Leveling, Torque Control
11) En Masse Retraction
12) Detailing/Finishing
13) Debonding
14) Retention

図3-2　治療の手順。特に正確なボンディングの位置付けにはラボ操作が重要となる。

2 検査と前処置

歯面清掃

歯の唇側面に比べて舌側面形態は複雑であり、プラーク、歯石、および色素の沈着が生じやすい。したがって、すべての作業に入る前に入念な歯面清掃を行い、舌側面形態の精査やう蝕の確認が必要となる（図3-3）。また、付着物が残存したままで印象採得を行ってしまうと本来の歯面形態が再現されず、インダイレクトボンディング法の精度にも影響を与えてしまう。そして、結果として起こる歯の不正を修正するためにベンディングを多用することや、技工作業やブラケットボンディングを再度やり直すことになる可能性もあるため注意が必要である。

歯周検査

矯正治療による歯の移動は、さまざまな歯周組織の反応・変化の結果として起こるが、その偶発症として歯肉退縮や歯根吸収などが挙げられる。これらの偶発症は、良好な歯列や咬合の確立の妨げになるだけでなく、患者との信頼関係にまで影響がおよぶ可能性がある。したがって、治療計画の立案や患者へのコンサルテーションのために、矯正治療開始前の歯周組織の状態を把握することは不可欠である。また、治療開始後に起こる歯周組織の変化にも注意が必要である。特に舌側マルチブラケットシステムにおいては、前歯部のブラケットが歯頸側に位置するため、歯肉腫脹などの歯周疾患を引き起こしやすい。また、唇側からの矯正に比べてインターブラケットディスタンスが小さくなるため、歯や歯周組織に対して過度な矯正力がかかる恐れもある[1]。これらは前述のとおり、New STb light lingual system を適用することによって最小限に抑えられるが、安全な歯の移動と治療後の安定を得るには健全な歯周組織による支持が欠かせない。さらに、舌側マルチブラケットシステム特有のメカニクスへの配慮を怠ると、想定外の歯の移動を招き、関連組織に為害作用をもたらす。以上のように、舌側マルチブラケットシステムにおいては、より精細な歯周組織の状態に対する留意が必要であり、そのためには各種歯周検査が必須である。基本歯周検査やX線写真の撮影に加えて、必要であれば歯科用CTを撮影する（図3-4、5）。

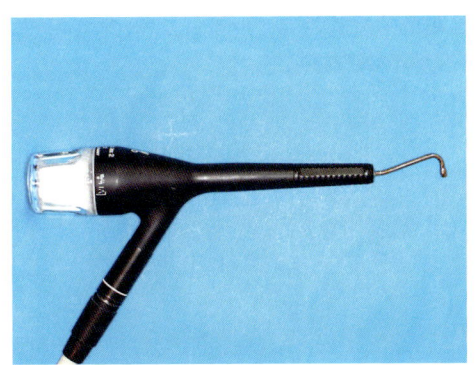

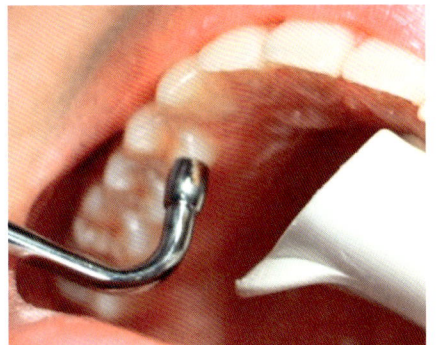

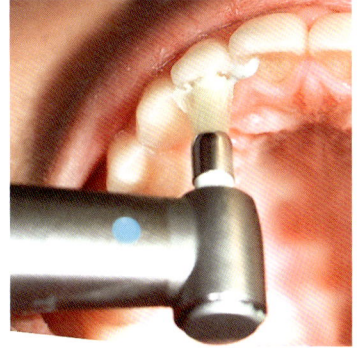

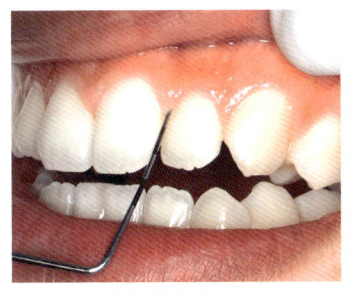

図3-3　治療前のクリーニング。

図3-4　歯周基本検査。

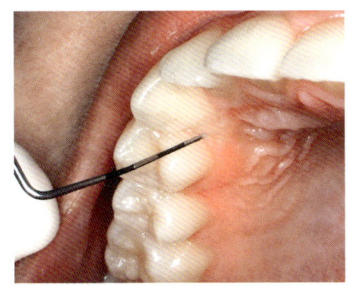

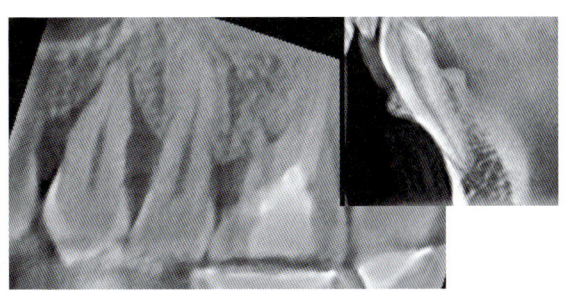

図3-5　成人症例ではさまざまなリスクが存在する。

第3章　ボンディングまでの治療手順

歯面の形態修正

比較的個人差が少なく平滑面をなす唇側面に対して、歯の舌側面形態は複雑な解剖学的構造を持つことが多い。発達した辺縁隆線、基底結節、カラベリー結節、ならびに棘突起などの隆起が舌側面に存在する場合は、的確なブラケットポジショニングの妨げになる。舌側面の隆起によりブラケットが歯面から離れると、トルクやイン・アウトをはじめとした歯のコントロールが複雑になったり、ブラケットの接着性低下を引き起こす。また、上顎の舌側面の隆起は下顎対合歯と咬合干渉を引き起こし、適正な被蓋関係の確立が困難になる。したがって、症例によっては舌側面形態の修正を事前に行う必要がある（図3-6〜8）。ただし、舌側面の隆起の削合を行う際には、不規則な歯髄の走行に注意して削合量は最小限にとどめるべきである。

歯肉形成

歯肉の腫脹が著しい場合や臨床歯冠長が短小な場合には、ブラケットのポジショニングやボンディングが困難となるため、歯肉形成が必要となることがある。しかし、歯肉腫脹の原因がブラッシングである場合は、ブラッシング指導と歯面清掃を繰り返して、歯肉の健全化と患者の適正なブラッシングの習得を図ることが第一選択となる。また、歯周病専門医への対診が必要な症例も存在する。歯肉形成は電気メスやレーザーを用いれば出血を最小限にとどめることが可能なため、印象採得日やブラケット装着日でも行うことができる。ただし、治療後の歯肉縁の形態や歯周組織の健康状態にも影響を与える可能性があるため、歯肉形成は不可避な場合のみにとどめるべきである（図3-9）。

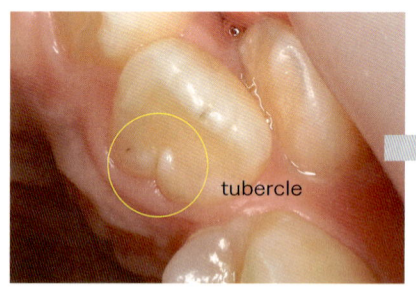

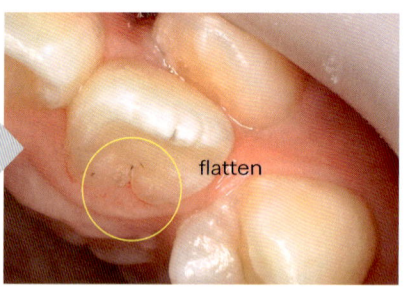

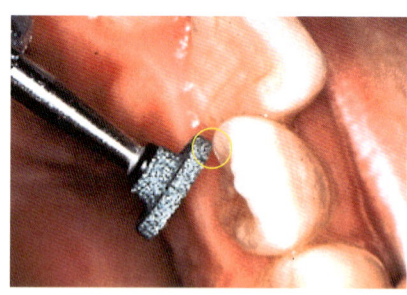

図3-6　歯の舌側面形態は複雑な解剖学的構造を持つため、必要に応じて形態修正を行う。

図3-7　辺縁隆線、基底結節の形態修正。

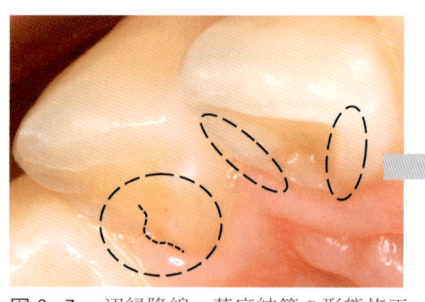

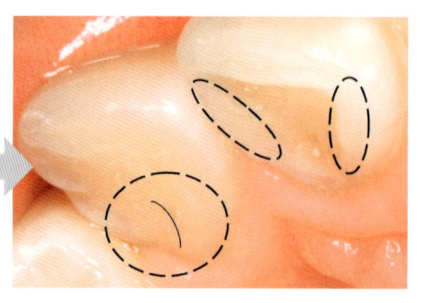

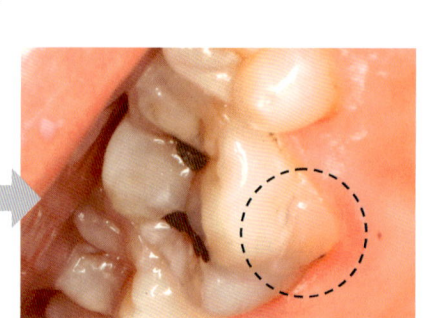

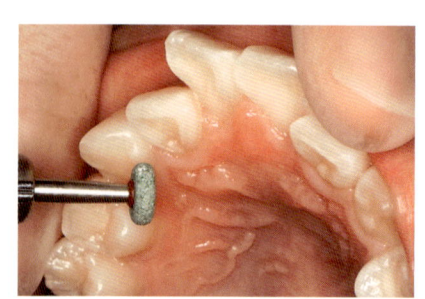

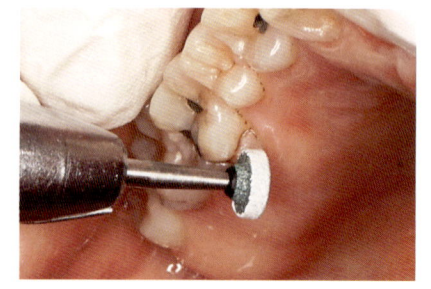

図3-8　カラベリー結節の形態修正。

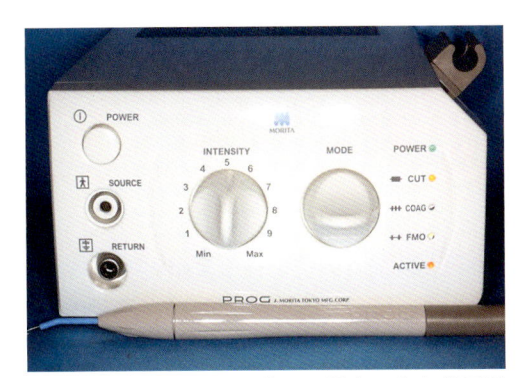

図3-9 歯肉の腫脹が著しい場合や臨床歯冠長が短小な症例は歯肉形成を行う。

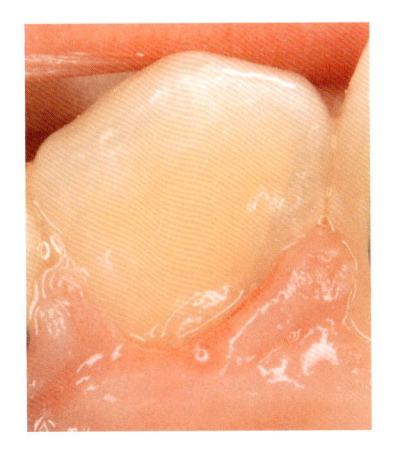

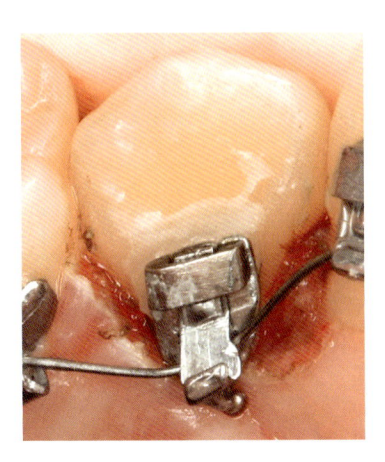

3 印象採得

　ボンディング前に行う印象採得は、インダイレクトボンディング法の技工に用いる作業用模型となるため、高い精度が要求される。特に、舌側歯面と歯肉縁形態の再現が不良であった場合には、再印象のため患者を再来院させることになるので注意が必要である。さらに、印象の不備に気づかずにインダイレクトボンディング法の技工手順を進めてしまい、ボンディング時にはじめて歯面との不適合に気づいた場合は、すべての手順を再度行わなければならない。患者・術者ともに不利益を被むらないためにも、適切な手順を踏むことが重要である。

印象材

　インダイレクトボンディング法の作業用模型のための印象採得では高い印象精度が求められるため、寸法変形が小さいシリコーンラバー印象材を使用する。従来のシリコーンラバー印象材を用いた場合、シリコーン自体の疎水性が原因となり、水分が介在する環境では形態の再現性が乏しかった。そのため唾液や滲出液の分泌量の多い症例では、下顎大臼歯部の舌側面などの精密な印象採得が困難であった。そこで、著者らは親水性タイプのシリコーンラバー印象材を推奨している（図3-10）。親水性タイプのシリコーンラバー印象材を用いると、湿潤面であっても安定した形態の再現性が細部まで得られる。

個人トレーの製作

　インダイレクトボンディング法のための印象採得においては、正確な印象を必要最小限の印象材で採得するために個人トレーを使用している（図3-11）。個人トレーを製作する際には、診断用口腔模型を用いるとよい。手順は、通法どおりに常温重合レジンを用い、パラフィンワックスなどをスペーサーとして模型との間に介在させ、各小帯を避ける

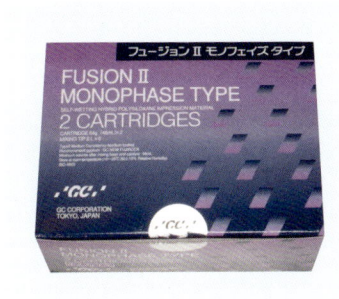

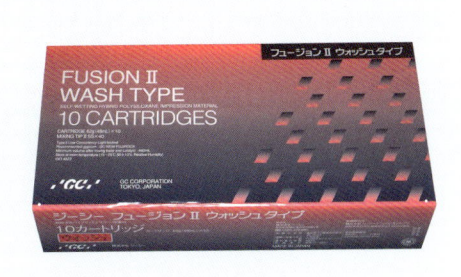

図3-10 セットアップ模型は精密なコアが必要なため、親水性タイプのシリコンラバー印象材を使用。

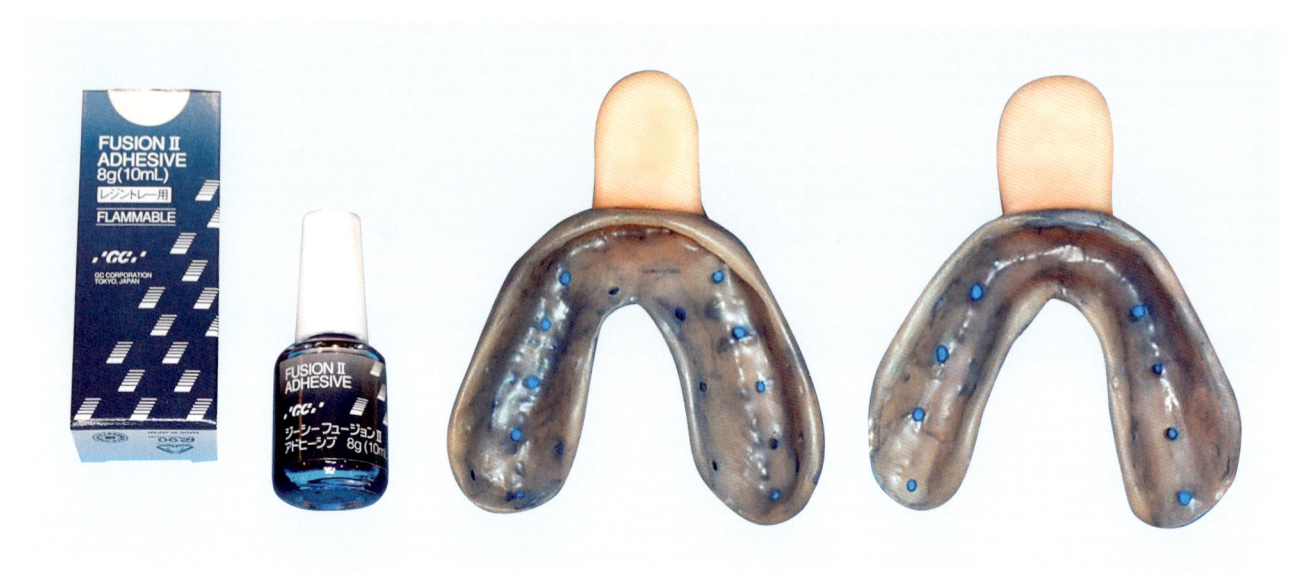

第3章 ボンディングまでの治療手順

図3-11 シリコンラバー印象用の個人トレーとアドヒーシブ。

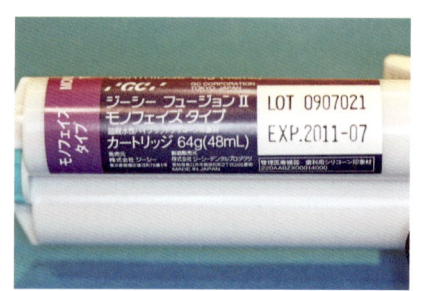

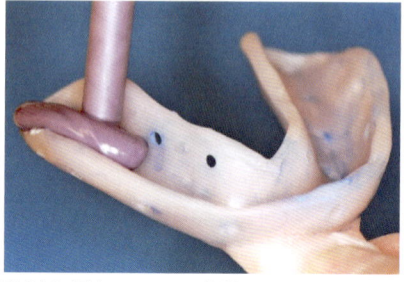

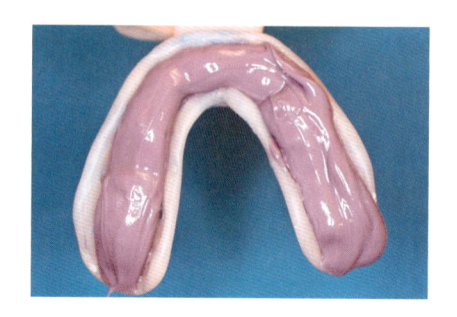

図3-12 モノフェーズタイプのシリコン印象材を個人トレーに充填。

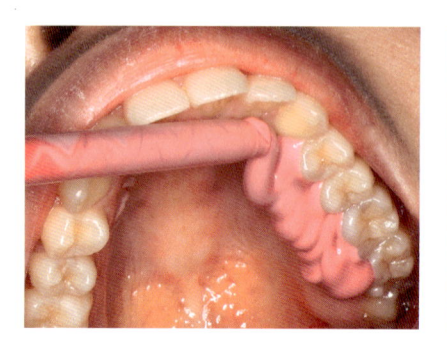

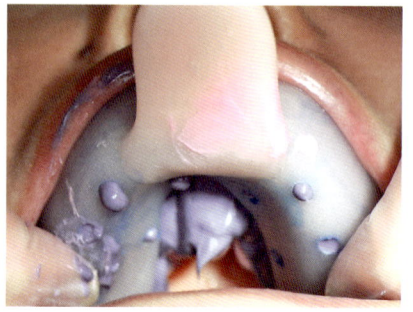

図3-13 ウォッシュタイプのシリコン印象材を歯面に直接塗布。

ように製作する。また、印象材の保持形態として個人トレーには複数の小孔を開ける。印象材を圧接した際にこの小孔から流出する印象材の量を参考として、各部位に適正な印象圧が加わっているか否かを確認するため、トレーの広い範囲にわたって小孔を配置するとよい。

印象採得の手順

まず、製作した個人トレーを患者の口腔内に試適する。適合に問題があった場合はただちにトレーを削合して調整を行う。試適と調整が完了したら、個人トレー内面をエアーで乾燥させた後に専用の接着剤を塗布する。これに続く印象材注入の作業は印象

③ 印象採得

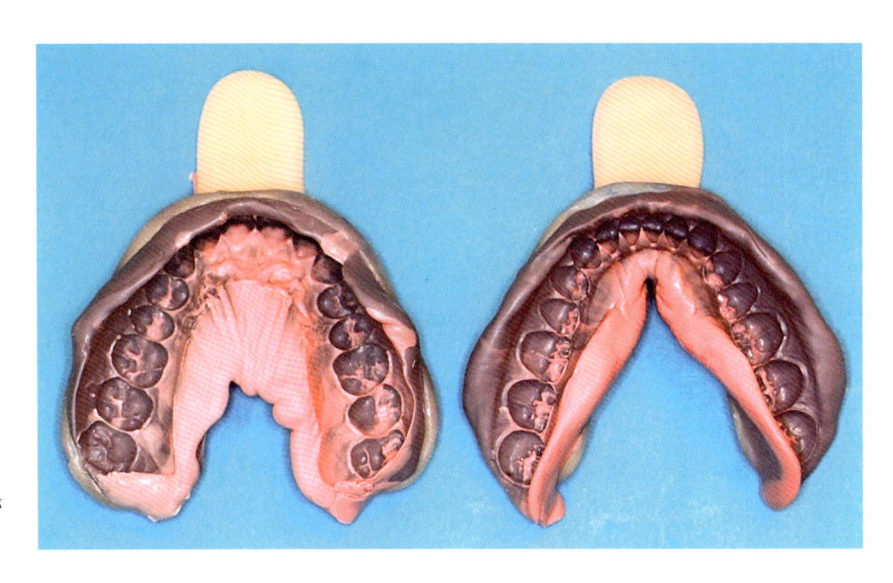

図3-14 印象採得後。印象面の確認が重要。

材の硬化時間の関係から2名で行うとよい。1名は個人トレーにモノフェーズタイプの印象材を適量注入し（図3-12）、もう1名は口腔内の舌側歯面や舌側歯肉縁にエアーを吹き付けて停滞している唾液を可及的に排除した後に、ウォッシュタイプの印象材を気泡が混入しないよう注意深く注入する（図3-13）。ただし、親水性の印象材を使用する場合は、防湿に対して過度に神経質になる必要はない。そして、モノフェーズタイプの印象材が注入された個人トレーを口腔内に挿入して歯列に圧接する。その際、個人トレーに付与したすべての小孔から印象材が流出したことを確認してから硬化を待つ。

印象面の確認

印象材の硬化後、トレーを口腔内から撤去したらただちに印象面を注意深く確認する必要がある。特に舌側歯面と舌側歯肉縁を注視し、気泡の混入や変形がないかを口腔内の実際の形態や診断用模型の形態を参考にして確認する。舌側歯肉縁の連続性や歯肉縁のラインが明確に再現されているかがポイントとなる（図3-14）。

印象面に不良な箇所が見つかった場合は再印象を行う。その際、明らかなエラーがあった場合には、やむを得ず個人トレーから不良な印象を撤去して、再度同じ手順を繰り返し行う。しかしながら、印象材の撤去が困難であるなどの理由で個人トレーが再利用できない場合は、既製の印象トレーを使用する。また、印象のエラーがごくわずかな場合も同様に、予備として既製トレーにて再印象を行う。ただし、嘔吐反射や唾液過多などをともなう印象採得が困難な症例や、既製のトレーを用いることが困難な歯列を有する症例においては、あらかじめ予備の個人トレーを製作しておき、あくまでも個人トレーを用いて印象採得を行うよう配慮することが望ましい。

印象面の確認が不十分で、石膏硬化後に印象の不備が発覚した場合には、患者を再度来院させることになる。また、印象の不備に気づかずに技工作業を進めてしまった場合は、ボンディング時にアドバンスレジンベースと歯面の不適合が起こることから、印象採得直後の確実な確認が特に重要となる。

石膏

セットアップ模型（インダイレクトボンディング法のための作業用模型）には、混水比が小さく強度に優れている超硬質石膏を用いることを推奨する。セットアップ模型の製作やコモンベースシステムの準備時に石膏歯面の摩耗や損傷を防止するためである。したがって、混水比の厳守が特に重要となる。

第3章　ボンディングまでの治療手順

4 セットアップ模型の製作

舌側マルチブラケットシステムのブラケットポジショニングにおいては、セットアップ模型を用いたインダイレクトボンディング法が欠かせない。セットアップ模型の良否は治療の進行と結果に大きく影響を及ぼすため、適正なセットアップ模型の製作が必要となる。また、セットアップ模型は、歯の正確な排列が備わっているだけではなく、オーバーコレクションの付与やボーイングエフェクトの防止などのメカニクスを踏まえた上で製作する必要がある。

近年、デジタルスキャニングされた石膏模型のデータを用いてコンピュータ上で仮想的にセットアップを製作する方法も登場したが、データの精度とともに三次元的な確認や詳細の把握に難があるため、現時点ではマニュアルセットアップのほうが格段に優れていると思われる(図3-15)。しかしながら、コンピュータ技術やデータ処理方法の進歩によっては、将来、煩雑な技工作業を要するマニュアルセットアップに代わる有用な方法となる可能性があろう。

マニュアルセットアップの欠点は、製作者の技術や経験により完成度が異なることにある。そこで、著者らはセットアップ模型製作の標準化を目的にいくつかの独自の器具や手順を考案して活用しているので、本項で紹介する。

スタンド

セットアップ模型製作時の歯の排列では、アーチフォームの設定が重要となる。治療開始前の歯列弓形態や幅径を加味しつつ、治療後のアーチフォームを予測して決定することになるが、著者らはアーチフォーム決定時の参考として、石膏を用いたアーチフォームスタンドとプラスタースタンド(図3-16)を独自に製作し活用している。アーチフォームスタンドの形状は、Lombardoら[2]によって求められた標準的な歯列弓の舌側面形態を参考としており、上下顎ともそれぞれ3サイズ(計6個)用意している(図3-17〜19)。また、アーチフォームスタンドには正中線が印記されており、左右の対称性を確認する際の基準となる。プラスタースタンドは、選択されたアーチフォームスタンドを中心部に装着できるよう設計されている(図3-20〜22)。プラスタースタンド上のアーチフォームスタンドが存在しない領域が歯槽を表し、そこに各歯を排列することになる。

このアーチフォームスタンドとプラスタースタンドを用いることにより、標準化されたセットアップ模型の製作が促進されると考える。

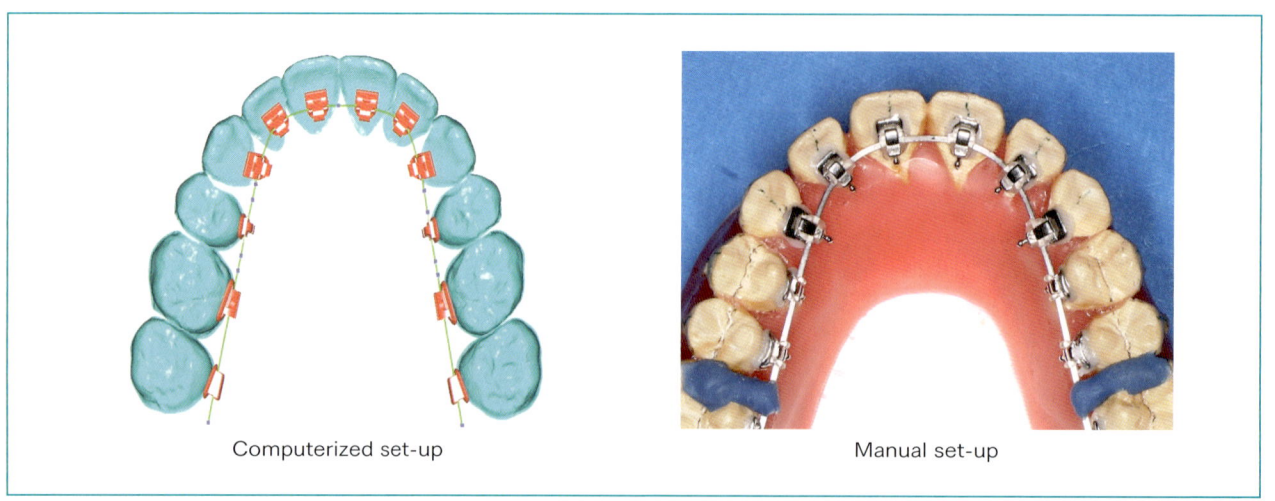

図3-15　コンピュータによるセットアップとマニュアルセットアップ。

4 セットアップ模型の製作

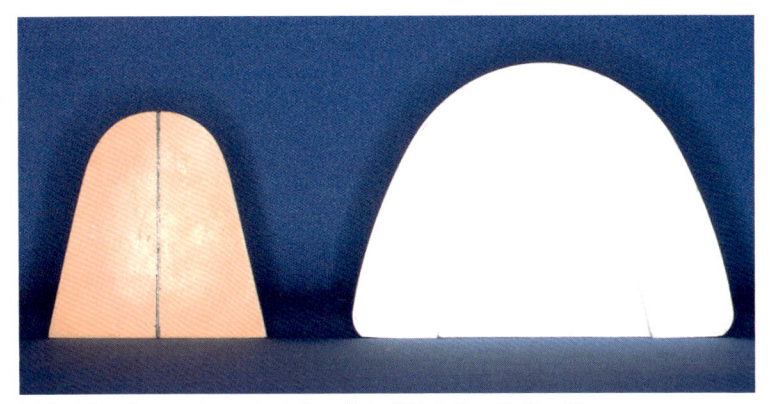

図3-16 アーチフォームスタンドとプラスタースタンド。

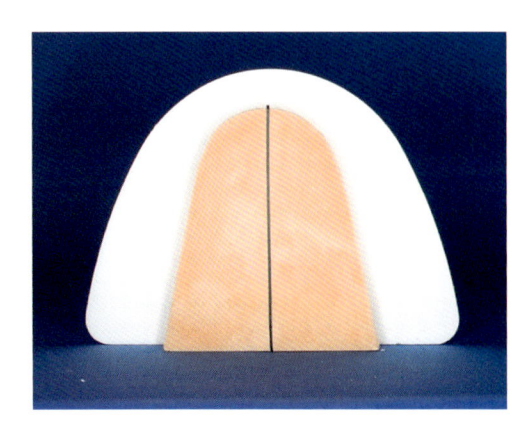

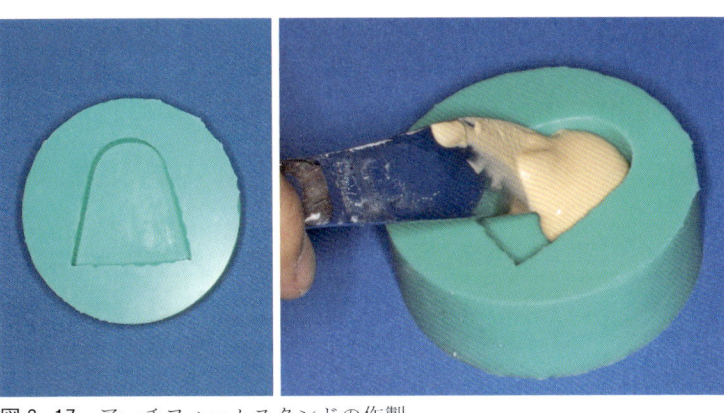

図3-17 アーチフォームスタンドの作製。

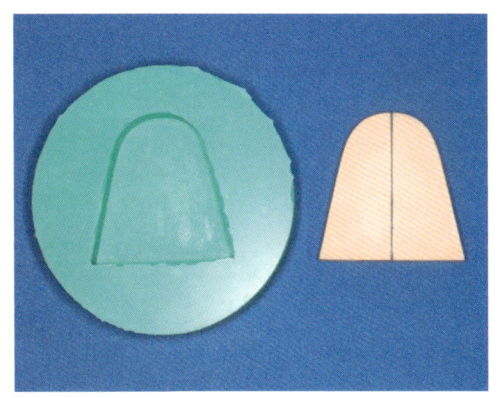

図3-18 アーチフォームスタンド。

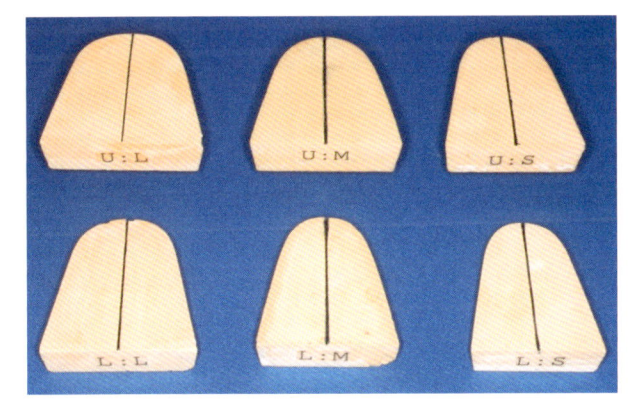

図3-19 アーチフォームスタンドは上下顎、それぞれ3サイズ(計6個)使用。

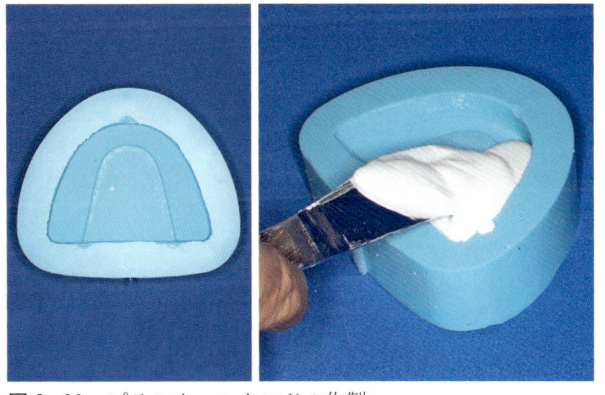

図3-20 プラスタースタンドの作製。

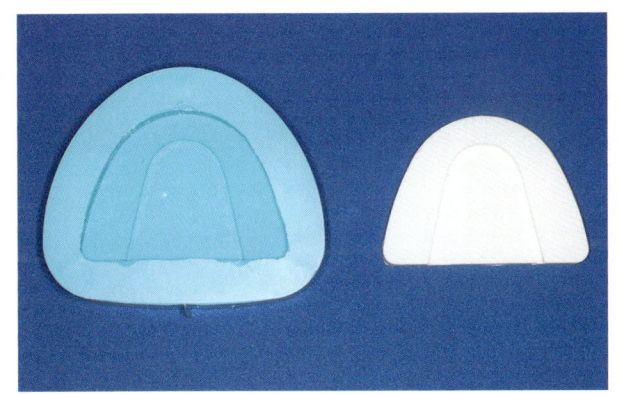

図3-21 プラスタースタンド。

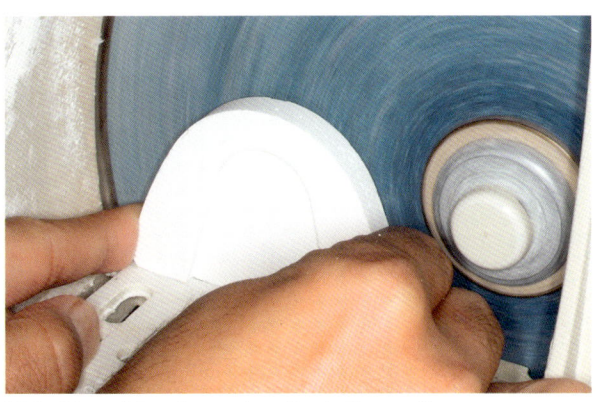

図3-22 プラスタースタンドのトリミング。

第3章　ボンディングまでの治療手順

咬合器へのマウント

インダイレクトボンディング法の技工作業に用いるセットアップ模型の製作においては、静的な咬合状態および歯列形態が再現されていれば十分であるため、使用する咬合器は平均値咬合器のような非調整性咬合器でもよい。

プラスタースタンドのマウントは、まず咬合器に咬合平面板を装着し（図3-23）、咬合平面板上から1.5cmの空隙を確保した後に（図3-24）、咬合平面板の中心線とプラスタースタンドの中心線（正中線）が一致するよう上顎用のプラスタースタンドをマウントする（図3-25、26）。そして、マウンティングストーンの硬化後に咬合器を反転させて、同じく1.5cmの空隙を確保して下顎用のプラスタースタンドを上顎と平行になるようにマウントする（図3-27、28）。この1.5cmの空隙に、上下顎それぞれの歯列を排列することになる。

石膏模型歯の分割

次に、実際に排列する石膏模型歯の準備について

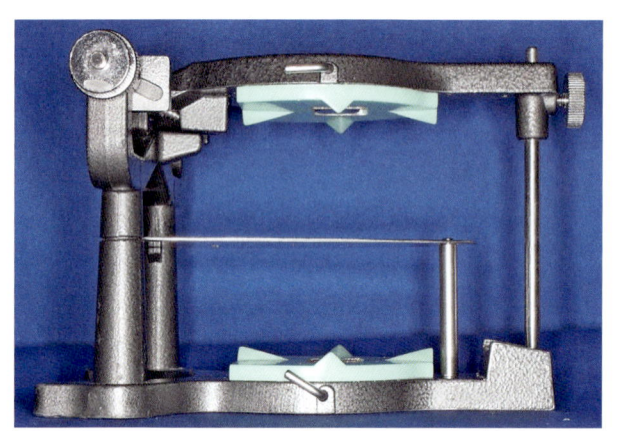

図3-23　咬合器と咬合平面板。

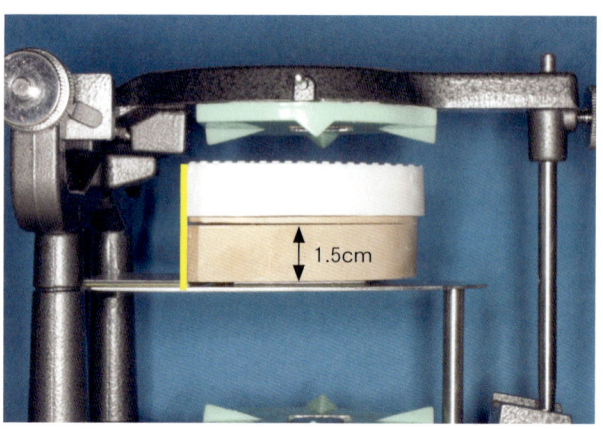

図3-24　上顎プラスタースタンドの設定（咬合平面より1.5cmに設定）。

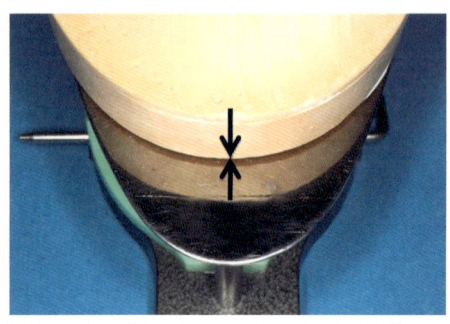

図3-25　プラスタースタンドと咬合器の正中を合わせる。

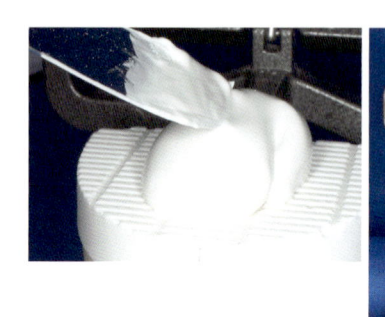

図3-26　上顎プラスタースタンドの固定。

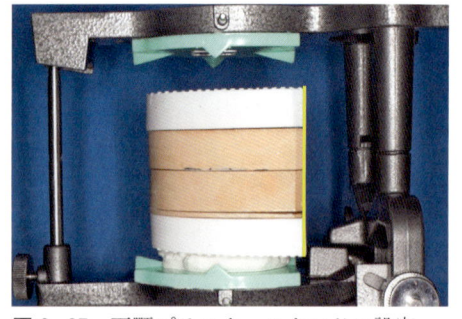

図3-27　下顎プラスタースタンドの設定。

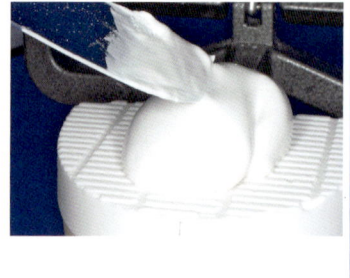

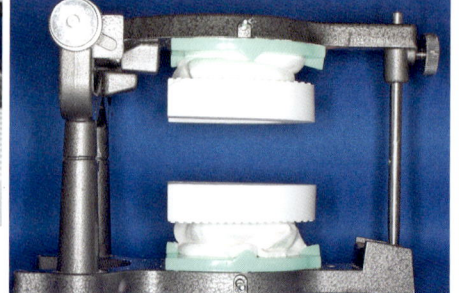

図3-28　下顎プラスタースタンドの固定。

4 セットアップ模型の製作

説明する。まず、各歯の分割を行う前に歯軸を決定する。歯軸はパノラマX線写真と臨床歯冠を注意深く観察して決定するが、パノラマX線写真上に歯軸を引くことにより有用な情報が得られる(図3-29)。将来的には、コーンビームCT(図3-30)にて正確な歯軸を求めていくことが理想となろう。そして、それらを参考として石膏模型上に歯軸を示すラインを記入する。また、各歯を分割した後でも区別がしやすいよう唇・頬側面に歯式を記入しておくと便利である(図3-31)。必要情報の記入が終わったら、トリマーを用いて1.5cm強くらいまで歯列模型の高径をトリミングする。ただし、1.5cmはあくまでも目安であり、低位に位置する歯を削り過ぎないよう注意が必要である。つまり、低位唇側転位を呈する上顎犬歯や低位の第二大臼歯、ならびに歯列にスピーの湾曲が存在する場合などは、適宜トリミング量を調整する必要がある。次に、ダイヤモンドディスクにて歯列模型を分割していく。まず両側の側切歯と犬歯間で切断し3つのブロックに分割した後に(図3-32)、個々の歯を分割していく。この方法は歯列の曲率による分割時の操作性の悪さを減らせるため有用である(図3-33)。なお、ダイヤモンドディ

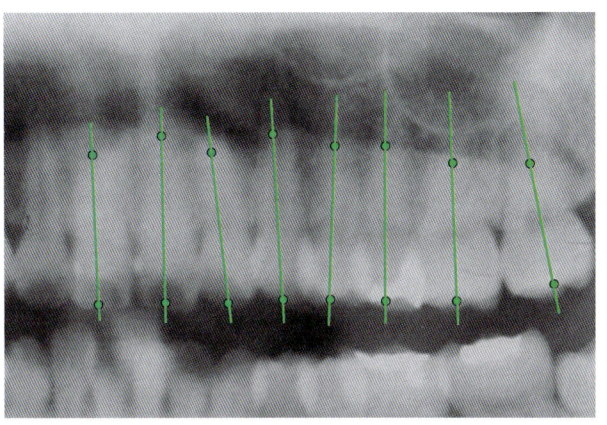

図3-29 パノラマX線写真上に歯軸を記入。

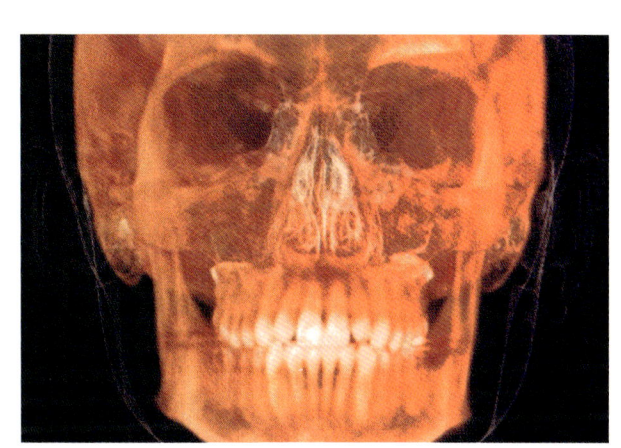

図3-30 コーンビームCT。

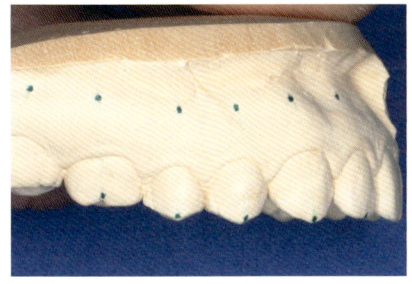

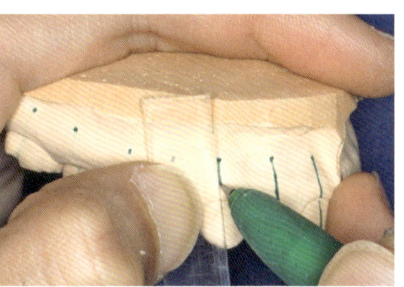

図3-31a、b パノラマX線写真を確認しながら模型上に歯軸を記入。

図3-31c 唇・頬側面に歯式を記入。

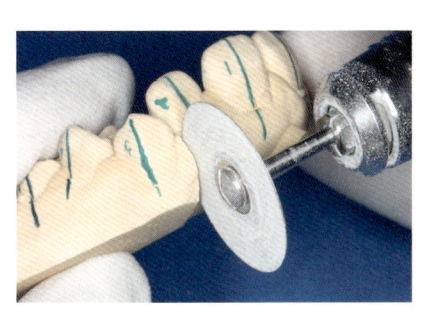

図3-32 模型の分割。

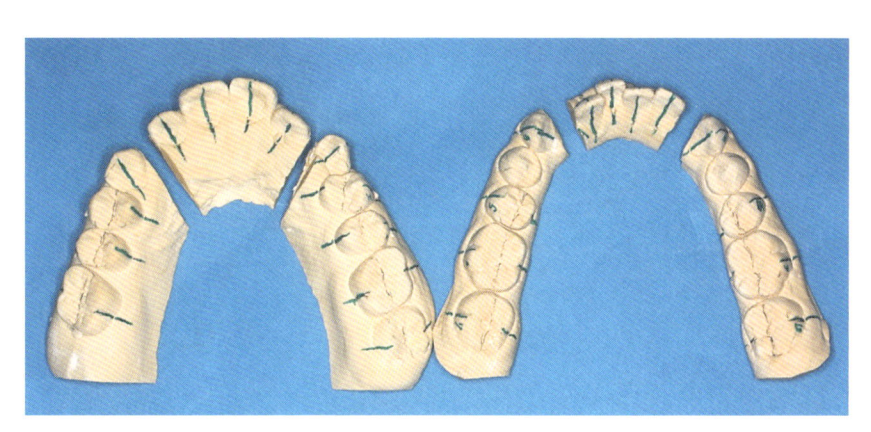

第3章　ボンディングまでの治療手順

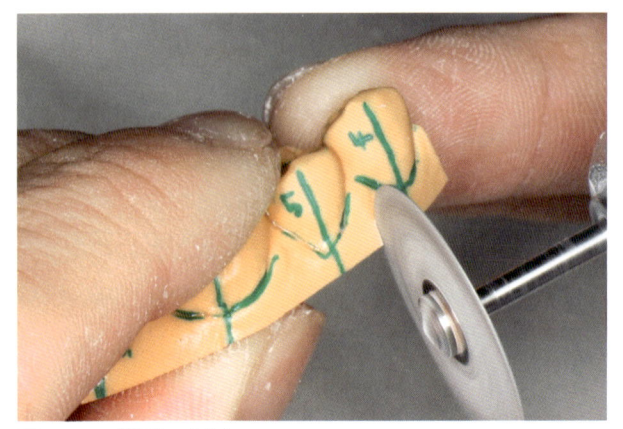

図3-33　模型の分割。

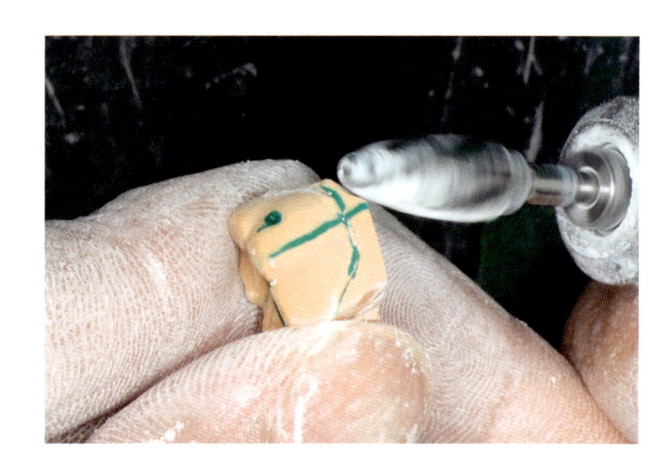

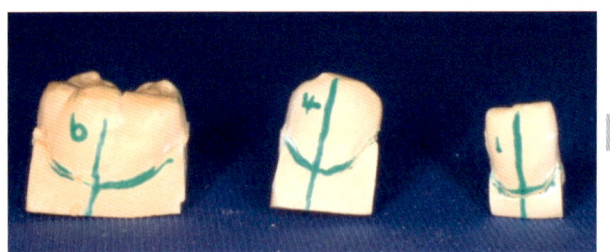

図3-34　模型歯のトリミング。

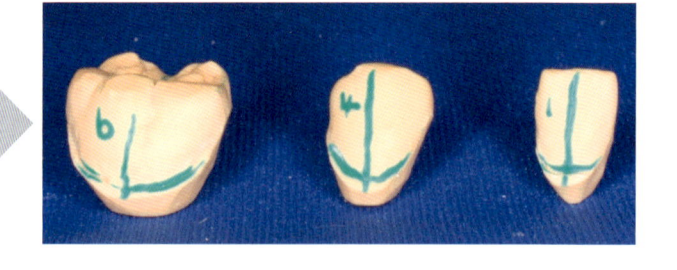

	U-1	U-2	U-3
Torque Standard	14°	7°	0°
Ang Standard	3°	5°	8°
Torque (Ext case)	20°	11°	0°
Ang (Ext case)	5°	8°	12°

図3-35　セットアップの前歯部トルクおよびアンギュレーション標準値。

スクの代わりに糸鋸を用いて分割することもあるが、いずれにせよ正確な歯冠幅径(コンタクトポイント)の保存のため、各歯ともに歯根側から切断していきコンタクトポイントの直前で切断作業を止め、手指にて慎重に分割する。その後、コンタクトポイント周辺の"ばり"のみを取り除くよう作業を行う。そして、各歯の歯肉縁を保存しつつ、可及的に歯肉部を削合する(図3-34)。特に、捻転歯においては排列時に隣接歯と歯肉部の石膏が干渉しやすいため、十分に削合して形態を整えておく必要がある。

歯の排列

分割およびトリミングが完了した模型歯は、ユーティリティーワックスを介してプラスタースタンド上の歯槽相当部(アーチフォームスタンドの外側の領域)に排列する。セットアップ模型の各歯に与えられるイン・アウト、トルク、ならびにアンギュレーションは症例ごとに設定することはいうまでもないが、セットアップ模型製作の標準化のために著者らは、図3-35に示す値を標準値として用いており、治療開始前の状態や使用するメカニクスによってその値の補整・調整を加えている。なお、トルクやアンギュレーションの計測には、独自に製作した計測用ゲージを使用している(図3-36〜38)。この計測用ゲージは、咬合平面板上に据えてトルク計測面を歯の唇側面に合わせることによりトルクを確認し、アンギュレーション計測面(線)を歯の唇側面に記され

4 セットアップ模型の製作

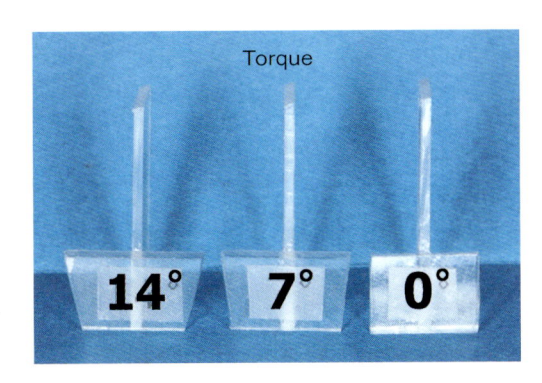

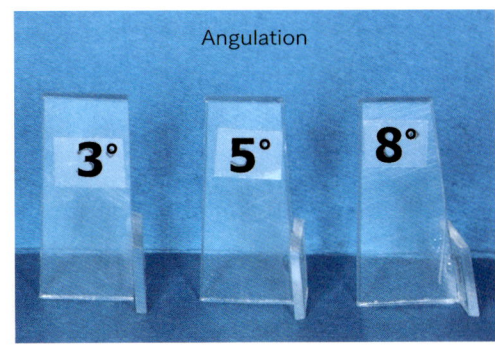

図 3-36a　上顎前歯部非抜歯用のゲージ。

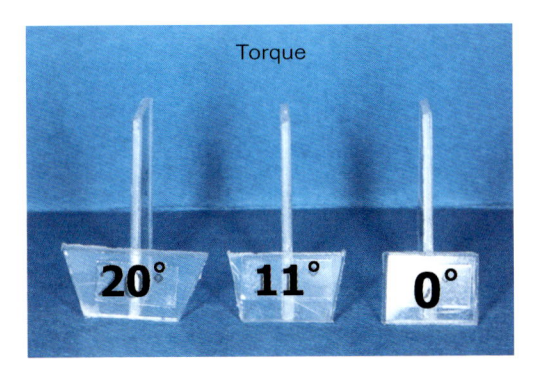

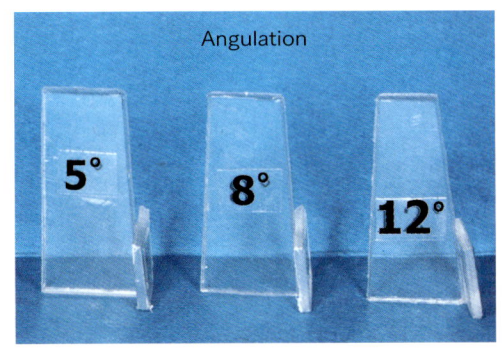

図 3-36b　上顎前歯部抜歯用のゲージ。

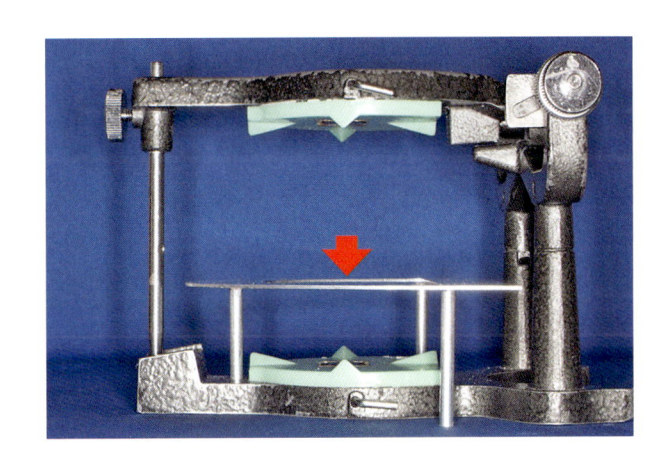

図 3-37　下顎測定用咬合平面平行板。上顎測定用咬合平面平行板より10mm低く設定されている。

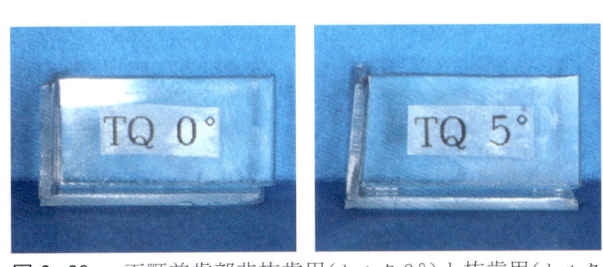

図 3-38a　下顎前歯部非抜歯用（トルク0°）と抜歯用（トルク5°）ゲージ。

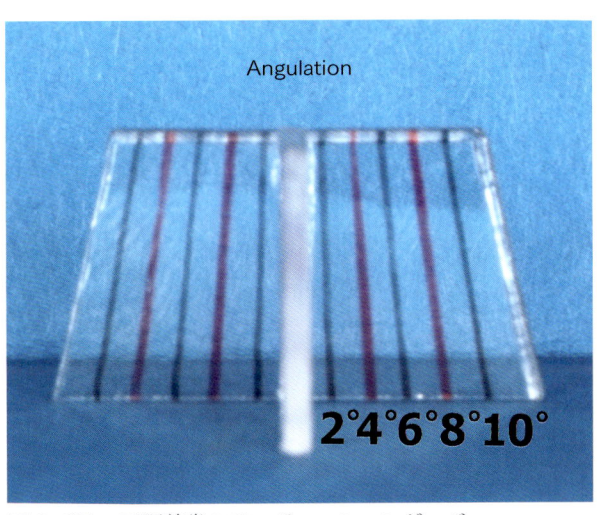

図 3-38b　下顎前歯のアンギュレーションゲージ。

53

第3章 ボンディングまでの治療手順

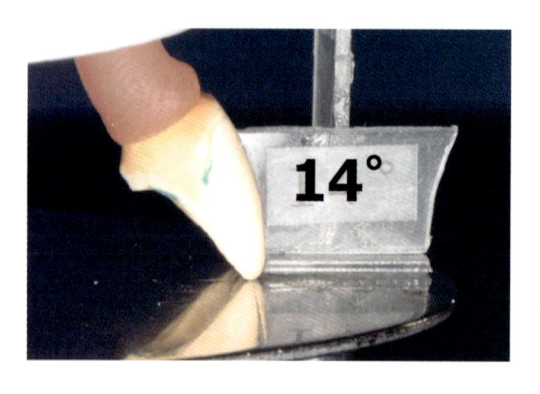

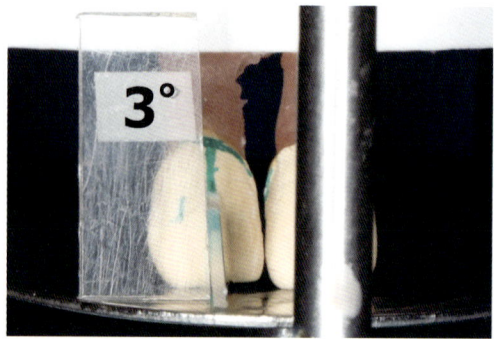

図3-39 上顎中切歯非抜歯用ゲージ(トルク14°、アンギュレーションゲージ3°)

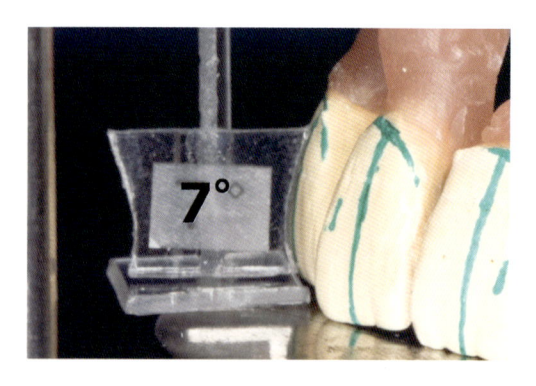

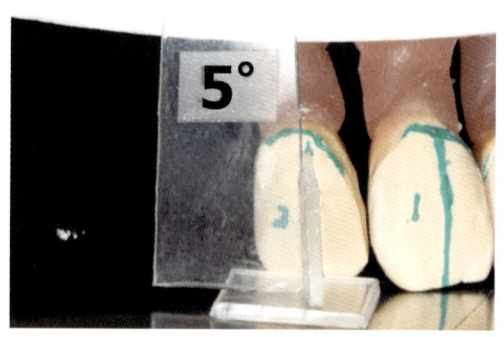

図3-40 上顎側切歯非抜歯用ゲージ(トルク7°、アンギュレーションゲージ5°)

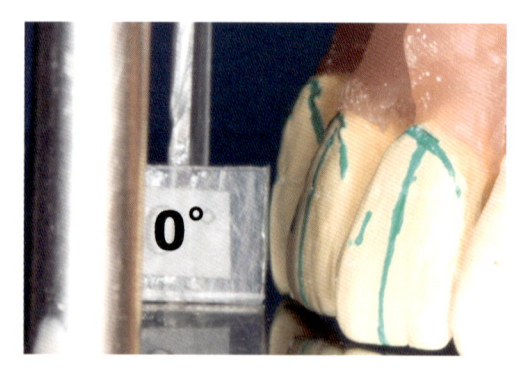

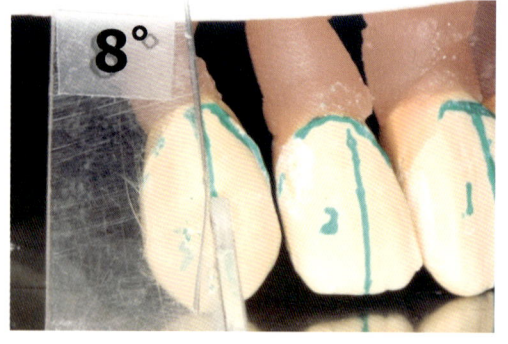

図3-41 上顎犬歯非抜歯用ゲージ(トルク0°、アンギュレーションゲージ8°)

た歯軸のラインと合わせることによりアンギュレーションを確認できるよう設計されている(図3-39～41)。そして、ある程度の排列が完了したら、アーチテンプレート(図3-42)を用いて歯列の対称性を確認する。アーチテンプレートは、アーチフォームスタンドと同様に標準的な歯列弓の舌側面形態を参考としてデザインされている。抜歯と非抜歯症例のアーチテンプレートはそれぞれ使い分ける必要がある。その理由は、両側犬歯間および両側第一大臼歯間の歯列幅径は変わらずに歯列弓長径の距離のみ変わるため、抜歯症例用のテンプレートは非抜歯症例用のものより側方歯部のテーパー度が強くなるからである(図3-43)。

歯の排列は慎重に行ったつもりであっても、左右側同名歯のローテーションやトルク、ならびに細かな歯列形態の対称性を整える作業は困難であり、また錯視の影響等も受けるため、アーチテンプレートを用いた確認作業はたいへん有効である(図3-44)。その後、最終的な排列の微調整や対合歯列との咬合関係の確認が済んだら、アーチフォームスタンドをプラスタースタンドに戻してワックスアップを行う(図3-45)。このアーチフォームスタンドの存在により、ワックスアップ作業を効率的に進めることができる。

以上、標準的な歯の配列方法について述べてきたが、実際は個々の歯の配列を行う際に症例ごとにさまざまな調節が必要となる。次に、各歯の配列時における注意点や設定方法について述べる。

4 セットアップ模型の製作

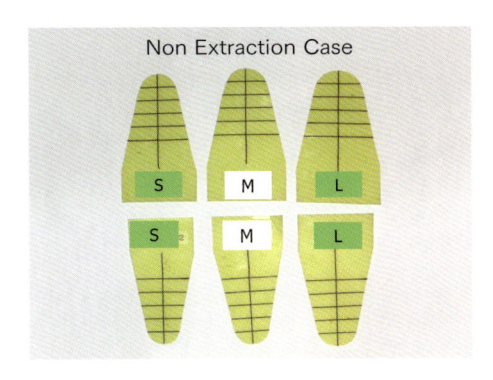

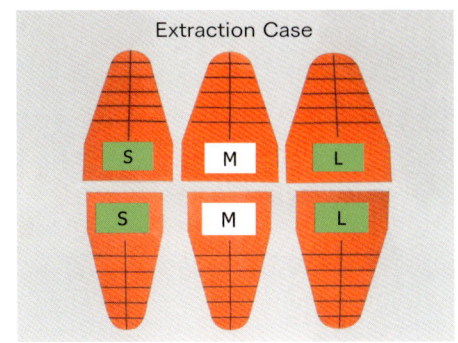

図 3-42 アーチテンプレートは上下顎、非抜歯用と抜歯用をそれぞれ 3 サイズ(計12個)使用。

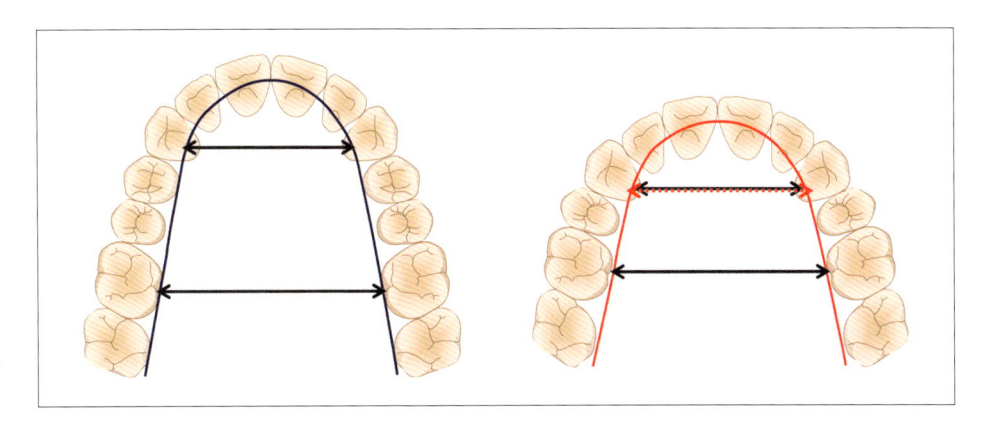

図 3-43 非抜歯、抜歯症例のアーチ。

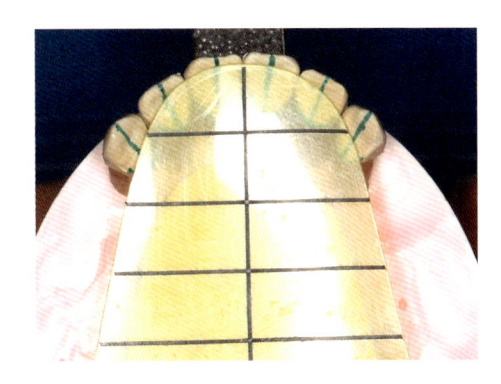

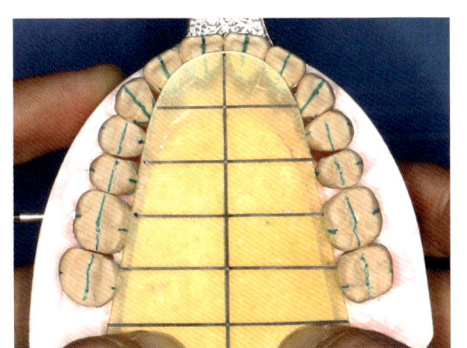

図 3-44 アーチテンプレートによりアーチの対称性を確認。

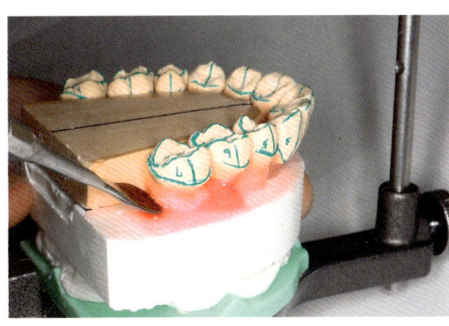

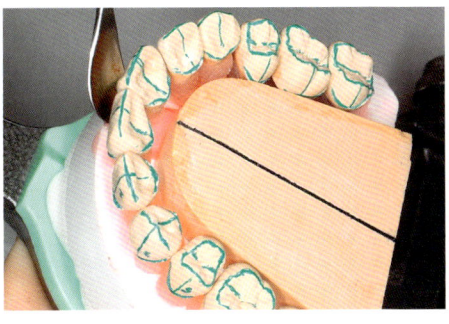

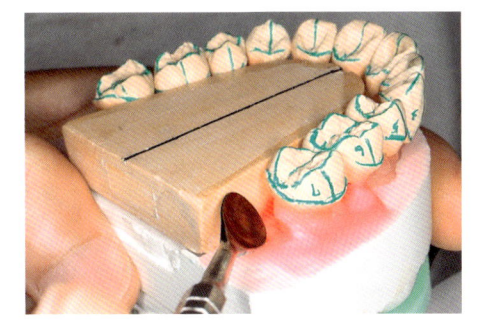

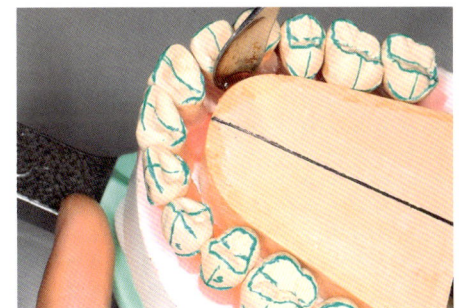

図 3-45 ワックス築造時にアーチフォームスタンドを使用。

55

第3章　ボンディングまでの治療手順

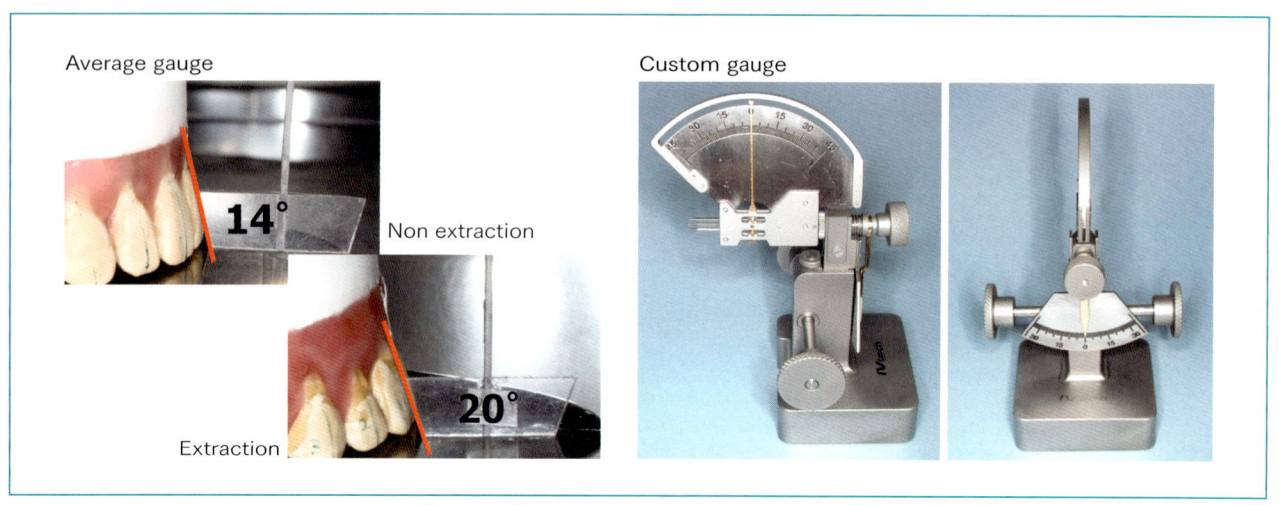

図3-46　スタンダードセットアップから個々の症例に適したカスタマイズセットアップへ。

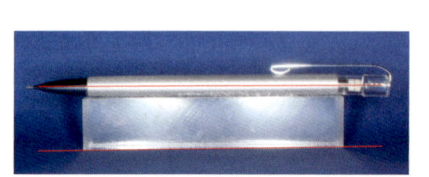

図3-47　咬合平面に平行に模型を削合。

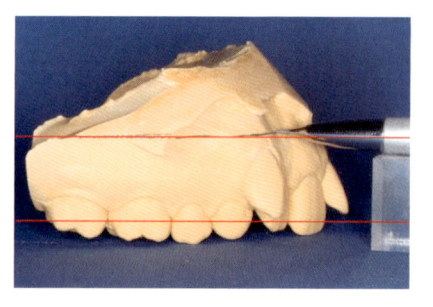

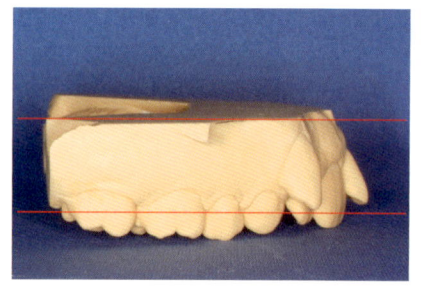

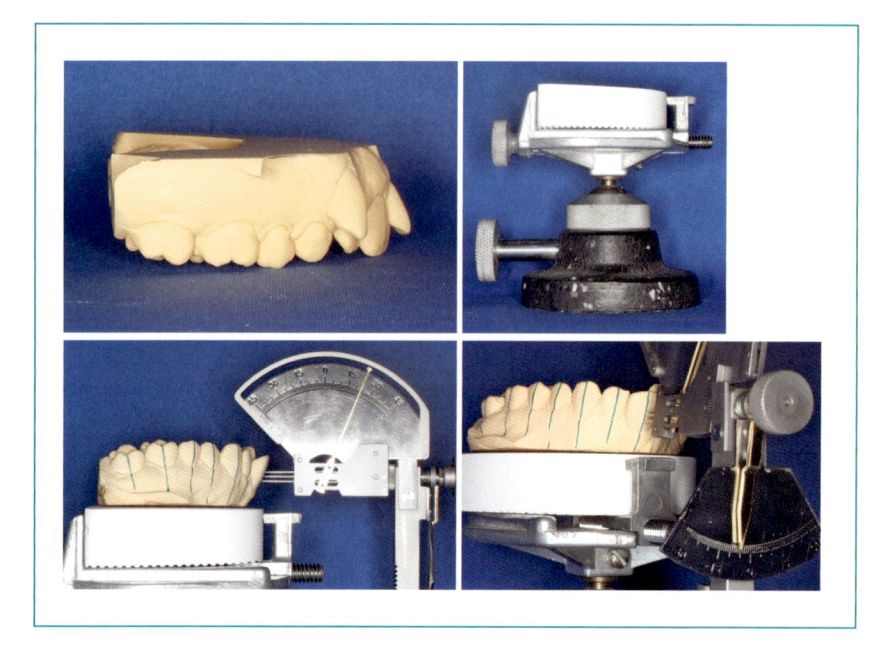

図3-48　咬合平面に対する歯軸角を計測。

1 上顎中切歯

　上顎中切歯の標準的なトルクの設定においては、前述のゲージを使用すると便利であるが、特別な量のトルクを付与したい場合は別の計測機器が必要となる。著者らは、Set-up model checker（IV-Tech社、韓国）を用いて上顎中切歯の個別のトルクを設定している（図3-46）。まず、咬合平面と模型の基底面が平行になるよう台座上においたペンでマーキングし、そのマーク（線）に沿ってトリミングを行う（図3-47）。そして、Set-up model checkerを用いて、治療開始前の上顎中切歯のトルクを計測する（図3-48）。次に、頭部X線規格写真の分析結果を基とし

4 セットアップ模型の製作

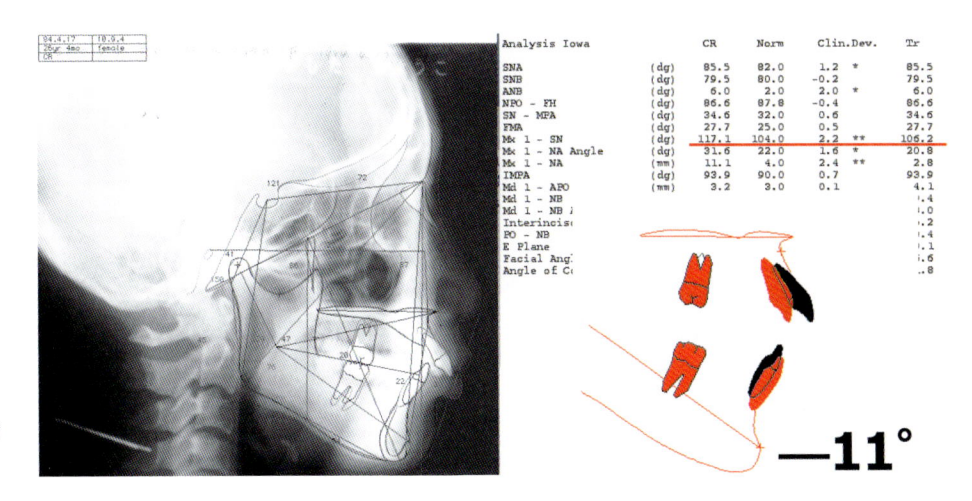

図 3-49 VTOにより目標歯軸角を決定。

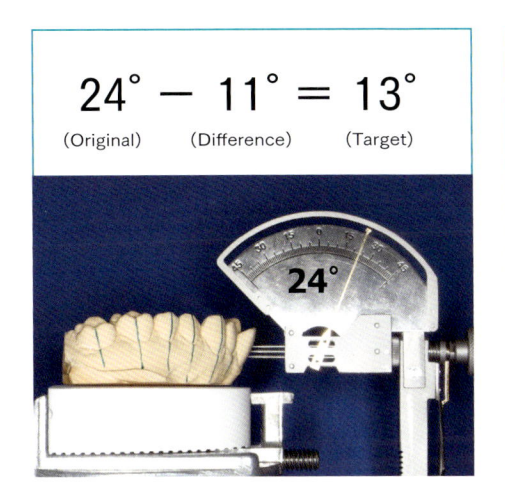

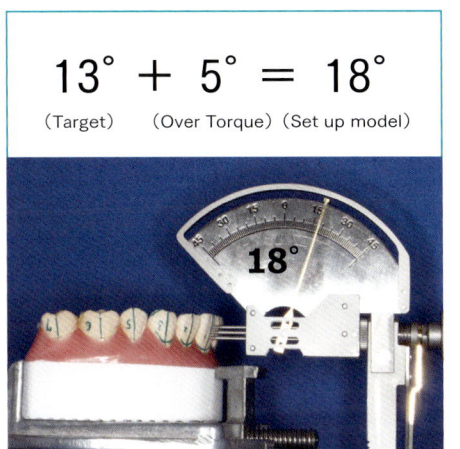

図 3-50 模型上の歯軸を計算。
図 3-51 オーバートルクを考慮した歯軸にセットアップを設定。

24° − 11° = 13°
(Original) (Difference) (Target)

13° + 5° = 18°
(Target) (Over Torque) (Set up model)

て、治療開始前と治療後のVTO(治療目標)の上顎中切歯歯軸傾斜角の差を算出して、その値をセットアップ模型に反映させる。例えば、Set-up model checkerを用いて計測したトルクの値が＋24°であり(図3-48)、頭部X線規格写真分析のVTOによる治療前後の歯軸傾斜角の差が−11°であった場合(図3-49)は＋24°−11°＝＋13°をセットアップ模型上の目標値とし(図3-50)、抜歯症例であった場合にはオーバートルクとしてさらに＋5°を足して上顎中切歯のトルクを18°と決定する(図3-51)。

一般的に、舌側マルチブラケットシステムの抜歯症例においては、メカニクス上、各歯の舌側傾斜を起こしやすいため、セットアップ模型にてオーバートルクを付与することが必要である。しかし、上顎中切歯に過度なオーバートルクを付与する(唇側傾斜をさせる)と、ストレートワイヤー法においてはブラケットポジショニングが深くなり、歯肉腫脹やブラケットの接着力の低下などのさまざまな問題を引き起こすので注意が必要である。反対にトルクが少なすぎる(舌側傾斜をさせる)とブラケットポジショニングが浅くなり、ブラケットと対合歯の咬合干渉が生じるため、こちらも注意が必要である。

2 上顎側切歯

著しい叢生をともなう症例では、上顎側切歯が舌側転位していることが多い。治療開始前に舌側転位を呈している歯では、レベリング終了時でも根尖が口蓋側に位置したままとなり、トルクコントロールが不十分になることがしばしばある。したがって、治療開始前に舌側転位が認められる場合は、セットアップ模型上でラビアルクラウントルクを少なめに設定することが必要となる。片側に限定して舌側転位が認められる場合は、セットアップ模型上の両側側切歯に付与するトルク量が異なる。

57

第3章 ボンディングまでの治療手順

③ 上顎犬歯

舌側マルチブラケットシステムにおいては、すべての歯が舌側傾斜しやすい傾向にあるため、十分な留意が必要である。犬歯にマイナストルク(リンガルクラウントルク)が加わると、根尖は頬側に振り出されて皮質骨面に接触するリスクが生じ、歯の移動の妨げや歯根吸収などをもたらすことが考えられる。また、犬歯にマイナストルクを付与すると、アドバンスレジンの厚みを増加させることにもつながるため好ましくない。著者らは、治療開始前に重度な不正が存在しない場合の上顎犬歯のトルクは、セットアップ模型上で±0°に設定することを推奨している。

④ 上顎小臼歯

上顎小臼歯においても過度なマイナストルクの付与は避けるべきである。上顎側方歯群の過度な舌側傾斜は、バッカルコリドーを生み、審美性にも悪影響を与えることがある。また、小臼歯のトルク量は、犬歯との連続性に十分留意して設定することが重要である。

⑤ 上顎第一大臼歯

臼歯の舌側傾斜(過度なマイナストルクの付与)は、機能咬頭の咬合離開をもたらすため、咬合の要となる第一大臼歯においては、特に注意が必要となる。また、抜歯症例に対しては約5°のアンチティッピング(遠心傾斜)を入れ、前歯部リトラクション時の第一大臼歯の近心傾斜を防ぐ。

⑥ 上顎第二大臼歯

上顎第二大臼歯部の頬側歯槽(皮質)骨は、遠心に向かうにつれて内側へ湾曲しているため、上顎第二大臼歯への過度なマイナストルクの付与は頬側根と皮質骨の接触を招く恐れがある。また、第一大臼歯と同様に、抜歯症例に対しては約5°のアンチティッピングを入れる。

⑦ 下顎前歯

下顎前歯の排列は、標準値とすでに排列が終わった上顎前歯を参考として適正な被蓋が確立するよう並べることになるが、下顎前歯部は叢生をともなうことが多いため、三次元的なオーバーコレクションを各歯に適切に組み込むことが必要となる。

⑧ 下顎犬歯

下顎犬歯も上顎犬歯と同様に比較的長い歯根を有するため、歯根と頬側皮質骨との接触を避けるよう過度なマイナストルクは避ける必要がある。

⑨ 下顎臼歯部

舌側マルチブラケットシステムの特徴として、抜歯症例における下顎のスペースクローズでは、臼歯の前方移動(ロス)は少ない。したがって、下顎臼歯部へのアンチティッピングは通常必要ない。

セットアップ模型のチェックポイント

前項でセットアップ模型の歯の排列方法の概要について述べたが、次にセットアップ模型のチェックポイントについて列記する。歯の排列中もしくは排列終了時に、ここに挙げたチェックポイントの確認を行うとよい。

① 歯列の対称性

歯列の対称性の確認には前述のとおり、アーチテンプレートを使用する。アーチの形状とともに、個々の歯に与えたトルク、アンギュレーション、ならびにローテーションに関して左右側の対称性を確認する必要がある(図3-52)。ただし、治療開始前に片側性の歯列不正が存在し、そのオーバーコレクションをセットアップ模型に組み込んだ場合は、反対側同名歯との対称性の相違や隣在歯との連続性の隔たりなどを考慮し、オーバーコレクションの量を確認する。

② トルク、アンギュレーション、ならびにローテーション

各歯へ与えたトルク、アンギュレーション、ならびにローテーションの設定が適正であるかを確認する。トルクやアンギュレーションは相互に関連するとともにブラケット高さ(height)にも影響を与えるため、三次元的に評価・検討しながら設定する必要がある(図3-53)。舌側マルチブラケットシステム

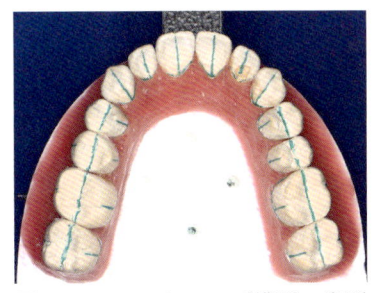

図 3-52 セットアップ模型の歯列の対称性を確認。

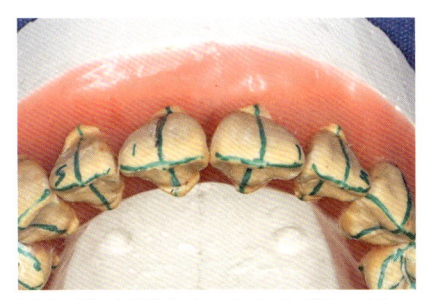

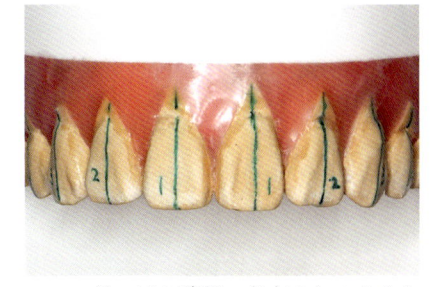

図 3-53 正確なトルクおよびアンギュレーションゲージの確認。左右のトルクならびにアンギュレーションの対称性をチェックする。

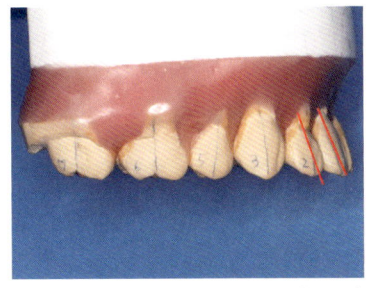

図 3-54 リンガルストレートワイヤー法を用いる場合、過剰なオーバートルクは避ける必要がある。

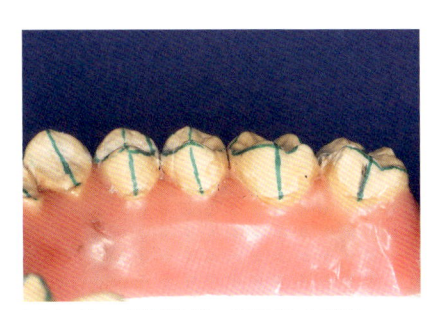

図 3-55 辺縁隆線の連続性を確認。

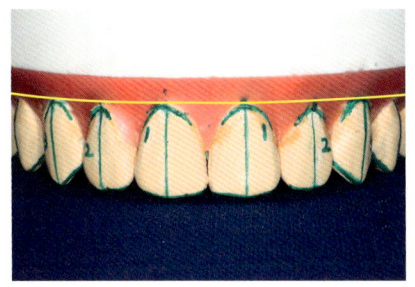

図 3-56 歯肉線の連続性を確認。

を用いた抜歯症例においては、スペースクローズにともない前歯の舌側傾斜が生じやすいため、過度なオーバートルクを設定してしまう傾向がある（図3-54）。リンガルストレートワイヤー法においては、前歯部に過度なオーバートルクを入れるとブラケットポジションがより歯肉に近接することになるため避けるべきである。また、抜歯症例などではトランスバースボーイングエフェクトへの抗力と準備固定を期待して、適当量の大臼歯部のトーアウトや近心ローテーションを与えることも考慮に入れる必要がある。

3 辺縁隆線とコンタクトポイント

辺縁隆線の連続性や適正なコンタクトポイントが確立されたということは、個々の歯のトルク、アンギュレーション、ローテーション、および垂直・水平的位置関係が適切であることを意味するため、詳細に確認する必要がある（図3-55）。ただし、歯冠形態に不正が認められる場合は、形態修正や補綴処置による改善を計画する。

4 歯肉線（gum line）

前歯部の歯肉線は、スマイル時の審美性に大きく影響を与えるため適切に設定しなくてはならない（図3-56）。切端（尖頭）の垂直的位置に不揃いが生じる場合であっても、歯肉線を適正に整えることを優先し、歯冠の形態修正や補綴処置を計画することが望ましい。

5 被蓋（over bite と over jet）

前歯部の適切な被蓋関係の確立と同様に臼歯部の被蓋関係にも十分な配慮が必要である。治療開始前に垂直的もしくは水平的な被蓋の不正が認められる症例においては、適度なオーバーコレクションを付与する（図3-57）。また、大臼歯部位のオーバージェットは十分に確保するよう配慮する（図3-58）。

6 咬合湾曲

リンガルストレートワイヤー法においてはスピーの湾曲は付与せず咬合平面は平坦にするほうが好ましい（図3-59）。ストレートワイヤー法のセットアップ模型においてスピーの湾曲を付与すると、特に上

第 3 章　ボンディングまでの治療手順

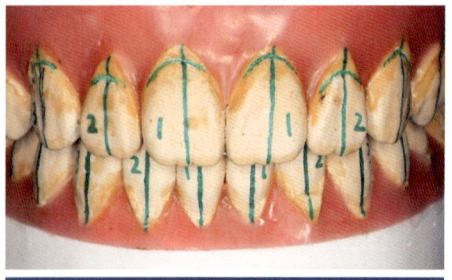

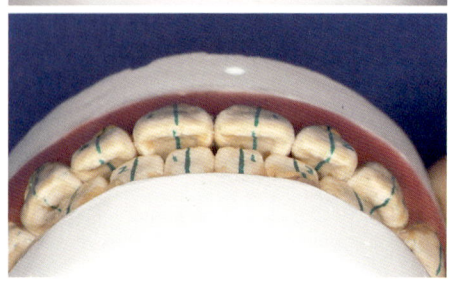

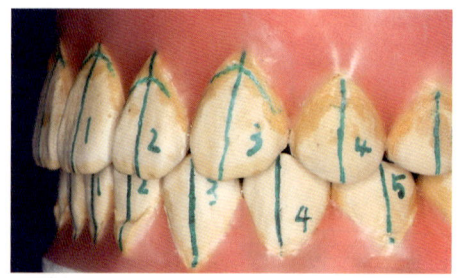

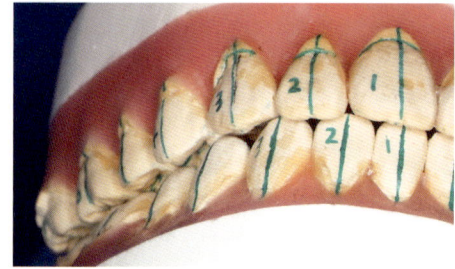

57|58

図 3-57　前歯部の適正なオーバージェットとオーバーバイトの確認。
図 3-58　臼歯部の適正なオーバージェットとオーバーバイトの確認。

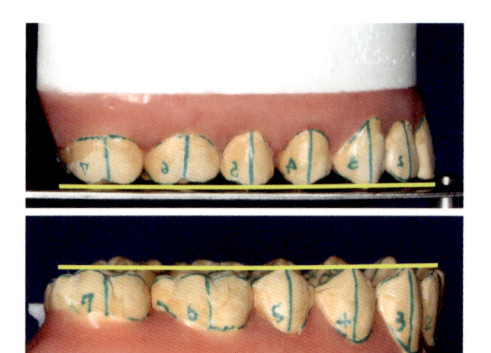

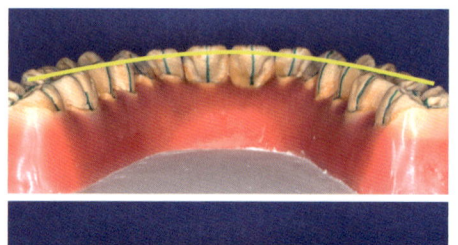

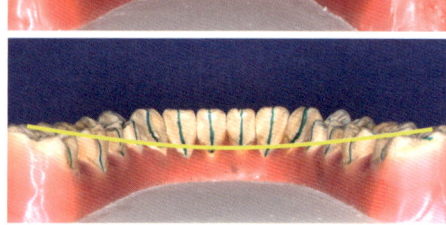

59|60

図 3-59　リンガルストレートワイヤー法ではスピーの湾曲は付与せずにフラットに設定する。
図 3-60　軽度なウイルソンの湾曲を確認。

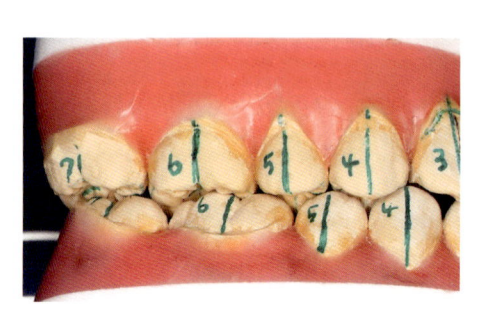

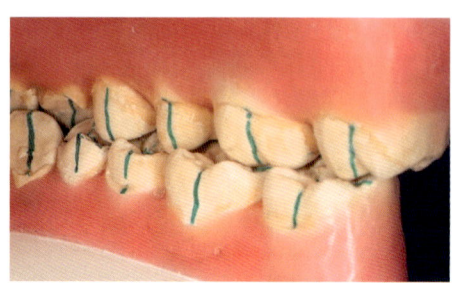

図 3-61　機能咬頭の緊密な咬合を確認。

顎大臼歯のブラケットポジショニングを浅くせざるを得なくなる。このことは同部位における治療初期の咬合による上顎大臼歯ブラケット脱離を頻発することにつながるため注意が必要である。一方、緩やかなウイルソンの湾曲を与えることは有用である（図3-60）。特に上顎においてはウイルソンの湾曲の付与により、舌側咬頭（機能咬頭）が対合歯と緊密に嵌合する。また、前述のとおり、上顎の犬歯や第二大臼歯の根尖と皮質骨壁との接触も回避できる。

7 咬頭嵌合

上下顎ともに機能咬頭と対合歯の窩が緊密に接触嵌合している状態を確立することが重要である。咬頭嵌合の確認は、頬側からだけではなく舌側からも審査し、上顎の機能咬頭の嵌合状態を必ずチェックすることが必要である（図3-61）。

5 アーチワイヤーフォーム

　セットアップ模型の製作が完成したら、次にアーチワイヤーフォームを決定する。アーチワイヤーフォームは、各歯の舌側歯面にブラケットが可及的に近接するよう設計されたものであり、平均的な解剖学的歯列形態を示すアーチテンプレートの形状とは異なる（図3-62）。また、スライディングメカニクスを多用するストレートワイヤー法においては、連続性を有していることも重要である。第2章に述べたとおり、New STb light lingual system は、ブラケットが舌側歯面に近接し、かつ連続性を有するアーチワイヤーフォームを設定できるよう設計されている。New STb light lingual system に代表されるように、理論的かつ効率的なブラケットデザイン、正確なセットアップ模型、ならびに適切なアーチワイヤーフォームが揃ってはじめて、すべてのブラケットを舌側歯面に近接させることが可能となり、最適なリンガルストレートワイヤー法が実現する（図3-63）。

　New STb light lingual system によるストレートワイヤー法で用いるアーチワイヤーフォームは、1990年代に行われていたリンガルストレートワイヤー法のアーチワイヤーフォームよりも特に前歯部において歯面に近接した形状をとっている（図3-64〜67）。これは、前述のとおり New STb ブラケットの合理的なデザインにより可能となった。また、アーチワイヤーフォームを側切歯と犬歯の間で曲率を強めた方形の形状にすることによって、犬歯と小臼歯間に存在するステップの影響が減少し、犬歯のアドバンスレジンの厚みが最小限に抑えられる。犬歯相当部より遠心は可及的に直線を呈するよう設定し、スライディングメカニクスによる歯の移動を妨

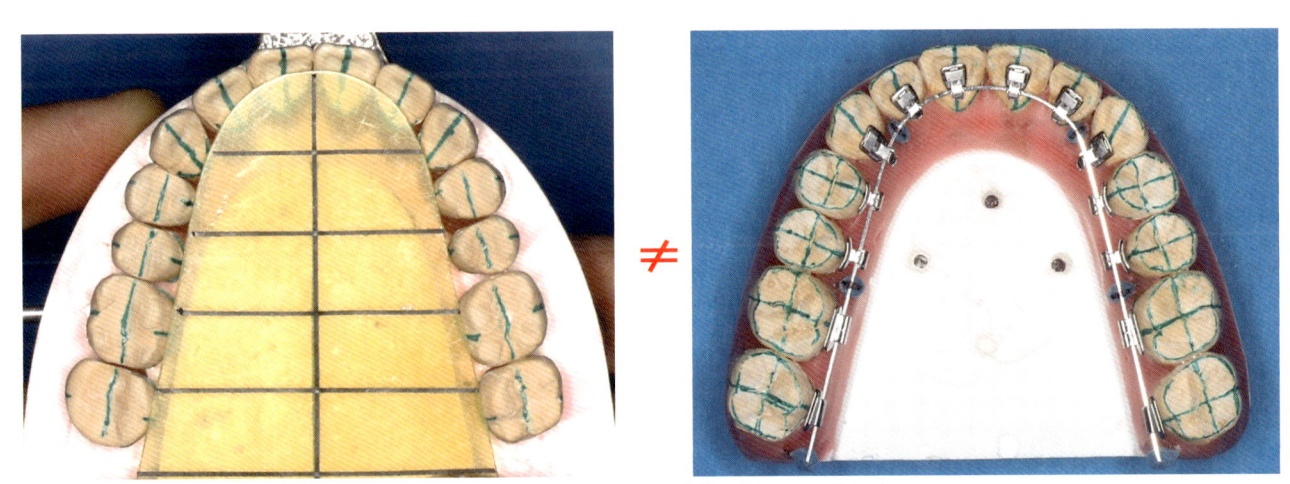

図3-62　アーチテンプレートと個々のアーチワイヤーフォームの形態は同一にはならない。

Archwire Form

How to decide the shape of archwire form

Put brackets near the lingual surface
as close as possible.

Use individual archwire form

図3-63　個々のアーチワイヤーは歯面に極力近づけるように設定する。

第 3 章　ボンディングまでの治療手順

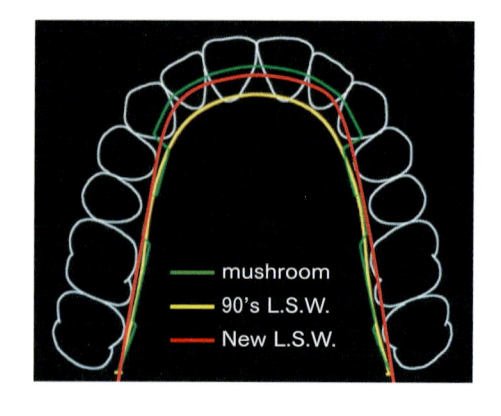

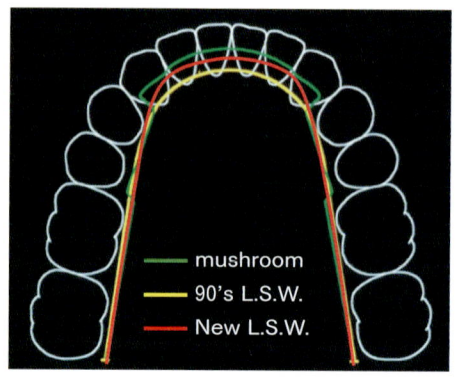

図 3-64　上顎アーチワイヤーフォームの比較。
図 3-65　下顎アーチワイヤーフォームの比較。

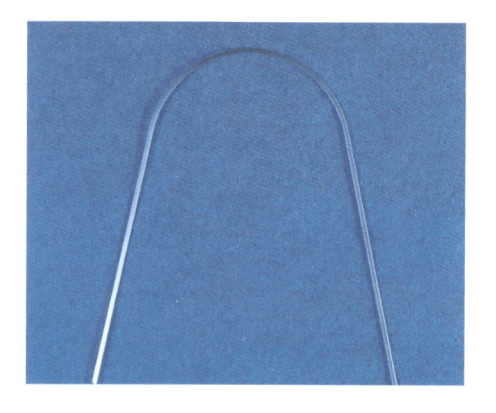

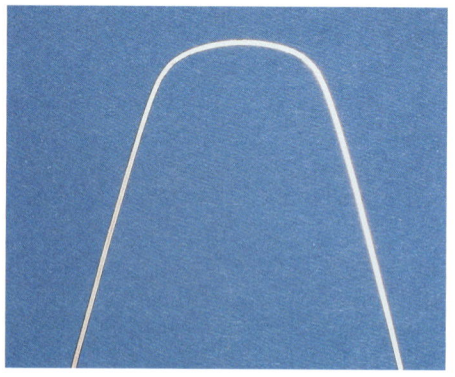

図 3-66　アーチワイヤーフォームの比較。90年代のリンガルストレートワイヤー(左)とニューリンガルストレートワイヤー(右)。

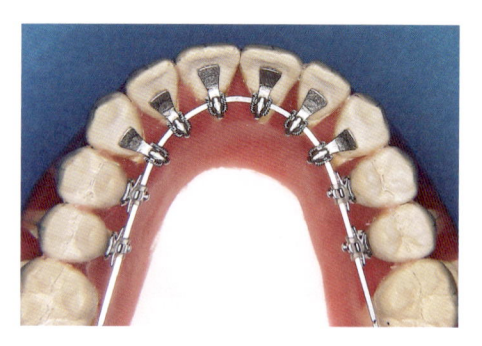

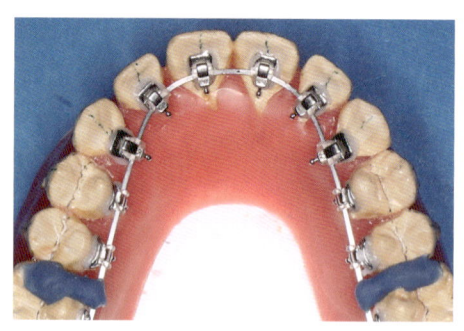

図 3-67　アーチワイヤーフォームの比較。90年代のリンガルストレートワイヤー(左)とニューリンガルストレートワイヤー(右)。

げないよう配慮する。以上が、アーチワイヤーフォームの基本的な要点となるが、治療開始前の歯列弓形態や使用するメカニクスにより、個々の症例に合った最適なアーチワイヤーフォームを決定する必要がある。

　ニューリンガルストレートワイヤー法に最適なものとして著者らは3つのサイズのアーチワイヤーフォームを設計した[2, 3]（図 3-68a）。それらを基にしたプリフォームアーチワイヤーがオームコ社より発売されている（図 3-68b）。プリフォームアーチワイヤーは、標準的な形態を付与してあるに過ぎないため、前述のとおり個々の症例に応じて形態修正を行い、カスタムメイドのアーチワイヤーフォームを決定し、ジグとして治療終了時まで保管しておく必要がある。なお、ジグの形態の最終決定は、すべてのブラケットおよびチューブをエラスティックモジュールにて該当部位に結紮し、それらが可能な限り歯面に近接するようにアーチワイヤー形態を微調整することによりなされる。ただし、スライディングメカニクスの妨げにならぬよう、ベンドは与えず、あくまでも連続性を有したアーチフォームの修正のみにとどめ、歯面と隔たりがあるブラケットまたはチューブにおいては、後にアドバンスレジンにて間隙を補整する。

6 フローティングジグ

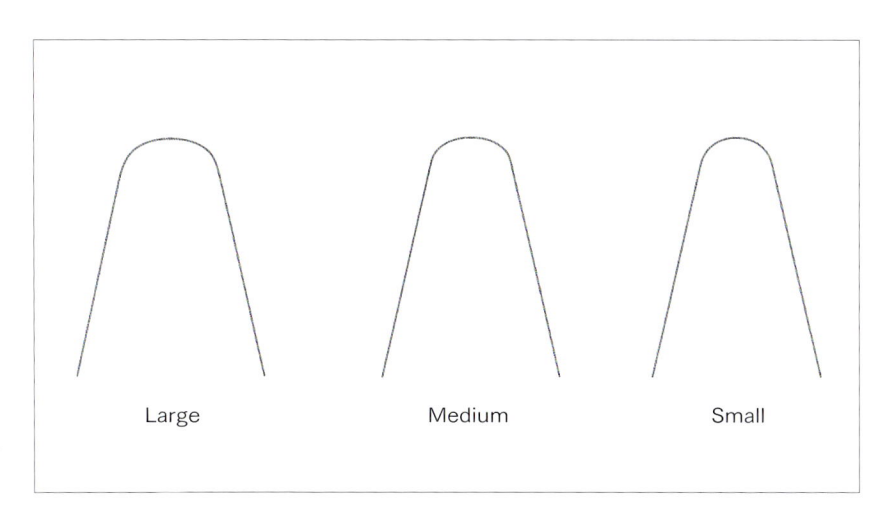

図3-68a 平均的なアーチワイヤーからL、M、Sの3種類を作製。

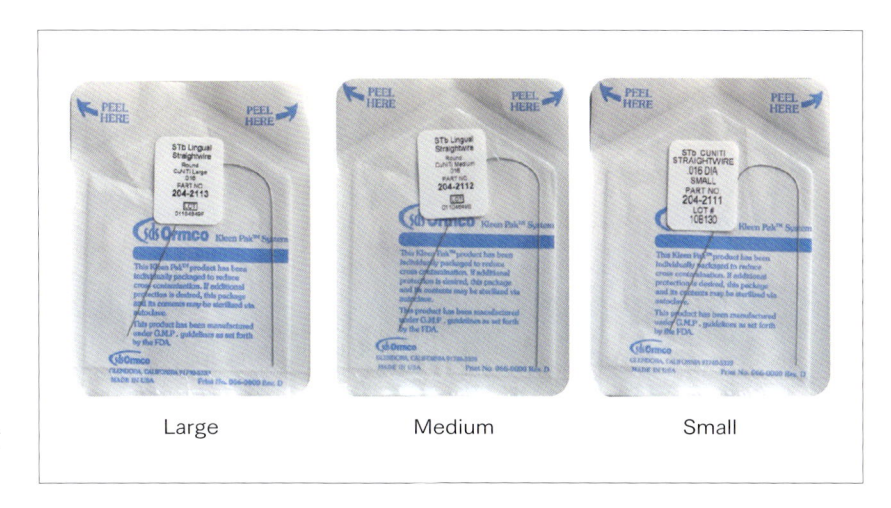

図3-68b オームコ社から発売されているプリフォームドアーチワイヤー。

6 フローティングジグ

　アーチワイヤーフォームが決定したら、ブラケットおよびチューブのポジショニングを行うが、ブラケットとチューブのポジションは歯面形態とともに、各歯面とアーチワイヤーとの位置関係に影響を受けるため、まずセットアップ模型とジグとの位置関係を規定する必要がある。この位置付けに再現性が確保されていないと、ブラケット脱離時の再接着の際やレベリングが進んだ後のリポジショニングの際などに正確な作業を行うことが不可能となる。従来は、セットアップ模型とジグの位置を規定するために、歯の咬合面とワイヤーをレジンで固定していた。しかし、レジン部がアーチワイヤーを部分的に覆ってしまうため、レジン部より近心に位置付けたチューブは撤去することができなくなる。そのため、必然的にジグの位置は第一大臼歯の近心部に制限されていた（図3-69）。つまり、アーチワイヤーの安定や再現性の確保のために、複数のレジンを任意の部位に配置することができないという欠点を有していた。また、ジグの固定を歯の咬合面に求めているため、ジグを付与したまま上下の模型を咬合させることができなかった。したがって、咬合状態におけるブラケットやチューブのポジションやアーチワイヤーの走行位置が適切であるか否かを評価することができなかった。さらに、ジグの形態が特定歯の歯

第 3 章　ボンディングまでの治療手順

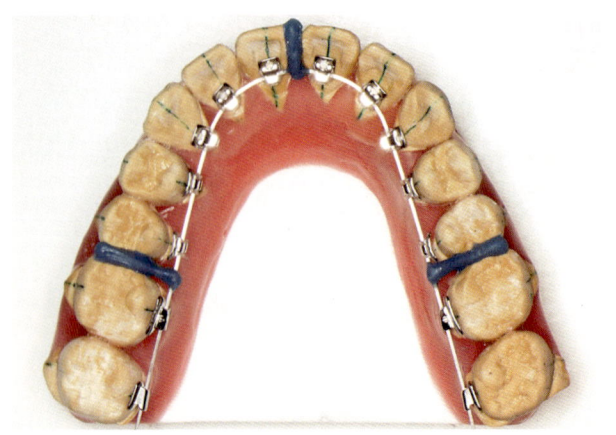

図 3-69　咬合面から見た3Dジグ（ワイヤーとレジンが接着している）。

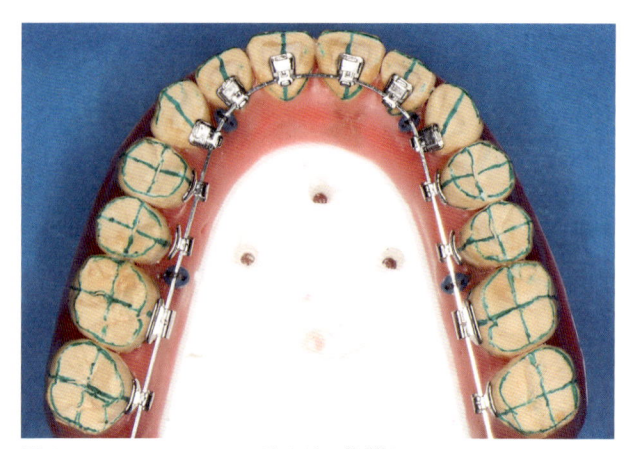

図 3-70　フローティングジグの作製（Dr. 下田による）。

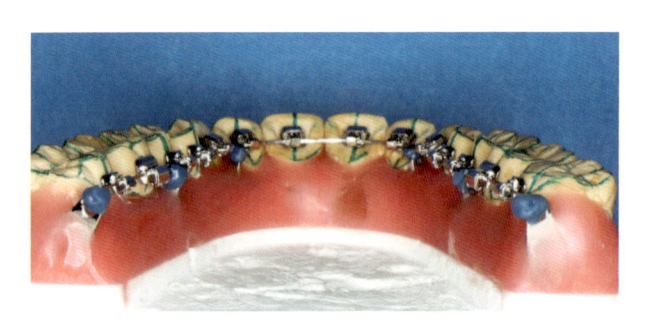

図 3-71　フローティングジグの作製（ワイヤーはレジンストッパーから着脱できる）。

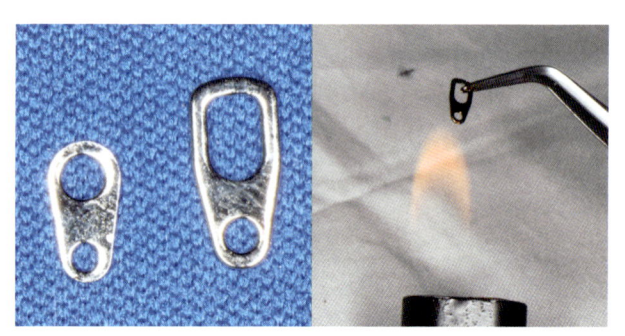

図 3-72　フローティングジグの作製用アタッチメント。

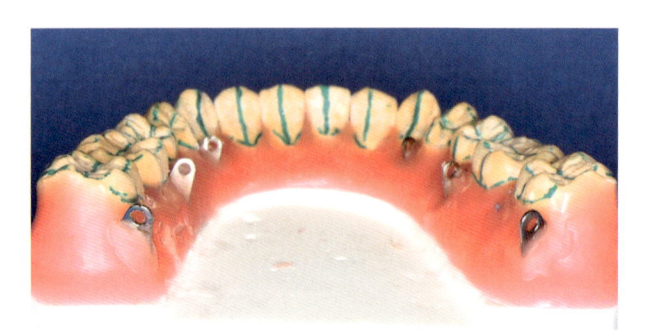

図 3-73　歯間部へアタッチメントを固定。

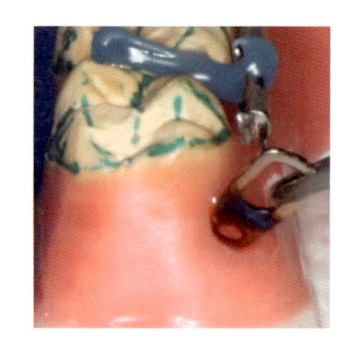

面形態に依存していたため、対象歯の形態が補綴処置等により変化した場合に正確なリポジショニングも困難であった。

　以上の問題を踏まえて、歯列や歯面形態に依存せずにセットアップ模型上のワックス部へ容易に付与することができるフローティングジグ（図 3-70、71）が下田により開発された。

フローティングジグの製作方法

　まず、ワイヤーを固定するためのアタッチメントをセットアップ模型のワックスに植立する。このアタッチメントは後にストッパーとなるレジンを盛ることさえ可能であればよいため、アタッチメントの素材や形態に制限はないが、著者らは操作性のよさから金属製のアタッチメントを用いている。金属製

⑥ フローティングジグ

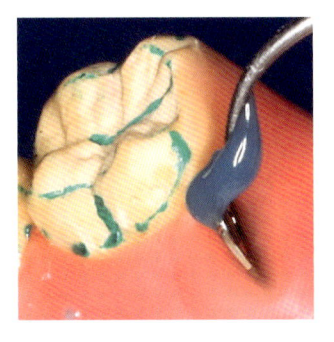

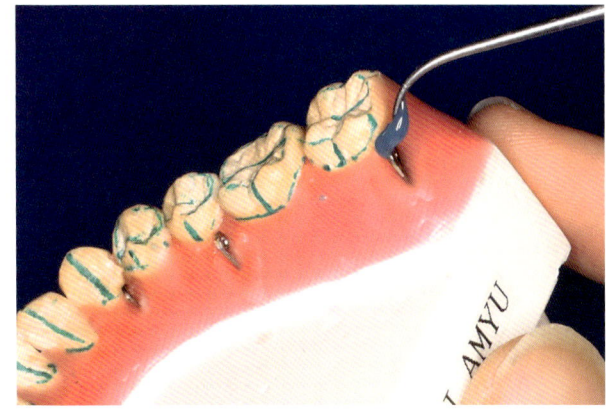

図 3-74 レジンストッパーの付与。

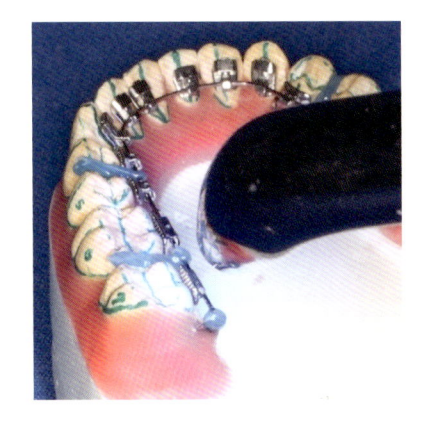

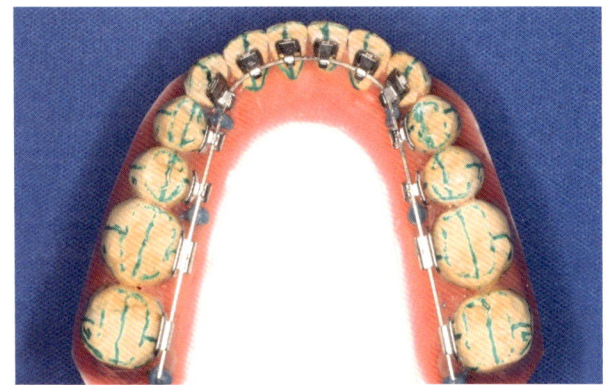

図 3-75 レジンにてジグを暫間的に固定。

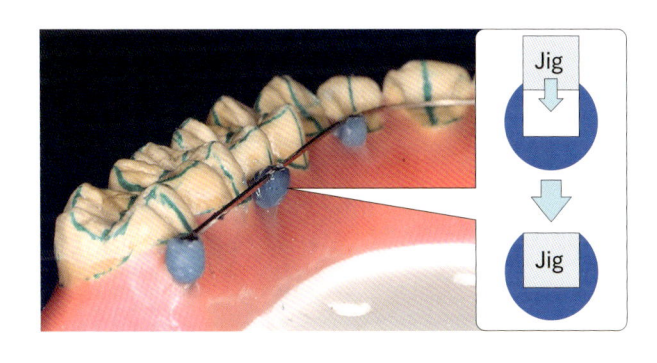

図 3-76 レジンストッパーの余剰部を削合することにより着脱が可能となった。

アタッチメントは、バーナーで熱することにより容易にワックス上に植立することができる（図 3-72、73）。適当な既製材料が用意できない場合は、ワイヤーを三角形等に屈曲したものをアタッチメントとして代用しても十分である。アタッチメントを設置すべき位置と数は、症例ごとに適宜決定することになるが、通常は距離を隔てて3つから5つ程度のアタッチメントを、歯間（ブラケット間）の位置にてカスタムストレートワイヤーを保持できるように設置する。そして、ブラケットおよびチューブが結紮されたカスタムストレートワイヤーをセットアップ模型上に試適し、ワイヤーと模型の咬合面部を光重合レジンにて仮固定させる。それから、各アタッチメントへ光重合型レジンを盛り（図 3-74）、ワイヤーを圧接してブラケットとチューブが歯面と近接する位置で光照射を行い、硬化させてレジンストッパーを製作する（図 3-75、76）。なお、ストッパーの上面からワイヤーを着脱することになるため、レジンにて覆わないよう注意する。

以上により製作されたフローティングジグは、カスタムストレートワイヤーを何度でも簡便にセットアップ模型上の規定された位置に装着することが可能なことから、たいへん有用である。

第3章 ボンディングまでの治療手順

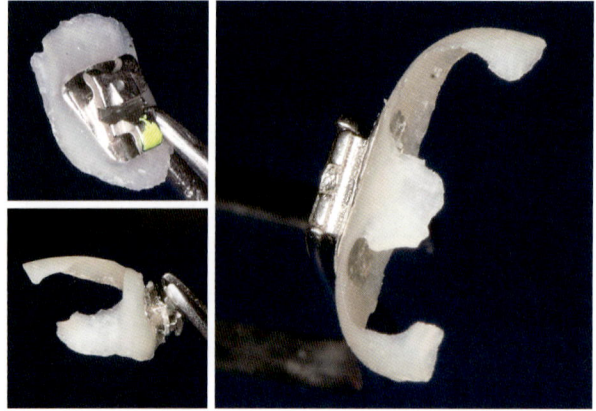

7 コモンベースシステム

舌側マルチブラケットシステムにおいて、正確なブラケットポジショニングとボンディングを口腔内で達成するには、事前の技工作業が不可欠であり、現在までさまざまな手技が開発されてきた。いずれの方法においても利点欠点を有するが、著者らはポジショニングの再現性、技工作業の簡易性、経済性、ボンディング手技の簡便性、およびブラケットの接着性などを考慮し、小森ら[4]によって開発されたコモンベースシステム（図3-77）を採用している。

コモンベースシステムは、ブラケットベースと歯面の間を埋めるアドバンスレジンを延長させ、そのままキャップを作製するというのが特徴である。いわば、各歯の既製のブラケットに対してレジン製のカスタムメイドのブラケットベースを付与するといったシステムである。このブラケットベースは十分な面積が確保されるよう設計されているため、ポジショニングの再現性に優れ歯面に対するすわりがよいことから、ボンディング時に特別なトランスファートレーは必要とせず、迅速に個々の歯に直接正確なボンディングを行うことができる利点を有している。治療が開始した後のリポジショニングにも対応することができる。また、大きなブラケットベースは、接着強度の向上ももたらし、舌側マルチブラケットシステムの懸念事項であるブラケット脱離の頻度も減少させることができる。さらに、市販のレジンにて簡便かつ経済的に技工作業を行うことができるのも大きな特徴である。

コモンベースシステムの製作方法

コモンベースシステムの製作に入る前に、セットアップ模型に対して分離材を塗布する代わりにソーピング処理を行っておく。コモンベースシステムの製作には、高粘度タイプのコモンベースレジンHVと低粘度タイプのコモンベースレジンLV（ジーシーオルソリー社、図3-78）を用いる。まず、参照用アーチワイヤーに結紮されたブラケットベースにコモンベースレジンHVを適量塗布し（図3-79、80）、ベースのメッシュのアンダーカット部までレジンが十分に浸潤するよう擦り込む。このレジン層がブラケットベースと歯面との空隙を補填するいわゆるアドバンスレジンに相当するため、事前に個々の歯とブラケットベースとの空隙の程度を確認しておき、使用すべきレジンの量に見当をつけておくとよい。その後に、セットアップ模型上に戻して、フローティングジグにて固定し（図3-81）、位置の確認を行った後に光照射を行って重合させる。このとき、適度な粘性を有するコモンベースレジンHVを用いることにより、技工操作中にレジンが流動してしまう事態を回避でき、高い操作性が得られる。次に、コモンベースレジンLVを追加し、探針を用いてベースの延長を行う（図3-82）。このベースの延長は、ボンディング時のポジショニングの再現性や接着強度に影響を与えるので十分に行う必要があるが、可及的に咬合干渉を引き起こさない部位にとどめるべき

図3-77 コモンベースシステム。

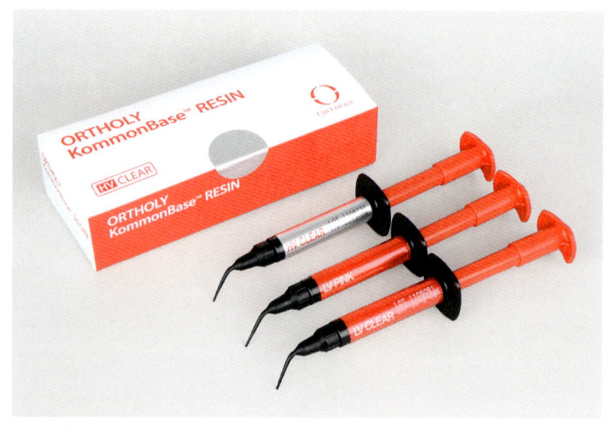

図3-78 コモンベースレジン。

7 コモンベースシステム

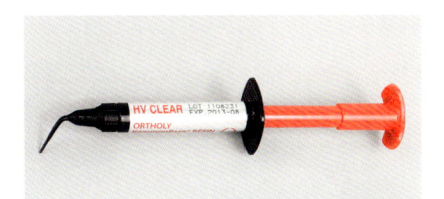

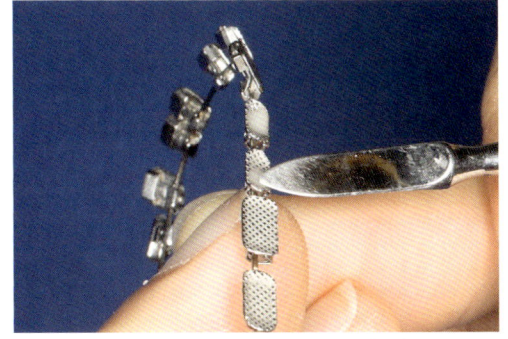

図 3-79 コモンベースレジン HV をブラケットベース面に刷り込む。

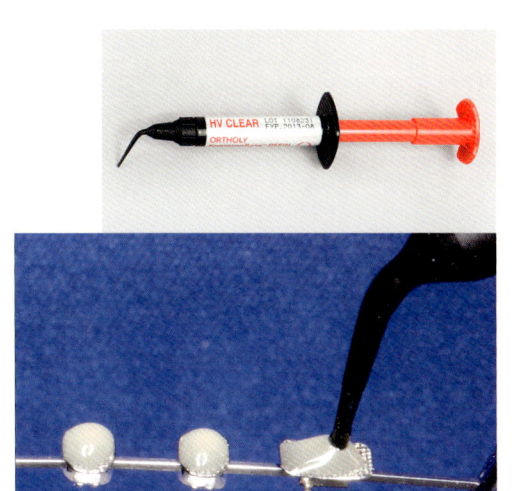

図 3-80 コモンベースレジン HV をブラケットに適量盛る。

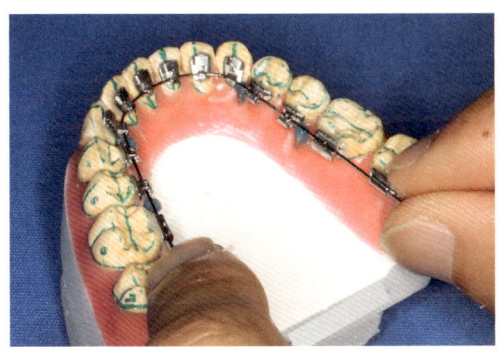

図 3-81 コモンベースレジン HV を硬化させずに歯面に圧接。

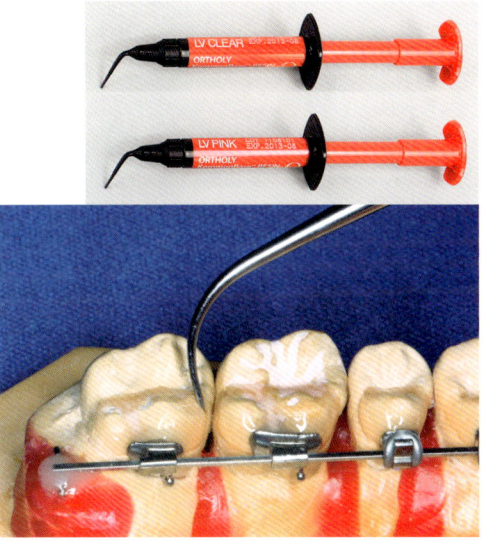

図 3-82 アドバンスレジンの作製。

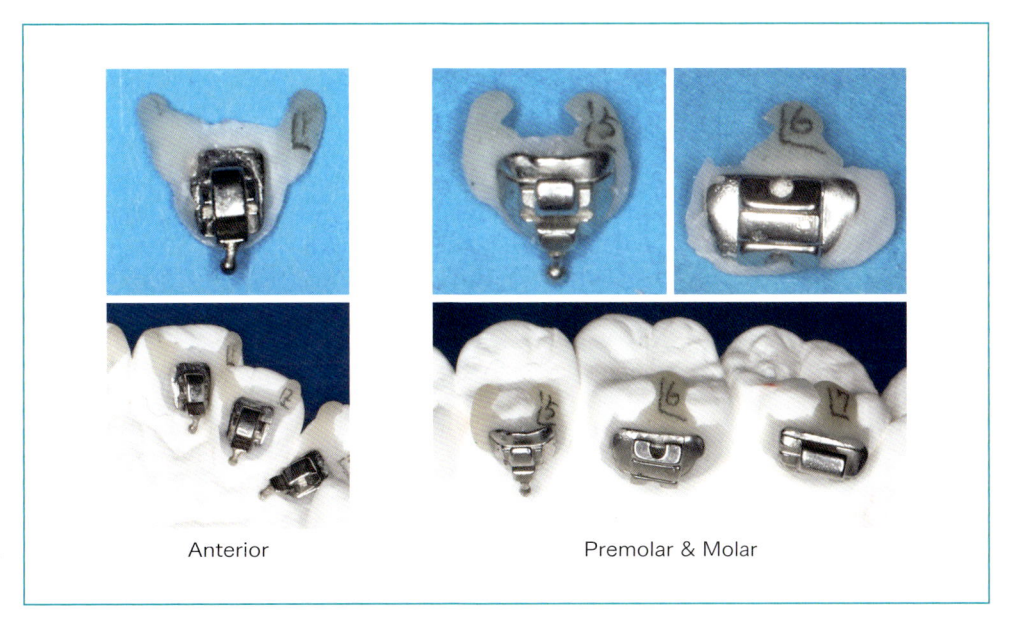

図 3-83 コモンベースシステム。

Anterior　　　　Premolar & Molar

第3章　ボンディングまでの治療手順

図3-84　コモンベースシステム。

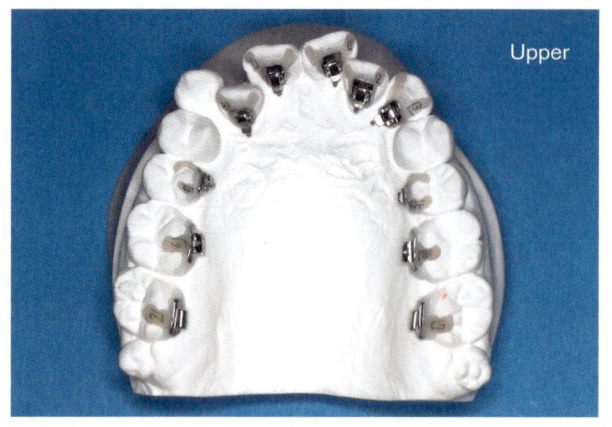

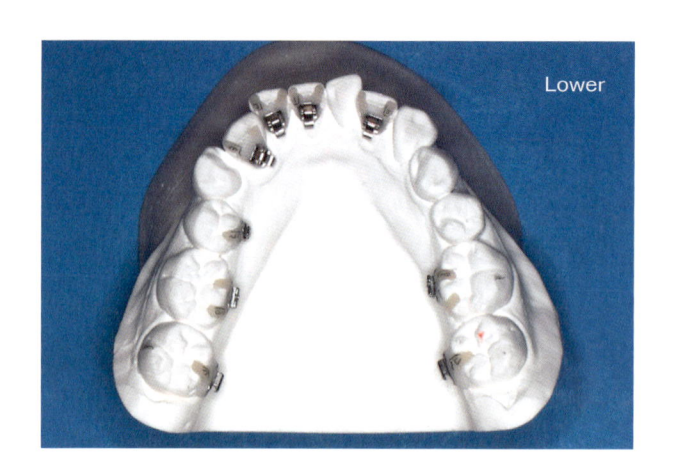

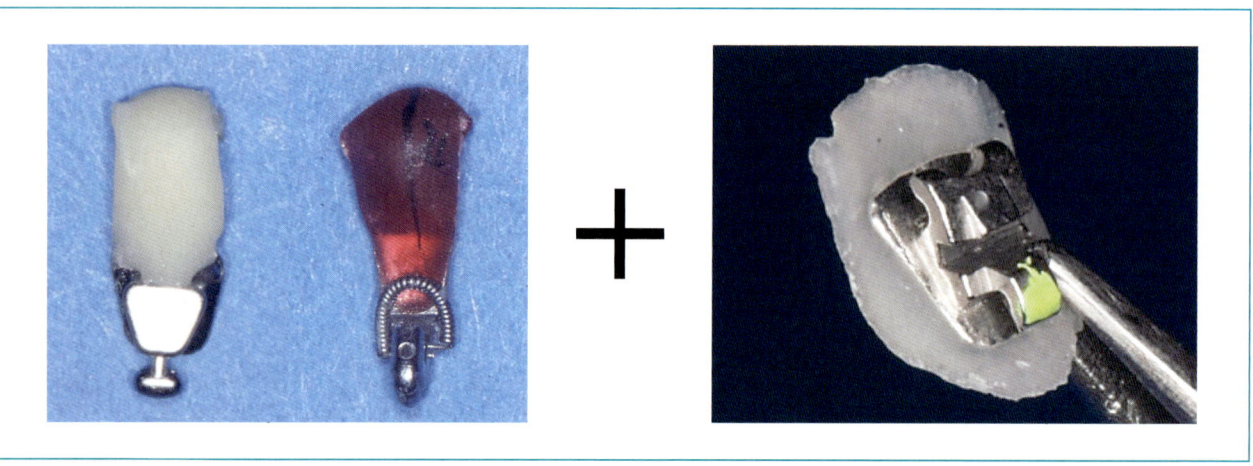

図3-85　改良型コモンベースシステムの作製。

である。しかしながら、コモンベースレジンは適度に磨耗する物性を持っているため、仮に対合歯とベースの間に咬合干渉が生じたとしても、次第に咬耗するよう考えられている。最後に、注意深く歯面からレジンベースを取り外し、オリジナル模型のそれぞれの歯へ試適を行って（図3-83、84）、適合の確認をするとともに、隣在歯とレジンベースの干渉などが認められたらベース形態の削合・修正を行って完成する。

改良型コモンベースシステム

以上、コモンベースシステム製作の作業について述べてきたが、著者らは、廣[5]により開発されたヒロシステムに代表される個歯トレーを用いた方法の要素をコモンベースシステムのレジン形態に組み込んだ改良型コモンベースシステムを用いている（図3-85）。改良型コモンベースシステムでは、レジンベースの形態を前歯においては切端まで、臼歯においては咬合面まで延長する（図3-86、87）。このベース面の延長によって、ポジショニングの再現性がさらに高まる効果が期待できる。なお、ボンディング後にレジンベースの不要な部分や咬合干渉が認められる部分は削合して取り除く。ただし、前述のようにコモンベースレジンを用いれば、軽度な咬合干渉であれば自然な磨耗により咬合干渉は消失する。

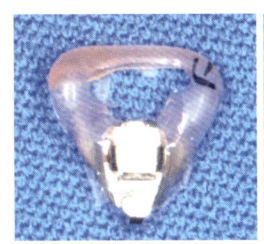

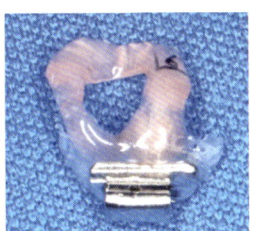

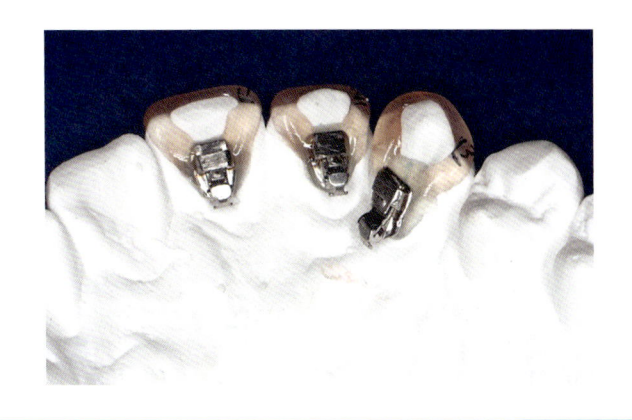

図 3-86　改良型コモンベースシステムではレジンの形態を前歯においては切端まで延長する。

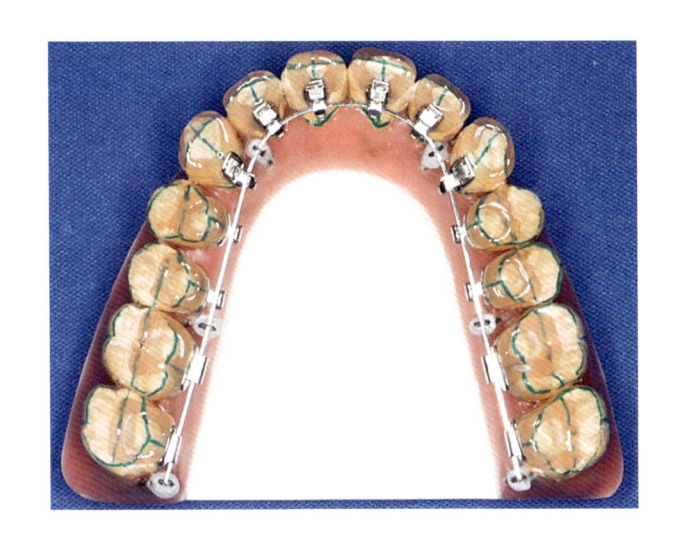

図 3-87　改良型コモンベースシステム。臼歯では咬合面までレジンベースを延長する。

8 ボンディング

コモンベースシステムを用いた場合のボンディングは、非常にシンプルであり短時間で簡便に行うことができる。また、ボンディングにともなう各手順を確実に行うことにより、ブラケットの正確なポジションへのボンディングと適切な接着強度を得ることができる。

ボンディングの手順

ボンディングに先立ち、まず歯面清掃が必要となるが、歯面清掃は歯肉出血を起こさないよう必要部位だけにとどめるべきである。次に、20％ポリアクリル酸コンディショナーを接着する部位に塗布し、約10秒後に水洗する。20％ポリアクリル酸によるコンディショニング処理は、リン酸エッチング処理とは異なり、エナメル質の損傷が生じない特徴があり、非侵襲的な接着環境が実現する（図 3-88）。

著者らはボンディングにデュアルキュアタイプのレジン添加型グラスアイオノマーセメント（オルソリーグラスボンド、ジーシーオルソリー社）を用いることを推奨している（図 3-89）。本接着セメントは湿潤した歯面であっても接着強度が弱まることがないため[6]、特に舌側マルチブラケットシステムにおいてはたいへん有用な接着セメントである。また、デュアルキュアタイプを用いることで適度な操作時間と迅速な重合が得られる。さらに、フッ素徐放性を有していることからブラケット周囲の脱灰に対する予防効果も得ることができる。

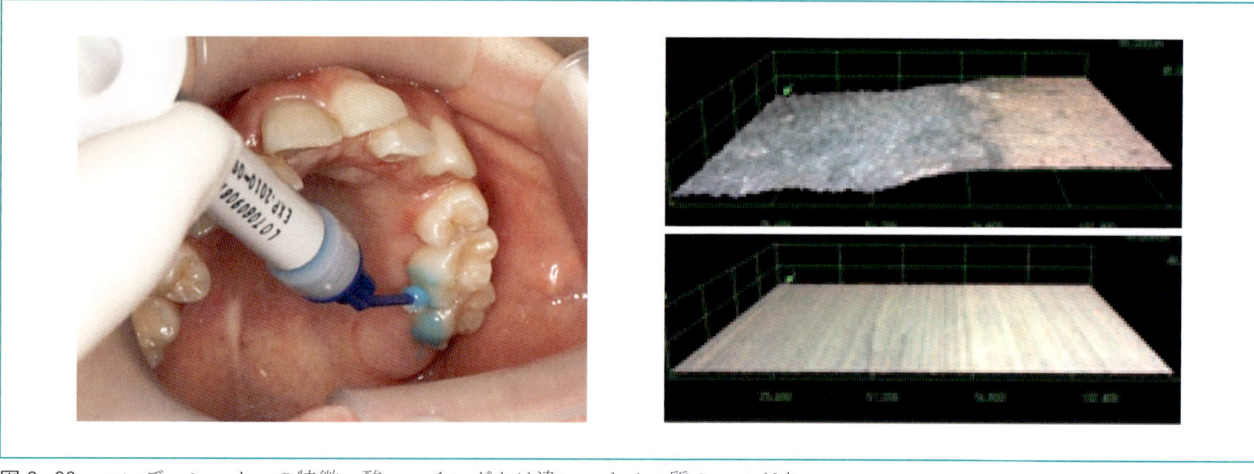

第3章 ボンディングまでの治療手順

図3-88 コンディショナーの特徴。酸エッチングとは違いエナメル質のロスがない。

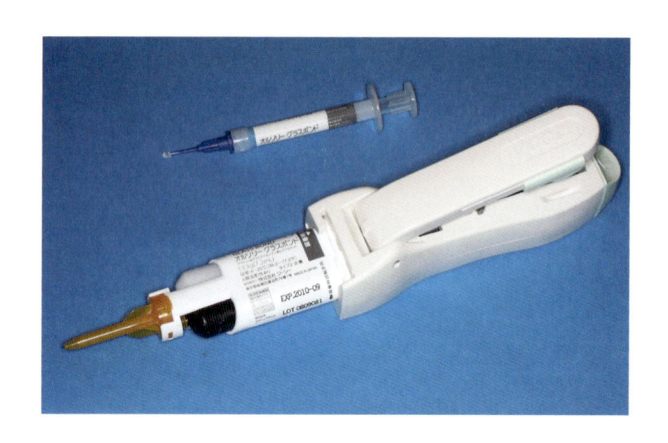

図3-89 ブラケットボンディング用グラスアイオノマーセメント（オルソリーグラスボンド　ジーシーオルソリー社）。

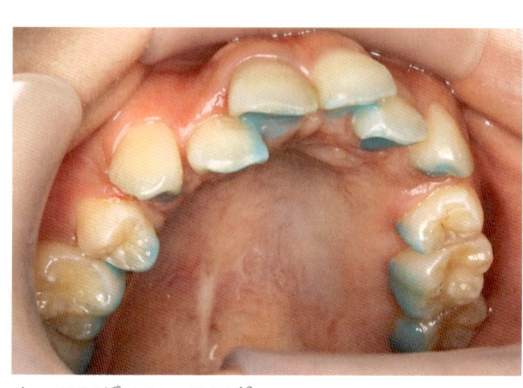

1　コンディショニング。

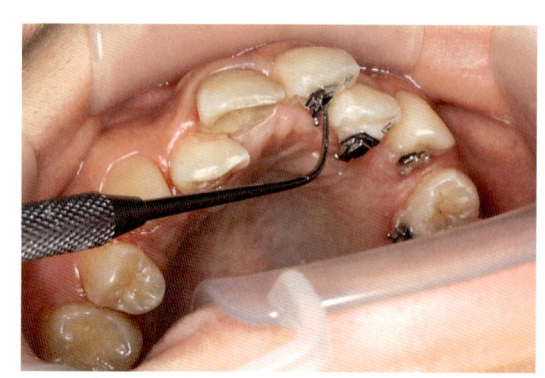

2　各歯ブラケットのポジショニング。

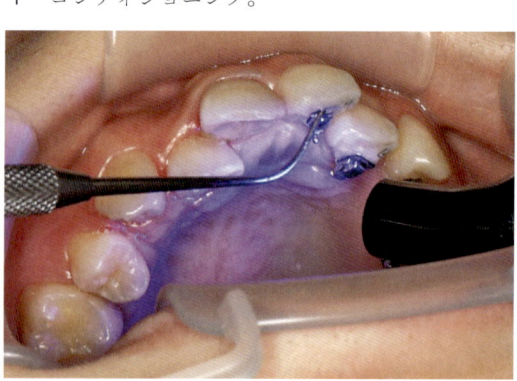

3　光重合によるボンディング。

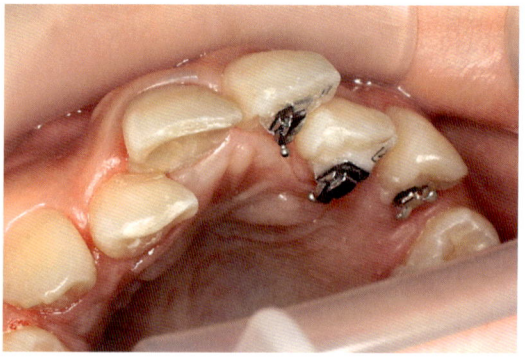

4　ボンディングの完了。

図3-90 ボンディングステップ。

Kommon Base System

- Large bonding area with flowable resin
- Water tolerant resin-reinforced GIC
- Secure bonding property
- Precise bracket placement
- No need for removing transfer tray
- **No or less bracket failure**
- **No or less bracket replacement**
- **Less chair time**

図 3-91　コモンベースシステムの特徴。

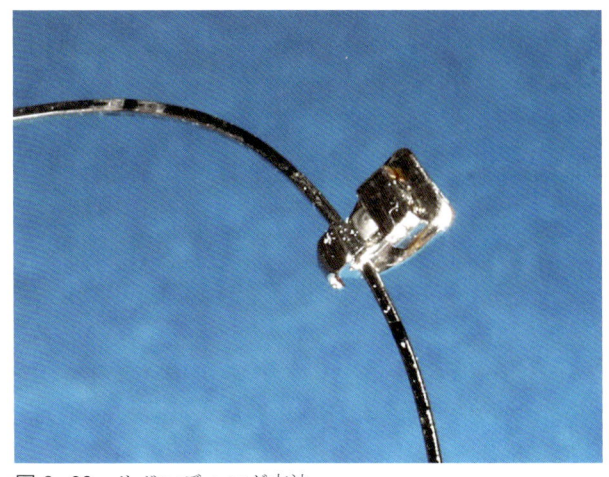

図 3-92　リボンディング方法。

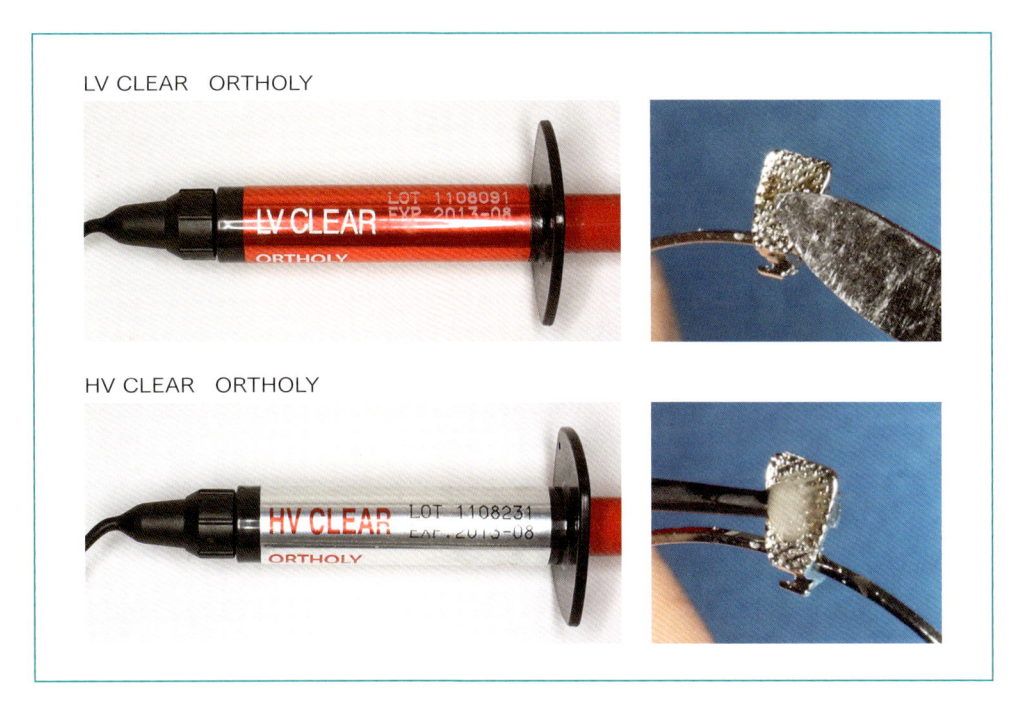

図 3-93　リボンディング方法。

　レジンベース面はそれぞれの歯面形態を詳細に再現しているため、使用するセメントは少量で済むが、確実にベース面全体に行き渡るようマイクロブラシなどを用いてセメントを塗布する。そして、注意深く歯面の適切な位置へ置いた後に、探針を用いてレジンベースと歯面が最も適合する位置に圧接する。この際、ブラケットのポジショニングについては注視せず、単にレジンベースと歯面が適合することだけに配慮して接着すればおのずと最適なポジショニングが達成されるので、迅速かつ簡便に理想的なポジショニングとボンディングを同時に行うことが可能となる（図3-90）。

リボンディング

　フローティングジグとコモンベースシステムを併用した場合のリボンディング（リポジショニングを含む）は、初回のボンディングまでの作業と全く同じ工程により行うことが可能である（図3-91）。つまり、リボンディング（リポジショニング）が必要な歯のブラケットを参照用ワイヤーの該当箇所に結紮し（図3-92）、セットアップ模型上に付与されているフローティングジグと2種類のレジンを用いて通法どおりコモンベースシステムを製作することにより（図3-93〜97）、リボンディング（リポジショニング）を容易に行うことが可能である。

第 3 章　ボンディングまでの治療手順

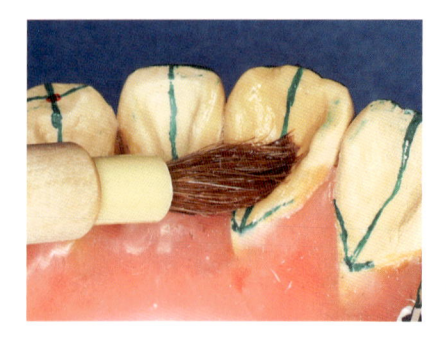

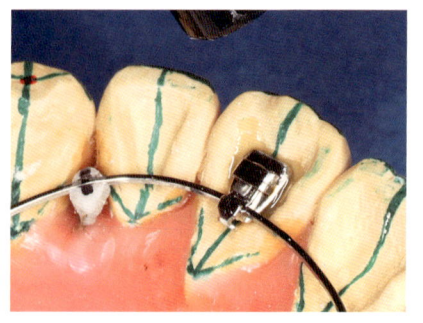

図 3-94　リボンディング方法。

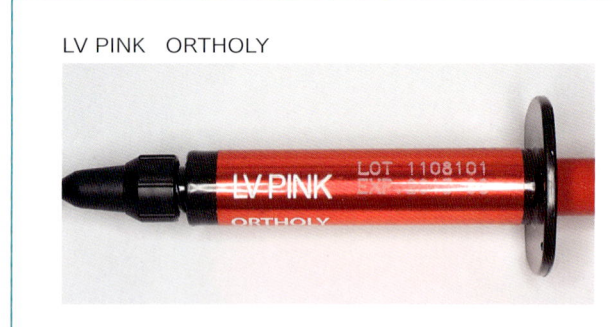

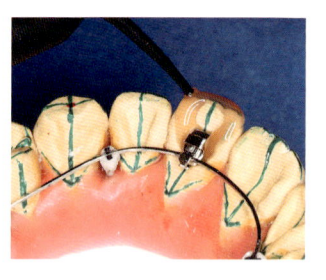

図 3-95　リボンディング方法。

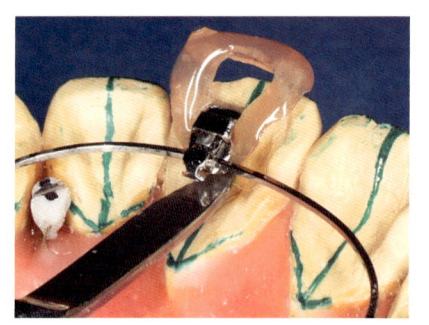

図 3-96　リボンディング方法。

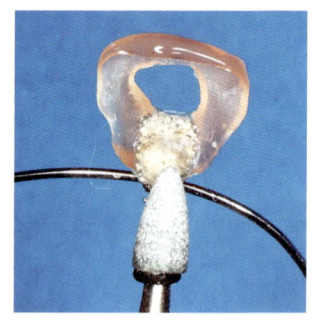

図 3-97　リボンディング方法。

参考文献

1. Moran KI. Relative wire stiffness due to lingual versus labial interbracket distance. Am J Orthod Dentofacial Orthop 1987;92:24-32.
2. Lombardo L, Saba L, Scuzzo G, Takemoto K, Oteo L, Palma JC, Siciliani G. A new concept of anatomic lingual arch form. Am J Orthod Dentofacial Orthop 2010;138(3):260.e1-260.e13.
3. 亀井由希子,鹿野千賀,光岡一行,竹元京人,豊巻裕紀,梅木伸一,早瀬裕美,後藤尚昭,小森成.学展-33 歯列舌側面のアーチワイヤー・フォームにおける数学的表現の検討.第70回日本矯正歯科学会&第4回国際会議プログラム抄録集 2011;197.
4. Komori A, Fujisawa M, Iguchi S. Kommon-base for precise direct bonding of lingual orthodontic brackets. Int Orthod 2010 Mar;8(1):14-27.
5. Hiro T, Takemoto K. Resin core indirect bonding system: Improvement of lingual orthodontic treatment. Orthod Waves 1998;57:83-91.
6. Cacciafesta V, Jost-Brinkmann PG, Sussenberger U, Miethke RR. Effect of saliva and water contamination on the enamel shear bond strength of a light-cured glass ionomer cement. Am J Orthod Dentofacial Orthop 1998;113:402-407.

# 第 4 章

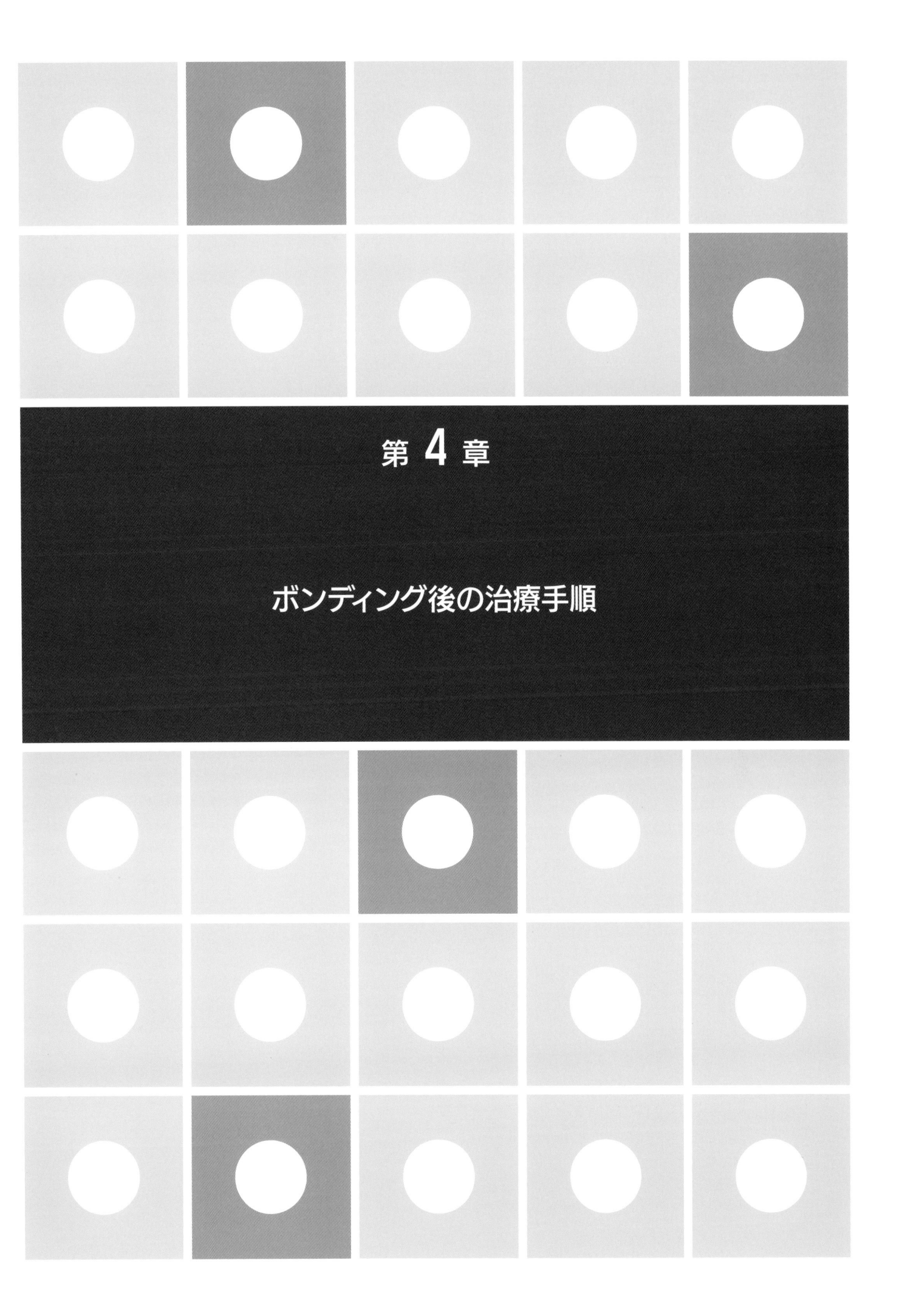

ボンディング後の治療手順

第4章　ボンディング後の治療手順

1 ニューリンガルストレートワイヤー法におけるワイヤーの選択

　舌側マルチブラケットシステムは、インターブラケットディスタンスが短いため、過剰な矯正力が生じやすい。そこで初期に用いるワイヤーには小さなサイズでかつ柔軟な特性をあわせ持ったものを選択するべきである。一方、スライディングメカニクスを用いる段階では、同じく舌側マルチブラケットシステムの特徴であるボーイングエフェクトの影響を十分考慮に入れ、剛性の高いワイヤーを選択する必要がある。さらに、ディテーリング時には小さなインターブラケットディスタンスを踏まえた上で、ベンドの付与を含めた微調整が必要となり、ワイヤーの選択に苦慮しがちである。

　以下に、長年の研究・調査や臨床経験を通じて確立した著者らによる効率的なワイヤーの選択について紹介する。これらを参考にし、症例ごとに力系や口腔内の状況を詳細に検討して使用するワイヤーを最終決定してもらいたい（ただし、最新のプロトタイプ装置を用いた場合のワイヤーセレクションについては、第7章にて改めて詳細を述べる）。

レベリング

　著者らが比較的頻繁に用いるワイヤーの選択は、図4-1に示すとおりである。レベリング初期においては十分な柔軟性を持つ.013 CuNiTiを用いるとよい（図4-2）が、叢生が重度な症例では、.010 NiTiや.012 NiTiも有用である。舌側マルチブラケットシステムにおいては過度な力がもたらされる傾向があるため、ワイヤーの永久変形とともに歯周組織の変化や患者の痛みに対して配慮が必要である。また、初期においてはリンガルアーチによる改善も有効な手段である。

　前歯部の叢生量が大きい抜歯症例では、レベリング初期にある程度犬歯の遠心移動を試みて叢生の緩和を行うこともある。その際に、第二小臼歯の近心傾斜が起こると、スペースの減少やボーイングエフェクトの発現などの不都合が生じるため、第二小臼歯の近心にクリンパブルストップ（レジンボールでも可）を付与して（図4-3）、その遠心にエラストメリックチェーンを結紮して犬歯をリトラクトするとよい（図4-4）。しかしながら、舌側マルチブラケットシステムにおいては、6前歯のアンマスリトラクションが原則であるため、犬歯のリトラクションはあくまでも叢生の改善に有用な程度にとどめる。舌側マルチブラケットシステムで6前歯のアンマスリトラクションを採用する主な理由としては、前歯部にスペースが生じることによる審美障害とマッシュルームワイヤーの形状により犬歯を完全にリトラクション（スライディング）させることができないことが挙げられてきたが、ニューリンガルストレートワ

Upper Arch Extraction　4|4 Extraction

1. **Leveling**
   - Partial cuspid retraction ― Lingual arch
     - .013 CuNiTi, .014 NiTi
   - 6 anterior leveling　-1 ── .013 CuNiTi, .014 NiTi
   　　　　　　　　　　 -2 ── .016TMA, .016² NiTi

2. **Establishment of torque**
   - .017² NiTi, .018² NiTi
   - .0175² TMA, .018² βIII

3. **En Masse retraction**
   - .016 x .022 or .017 x .025 SS　(Sliding mech)
   - .017 x .025 TMA　　　　　　　(Loop mech)

4. **Detailing**　　　.016 TMA or .0175² TMA

図4-1　4|4抜歯時のワイヤーシークエンス（New STb使用時）。

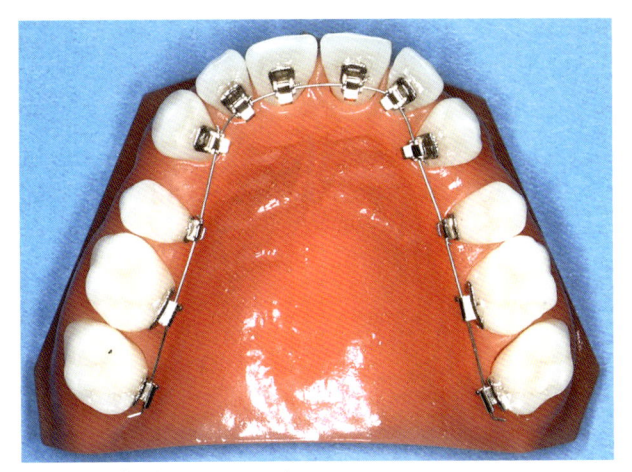

1 ニューリンガルストレートワイヤー法におけるワイヤーの選択

図4-2　上顎：レベリング。

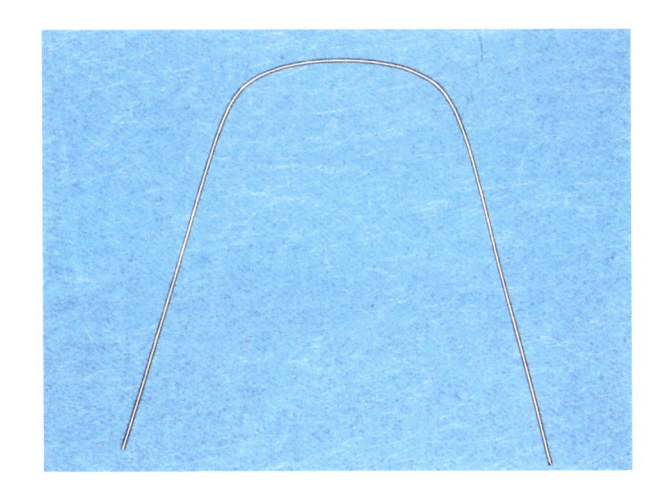

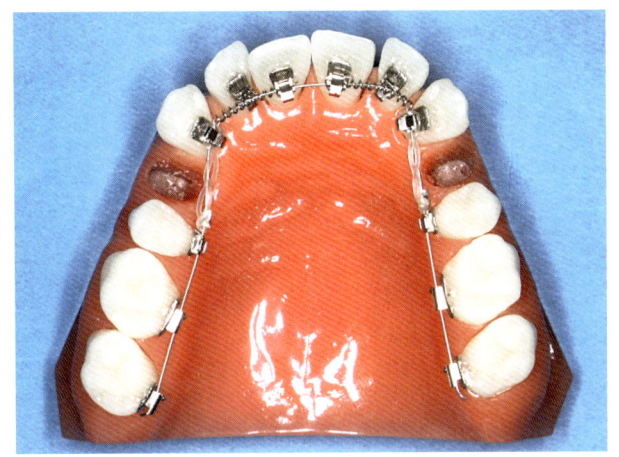

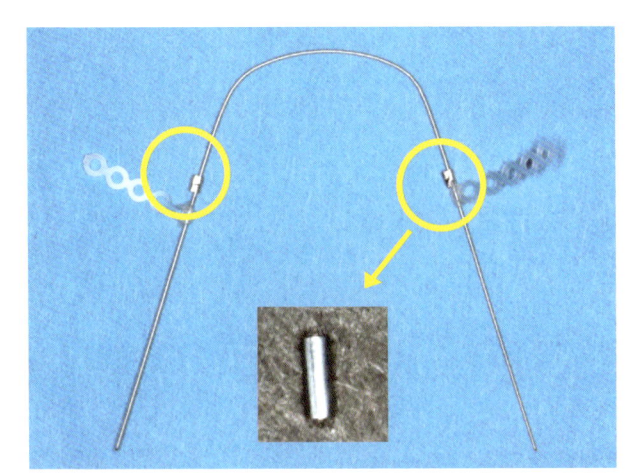

図4-3　上顎：犬歯リトラクション。クリンパブルストップとパワーチェーンを用いる。

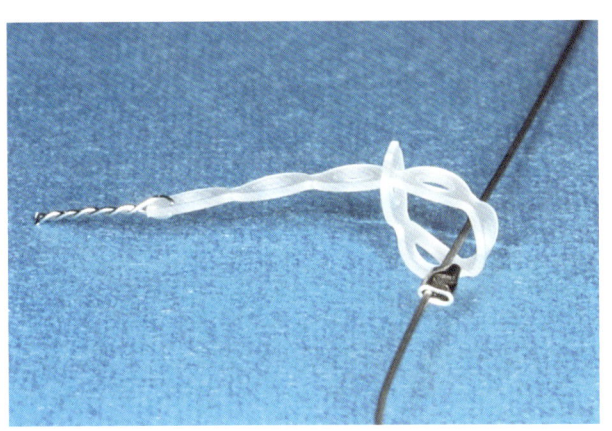

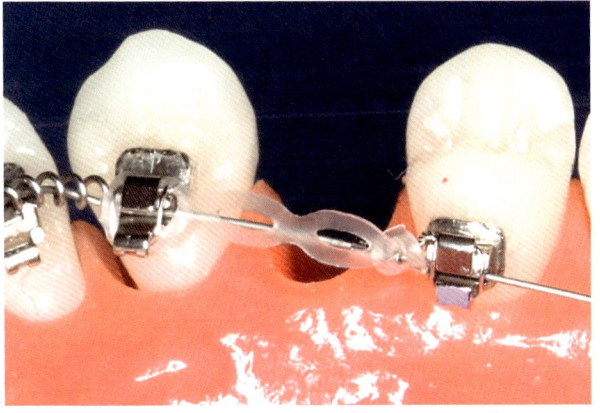

図4-4　上顎：犬歯リトラクション。クリンパブルストップ遠心にパワーチェーンを結紮し、犬歯と結び、遠心に移動させる。

イヤー法では後者は解決される。しかしながら、舌側マルチブラケットシステムを希望する患者は審美的な要求が高い傾向が認められるため、6前歯のアンマスリトラクションが原則となる。

また、下顎前歯部などに中等度以上の叢生が存在する場合は、第一大臼歯など後方歯の近心に前歯を前方拡大するようクリンパブルストップを付与し、レベリングを行う手技が有効である（図4-5、6）。

ある程度レベリングが進んだ後は、.016×.016 CuNiTi を用いてレベリングを継続することが多い（図4-7）。同ワイヤーの挿入が困難な症例においては、まず.016 CuNiTi を用い、十分にレベリングが達成されてから.016×.016 CuNiTi に移る必要がある。特に、インターブラケットディスタンスが小さ

第4章 ボンディング後の治療手順

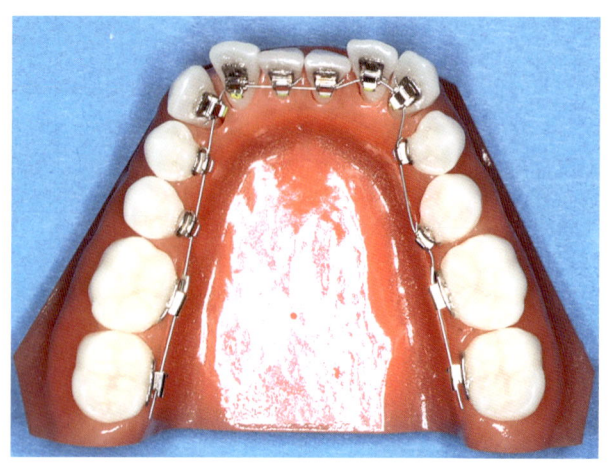

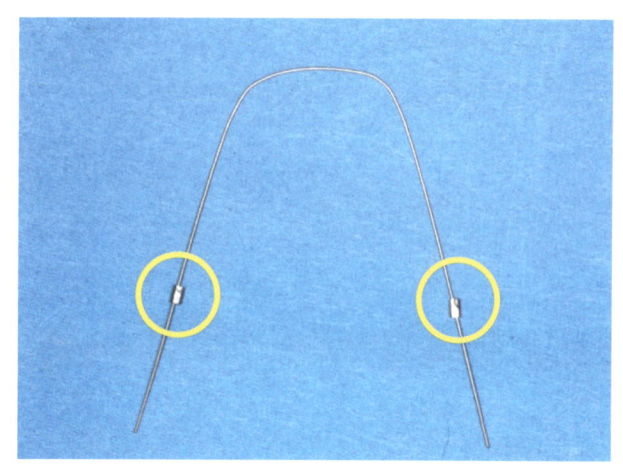

図4-5 下顎非抜歯；レベリング（前歯部アドバンス）。クリンパブルストップは 6|6 近心に当て、アーチを拡大させる。

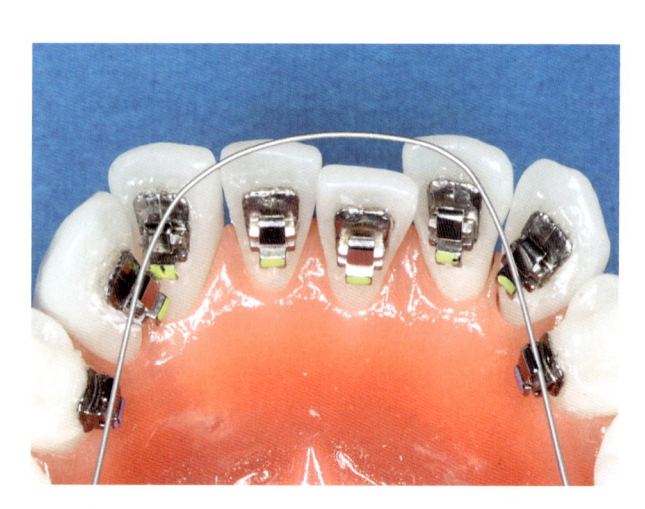

図4-6 下顎非抜歯；レベリング（前歯部アドバンスの量3〜5mm）。

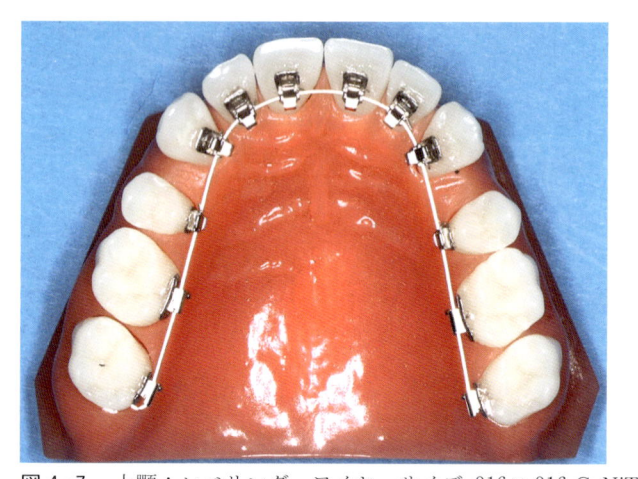

図4-7 上顎：レベリング。ワイヤーサイズ .016×.016 CuNiTi。

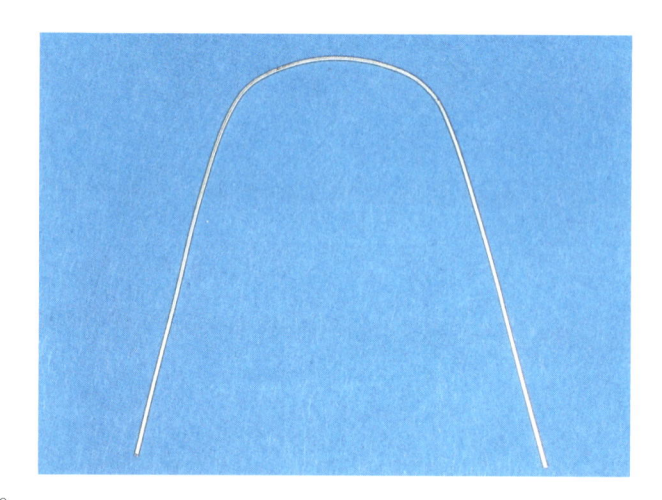

い下顎においては、これらのワイヤーを用いて過度な矯正力がもたらされないよう注意が必要である。

トルクの確立

レベリング終了後は、.018×.018 CuNiTi にて適正なトルクの確立を行う。つづいて、.018×.018 β Ⅲ もしくは .0175×.0175 TMA にて、トルクの確立を継続する（図4-8、9）。このトルクの確立は大変重要な手順であり、適切なトルクが得られていない部位が存在すると、後のスペースクローズ時にスライディングの妨げになることがある。また、この段階で前歯のバイトのコントロールも行っておく必要がある。舌側マルチブラケットシステムにおいては、

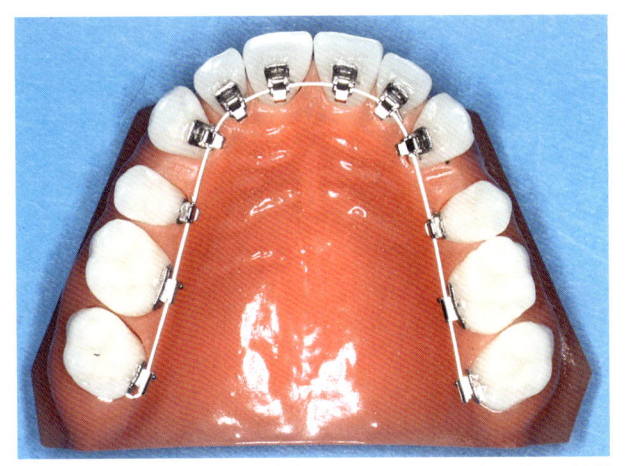

1 ニューリンガルストレートワイヤー法におけるワイヤーの選択

図 4-8　上顎：トルクの確立。ワイヤーサイズ .0175×.0175 TMA。

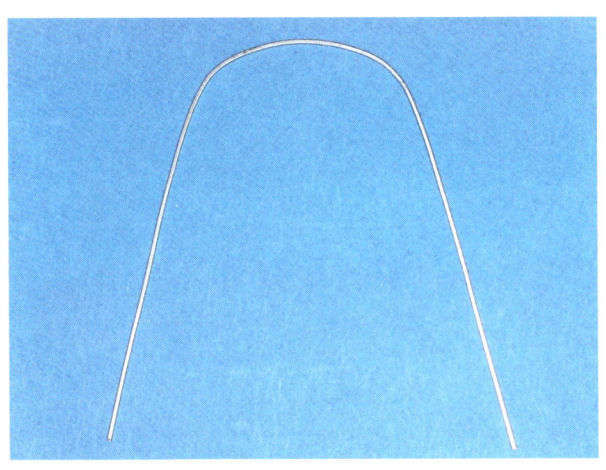

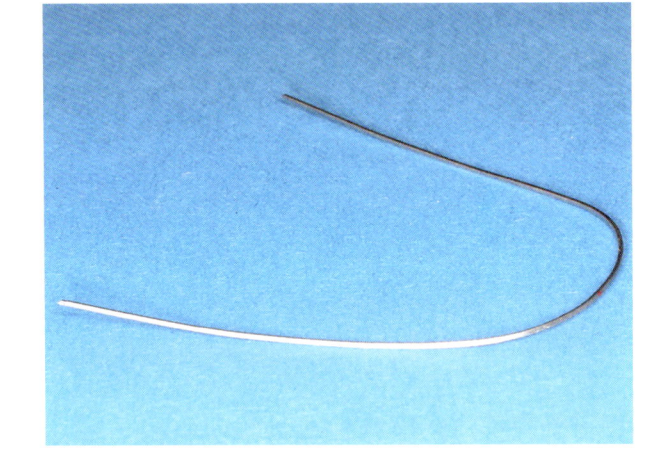

図 4-9　上顎：トルクの確立（コンペンセイティブカーブの付与）。

スペースクローズとともに顕著にバイトが深くなる傾向があるため、十分にバイトを挙上しておくべきである。

しかしながら、すべての症例に対して決められたワイヤーを機械的に選択していくことは好ましくない。例えば、前歯に重度な唇側傾斜が認められるような症例では、早期のトルクの確立は不都合をもたらすこともある。このような症例に対する早期のトルクの付与は、歯根が前方骨皮質と接触したり、ジグリングの移動につながる。この場合は、ラウンドワイヤーによるスペースクローズを先行させて、前歯が舌側に傾斜してからトルクの調整を行えば、歯や歯周組織にも低侵襲でかつ効率的な移動が達成される。このように、レベリングやトルクの確立に限らず、すべての状況において十分な検討を行い、適切なワイヤーとメカニクスの選択を適宜行うことが必須となる。

アンマスリトラクション

レベリングの項目で述べたとおり、舌側マルチブラケットシステムにおいては、審美的な理由から6前歯のアンマスリトラクションによるスペースクローズが原則となる。スライディングメカニクスを用いる症例では、.016×.022 SS もしくは .017×.025 SS にてスペースクローズを行う（図 4-10）。後述する最新のスクエアスロットブラケット STb SL では、.018×.018－.018 SS（dual dimension）もしくは .016×.016 SS を用いる（第 7 章参照）。ループメカニクスを用いる場合は、.017×.025 TMA を選択するとよい（図 4-11、12）。アンマスリトラクションの際には、ボーイングエフェクトに注意が必要であり、トランスバース方向には、臼歯部の舌側傾斜や遠心捻転を防止するために後方歯へいくほど幅径を広くするようアーチワイヤーフォームを調整し、バーティカル方向には、前歯の舌側傾斜と臼歯の近心傾斜を防止するためにワイヤーにコンペンセイ

77

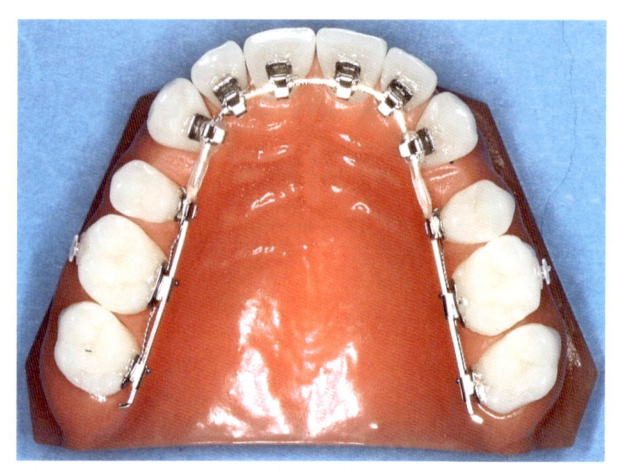

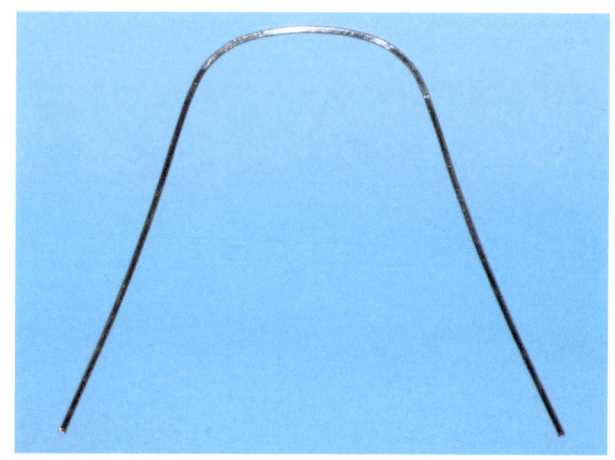

第4章 ボンディング後の治療手順

図4-10 上顎：アンマスリトラクションによるスペースクローズ（オリジナルタイプ）。

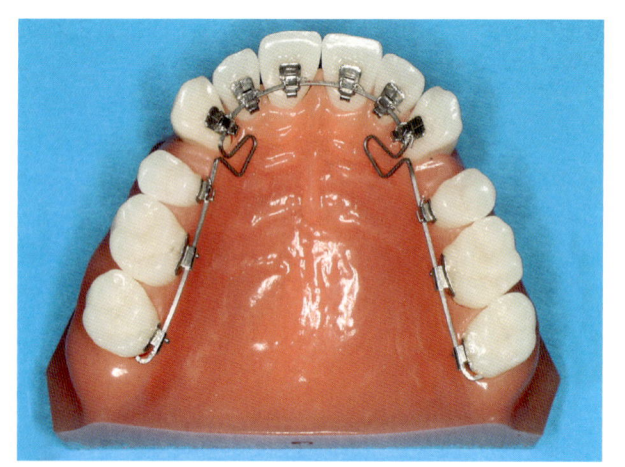

図4-11 上顎：アンマスリトラクション（ループメカニクス）。

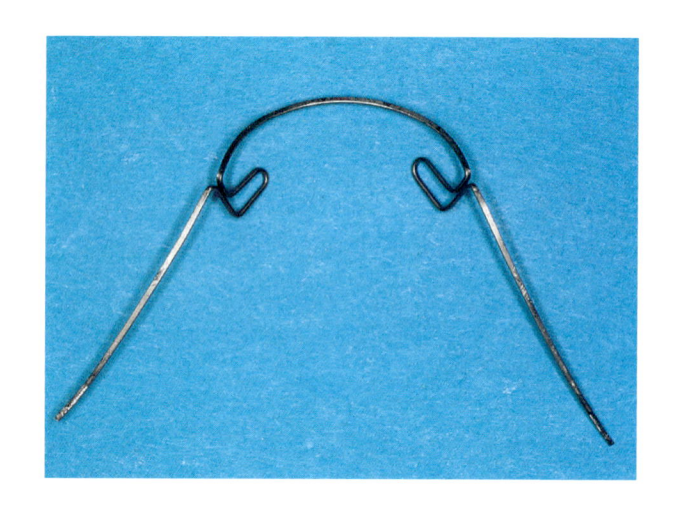

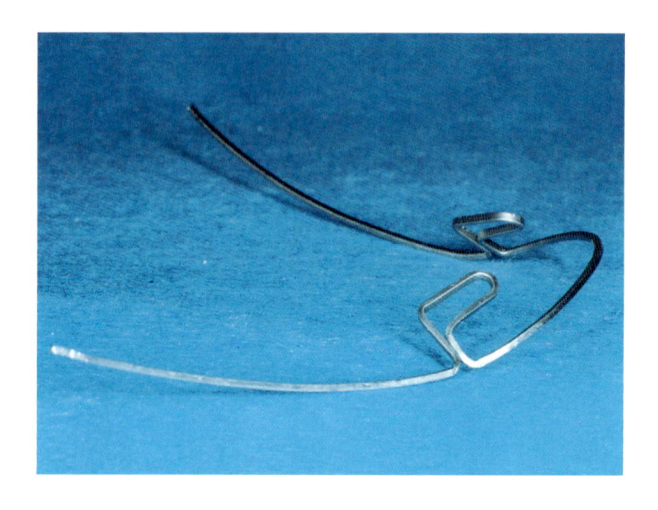

図4-12 上顎：アンマスリトラクション（ループメカニクス）。

ティブカーブを付与する（図4-13）。しかしながら、過度なコンペンセイティブカーブの付与はフリクションを増大させ、スライディングの妨げとなったり、臼歯部の舌側傾斜による歯列幅径の減少や舌側咬頭の圧下を招いたりする恐れがあるため、適切な程度にとどめる必要がある。なお、メカニクスの反作用に対する補正は、前述のとおりセットアップ模型に組み込んでおき、ワイヤーによる補正は必要最小限にとどめるのが理想である。

アンマスリトラクションを行うには、前歯部と臼歯部それぞれを連続結紮し、エラストメリックチェーンやエラスティックスレッドにて牽引するスタンダードな方法（図4-10、14）、マイクロスクリューなどのTADを用いて牽引する方法（図4-15、16）、ならびにループメカニクスを用いる方法（図4-11、12）などがある。

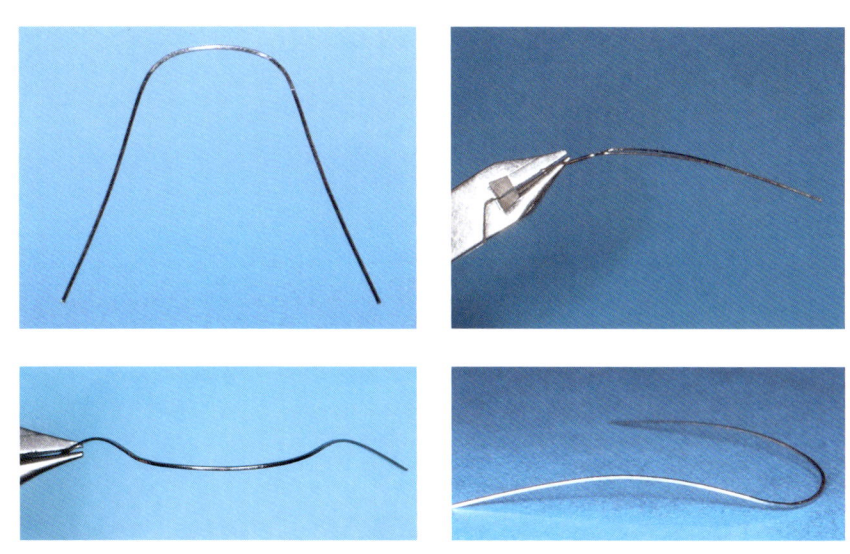

１ ニューリンガルストレートワイヤー法におけるワイヤーの選択

図 4-13　上顎：アンマスリトラクション（アンチボーイングベンドの付与）。

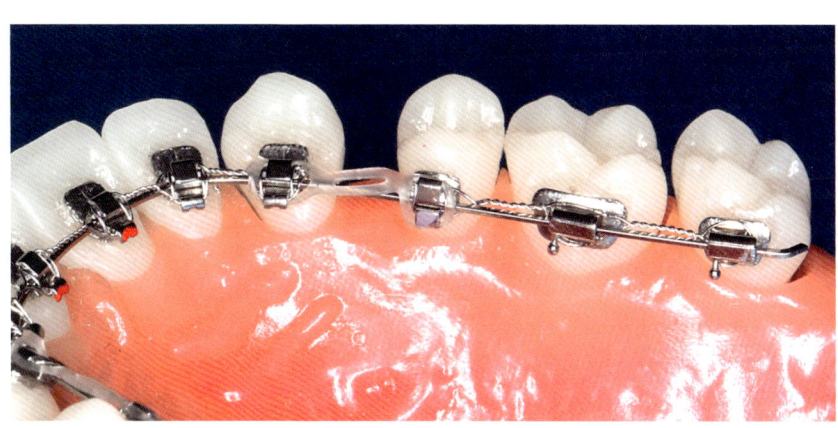

図 4-14　上顎：アンマスリトラクション（オリジナルタイプ）。6前歯と側方歯は連結結紮し、エラスティックチェーンは3から5にかけ牽引する。

図 4-15　上顎：TADを用いたアンマスリトラクション（ホリゾンタルタイプ）。

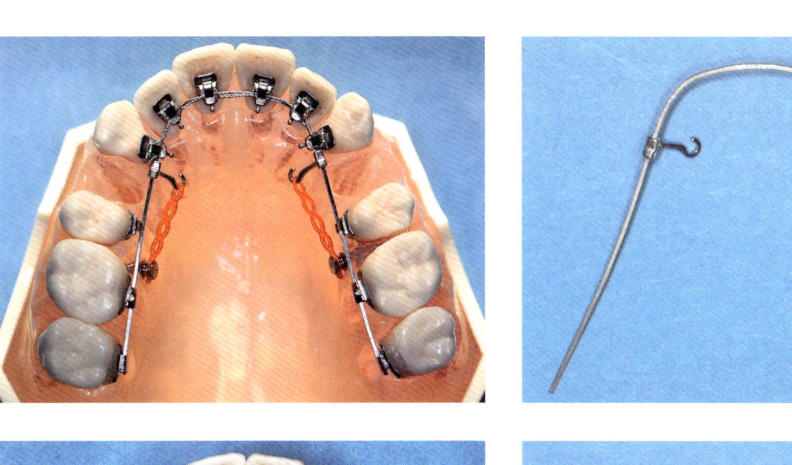

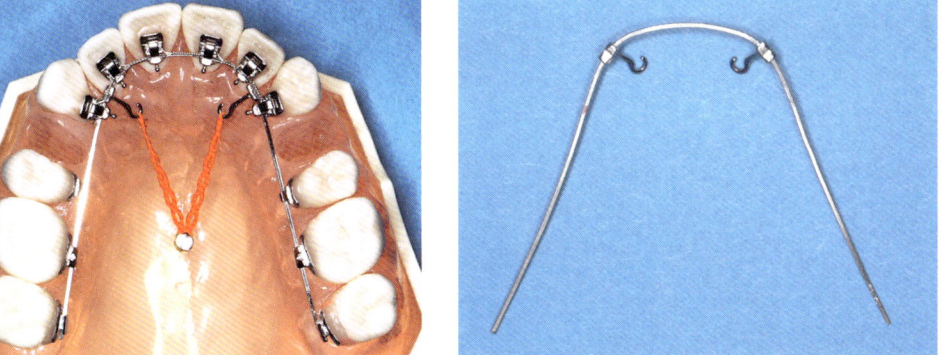

図 4-16　上顎：TADを用いたアンマスリトラクション（バーティカルタルタイプ）。

第4章 ボンディング後の治療手順

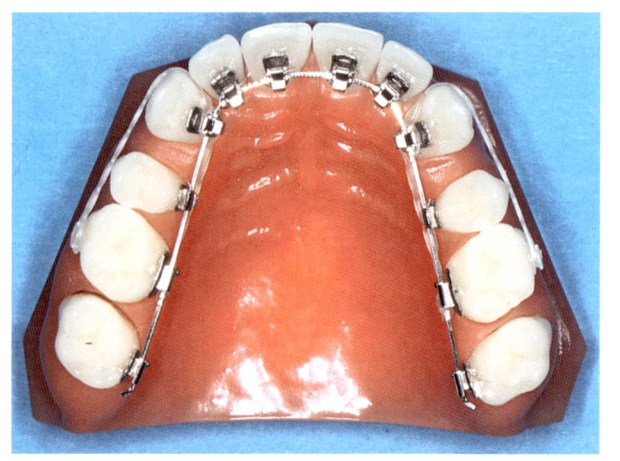

図4-17 上顎：アンマスリトラクション（サーキュラータイプ）。

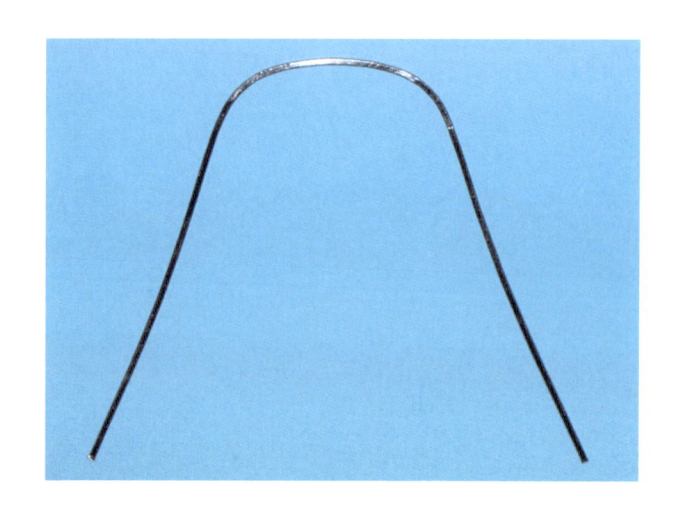

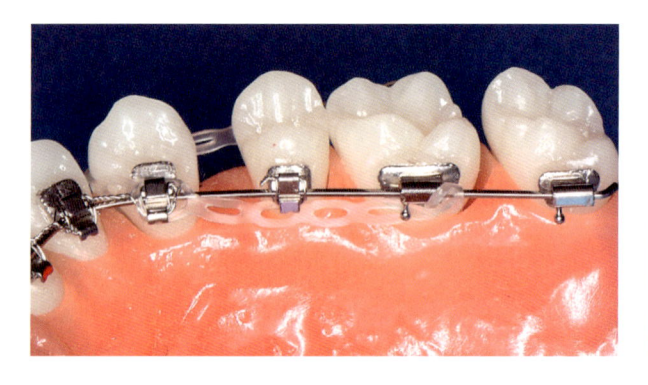

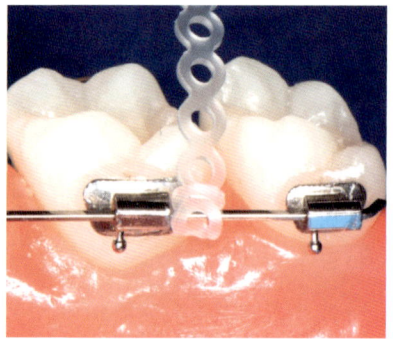

図4-18 上顎：アンマスリトラクション（サーキュラータイプ）。第一大臼歯の舌側からエラスティックチェーンをかける。

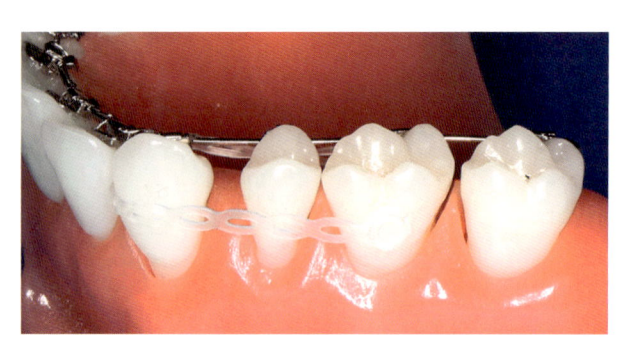

図4-19 上顎：アンマスリトラクション（サーキュラータイプ）。犬歯近心でエラスティックチェーンを頬側に折り返し、第一大臼歯の頬側のリンガルボタンまで延長する。

1 スタンダードなスライディングメカニクスによるアンマスリトラクション

舌側マルチブラケットシステムのスタンダードなスペースクローズにおいては、ボーイングエフェクトの影響を最小限にとどめるために、抜歯窩の口蓋側の最短距離、すなわち犬歯と第二小臼歯間（第一小臼歯抜歯の場合）にエラストメリックチェーンもしくはエラスティックスレッドを用いる。舌側マルチブラケットシステムにおいては、大臼歯から反対側の大臼歯までの歯列全体にエラストメリックチェーンをかけることは避けるべきである。なお、エラストメリックチェーンをかけた歯の捻転とトランスバース方向のボーイングエフェクトを防止するとともに、スペースクローズを早めることを目的として、頬舌側両方にエラストメリックチェーンをかけることもある。犬歯と第一大臼歯の頬側に透明なリンガルボタンを接着して、頬舌両方にエラストメリックチェーンをそれぞれ用いる方法や、第一大臼歯の舌側からエラストメリックチェーンをかけて犬歯近心で頬側に折り返して、第一大臼歯の頬側のリンガルボタンまで1本のエラストメリックチェーンを用いるサーキュラータイプのスペースクローズがある

80

1 ニューリンガルストレートワイヤー法におけるワイヤーの選択

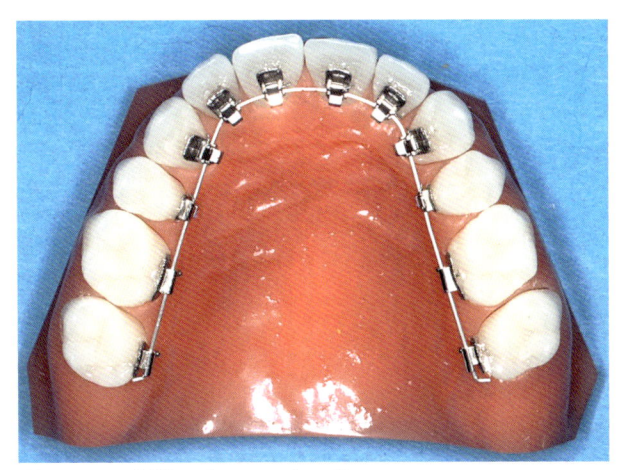

図4-20a　上顎：ディテーリング。

図4-20b　.0175×.0175 TMA

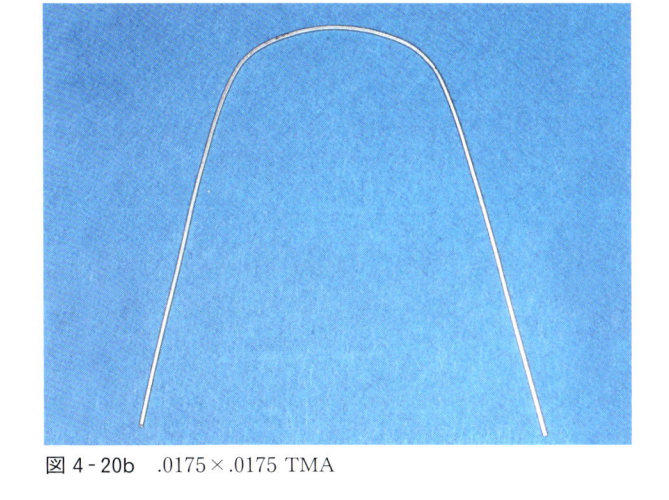

（図4-17〜19）。サーキュラータイプにおいてエラストメリックチェーンが歯肉部まで下がってきてしまう場合は、レジンやセメントで歯頸部付近にノッチを付与するとよい。

2 TADを併用したスライディングメカニクスによるアンマスリトラクション

　ミニスクリューを用いたスペースクローズは、アンカレッジの確保が必要な症例においてはたいへん有効な方法である。通常、マイクロスクリューは第二小臼歯と第一大臼歯の間、もしくは正中口蓋縫合部に植立することが多い。特に、過蓋咬合の症例に対しては積極的に前歯部へ圧下力が加わるように、正中口蓋縫合部に植立している（図4-16）。通常の場合は、マイクロスクリューを第二小臼歯と第一大臼歯の間に植立し、犬歯遠心のワイヤー上に付与されたパワーアームとエラストメックリクチェーンをかけることでスペースクローズを行っている。歯頸側に伸ばしたパワーアームを用いることにより、前歯におけるモーメントの発生と犬歯の遠心傾斜を防止する。また、マイクロスクリューとパワーアームとの距離を短くすることによりワイヤーの剛性を確保し、ボーイングエフェクトの影響を最小限にとどめることができる（図4-15）。

3 ループメカニクスによるアンマスリトラクション

　ストレートワイヤー法によりループメカニクスを用いる機会は減少しているが、スライディングメカニクスでスペースクローズに苦慮する部位などでは有用な方法である。舌側マルチブラケットシステムでは過度な矯正力がかかる傾向があるため、サイズの大きなループやワイヤー長さが十分に確保されたデザインのループを屈曲する必要がある。また、舌側マルチブラケットシステムにおいては、インターブラケットディスタンスが小さいため、ループを付与する位置に正確さが要求される。さらに、舌感の悪化や発音障害を引き起こしやすいため、歯槽形態に沿うようループの角度を調整することが必須である（図4-11、12）。

ディテーリング

　ディテーリングは、.0175×.0175 TMAを用いて行うこと多いが（図4-20）、トルクのコントロールが主となる。舌側マルチブラケットシステムにおいてはインターブラケットディスタンスが狭いことから、ディテーリングの際にも過度な矯正力がかからないよう注意が必要である。そこで、トルクコントロールを必要とせずに1stもしくは2ndオーダーベンドのみの調整が必要な症例では、.016 TMAを用いるほうが望ましいこともある。また、.016 TMAにおいては、それぞれの歯にオートセトリングの効果を期待することもできる。いずれにせよ、ストレートワイヤー法においては、使用するメカニクスやオーバーコレクションも含めて十分に検討し、術前に精巧なセットアップ模型の製作と正確なブラケットのポジショニングを行い、ディテーリングは最小限にとどめるよう努めるべきである。

第4章 ボンディング後の治療手順

2 エステティックポンティック

　舌側マルチブラケットシステムの抜歯症例においては、抜歯部位の外観をカムフラージュするため、エステティックポンティックの装着が必要となる（図4-21、22）。エステティックポンティックの製作および装着には、いくつかのポイントがある。まず、口腔内の組織に対して為害性がないことが重要である。エステティックポンティックは抜歯窩に近接するため、抜歯窩周囲歯肉の炎症を惹起せぬよう歯肉（歯槽頂）に接触しない外形を設ける必要がある。また、食渣やプラークおよび色素の付着を防止するために、滑沢な表面性状を有するポンティックを用いるとともに、必要箇所には十分な研磨作業を行う。さらに、外観の審美的要求を満たすことだけが目的であるため、頬側面だけのシェルタイプ人工歯（図4-23　シェルクラウン、松風）の既製品を応用し、外形を修正して用いると効率的に製作することが可能である（図4-24）。対合歯との咬合接触を設ける必要はない。対合歯との咬合接触は、エステティックポンティックの脱落や接着歯への咬合性外傷などのトラブルをもたらす可能性があるため注意する。また、スペースクローズの妨げにならぬよう、抜歯空隙よりも1mm程度エステティックポンティックの歯冠幅径を狭く設定し、スペースクローズの進行とともに随時エステティックポンティックを削合していく。なお、エステティックポンティックの接着は、抜歯窩の隣在歯のいずれかにPMMAタイプ（スーパーボンドなど）の接着材を用いて行うとよい。

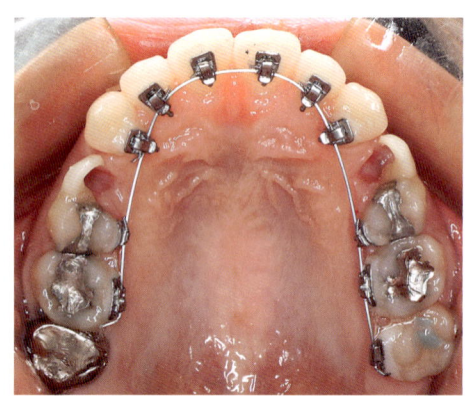

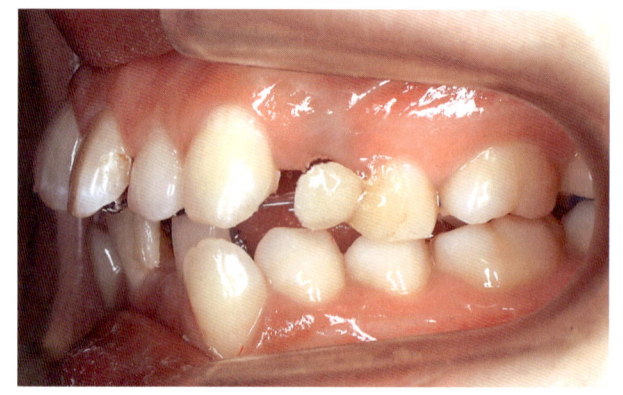

図4-21　エステティックポンティック。咬合面観。

図4-22　エステティックポンティック。側面観。

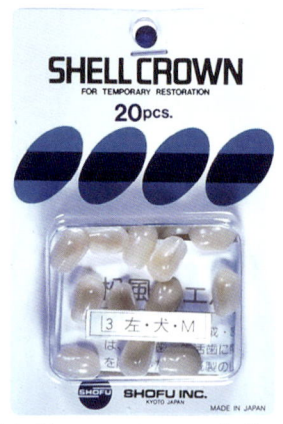

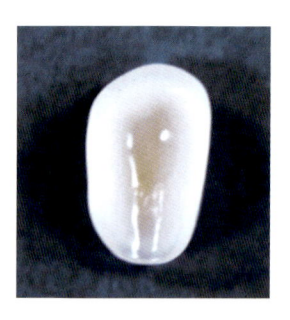

図4-23　エステティックポンティック（シェルクラウン　松風）。

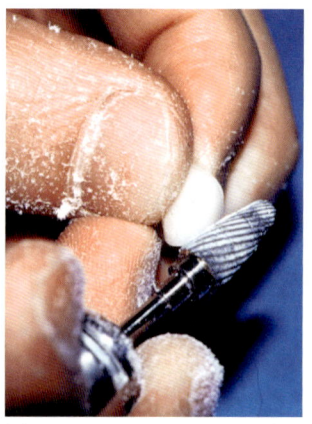

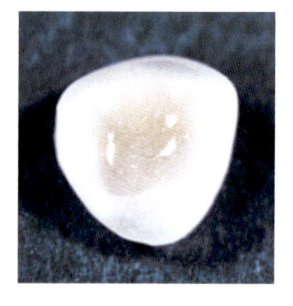

図4-24　エステティックポンティックの作成。

3 顎間ゴム

　舌側マルチブラケットシステムにおいても、顎間ゴムは有用な手段であり、症例によっては多用することになる（図4-25）。顎間ゴムは、舌側の装置間にかけて用いてもよいが、装着の簡便性や効果から、著者らは唇側歯面にクリアタイプのリンガルボタンを接着して用いる方法を多用している。ただし、上顎唇側から下顎舌側もしくは上顎舌側から下顎唇側といった顎間ゴムの使用は、アーチフォームのトランスバースの関係に不具合をもたらす可能性が高いため、特別な状況を除き避けるべきである。

Class II el

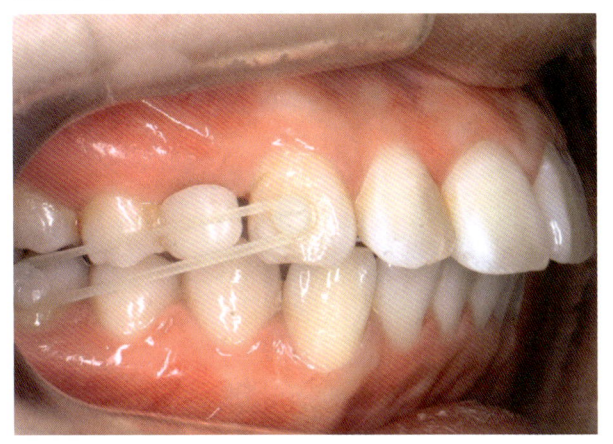

Class III el

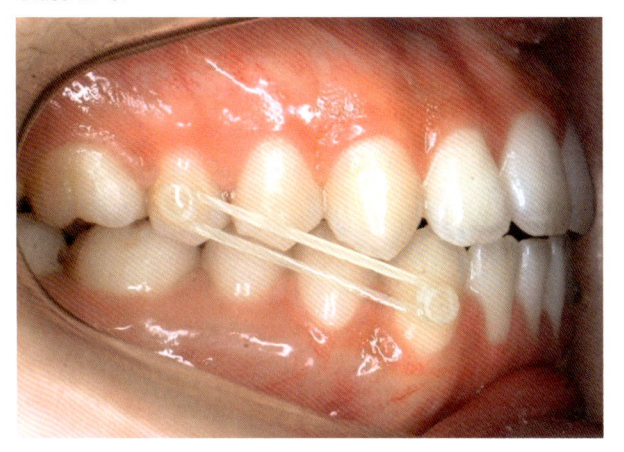

Up & down el

Diagonal el

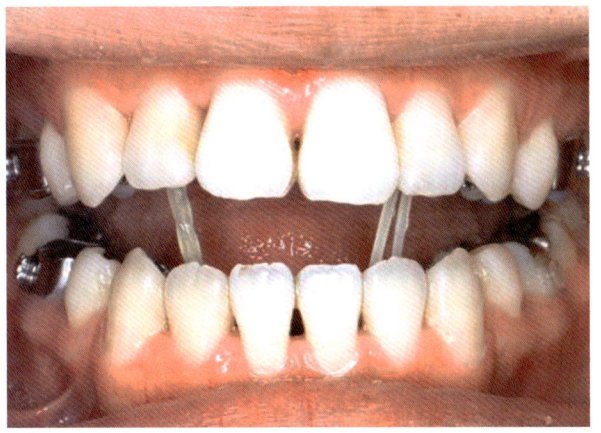

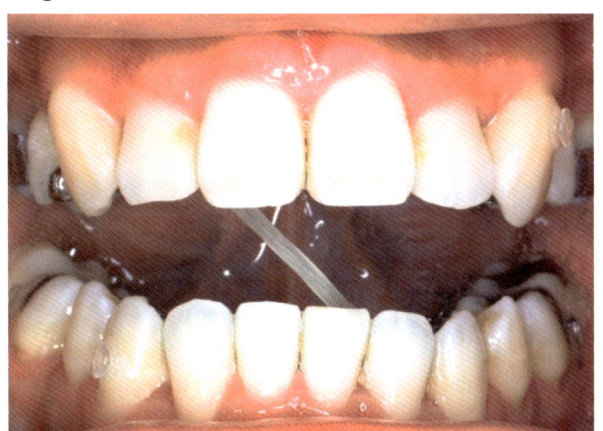

図4-25　舌側マルチブラケットシステムにおける顎間ゴム。

第4章　ボンディング後の治療手順

4 装置の撤去

　治療終了時の装置の撤去は、リンガルディボンディングプライヤー（図4-26a　オーコム社）などの専用器具を用いて行う（図4-26a〜d）。また、舌側歯面に残存したセメントや接着材は、ラウンドバーを用いて削合・撤去する。アドヒーシブリムービングプライヤーを用いてもよいが、エナメルクラックを起こさないよう配慮が必要である。なお、テーパードチップを備えたアドヒーシブリムービングプライヤーも有用である（図4-26d）。いずれにしても、特に歯肉の腫脹が著しい症例においては、歯肉の腫脹が改善した後に歯肉縁部を直視して撤去するほうが望ましい（図4-27）。

　レジン添加型グラスアイオノマーセメントを用いて接着した場合は、仮に小窩裂溝内などにセメントが残存したとしても歯面への為害性はなく、むしろフッ素徐放性の性質の恩恵を受けることになる。ただし、残存セメントと対合歯が咬合干渉を引き起こすことは避ける必要がある。

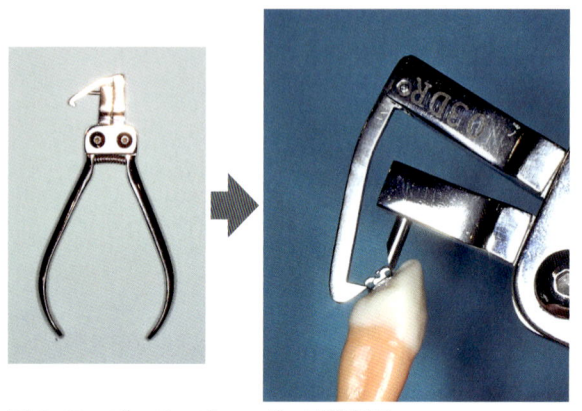

図4-26　ディボンディングの専用器具。
a：リンガルディボンディングプライヤー。ディボンディング時、歯にトルクがかかりづらい。

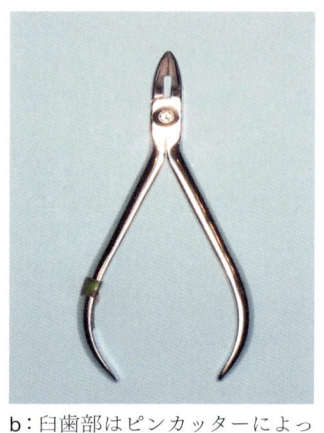

b：臼歯部はピンカッターによってもディボンディングできる。

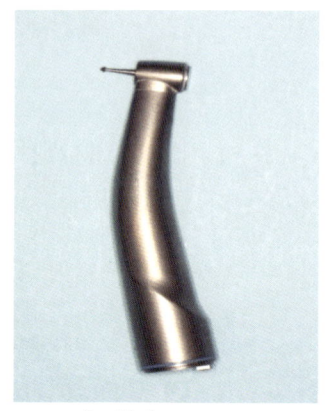

c：レジン除去には、スロースピードラウンドバーを用いる。

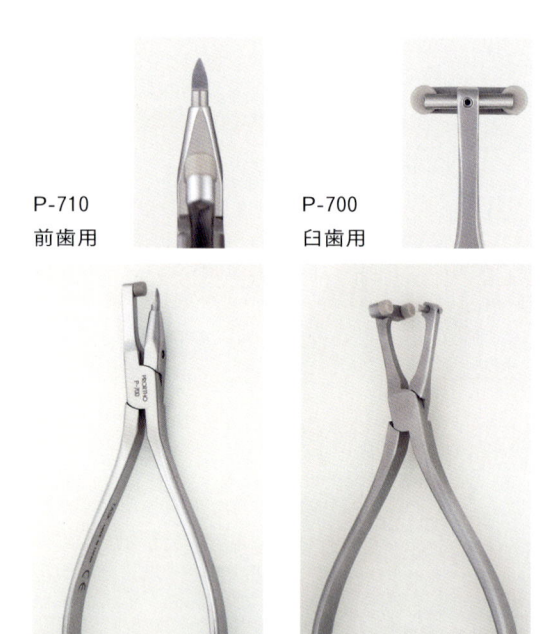

P-710 前歯用　　P-700 臼歯用

d：アドヒーシブリムービングプライヤー。

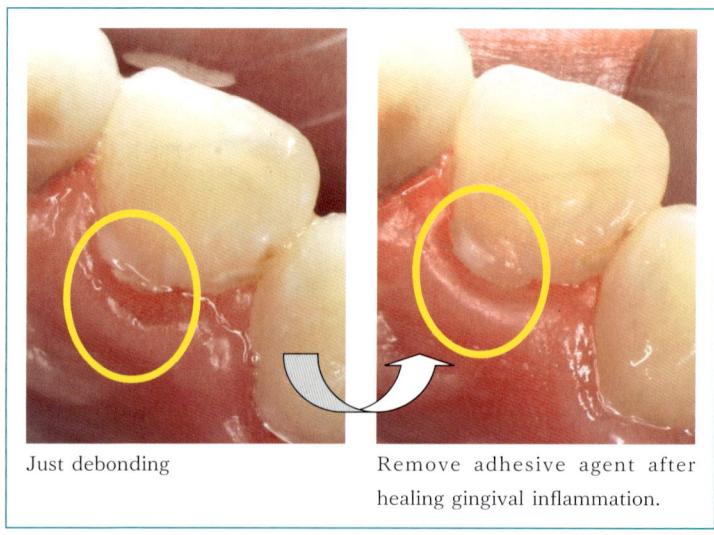

図4-27　ディボンディング。

Just debonding　　Remove adhesive agent after healing gingival inflammation.

5 保定

　舌側マルチブラケットシステムによる治療を希望する患者は審美的要求が高いため、通常のワイヤーが唇側面を通る保定装置の使用は避けるべきである。審美的要求を満たす保定装置としては、クリアリテーナー（インビジブルリテーナー、図4-28）が望ましく、著者らも装置の撤去とともに本保定装置を使用している。クリアリテーナーは、市販のシートとサーモフォーミングマシーンを用いることにより（図4-29）、簡便かつ短時間で製作することが可能なため非常に有用であるが、各歯の咬合面を被覆するため咬頭嵌合を遮断してしまう。したがって、症例によっては動的治療終了時の良好な咬合状態を崩してしまったり、保定時に得られるはずの機能力による咬合の緊密化が得られなかったりすることがある。著者らは装置撤去後に即時にクリアリテーナーを製作して患者に装着してもらうが、残存セメントの除去と歯肉腫脹の改善のための一定期間が経過した後に、保定とともにより一層の咬合の緊密化を期待して、上顎はQ.C.M.ワイヤー（チカミミルテック）を用いたサーカムファレンシャルタイプリテーナー（図4-30）を用いている。Q.C.M.は前歯部の唇側線がポリエステル素材になっており、審美的要求を満たすことができる（図4-31）。ポリエステル部は、ヘアドライヤーなどにより加熱して歯面に沿った形態を成形する（図4-32）。下顎はスプリングリテーナー（図4-33）を多用している（図4-34）。なお、下顎の保定には、前歯の舌側面にワイヤーを接着する固定式保定装置を用いることもあるが、ワイヤーの破損や脱落、ならびに歯石沈着等の歯周組織への影響にも考慮が必要である。ただし、保定期間中に下顎前歯のわずかな叢生が再発した場合には、セットアップ模型を用いたスプリングリテーナーを用いるか、NiTiワイヤーを前歯舌側にタイトに固定することにより、改善を図る方法もある（図4-35）。

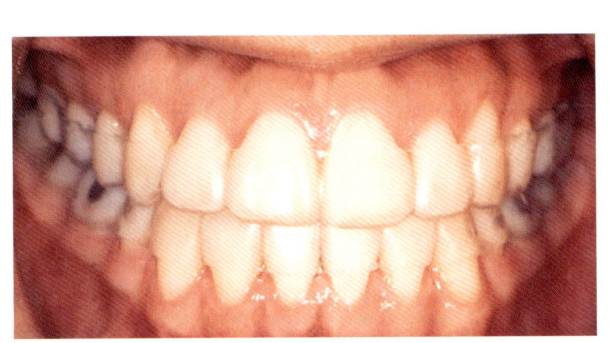

図4-28　クリアリテーナー。

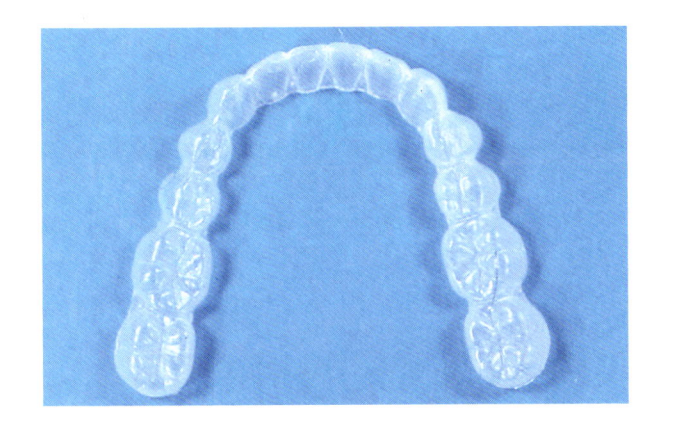

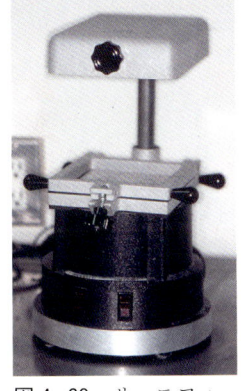

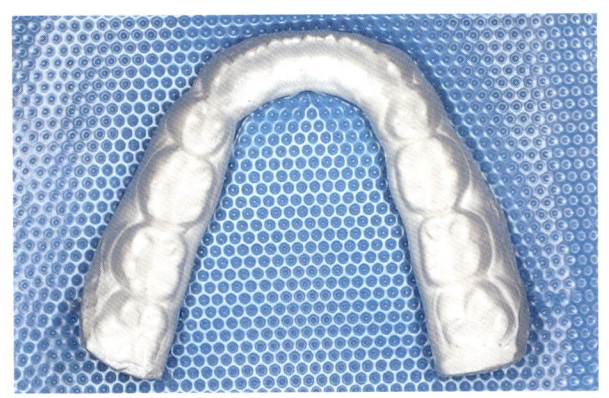

図4-29　サーモフォーミングマシーン（左）とクリアリテーナー装着模型（右）。

第 4 章　ボンディング後の治療手順

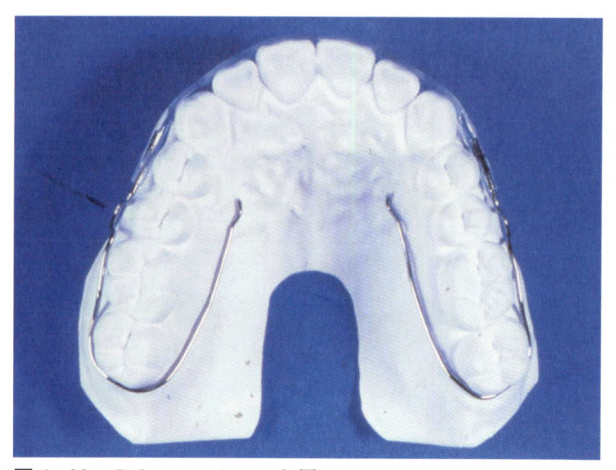

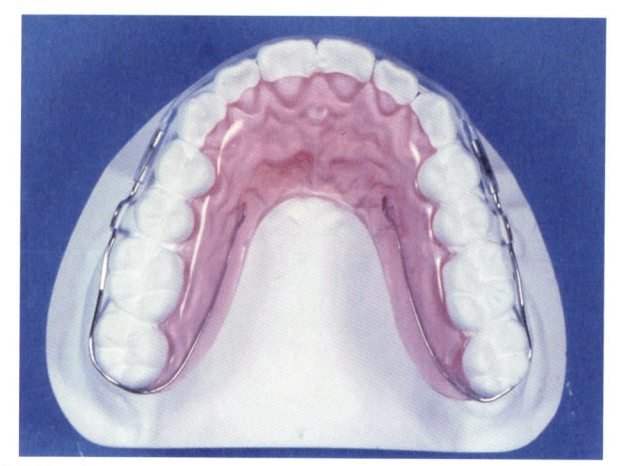

図 4-30　Q.C.M. ワイヤーを用いたサーカムファレンシャルタイプリテーナー。

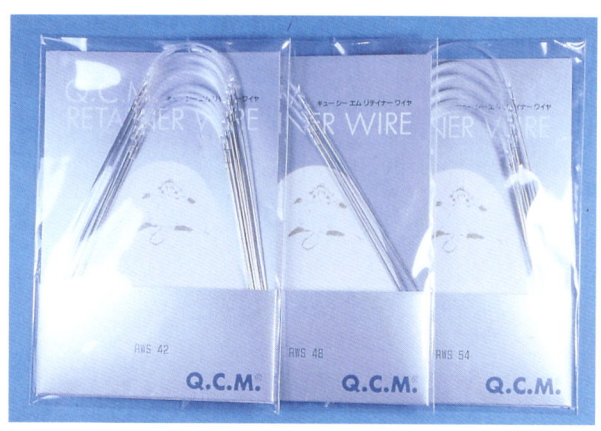

図 4-31　Q.C.M リテーナーワイヤー。

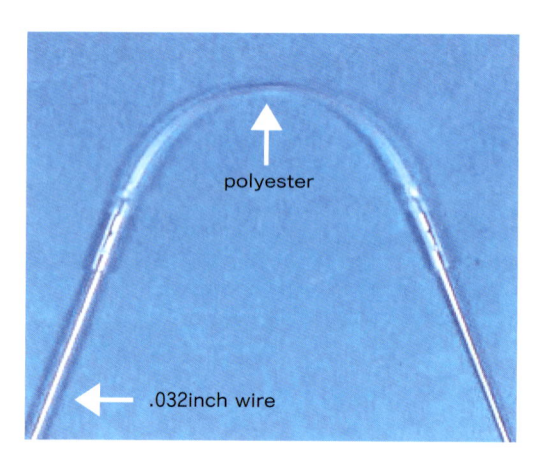

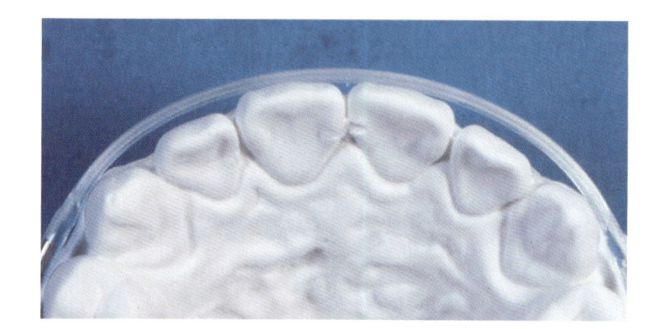

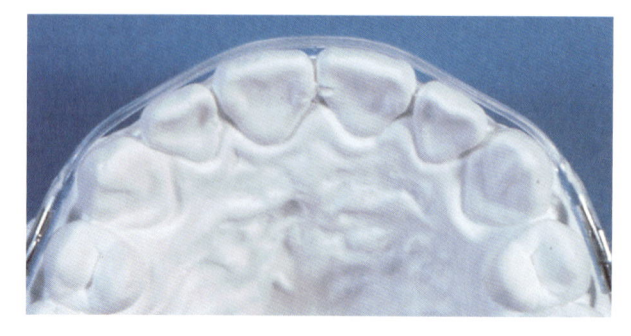

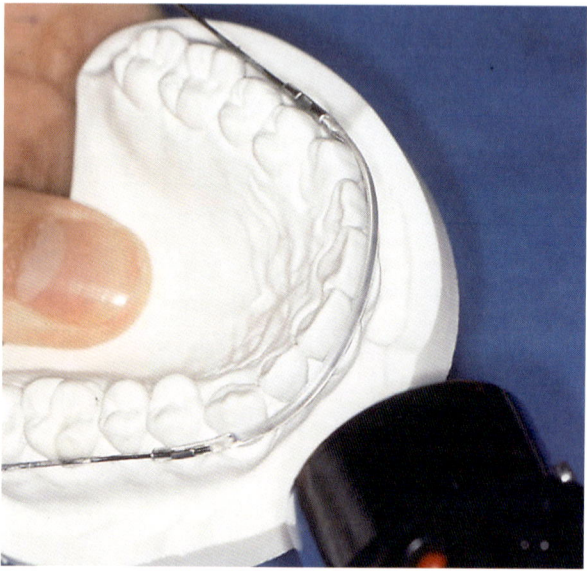

図 4-32　Q.C.M リテーナーの作製。ポリエステル部は、ヘアドライヤーで加熱成形できる。

5 保定

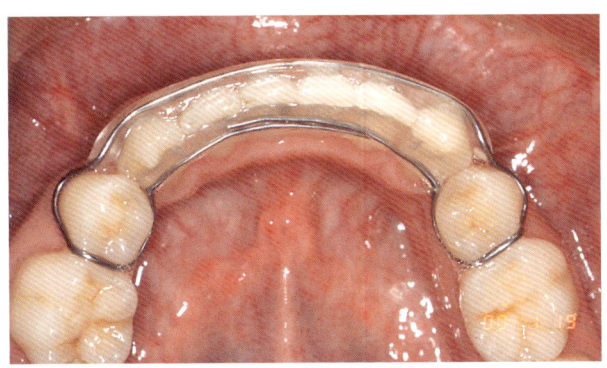

図4-33 スプリングリテーナー。

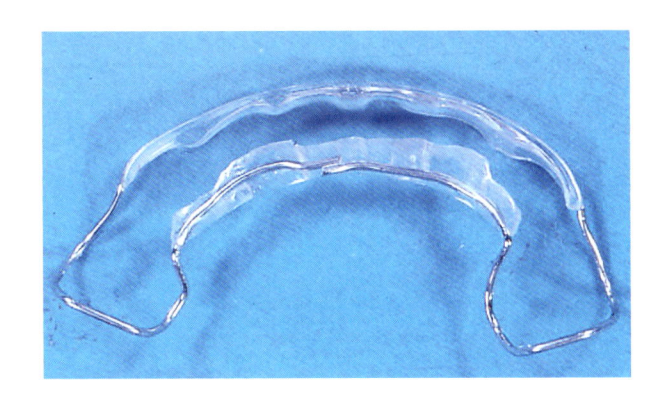

図4-34 Q.C.Mリテーナー（上顎）、スプリングリテーナー（下顎）。

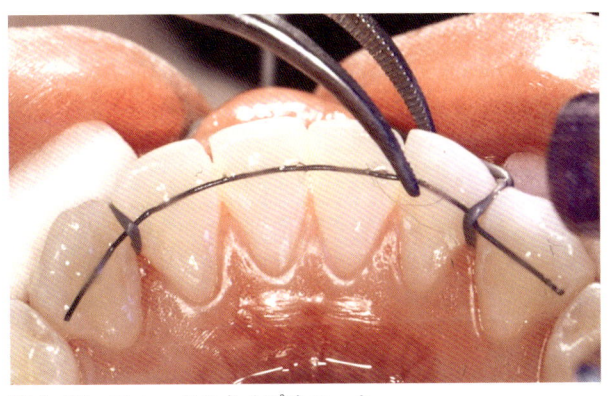

図4-35 フィックスタイプリテーナー。

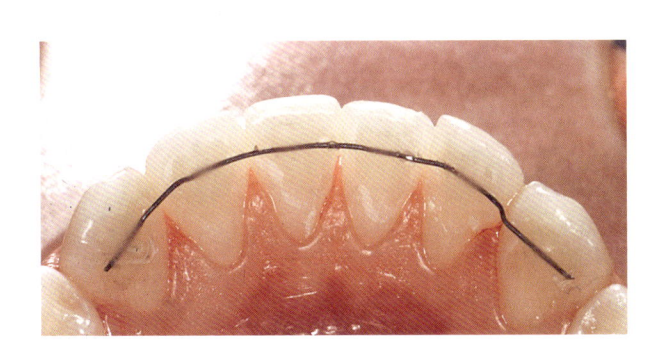

参考文献
1. 居波徹，相澤一郎，佐奈正敏，重枝徹，椿丈二，義澤祐二，吉田哲也．リンガルブラケット矯正法：審美的矯正の基礎と臨床．東京：医歯薬出版，2009．
2. Takemoto K. Sliding mechanics versus loop mechanics during en masse retraction in extraction cases. In: Romano R(ed). Lingual orthodontics. Hamilton, Ont.: B. C. Decker, 1998：109-115.
3. Scuzzo G, Takemoto K. Lingual orthodontics. London: Quintessence publishing, 2010；111-115.

第 5 章

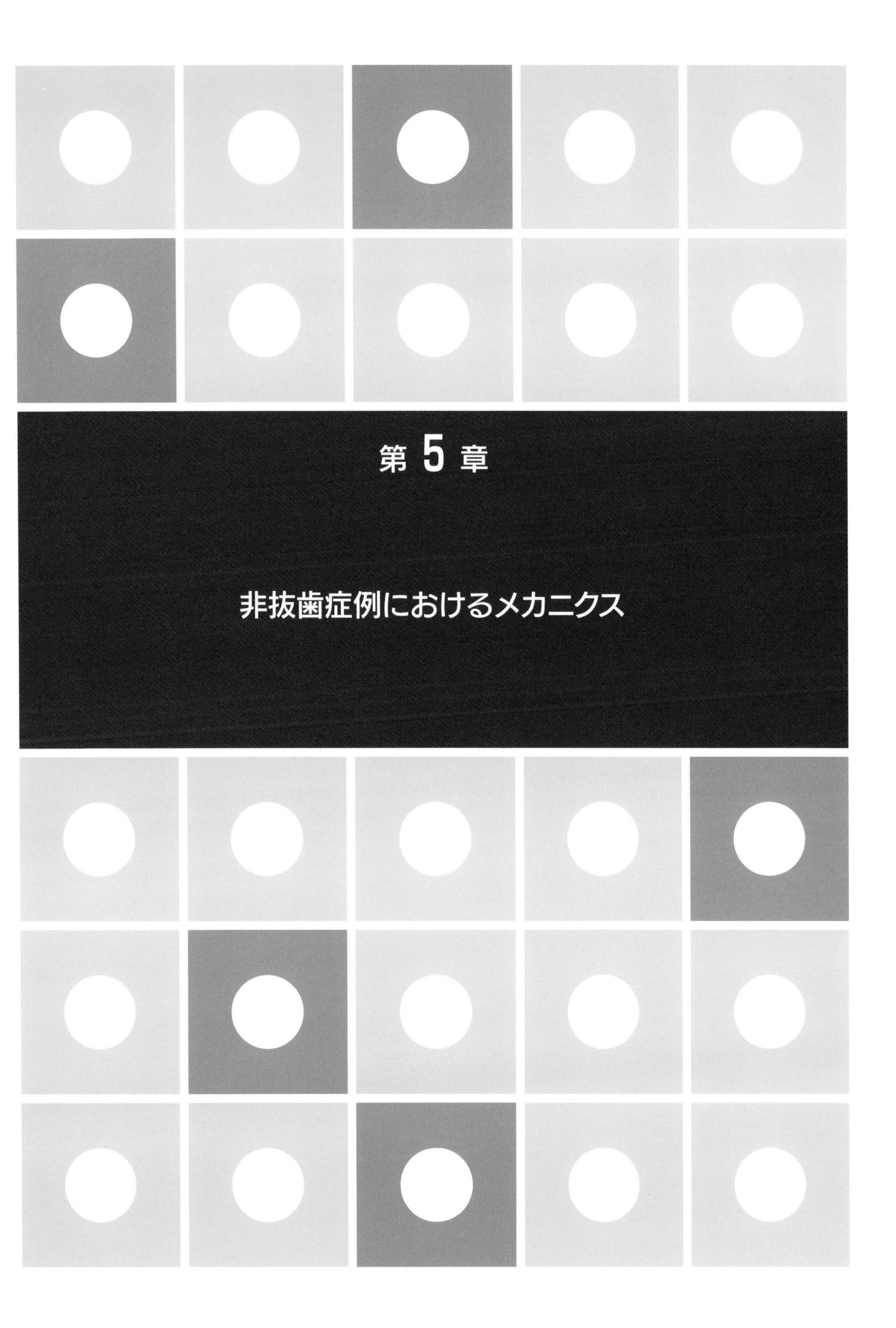

非抜歯症例におけるメカニクス

第5章　非抜歯症例におけるメカニクス

1 非抜歯治療の意義

　矯正治療の終了時には、咬合の改善、安定性、審美的顔貌、健全な歯周組織、健全な顎関節、ならびに主訴の改善が同時にかつバランスよく得られている必要がある（図5-1）。つまり、咬合の改善に固執するあまり、顔貌の審美性をおろそかにし、術後の安定性に配慮を欠くということは絶対に避けなくてはならない。抜歯を行うか否かの判断基準としては、叢生の程度、側貌形態、バッカルコリドーの有無、ならびにスマイルラインの状態などを参考として総合的に判断することになる[1,2]（図5-2）。

　非抜歯治療の特長としては、①患者の要求に応える、②アンチエイジングの効果を得る、③審美条件を満たす、④抜歯にともなうリスクを回避する、⑤良好な骨の支持を得るといった効果が考えられる（図5-3）。患者の要望としては、真っ直ぐに排列された歯、白い歯、および魅力的なスマイルを望むことなどが挙げられる（図5-4）。非抜歯治療においては、治療後にも十分な歯列幅径を維持することができるため、バッカルコリドーをもたらすリスクが低く魅力的なスマイルを得ることができる。また、抜歯にともなう口元の後退は、患者の年齢が増した時にその影響が際立ってくることが多いため、非抜歯にて口元の後退感をともなわずに治療を行うことは結果としてアンチエイジングにつながる（図5-5）。さらに、診断時に頭部X線規格写真の分析値に代表されるような硬組織の情報からだけではなく、軟組織から得られる分析結果も加味して抜歯を行うか否かを決定するべきであり、特に顔面の審美条件を満たすために抜歯を回避することも十分検討すべきである。（図5-6）。そして、抜歯症例でしばしば散見される抜歯空隙の後戻りや歯槽骨のクレフト（図5-7）、歯の移動量と付着歯肉の幅や厚みが原因となる歯根の露出および歯肉退縮（図5-8）や、不十分な骨の支持（図5-9）などのリスクを十分考慮して治療を立てるべきである。

　以上の要件を踏まえて、著者らの医院においても以前よりも非抜歯治療が多くを占めるようになった（図5-10）。

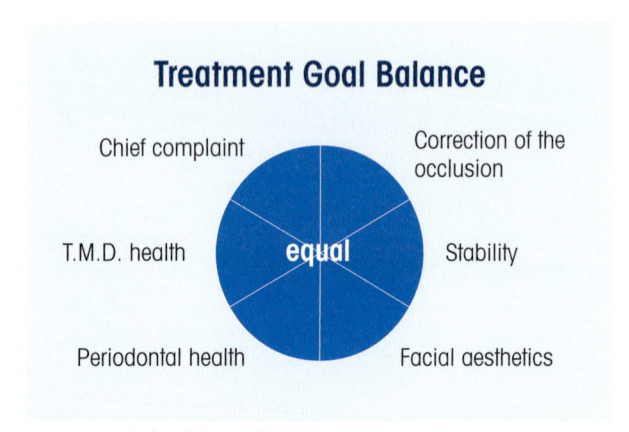

図5-1　治療目標の内訳。

図5-2　抜歯・非抜歯の基準。

図5-3　非抜歯の利点。

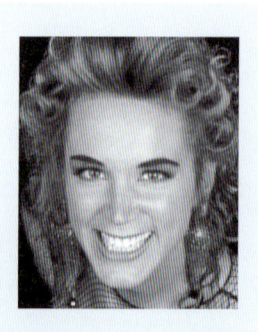

図5-4　患者が矯正治療に望むもの。

1 非抜歯治療の意義

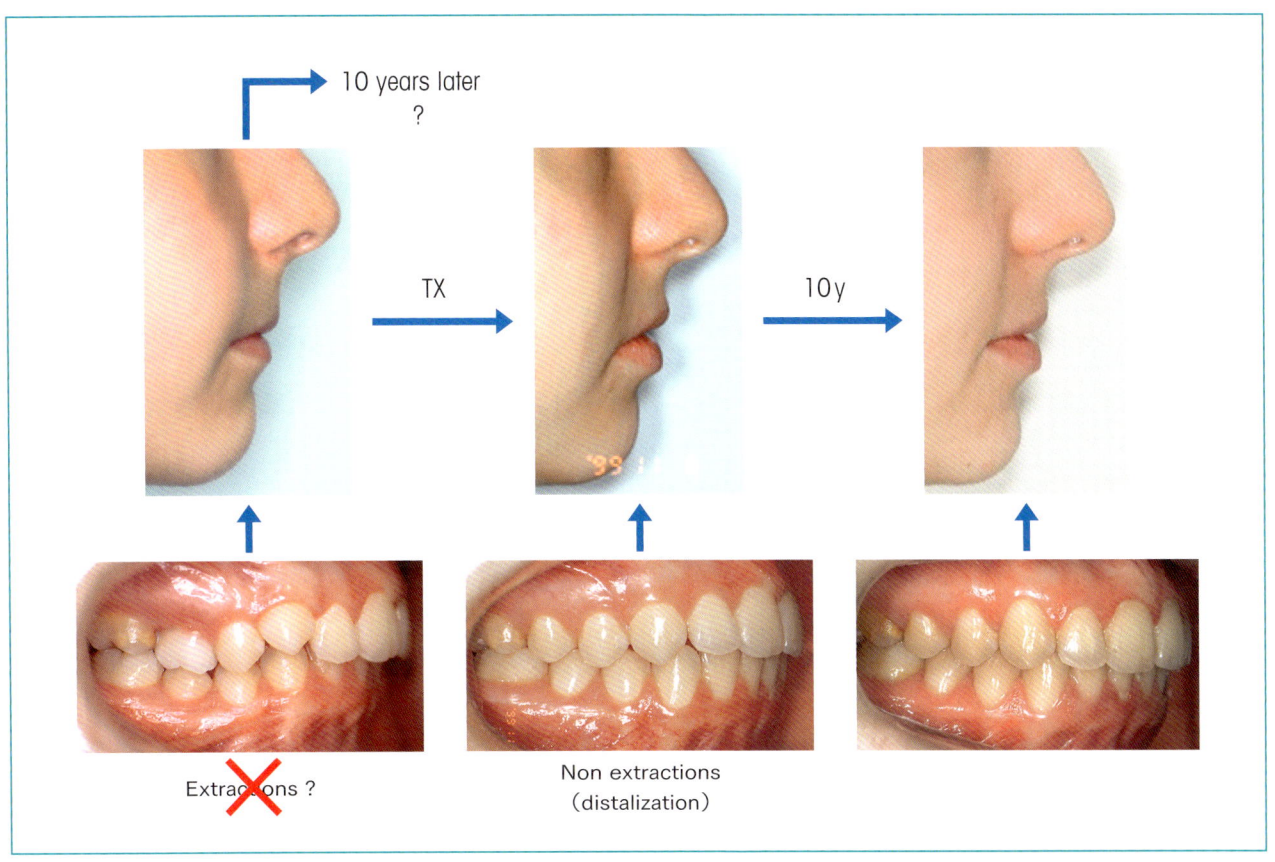

図5-5 顔貌を考慮した矯正治療の必要性。

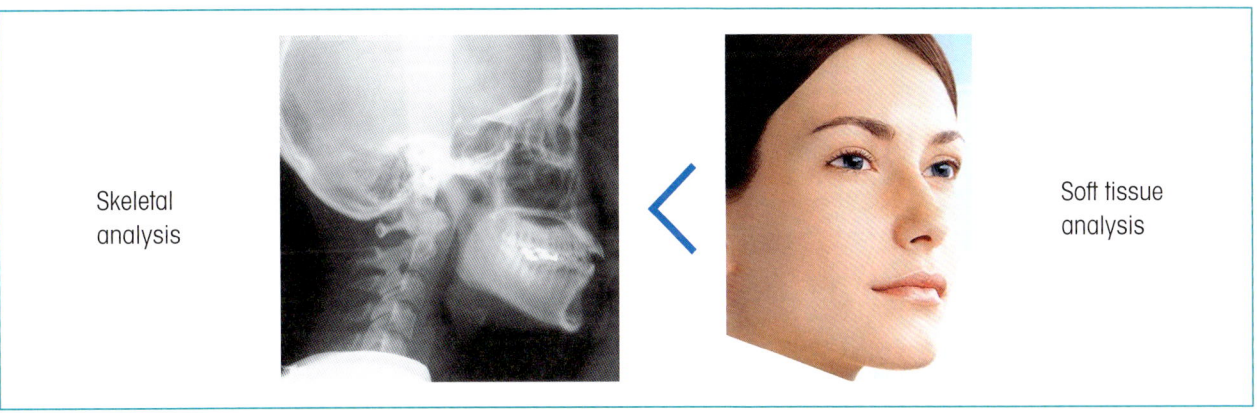

図5-6 抜歯・非抜歯の決定には骨格よりも軟組織を重要視する。

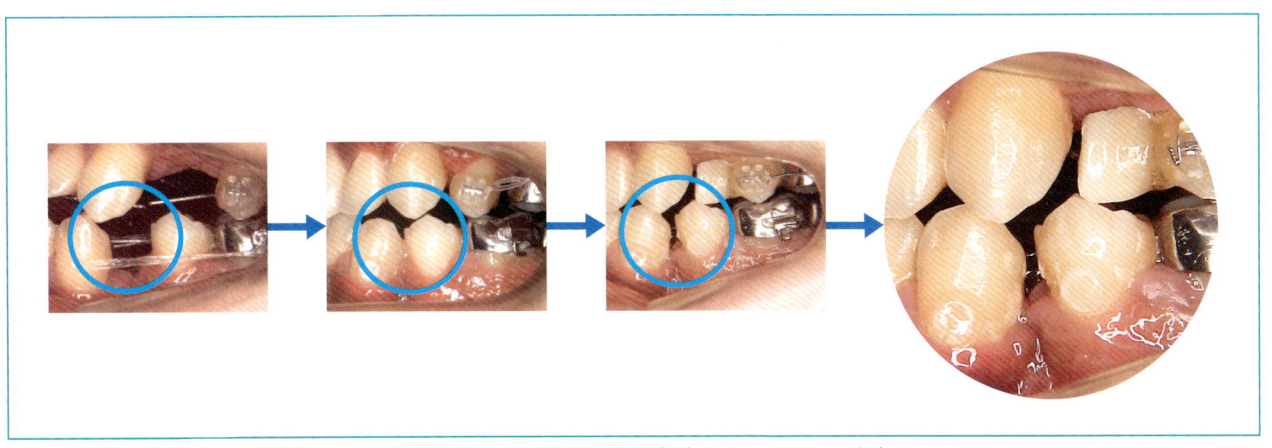

図5-7 抜歯を併用することによって生じるリスク。抜歯による歯槽骨のクレフトに注意する。

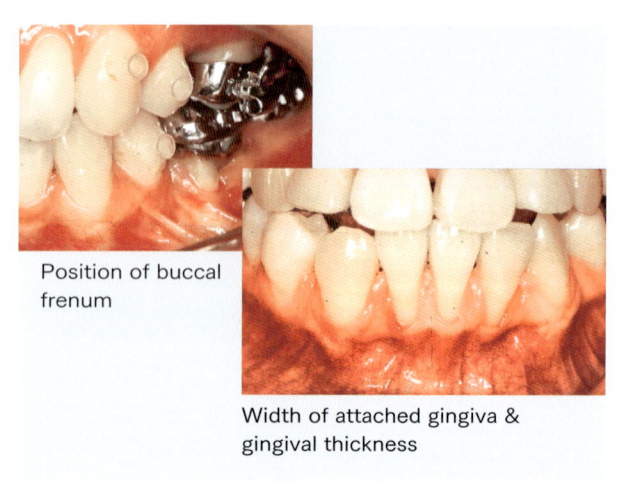

第5章 非抜歯症例におけるメカニクス

図5-8 抜歯を併用することによって生じるリスク。付着歯肉の幅や厚み、小帯の位置に注意を要する。

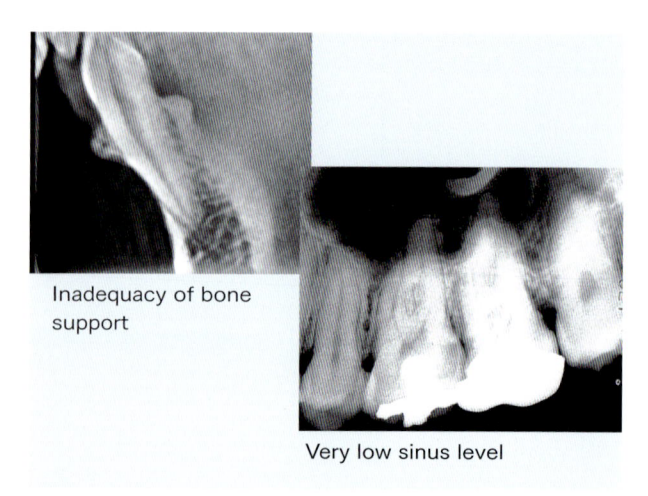

図5-9 抜歯を併用することによって生じるリスク(骨量の問題)。

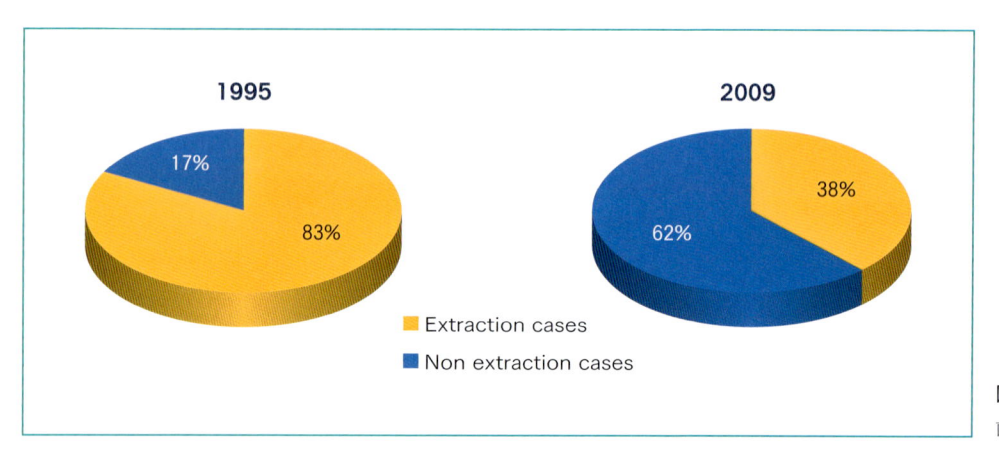

図5-10 著者の医院での抜歯・非抜歯の率について。

2 非抜歯治療におけるスペースマネージメント

叢生や唇側傾斜した前歯をともなう症例に非抜歯治療を選択する場合は、スペースを得るためにいくつかの処置が選択される。その代表的なものが、inter proximal reduction(IPR)、歯列拡大、および臼歯部遠心移動によるスペースの確保である(図5-11)。

図5-11 非抜歯矯正治療のスペースマネージメント。

Inter proximal reduction(IPR)

IPRとは、主にメタルストリップス、ダイヤモンドバーやダイヤモンドディスクを用いて前歯の歯間部にスペースを施すことである(図5-12～15)。歯髄の知覚亢進を避けるために原則として多数の歯面に分散させて行い(図5-13)、一か所ごとの切削量を減らす配慮が必要となる。しかしながら、隅角が張り出して三角形の形態が強く、コンタクトポイントが高位にあるような切歯においては、歯冠形態の修正とブラックトライアングルの防止のために、他の箇所に比べて多く削合することもある。前歯の唇側傾斜の改善を試みる場合は、臼歯部の固定を十分に確保しながらIPRで得たスペースを閉鎖するよう注意が必要である。

② 非抜歯治療におけるスペースマネージメント

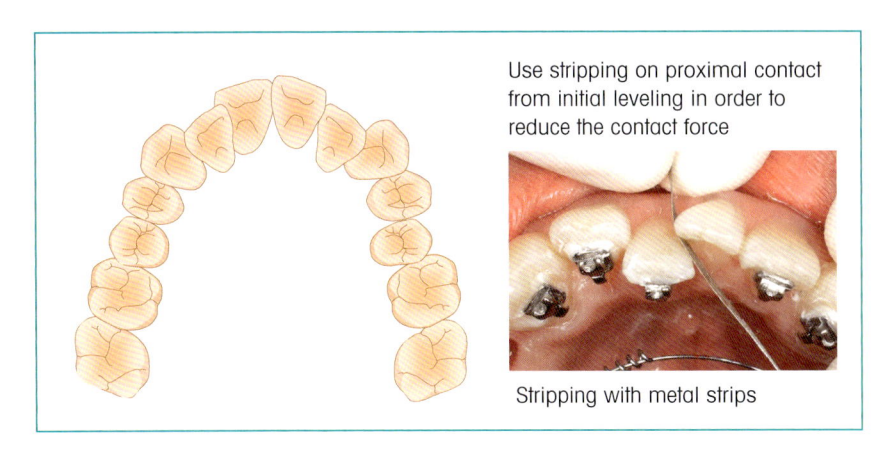

図 5-12 インタープロキシマルリダクション（IPR）。

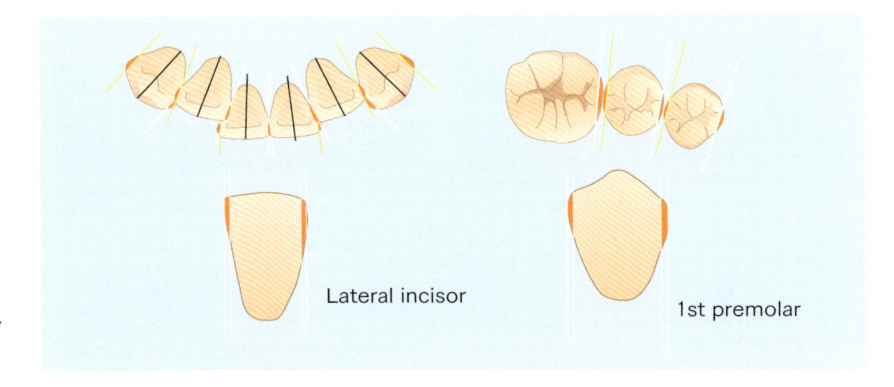

図 5-13 インタープロキシマルリダクション（IPR）。

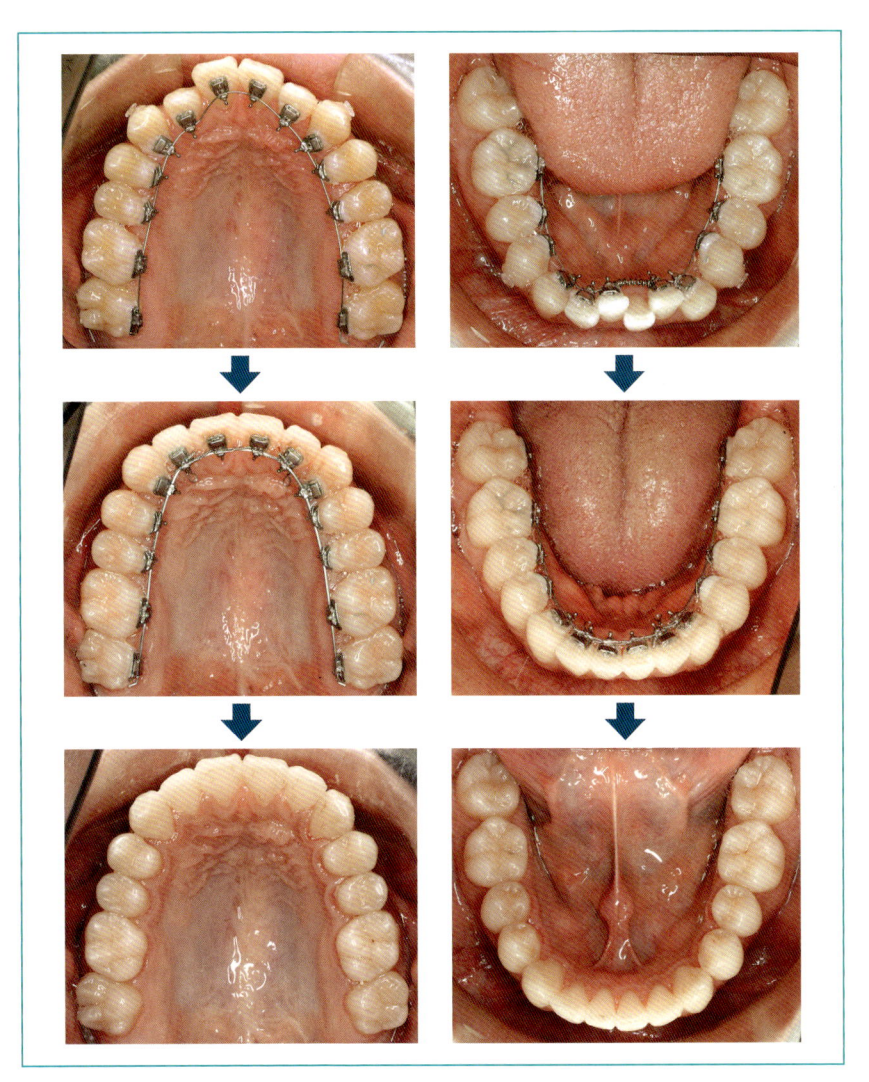

図 5-14 インタープロキシマルリダクション（IPR）を用いて非抜歯にて矯正治療を行った症例。

93

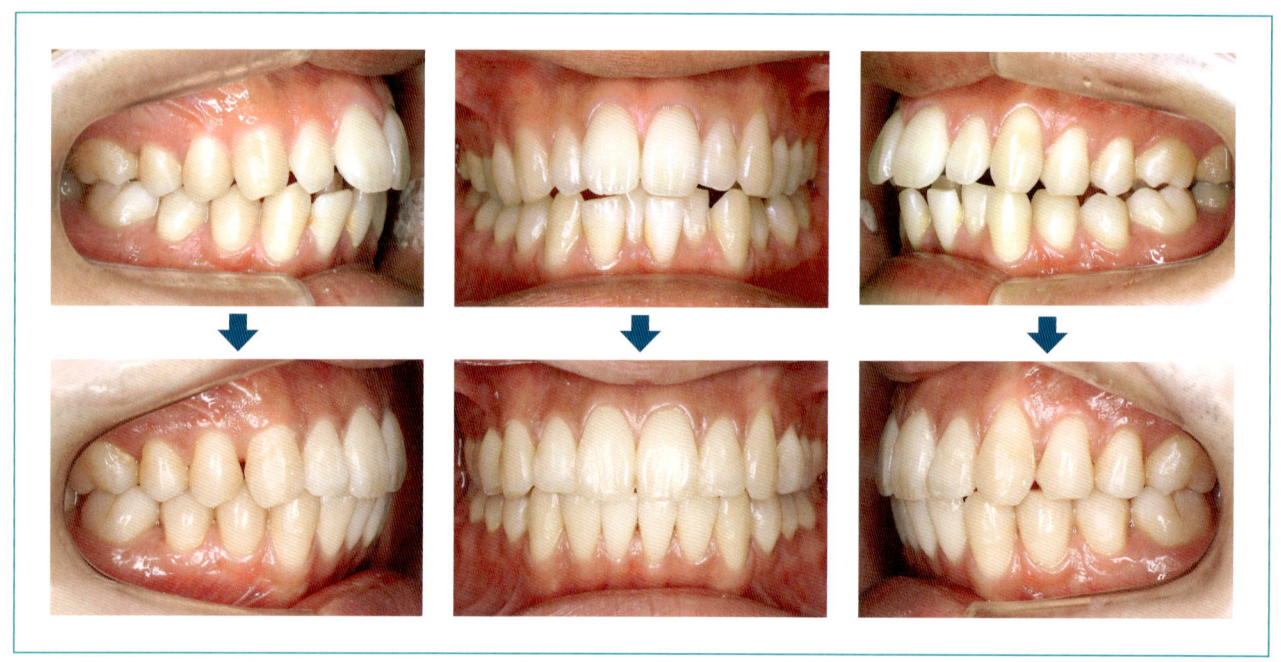

第5章 非抜歯症例におけるメカニクス

図5-15 インタープロキシマルリダクション(IPR)を用いて非抜歯にて矯正治療を行った症例。

歯列拡大

歯列拡大には、クワドヘリックスやバイヘリックスといった固定式の緩徐拡大装置を用いることが多い(図5-16、17)。舌側マルチブラケットシステムにてこれらの装置を用いる場合は、唇側からの矯正治療とは異なり、各種拡大装置とマルチブラケットによる治療を同時併行させることが不可能となる。したがって、マルチブラケット装着前に、オーバーコレクション量も含めて十分な拡大が達成されている必要があるが、歯の舌側傾斜が生じやすい舌側マルチブラケットシステムの特徴を十分に理解したオーバーコレクションの設定が必須となる。その他の注意事項は、従来の歯列拡大と同様である。

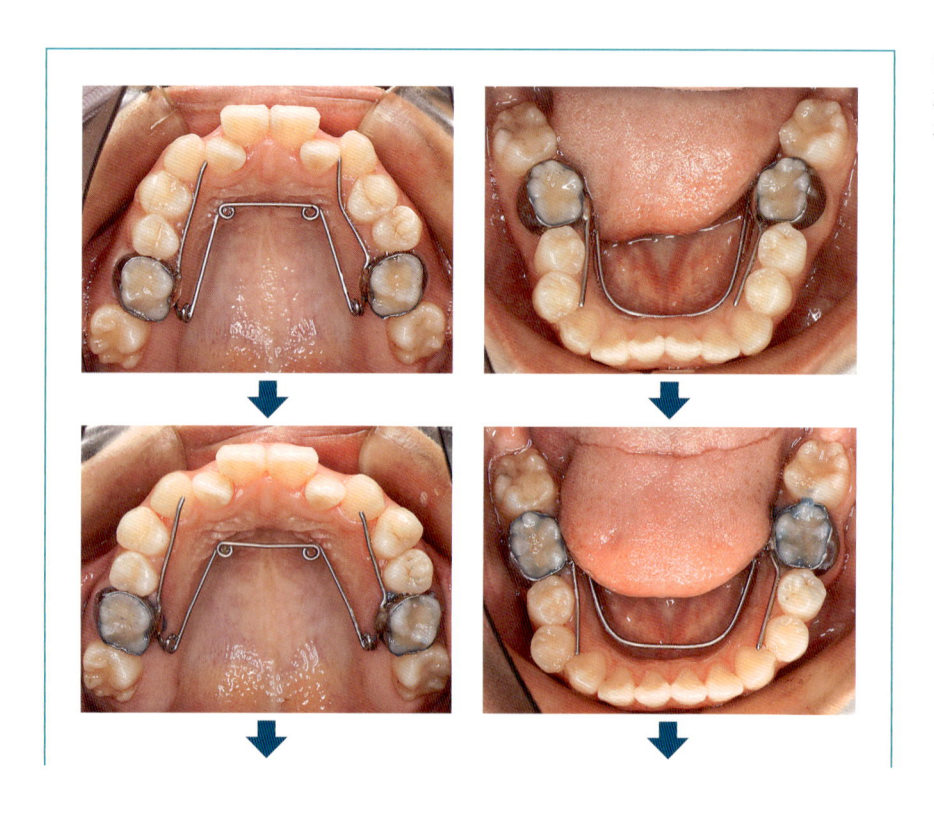

図5-16 拡大装置により歯列側方拡大後、プレーンアーチワイヤーにて非抜歯で矯正治療を行った症例。

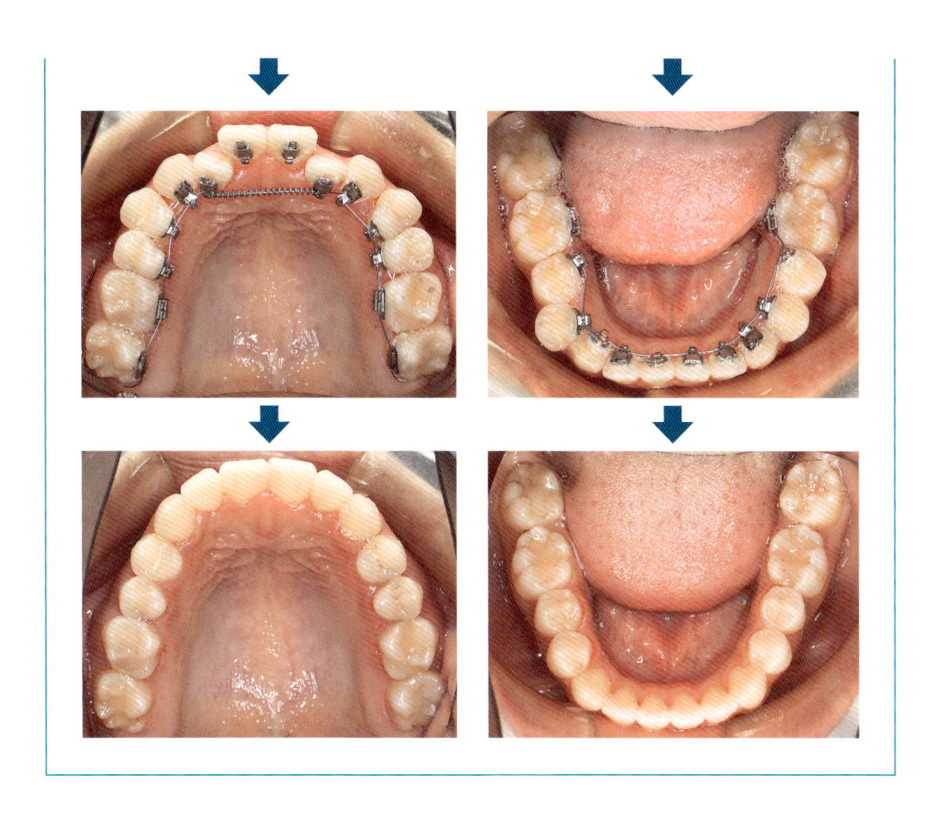

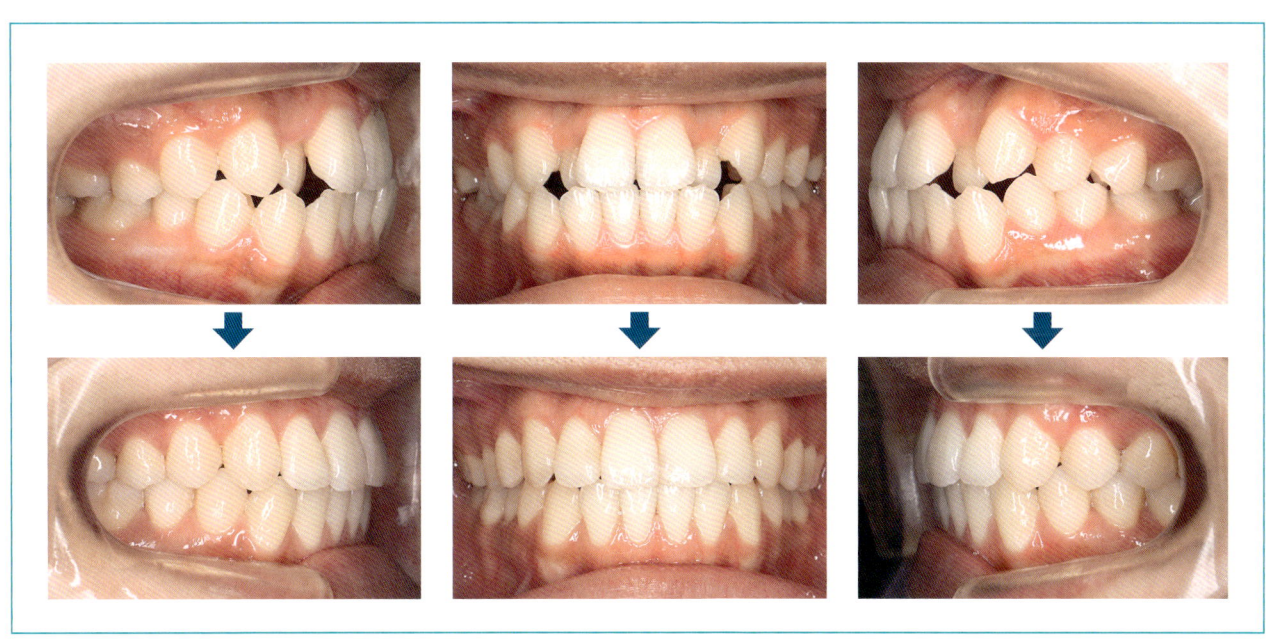

② 非抜歯治療におけるスペースマネージメント

図5-17 側方拡大後、非抜歯で矯正治療を行った症例。

95

第 5 章　非抜歯症例におけるメカニクス

遠心移動

　上顎大臼歯の遠心移動(ディスタライゼーション)を行う場合の注意事項として、第三大臼歯の有無、上顎洞底の高さ、ならびに下顎歯列のスピーの湾曲の程度などが挙げられる(図 5-18)。第三大臼歯が存在する場合はその位置と角度が重要であり、抜歯できる位置にある場合は抜歯することが望ましい場合が多い。また、第三大臼歯が低位にあり抜歯が困難な場合はその方向を確認する必要があり、近心方向を向いている場合は、大臼歯の遠心移動の妨げとなったり、第二大臼歯の遠心歯根面へ悪影響を与えたりする可能性があるので注意が必要である(図 5-19)。また、上顎洞底の高さも重要となり(図 5-20)、パノラマ X 線写真にて上顎洞底が歯根間に位置することが確認された場合は、上顎洞底の皮質骨がその高さに存在する可能性を意味するため、遠心移動の遅延や歯根吸収等のリスクを加味する必要がある。また、下顎歯列にスピーの湾曲が存在する場合は、下顎大臼歯との干渉をもたらし、遠心移動の妨げとなったり、前歯部開咬を引き起こしたりすることがある(図 5-21)。これを避けるためには、大臼歯の遠心移動とともに圧下移動を行わなくてはならず、困難な移動を強いられることとなる。

　著者らは、大臼歯の遠心移動を行う方法として、小川によって開発されたリンガルアーチとマイクロスクリューを用いる方法(図 5-22a)とペンデュラムにて行う方法(図 5-22b)[3,4]を多用している。

図 5-18　ディスタライゼーション(上顎臼歯部遠心移動)の注意点。

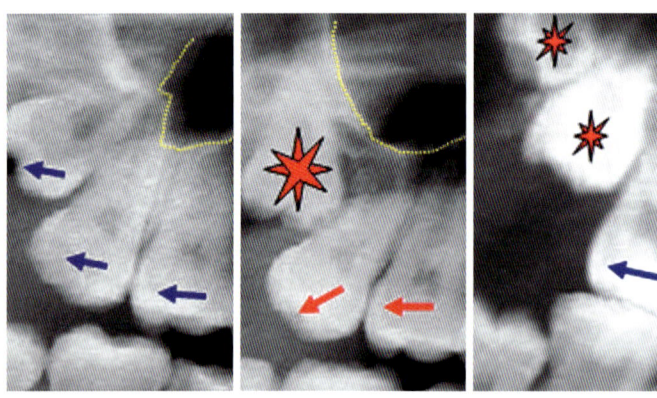

図 5-19　上顎第二、第三大臼歯の歯軸の方向や位置に注意する。

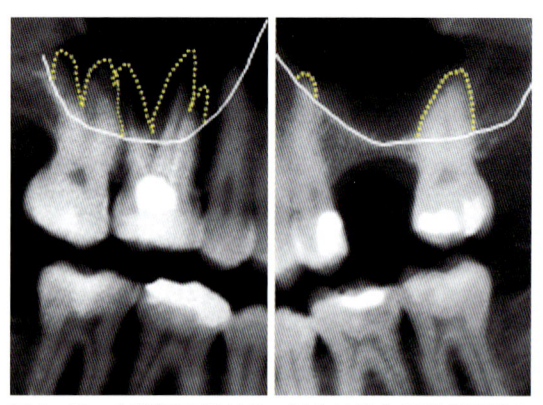

図 5-20　上顎洞底線が低い場合は遠心移動が困難な場合がある。

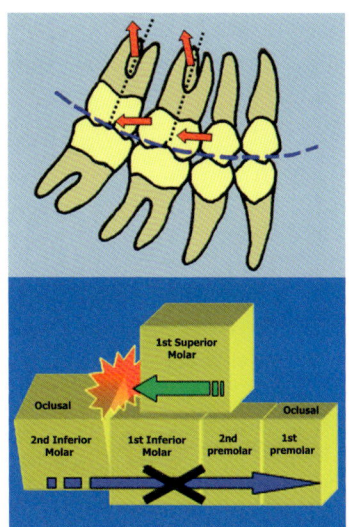

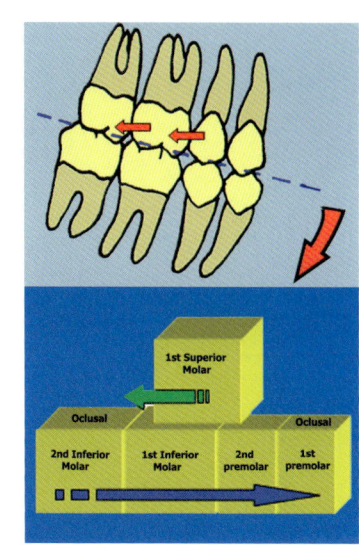

2 非抜歯治療におけるスペースマネージメント

図5-21 下顎歯列のスピーの湾曲が存在する場合（左）は、上顎臼歯部が引っかかり遠心移動できない場合がある。

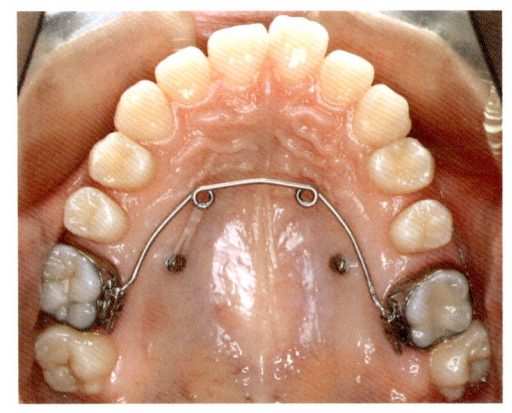

a：L.A with micro screw　　　　b：Pendulum

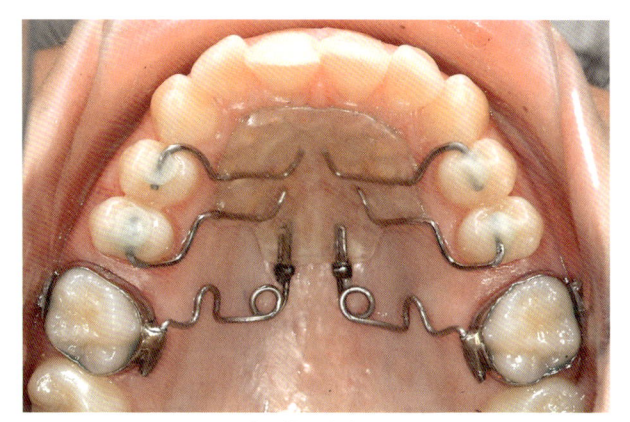

図5-22 ディスタライゼーション（上顎臼歯部遠心移動）。

1 リンガルアーチとマイクロスクリューによる遠心移動

マイクロスクリューを用いて遠心移動を試みる場合は、サークルベンドを付与したリンガルアーチから第一大臼歯の近心舌側もしくは正中口蓋縫合部へ植立したマイクロスクリューへ、エラストメリックチェーンをかけて遠心移動する方法が非常に有用である。大臼歯の遠心移動が完了した後には、続けて同じマイクロスクリューを用いて側方歯や前歯のリトラクトを行えばよい（図5-23、24）。

2 ペンディラムによる遠心移動

著者らは、Hilghers[3]のデザインにいくつかの改良を加えたペンデュラム[4]を使用している。

まず、審美性を考慮して小臼歯部にバンドは使用せず、小臼歯部に咬合面レストを形成したワイヤーを接着して固定している。また、大臼歯部に力をもたらすTMAワイヤーに付与するループを近心向きとしている。これは、通常ペンデュラムにより移動された大臼歯が遠心傾斜を呈するため、プライヤーにて近心向きのループを開くことにより、容易に遠心傾斜を防止する効果が発揮されるからである。さらに、大臼歯をアクチベートするワイヤーを可撤式とする改良も加えている。近心端を折り返して鑞着されたワイヤーをレジンボタンに開けたソケットへ挿入するといった簡素な構造により、容易な着脱が可能となる（図5-25、26）。したがって、大臼歯へもたらされる矯正力の大きさや向きを調整したり、ワイヤーの形状を修正したりする作業が、ペンデュラムを撤去せずに容易にチェアサイド（口腔外）にて行うことが可能となる（図5-27～30）。

第5章 非抜歯症例におけるメカニクス

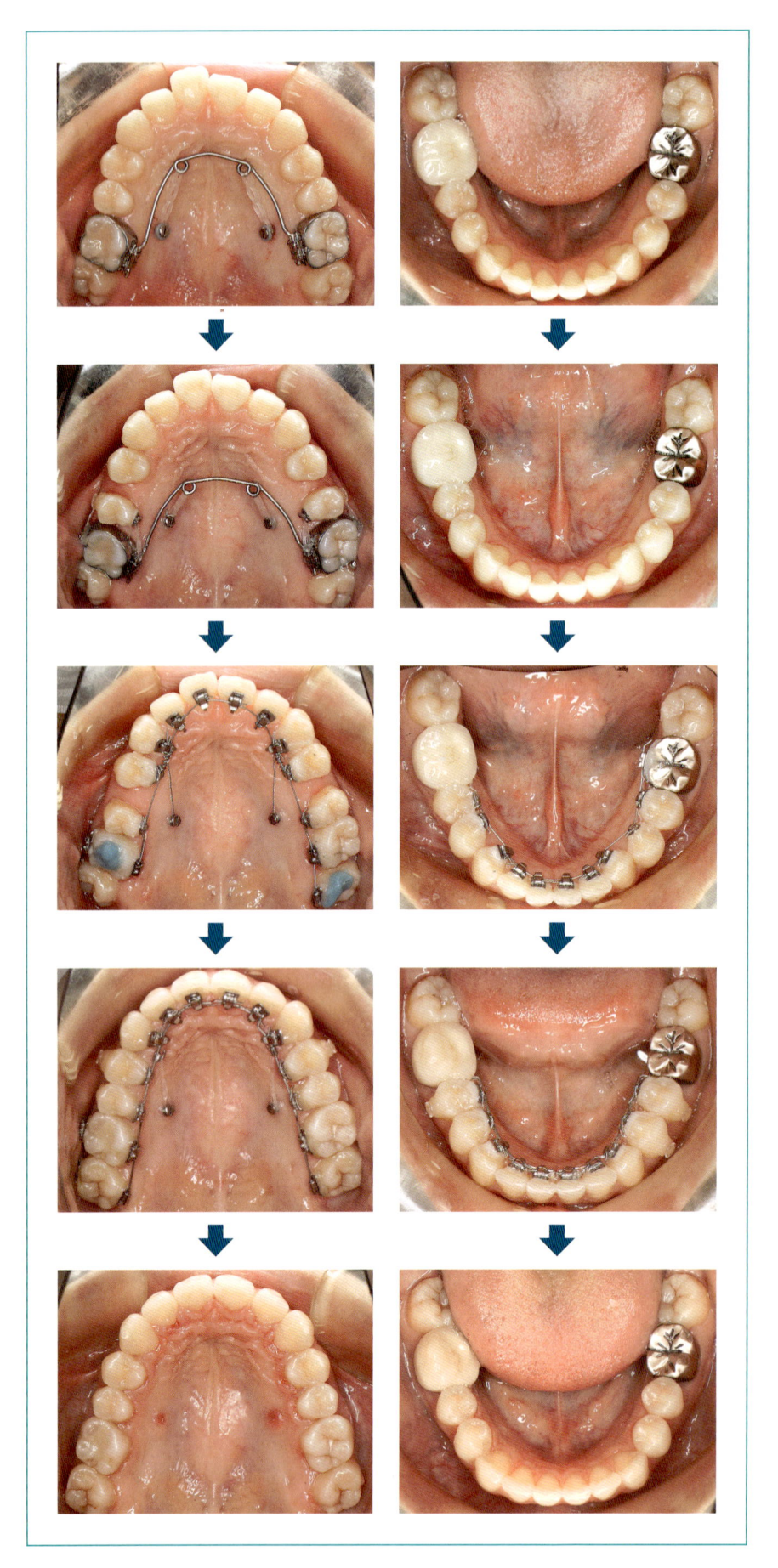

図5-23 マイクロスクリューを用いた上顎歯列の遠心移動症例。

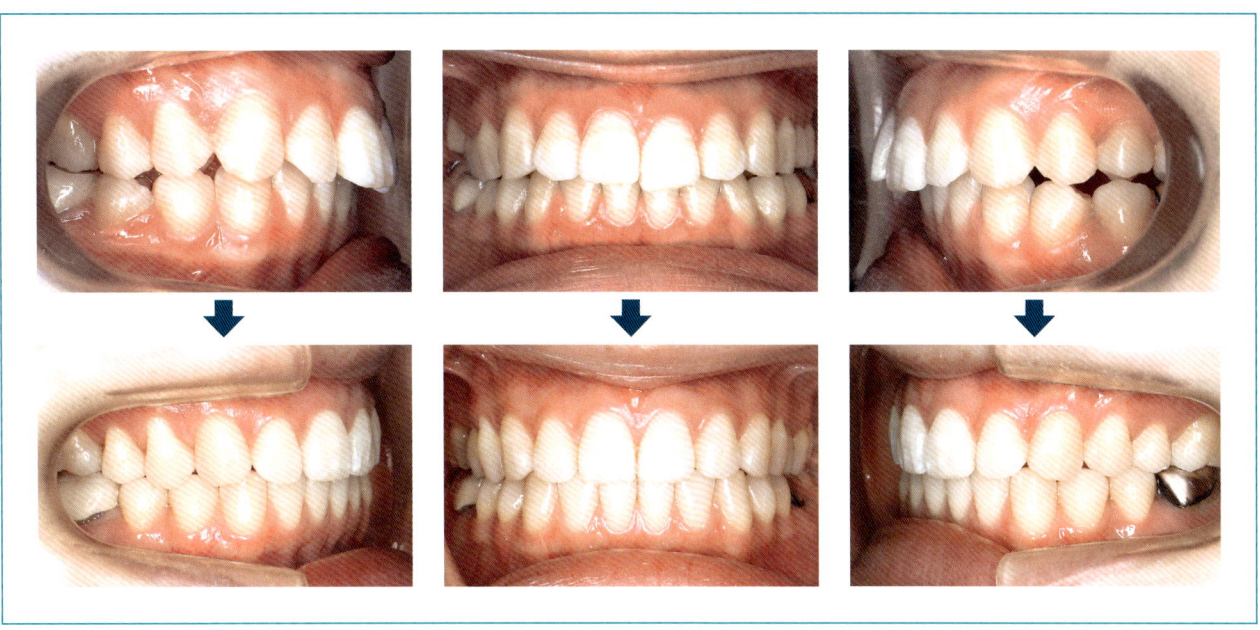

② 非抜歯治療におけるスペースマネージメント

図 5-24 マイクロスクリューを用いた上顎歯列の遠心移動症例。

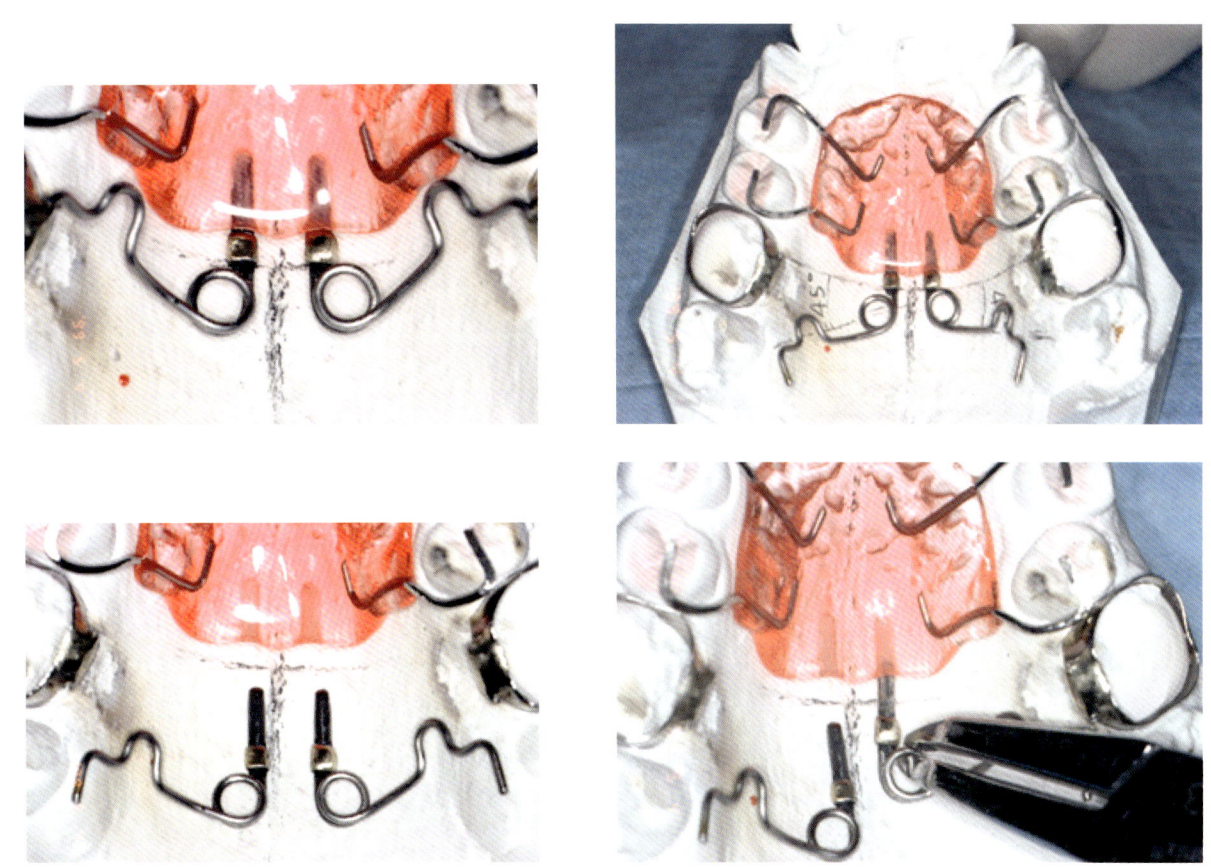

図 5-25 改良型 Hilgers のペンデュラム（M-ペンデュラム）。スプリングはリムーバブル。

第5章　非抜歯症例におけるメカニクス

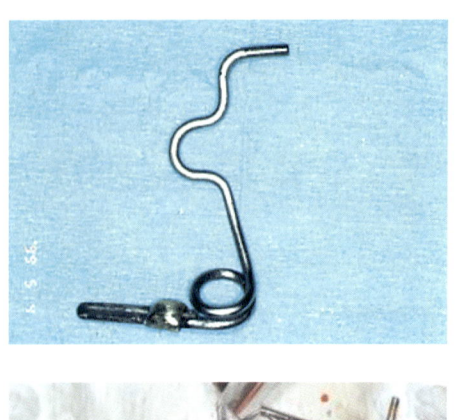

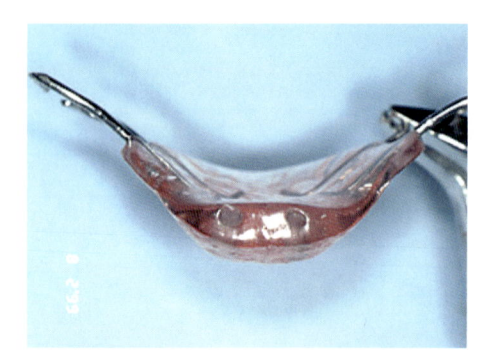

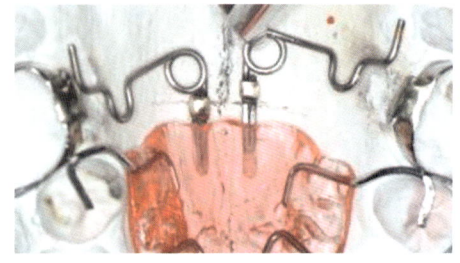

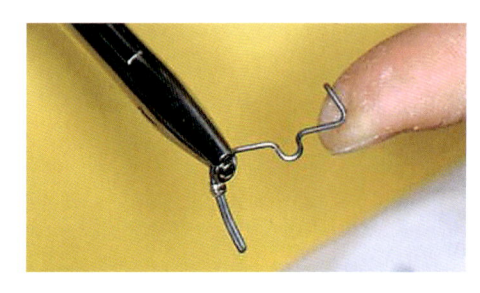

図 5-26　改良型 Hilgers のペンデュラム(M-ペンデュラム)。

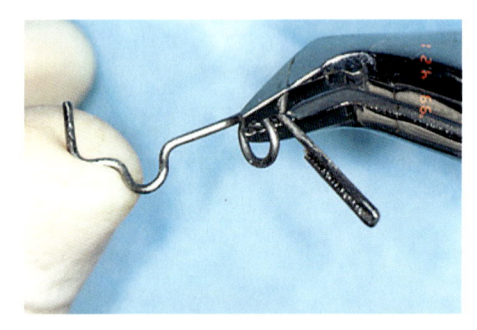

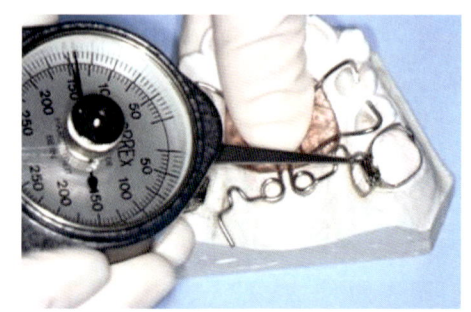

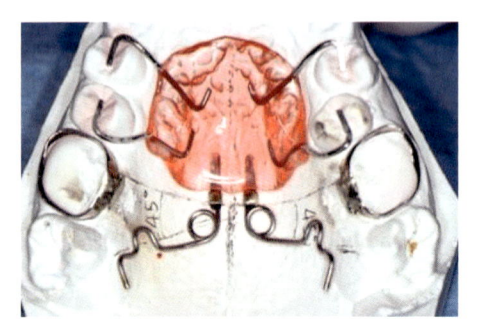

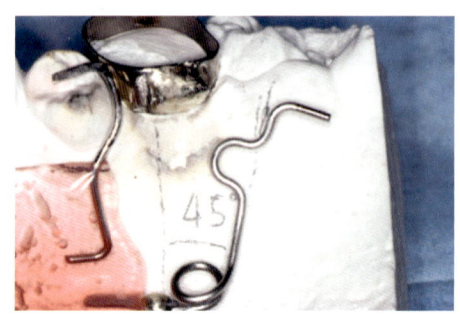

図 5-27　改良型 Hilgers のペンデュラム(M-ペンデュラム)。アクチベーション量は45°。

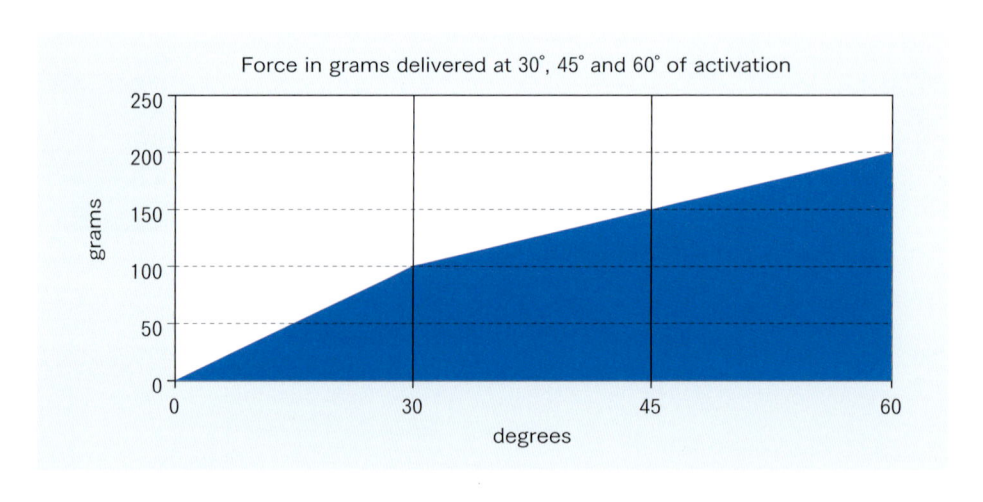

図 5-28　改良型 Hilgers のペンデュラム(M-ペンデュラム)アームの角度と力の関係。150g 程度のライトフォースを用いる。

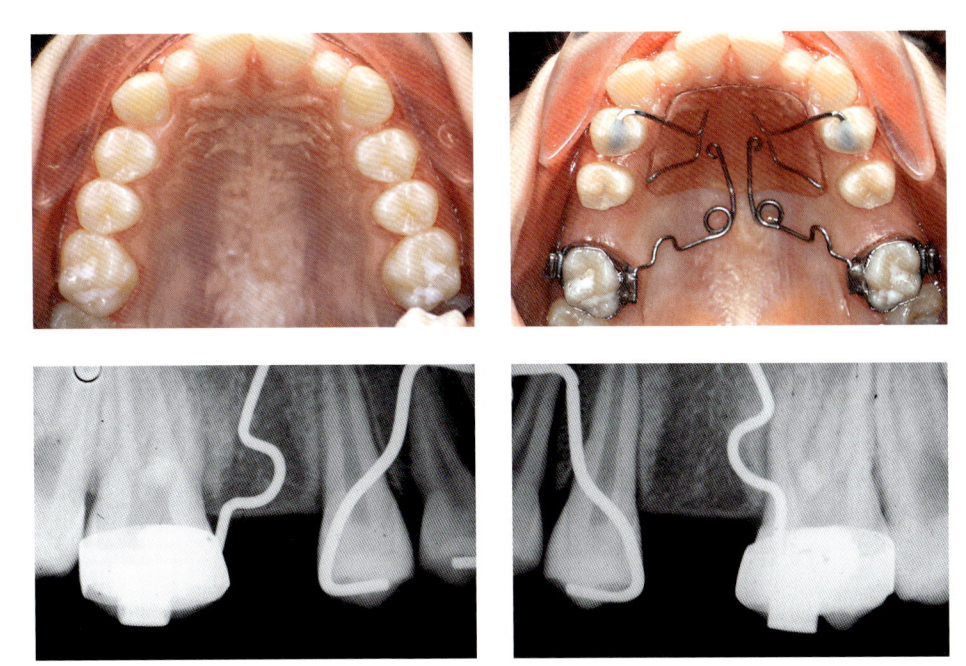

2 非抜歯治療におけるスペースマネージメント

図 5-29 改良型 Hilgers のペンデュラム(M-ペンデュラム)を用いた症例。大臼歯の遠心移動後、歯軸の平行性をチェックする。

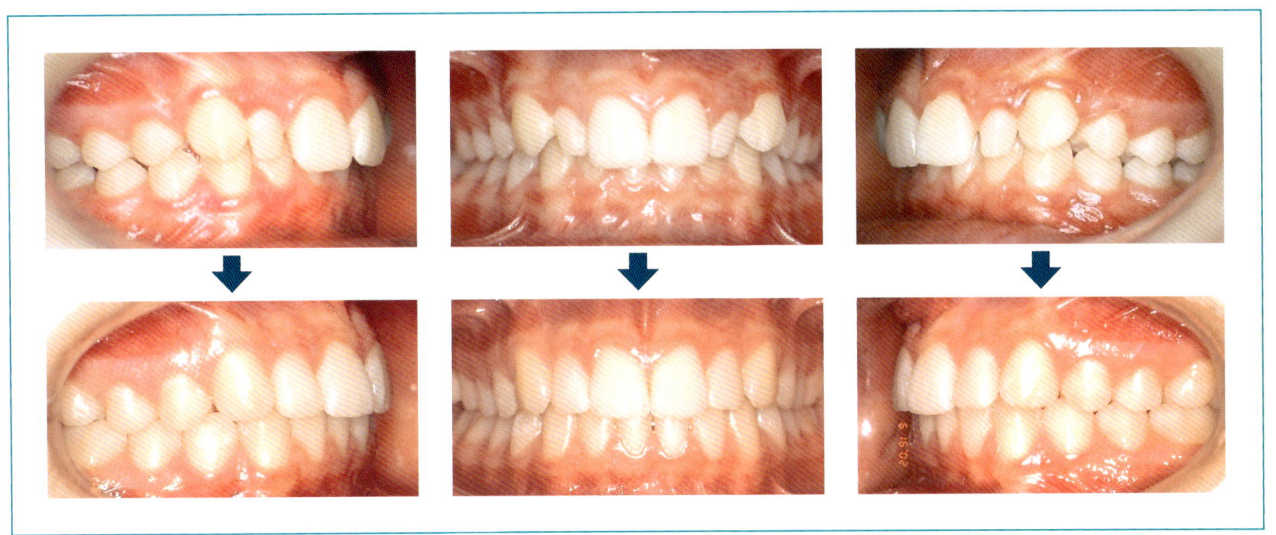

図 5-30 改良型 Hilgers のペンデュラム(M-ペンデュラム)を用いた症例。

参考文献

1. Martin AJ, Buschang PH, Boley JC, Taylor RW, McKinney TW. The impact of buccal corridors on smile attractiveness. Eur J Orthod 2007 Oct；29(5)：530-537.
2. Scuzzo G, Takemoto K. Lingual orthodontics. London：Quintessence publishing, 2010；97-102.
3. Hilgers JJ. The pendulum appliance for Class II non-compliance therapy. J Clin Orthod 1992 Nov；26(11)：706-714.
4. Scuzzo G, Takemoto K. Maxillary molar distalization with a modified pendulum appliance. J Clin Orthod 1999；33(11)：645-650.

第 6 章

抜歯症例におけるメカニクス

第6章　抜歯症例におけるメカニクス

1 ボーイングエフェクト

　舌側マルチブラケットシステムの抜歯治療において、スペースクローズ時に生じるボーイングエフェクトは、最も注意が必要な事項の1つである[1,2]。ボーイングエフェクトの把握には、前歯の舌側傾斜と挺出、ならびに臼歯の近心傾斜と挺出による咬合平面の変形をともなうバーティカル ボーイングエフェクトと、大臼歯の遠心捻転と大臼歯間幅径の狭窄、ならびに小臼歯の遠心捻転と小臼歯間幅径の拡大をともなうトランスバース ボーイングエフェクトの2つの成分について十分に配慮する必要がある（図6-1）。また、ボーイングエフェクトは、特に上顎において発現しやすい傾向があるため、上顎のリトラクション時には細心の注意が必要となる。

バーティカル ボーイングエフェクト（図6-2）

　ブラケットが前歯の唇側に位置する場合（図6-3）、リトラクションの力とほぼ同等の圧下力をもたらすメカニクスを適用すれば、それら2成分のベクトルの合力は歯根部の抵抗中心付近を通り、歯体移動を実現することが可能であると考えられる。一方、ブラケットが前歯の舌側面に位置する場合（図6-4）、リトラクションの力と同等の圧下力をもたらすメカニクスを併用したとしても、リトラクションの力との合力は抵抗中心の舌側を通るので、必然的に前歯は舌側へ傾斜移動する。つまり、舌側マルチブラケットシステムにおいては、リトラクション

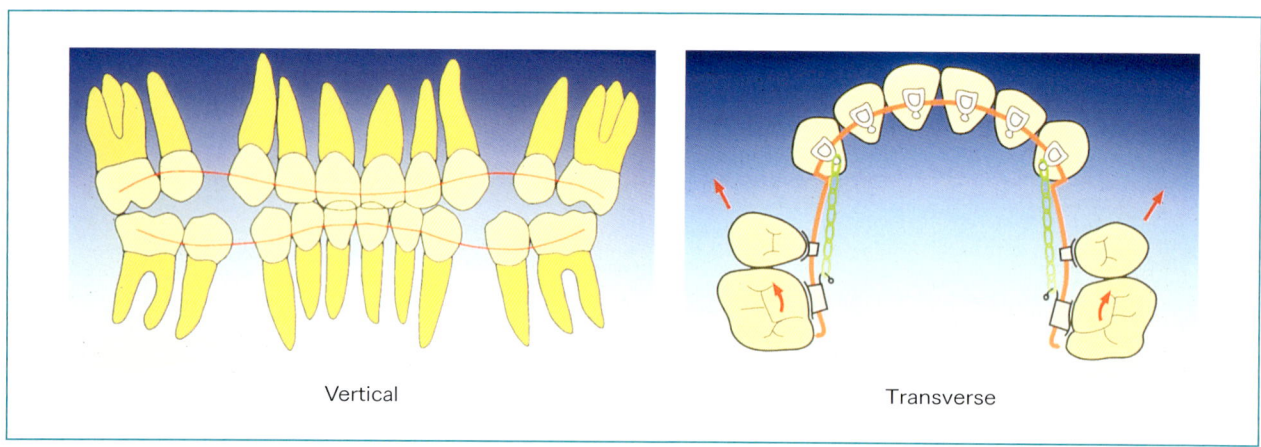

図6-1　舌側マルチブラケットシステムによって発生する反作用（ボーイングエフェクト）。

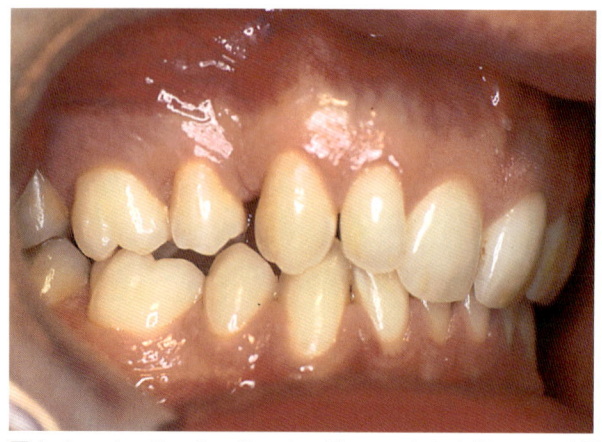

図6-2　バーティカルボーイングエフェクトを起こした症例。

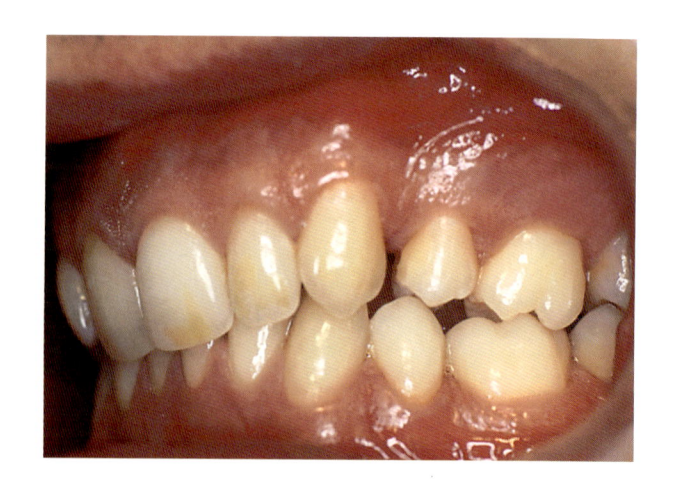

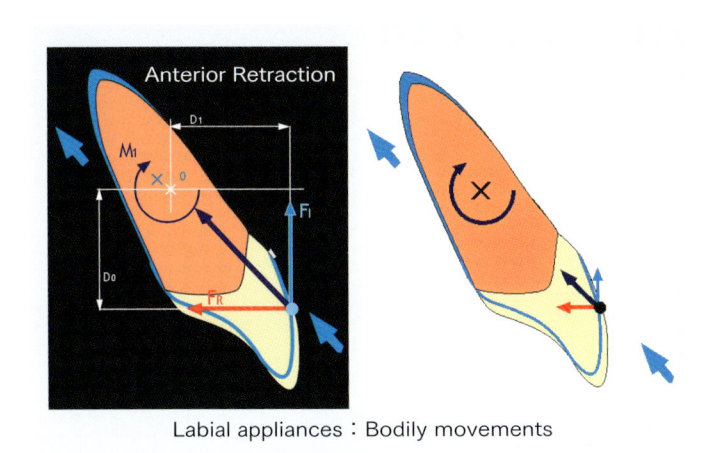

1 ボーイングエフェクト

図 6-3　唇側のブラケットに根尖方向への矯正力を付与した場合の動き。前歯は圧下する。

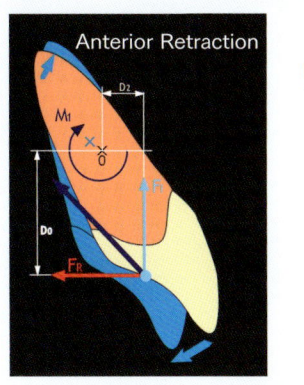

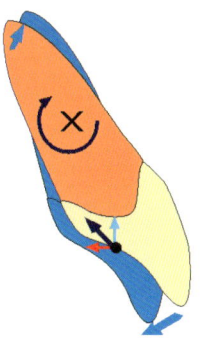

図 6-4　舌側のブラケットに根尖方向への矯正力を付与した場合の動き。前歯は舌側傾斜する。

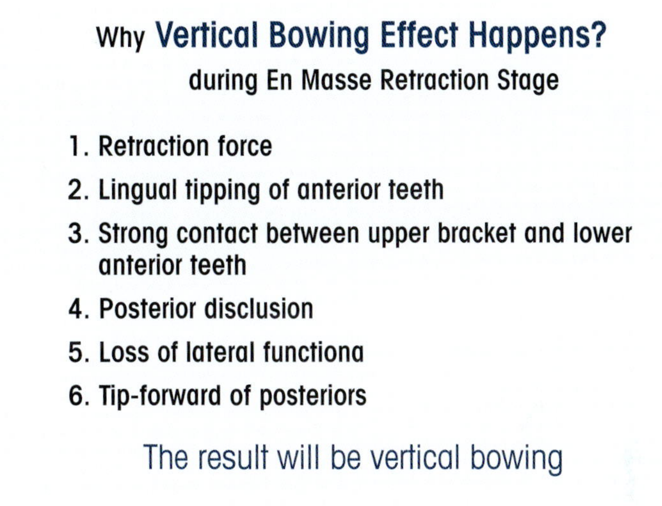

Why **Vertical Bowing Effect Happens?**
during En Masse Retraction Stage

1. Retraction force
2. Lingual tipping of anterior teeth
3. Strong contact between upper bracket and lower anterior teeth
4. Posterior disclusion
5. Loss of lateral functiona
6. Tip-forward of posteriors

The result will be vertical bowing

図 6-5　バーティカルボーイングエフェクトの発生機序。

時に前歯の舌側傾斜にともなうバイトクローズが生じやすい。そして、前歯の舌側傾斜とバイトクローズにともない、上顎前歯のブラケットと下顎前歯の咬合干渉が生じて、側方歯から臼歯部の咬合離開を引き起こす。その結果、咬合力による臼歯部の固定と咬頭嵌合の安定が失われ、臼歯部のアンカレッジロスが生じやすくなり、臼歯の挺出をともなった近心傾斜が起こる。このようにして、バーティカルボーイングエフェクトが発生する（図6-5）。

トランスバース ボーイングエフェクト

トランスバース ボーイングエフェクトは、リトラクション時の矯正力で大臼歯の遠心捻転が生じることにより発生すると考えられる。大臼歯の遠心捻転にともないアーチワイヤーが変形し、歯列幅径の小臼歯部における拡大と大臼歯における狭窄が生じる。そのため、臼歯部の咬頭嵌合が喪失し、さらにアーチフォームの変形が進むことでトランスバース ボーイングエフェクトがもたらされる（図6-5～8）。このトランスバース ボーイングエフェクトは、特に上顎において生じやすいため、舌側マルチブラケットシステムによる治療後には、上顎前歯部のアーチフォームはスクウェアの形態を呈し、大臼歯部の側方被蓋が小さくなりやすい。また、大臼歯部の歯列幅径の狭窄によるバッカルコリドーの発現や前歯が平坦に排列されように見えるなどの審美的問題を引き起こすことにも注意が必要である。

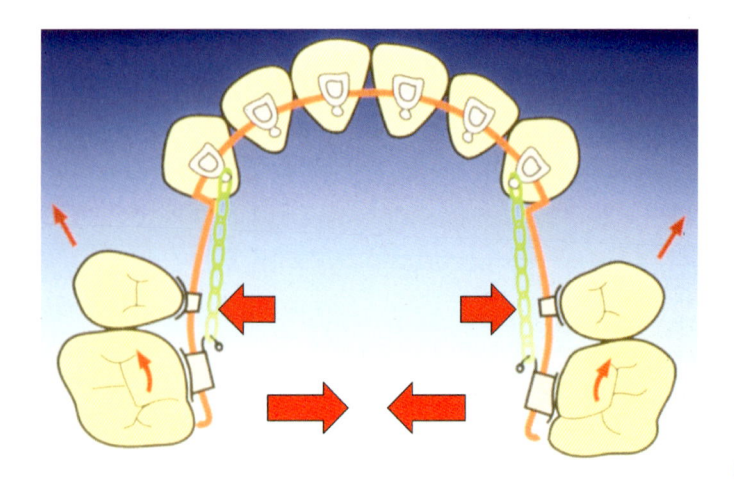

第6章　抜歯症例におけるメカニクス

図6-6　トランスバースボーイングエフェクト。

Why Transverse Bowing Effect Happens?
during En Masse Retraction Stage

1. Retraction force
2. Distal rotation of U-6&7
3. Expand premolar & decrease the width between U7-7
4. Posterior disclusion
5. Loss of lateral occlusion

The result will be transverse bowing

図6-7　トランスバースボーイングエフェクトの発生機序。

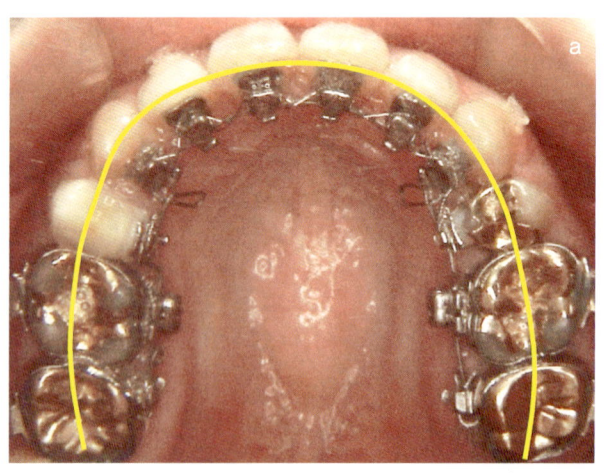

図6-8a　トランスバースボーイングエフェクトを起こした場合の歯列形態。

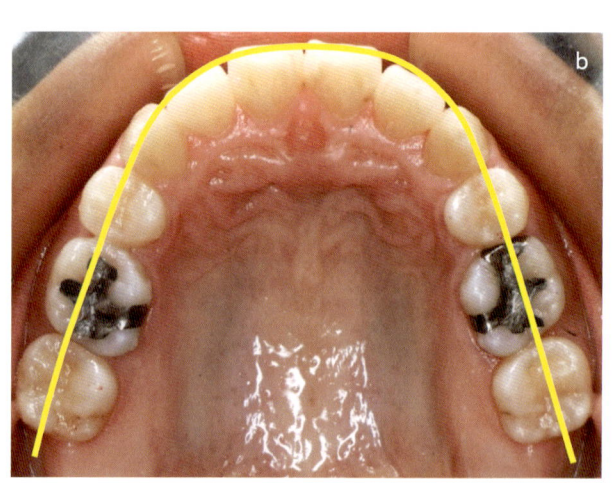

図6-8b　理想的な歯列形態。

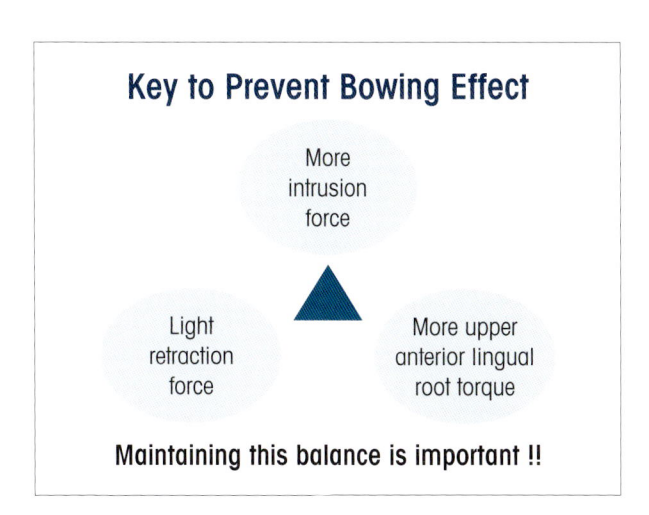

2 ボーイングエフェクトの防止法

ボーイングエフェクト発生を回避するための方法として、臼歯部への近心捻転(toe out)の付与などのセットアップ模型製作時の歯の排列による補正、リトラクション時の剛性の高いワイヤー使用、アーチワイヤーフォームによる補正、ならびにエラストメトリックチェーンの使用方法の工夫などについて各項で前述してきたが、本項においては、よりメカニカルなボーイングエフェクトに対する防止策として、前歯への圧下力の付与、上顎前歯へのリンガルルートトルクの付与、およびリトラクション時の弱い矯正力の適用について述べる(図6-9)。

前歯への圧下力の付与

前歯部へ圧下力を加える最も効果的な方法は、マイクロスクリューを使用することである。リトラクション時においてアーチワイヤーにゲーブルベンドやリバースカーブを付与して前歯に圧下力を加える方法もあるが、反作用として臼歯部へも圧下力が加わるため、コントロールを誤るとより一層のバイトクローズや臼歯部の舌側傾斜が生じることから限界がある。それに対して、マイクロスクリューを併用したリトラクションは、確実に前歯部へ圧下力をもたらすため、ボーイングエフェクトを防止しながら固定源に憂慮することなくスペースクローズを行うことができるたいへん有用な方法である。著者らは、前歯部への確実な圧下力の適用のため、多くの場合、正中口蓋部へマイクロスクリューを植立し、アーチワイヤーにゲーブルベンドやコンペンセイティブカーブを付与しながらリトラクションを行っている(図6-10)。ただし、アングルⅡ級2類の症例のように著しいディープバイトが認められる場合や、咬合挙上が達成されずリトラクションに苦慮する場合は、上顎前歯唇側部にマイクロスクリューを植立して直接前歯の圧下を試みるか(図6-11)、第二大臼歯咬合面へセメント(レジン)を付与して一時的に咬合の挙上を行ってから確実にリトラクションを行うこともある(図6-12)。

図6-9 ボーイングエフェクトの防止策。

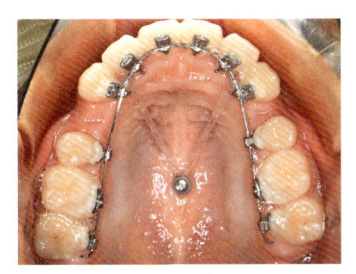

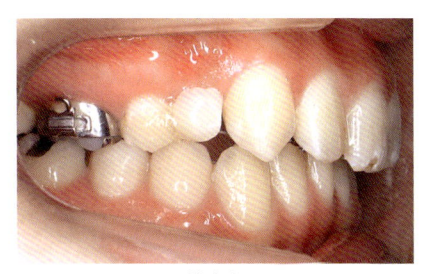

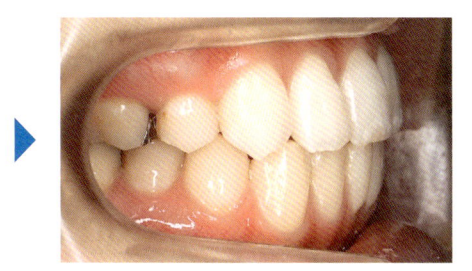

図6-10 正中口蓋縫合部へのマイクロスクリューによる前歯部の圧下。

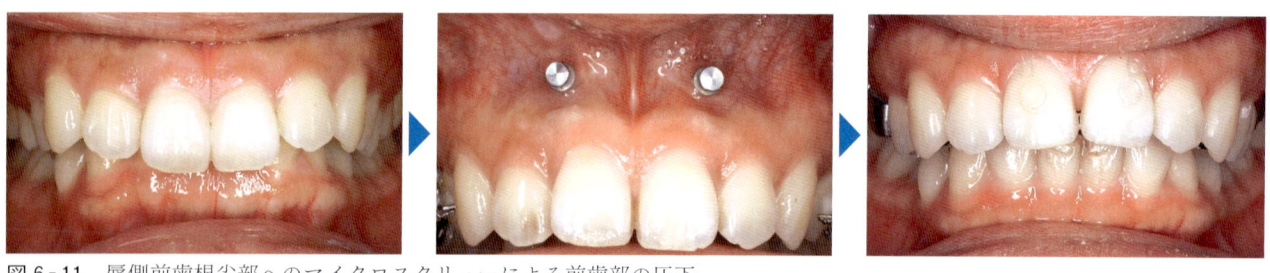

第6章　抜歯症例におけるメカニクス

図6-11　唇側前歯根尖部へのマイクロスクリューによる前歯部の圧下。

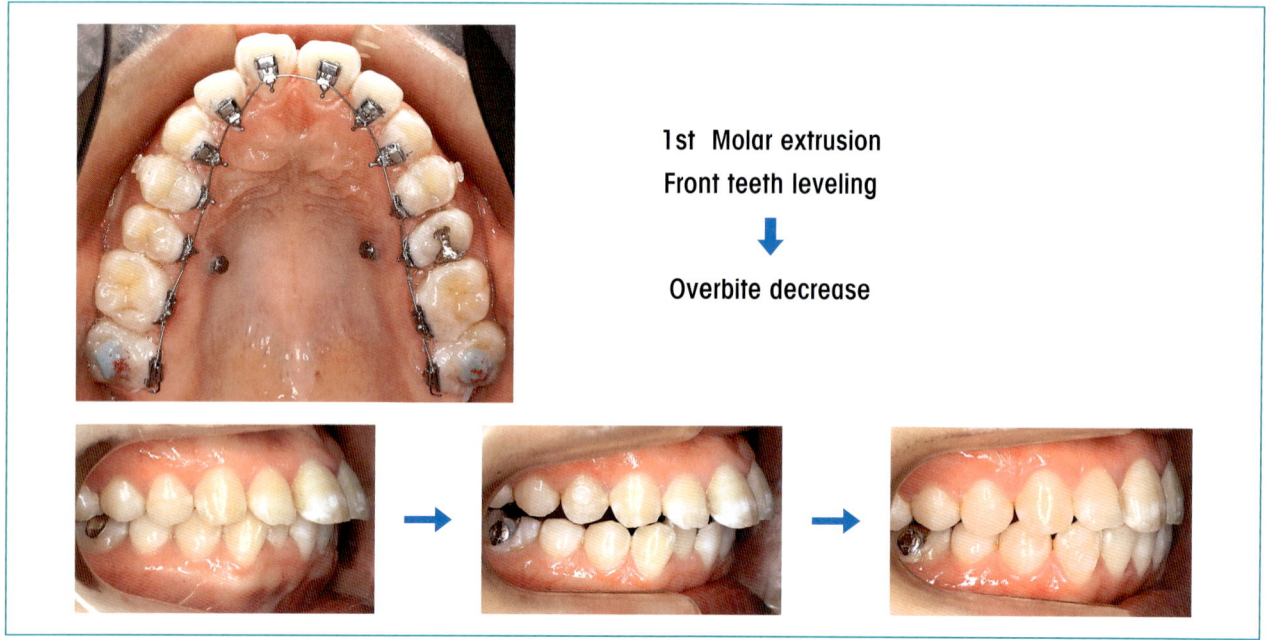

1st Molar extrusion
Front teeth leveling
↓
Overbite decrease

図6-12　レジンによる一時的な咬合の挙上。

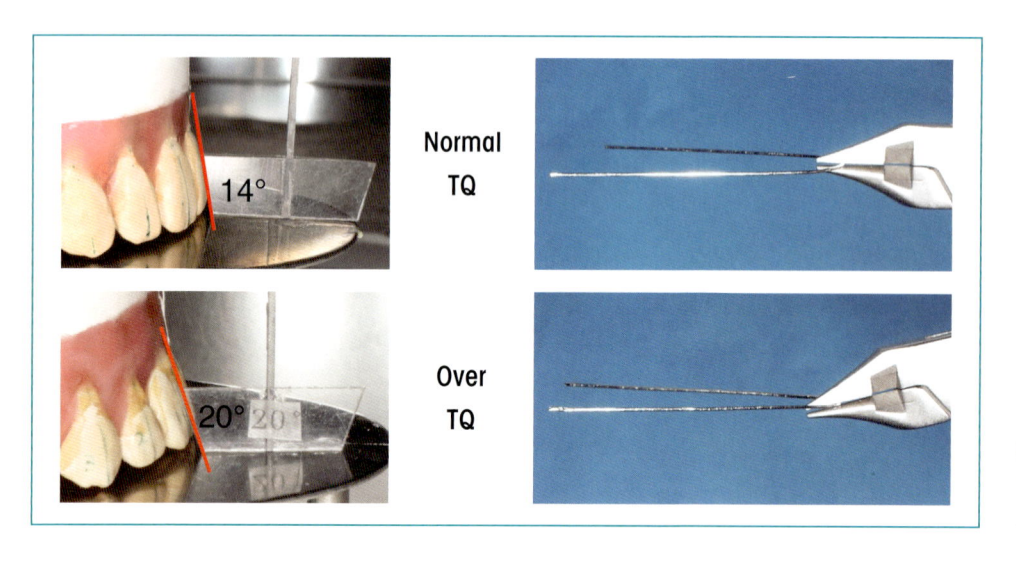

Normal TQ

Over TQ

図6-13　セットアップやワイヤーへのオーバートルクの付与。

上顎前歯へのリンガルルートトルクの付与

　先に述べたとおり、ボーイングエフェクト発現の主要因の1つは、上顎前歯の舌側傾斜にあるため、上顎前歯へのリンガルルートトルクの付与は欠かせない。このトルクの付与には、セットアップ模型製作時にオーバートルクを付与して排列する方法とアーチワイヤーに直接トルクを付与する方法がある（図6-13）。いずれにせよ、ボーイングエフェクトが生じてから歯軸を修正する事態にならないよう、事前に適正なオーバートルクを付与してからリトラクションを行う必要がある。

4 インプラントアンカー(TAD)を用いたスライディングメカニクス

リトラクション時の弱い矯正力の適用

リトラクション時に過度な矯正力を与え、アーチワイヤーの剛性に矯正力が勝ってしまった場合には、バーティカル方向にもトランスバース方向にも、アーチワイヤー(歯列)の変形が生じ、ボーイングエフェクトが発現する[2]。したがって、リトラクションに剛性の高いアーチワイヤーを用いるとともに、可及的に弱い矯正力を持続的に適用する配慮が必要となる。

3 スライディングメカニクスとループメカニクス

抜歯症例のリトラクションには、スライディングメカニクスを用いる方法とループメカニクスを用いる方法がある(表6-1)。スライディングメカニクスは、非常にシンプルなメカニクスであるため、術者による操作や手技も簡素で済むことが利点である。また、舌や舌側歯槽粘膜への刺激も少ないため、患者の快適性も高いが、ワイヤーのフリクションに影響を受けることなどの欠点も有している。一方、ループメカニクスでは、ワイヤーのフリクションとは無関係に迅速なリトラクションが達成される。また、ワイヤーに弾性力をもたらすループを付与することや、コンペンセーションベンドを組み込むことにより、リトラクション時の前歯の圧下のコントロールがしやすい利点もある。しかしながら、メカニクスが複雑になるとともに調整には熟練を要する。また、ループの付与により患者の不快感も高くなる。

	Sliding	Loop
Wire friction	△	○
Simple mechanics	○	×
Easier handling	○	×
Ant intrusion force	△	○
Retraction time	△	○
Patient comfort	○	×

表6-1 リトラクション時のメカニクス(スライディングメカニクスとループメカニクスの比較)。

これらを十分に考慮し、特に患者の快適性と安定した治療結果をもたらすストレートワイヤー法によるスライディングメカニクスが推奨される[3-6]。

4 インプラントアンカー(TAD)を用いたスライディングメカニクス

マイクロスクリューを併用したリトラクションは、最大の固定が必要な症例でも患者の協力を必要としないためたいへん有用な方法である[7,8]。舌側マルチブラケットシステムの抜歯症例では、6前歯を一塊としたアンマスリトラクションが基本であるが、マイクロスクリューを併用することで前歯部のコントロールを比較的容易に行うことが可能となる。著者らは、以下に示すホリゾンタルタイプとバーティカルタイプの2種類の牽引方法を症例ごとに使い分けている(図6-14)。

ホリゾンタルタイプの牽引

ホリゾンタルタイプの牽引では、両側の第二小臼歯と第一大臼歯間に植立されたマイクロスクリューと、アーチワイヤー上に付与されたクリンパブルフックの間に、エラストメトリックチェーンやコイルスプリングをかけてリトラクションを行う(図6-15、16)。TADとして用いるマイクロスクリューは、粘膜の厚みを考慮して8.0〜10.0mmの比較的長めのタイプを用いる。アーチワイヤーに付与するアームは、犬歯の遠心付近に口蓋粘膜に沿って伸びるよう

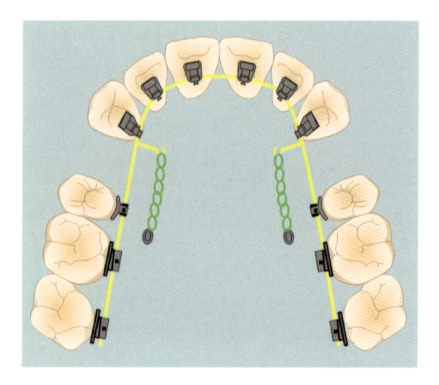

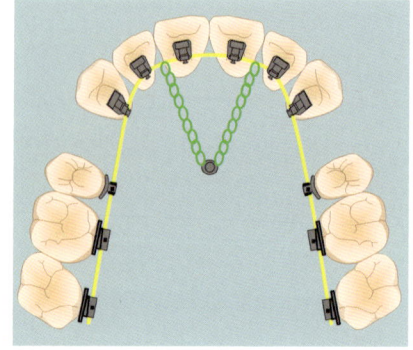

第6章 抜歯症例におけるメカニクス

図6-14 スライディングメカニクス。
a：ホリゾンタルタイプ。
b：バーティカルタイプ。

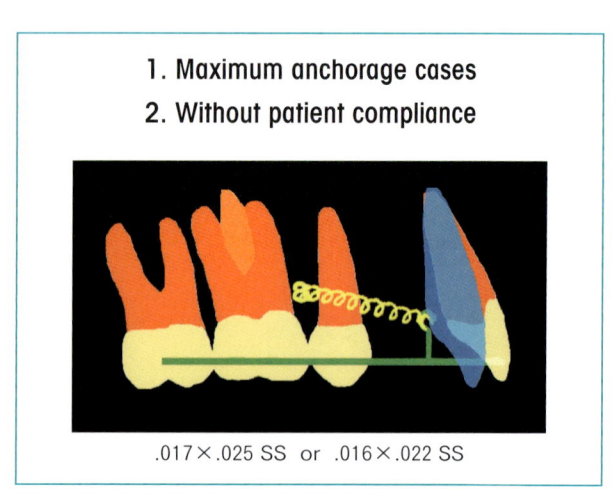

図6-15 ホリゾンタルタイプの適応症。

図6-16 ホリゾンタルタイプのアンマスリトラクション。

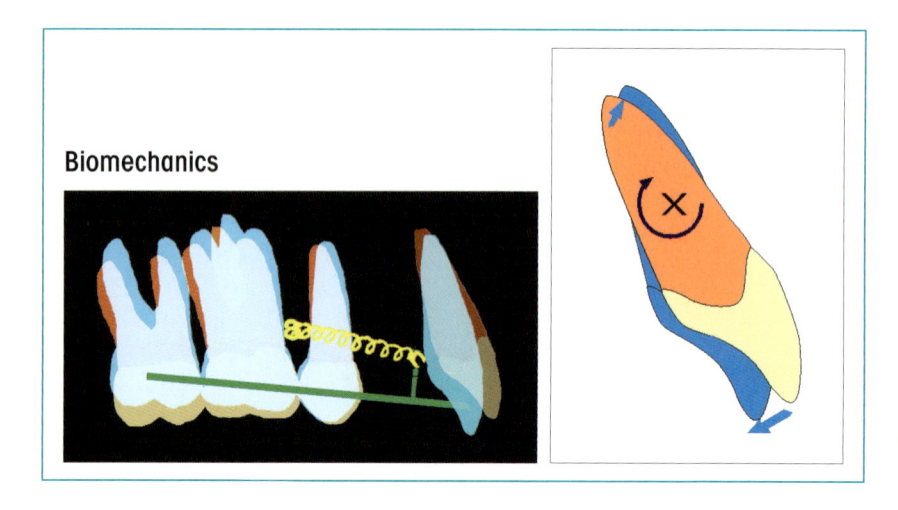

図6-17 ホリゾンタルタイプのバイオメカニクス。

に設定することが好ましい。犬歯の近心部や側切歯の近心部などに付与すると、アームからマイクロスクリューまでの距離が増長するためアーチワイヤーの剛性が減退し、結果としてボーイングエフェクトが発現しやすくなるため適切ではない。

アームを用いて牽引する場合は、アーチワイヤーから直接牽引する場合と比べて、前歯を舌側傾斜させるモーメントの発生を減じる効果があるが、牽引力の方向は水平成分が大きいため、前歯の舌側傾斜を避けることはできない（図6-17）。したがって、ホリゾンタルタイプの牽引においては、前歯の舌側傾斜とディープバイトおよび臼歯の咬合離開が生じやすい（図6-18）。そのため、ホリゾンタルタイプの牽引を計画する場合には、上顎前歯に十分なトルクと咬合挙上が事前に確立されてからリトラクションを開始する必要がある（図6-19）。また、可能な限りフルサイズに近いワイヤーを用いて前歯の舌側傾斜を防止し、弱い持続的な力とローフリクション

④ インプラントアンカー（TAD）を用いたスライディングメカニクス

Tendency during En Masse Retraction

1. Upper anterior : lingual tipping
2. Anterior bite : deeper
3. Molar function : discclusion

図6-18 ホリゾンタルタイプを用いたアンマスリトラクション時の傾向。

Key to Success

1. Establishment of U ANT. torque and sufficient U ANT. bite opening before En masse retraction
2. Anterior full size wire
   (.016 x .022, .017 x .025 SS or .018 x .018 SS)
3. Light retraction force
4. Low friction

図6-19 ホリゾンタルタイプの牽引時のキー。

Suitable Case

1. Open ~ Normal bite case
2. U ANT . labial flaring case

Unsuitable Case

1. Deep bite case
2. U ANT. lingual inclination case

図6-20 ホリゾンタルタイプの適応症と非適応症。

Contraindicated Case

1. Very low sinus level
2. Overly thick palatal tissue
3. Poor bone quality

図6-21 ホリゾンタルタイプの禁忌症。

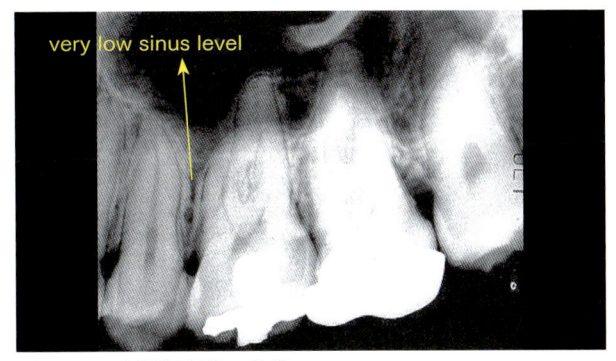

図6-22 上顎洞底線に注意。

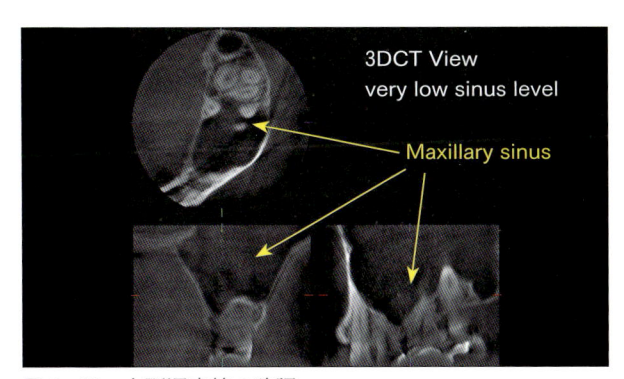

図6-23 上顎洞底線の確認。

が発揮されるよう配慮することが重要である。
　このホリゾンタルタイプの牽引に適する症例は、オープンバイトや前歯の唇側傾斜が著しい症例であり、ディープバイトや前歯の舌側傾斜を呈する症例には不向きである（図6-20）。
　ホリゾンタルタイプの牽引を行う場合のマイクロスクリューの植立においては、上顎洞底のレベル、粘膜（軟組織）の厚み、ならびに歯槽骨の骨質に注意が必要である（図6-21）。症例によっては、上顎洞

底のレベルが非常に低く、歯根間にまで及ぶこともある（図6-22）。パノラマX写真やデンタルX線写真にて上顎洞底のレベルに異常が認められる場合は、CTにて再確認することもある（図6-23）。上顎洞へのマイクロスクリューの穿孔は、感染症の誘発やマイクロスクリューの脱落を招く恐れがある。また、口蓋粘膜の厚みが7.0mmを超えるような症例においては、マイクロスクリューが骨に到達しづらいため不向きである（図6-24）。さらに、骨質が疎

111

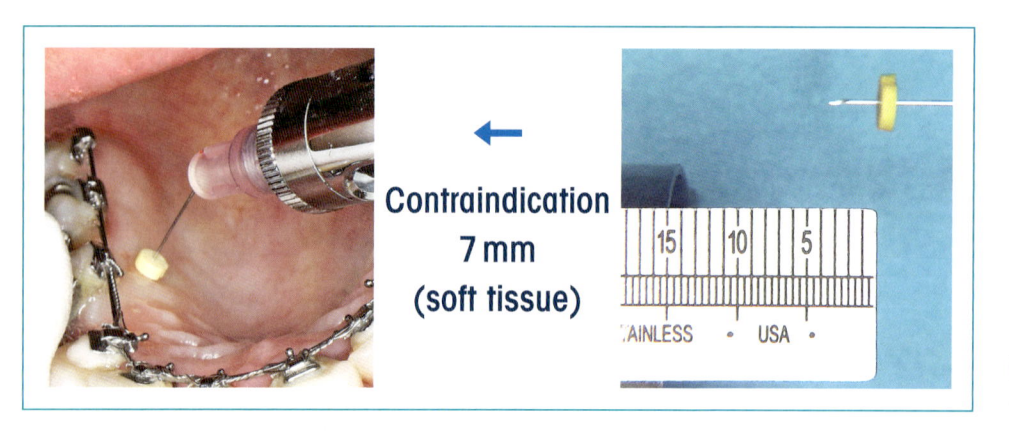

第6章　抜歯症例におけるメカニクス

図6-24　口蓋粘膜の厚みの計測（7mm以上は禁忌症）。

図6-25　バーティカルタイプの適応症。

図6-26　バーティカルタイプのアンマスリトラクション。

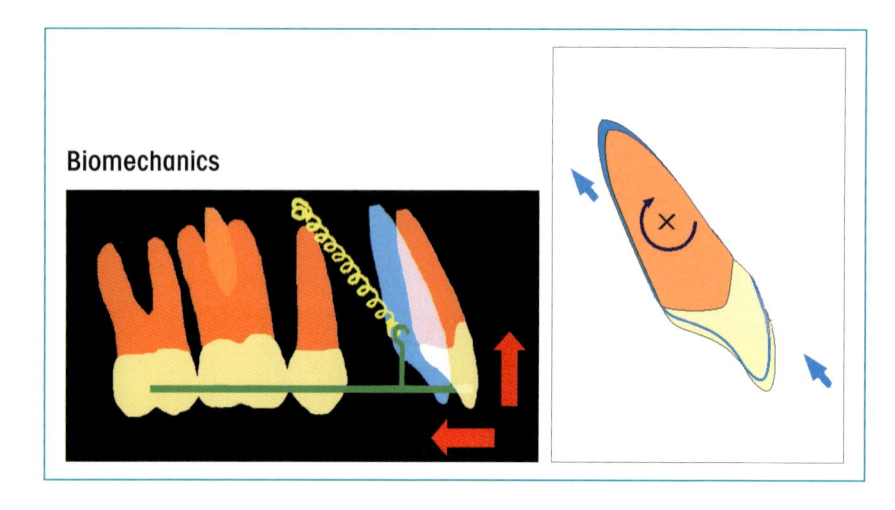

図6-27　バーティカルタイプのバイオメカニクス。

造で軟らかい症例においても確実な植立が困難となるため、若年者や女性などでは注意が必要であり、マイクロスクリュー埋入時に手に伝わる感覚から骨質を確認するよう心がけるべきである。場合によってはマイクロスクリューを長いタイプや太いタイプに変更することもある。

バーティカルタイプの牽引

バーティカルタイプの牽引では、正中口蓋部に植立されたマイクロスクリューと前歯部のアーチワイヤー上に付与されたアームの間に、エラストメリックチェーンやコイルスプリングをかけてリトラクションを行う（図6-25、26）。症例によっては、アー

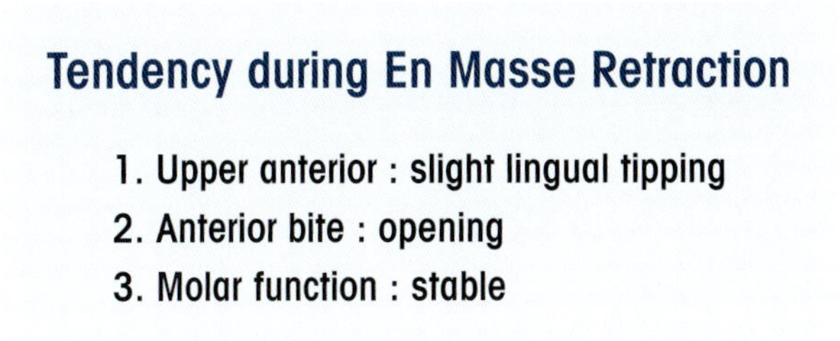

4 インプラントアンカー(TAD)を用いたスライディングメカニクス

Tendency during En Masse Retraction
1. Upper anterior : slight lingual tipping
2. Anterior bite : opening
3. Molar function : stable

図6-28 バーティカルタイプを用いたアンマスリトラクション時の傾向。

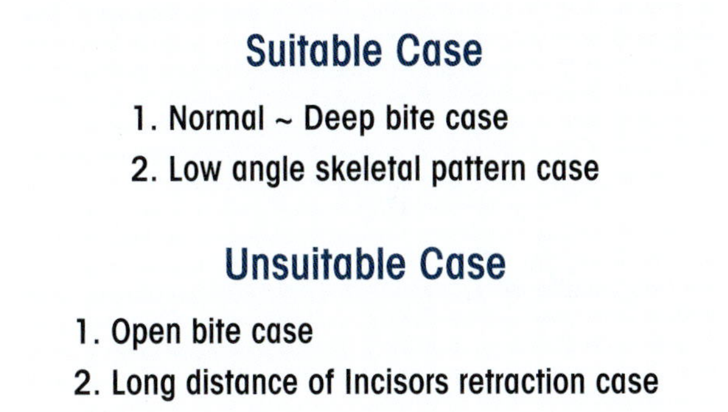

Suitable Case
1. Normal ~ Deep bite case
2. Low angle skeletal pattern case

Unsuitable Case
1. Open bite case
2. Long distance of Incisors retraction case

図6-29 バーティカルタイプの適応症と非適応症。

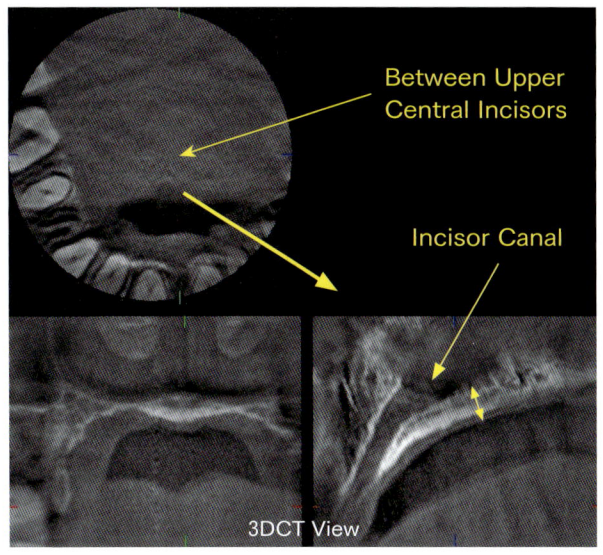

図6-30 切歯管の形態に注意。

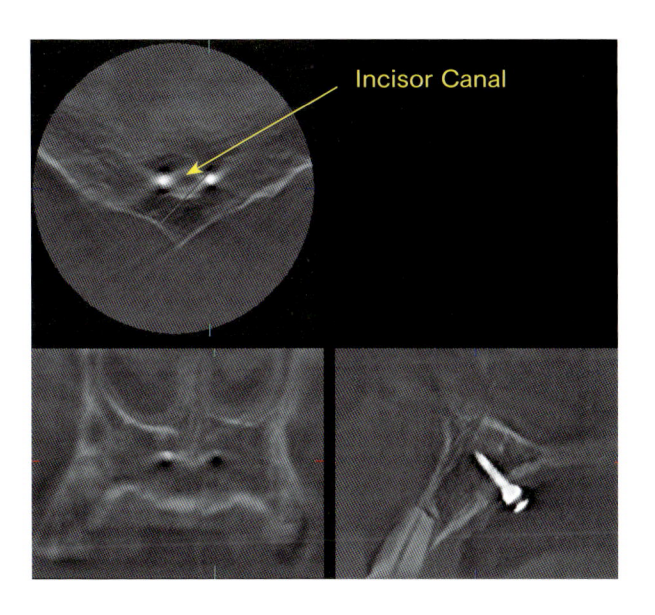

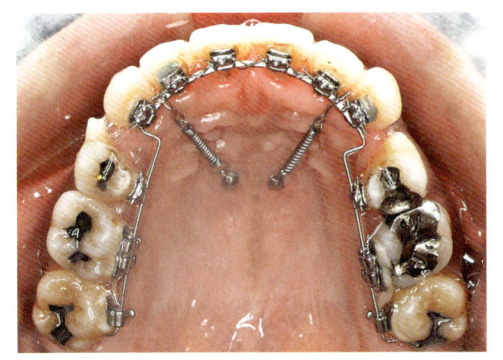

図6-31 切歯管をさけたマイクロスクリューの植立。

ムを付与せず前歯部のアーチワイヤーから直接マイクロスクリューへ牽引を行うことも可能である。正中口蓋部は粘膜の厚みがそれほどないことが多いため、TADとして用いるマイクロスクリューは、5.0〜6.0mmのもので十分である。バーティカルタイプでは牽引力の方向は垂直成分が大きいため(図6-27)、上顎前歯の舌側傾斜はごくわずかに抑えられ、前歯部の咬合挙上が達成され、さらに臼歯部の咬合嵌合が確保される(図6-28)。バーティカルタイプの牽引に適する症例は、ディープバイトを示す症例やローアングルの骨格形態を示すため通法では咬合挙上に苦慮することが予想されるような症例である(図6-29)。一方、オープンバイトを示す症例には不向きで

ある。また、リトラクションが進むにしたがって牽引力の垂直成分が徐々に増加するため、前歯の近遠心方向のリトラクション量が多い症例にも適さない。

バーティカルタイプの牽引を行う場合のマイクロスクリューの植立では、切歯管の走行に注意が必要である。マイクロスクリューの切歯管への穿孔は、神経損傷を引き起こす恐れがあるため、症例によってはCTにて切歯間の走行を三次元的に確認してからマイクロスクリューの位置を検討するか(図6-30)、マイクロスクリューの位置を第二小臼歯より後方へ設定するか、もしくは切歯管を避けるように両側へ2本のマイクロスクリューを植立する(図6-31)などの配慮が必要である。

第6章 抜歯症例におけるメカニクス

5 TADを併用しないスライディングメカニクス

　以上述べてきたとおり、上顎臼歯部に最大の固定が要求される症例や上顎前歯のコントロールが困難な症例においては、マイクロスクリューを用いたスライディングメカニクスは非常に有用なリトラクションの手段である（図6-32）。臼歯部に必要とされる固定が中等度もしくは軽度である症例においては、マイクロスクリューを用いずにリトラクションを行うことも可能である。

　第4章において述べたように、エラストメリックチェーンを用いた典型的なスライディングメカニクスによるリトラクションでは、ボーイングエフェクト（ワイヤーのたわみ）の発現を回避するために、できるだけエラストメリックチェーンをかける距離を短くする必要がある。つまり、前歯群と両側臼歯群をそれぞれ8の字結紮を用い固定しておき、犬歯と第二小臼歯間（第二小臼歯抜歯症例では、第一小臼歯と第一大臼歯間）にエラストメリックチェーンをかけてリトラクションを行う（図6-33）。より一層のボーイングエフェクトの防止と各歯の捻転防止、ならびに治療効率を考慮する場合は、頬舌側両方にわたってエラストメリックチェーンをかけるサーキュラータイプのリトラクション方法が効果的である（詳細は第4章参照）。ループメカニクスによるリトラクションを行うこともあるが、調整に熟練を要することや患者に不快感を与えやすい特徴を有する（詳細は第4章参照）。スライディングメカニクス、ループメカニクスいずれの方法にしても、上顎においては第一小臼歯抜歯症例では中等度の固定となる（図6-33～35）。また、軽度の固定しか必要としない場合や積極的に上顎大臼歯の近心移動を試みる場合には、当然、第二小臼歯の抜歯を選択するべきである（図6-36）。

　一方、下顎における舌側マルチブラケットシステムでは、大臼歯の近心移動（アンカレッジロス）が起

上顎マキシマムアンカレッジ

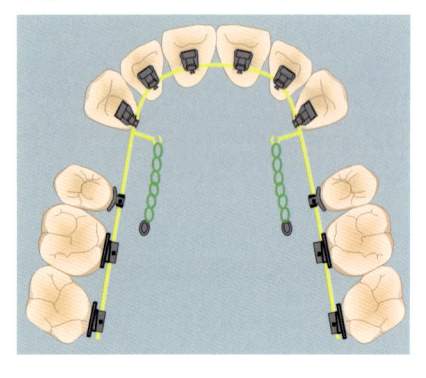

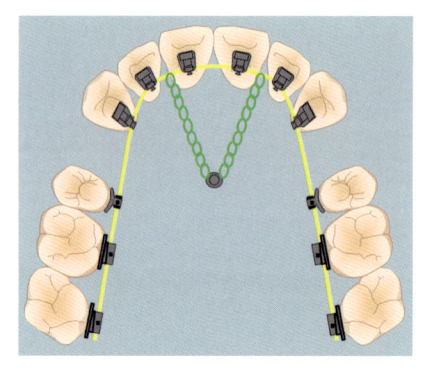

図6-32　上顎マキシマムアンカレッジでのリトラクション。マイクロスクリュー。

上顎モデレートアンカレッジ

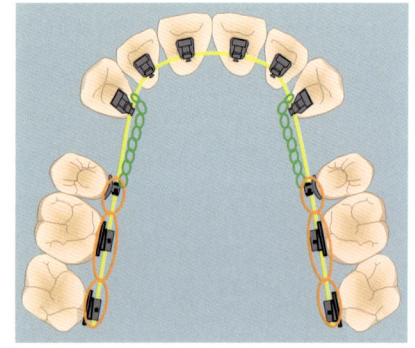

図6-33　上顎モデレートアンカレッジでのリトラクション。スライディングメカニクスオリジナルタイプ。

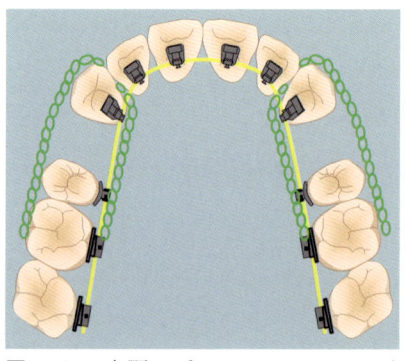

図6-34　上顎モデレートアンカレッジでのリトラクション。サーキュラータイプ（上顎第一小臼歯抜歯）。

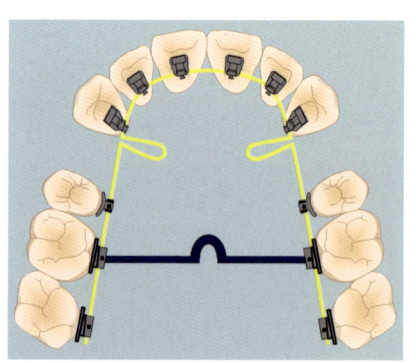

図6-35　上顎モデレートアンカレッジでのリトラクション。ループメカニクスとパラタルバー。

5 TADを併用しないスライディングメカニクス

上顎ミニマムアンカレッジ

図 6-36 上顎ミニマムアンカレッジでのリトラクション。サーキュラータイプ（上顎第二小臼歯抜歯）。

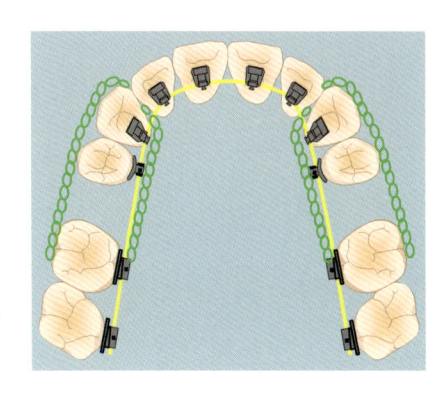

下顎マキシマムアンカレッジ

下顎モデレートアンカレッジ

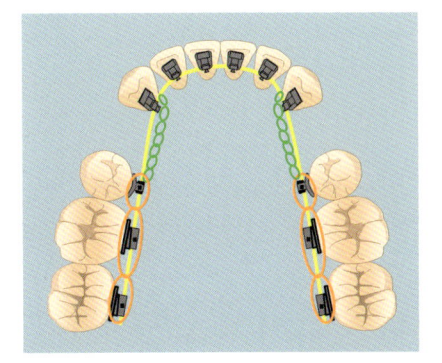

図 6-37 下顎マキシマムアンカレッジでのリトラクション。オリジナルタイプ（下顎第一小臼歯抜歯）。

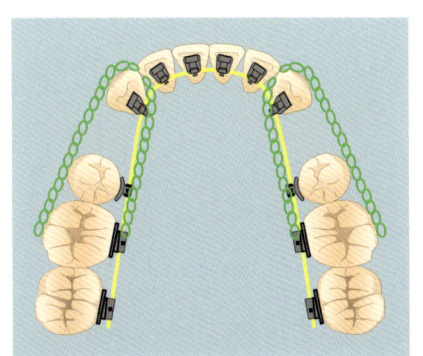

図 6-38 下顎マキシマムアンカレッジでのリトラクション。サーキュラータイプ（下顎第一小臼歯抜歯）。

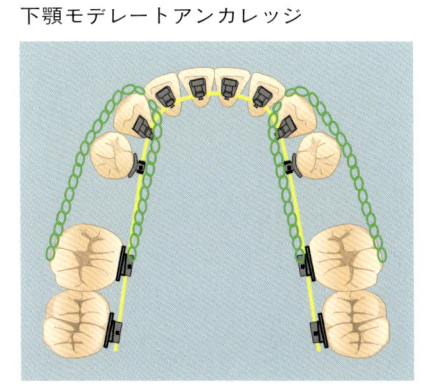

図 6-39 下顎モデレートアンカレッジでのリトラクション。サーキュラータイプ（下顎第二小臼歯抜歯）。

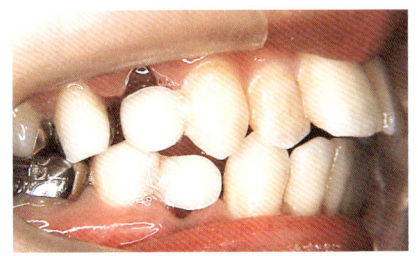

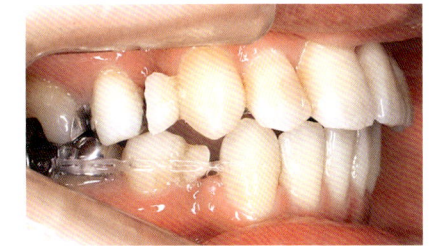

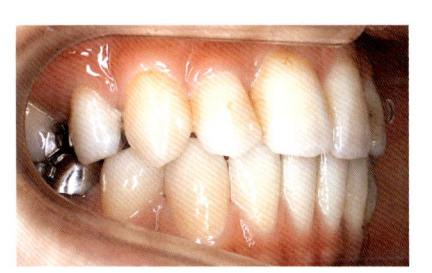

図 6-40 上下リトラクション時のボーイングエフェクトの防止策。側方歯部の咬合の維持、上下犬歯Ⅰ級関係の維持。

こりにくい特性があるため、下顎の第一小臼歯抜歯症例でも、ほぼ最大の固定を得た移動様式となる（図6-37、38）。そして、第二小臼歯抜歯症例では中等度の固定を要するリトラクションに相当することとなる（図6-39）。これらの下顎抜歯症例の固定に関する概念は唇側からの治療とは大きく異なるので、下顎歯列の抜歯を計画する場合には注意が必要である。また、特に上下顎抜歯症例においては、リトラクションに際して、側方歯群の安定した咬合と上下犬歯Ⅰ級関係を早期から確保しながら、リトラクションを進めるよう心がけるとよい（図6-40）。

参考文献

1. Takemoto K. Sliding mechanics versus loop mechanics during en masse retraction in extraction cases. In: Romano R(ed). Lingual orthodontics. Hamilton, Ont.: B. C. Decker, 1998；109-115.
2. Scuzzo G, Takemoto K. Lingual orthodontics. London: Quintessence publishing, 2010；111-115.
3. Andrews LF. The straight-wire appliance arch form, wire bending & an experiment. J Clin Orthod 1976 Aug；10(8)：581-588.
4. 青木昌利, 山下道也, 波多野麻里, 中嶋昭. スペースクローズを行った際に上顎歯列弓に生じる矯正力：スライディング・メカニクスおよびノン・スライディング・メカニクスの比較. 日矯歯誌 1993；72(5)：623-632.
5. Takemoto K, Scuzzzo G. The straight-wire concept in lingual orthodontics. J Clin Orthod 2001；Jan：46-52.
6. Scuzzo G, Takemoto K, Takemoto A, Takemoto Y, Lonbardo L. A new lingual straight-wire technique. J Clin Orthod 2010；2：114-123.
7. Jae HS, Hee MK, Seong MB, Hyo SP, Oh WK, James A, McNamara Jr. インプラント固定による矯正歯科治療. 東京：砂書房, 2006；63-82.
8. 朴孝尚. マイクロアンカレッジ（MIA）を用いた矯正歯科治療. 東京：砂書房, 2001；35-80.

第 7 章

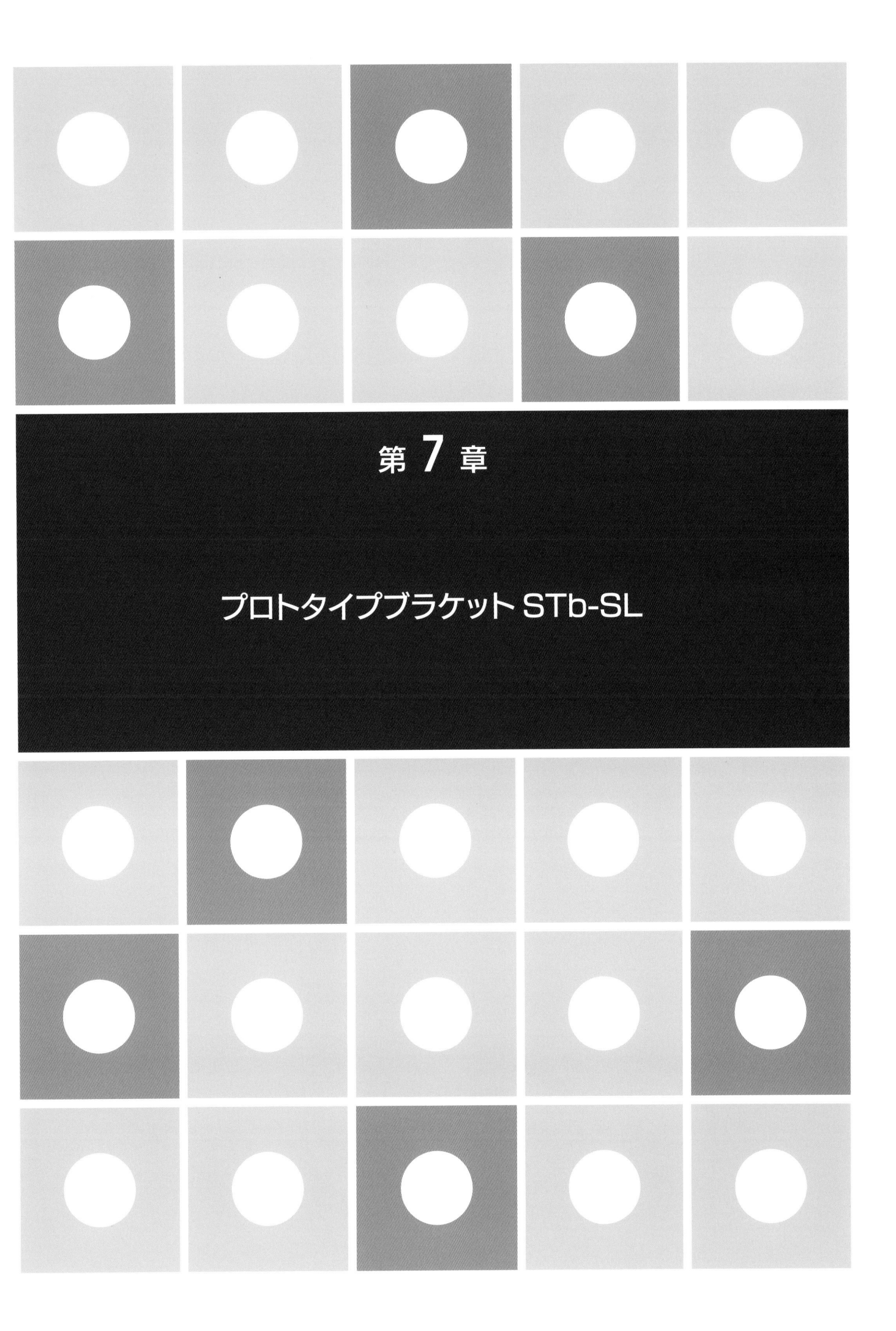

プロトタイプブラケット STb-SL

第 7 章　プロトタイプブラケット STb-SL

1　プロトタイプブラケットの開発

　これまでに述べてきた New STb light lingual system のコンセプトと治療システムを十分に理解し、基本的な治療手技を習得することで、ライトフォースによる効率的なニューリンガルストレートワイヤー法が誰にでも容易に実践できる。この New STb light lingual system は現時点において、舌側マルチブラケットシステムの最も理想的な治療システムと思われる。第 1 章で紹介したように、矯正材料の進歩やバイオメカニクスのさらなる解明により、現在に至るまでもさまざまな装置や治療システムが開発されてきた。New STb light lingual system においても、さらなる治療パフォーマンス向上のため、著者らはスクエアスロット(.018×.018)とセルフライゲーションシステムを併用したプロトタイプブラケット"STb-SL"を開発した[1]。

2　STb-SL の特徴

　STb-SL(図 7-1～9)はスクエアスロット、セルフライゲーションおよびジンジバルオフセットにより、ニューリンガルストレートワイヤー法を実現できるよう設計さている。スロットサイズは .018×.018のスクエアスロットを採用しており、垂直方向からアーチワイヤーを挿入するバーティカルスロットの形態を採っている。さらに、各ブラケットに付与されているキャップを閉めることでパッシブセルフライゲーション[2]が実現されていることから、舌側マルチブラケットシステムにおいて非常に煩雑となる結紮の必要がない。また、前歯および犬歯のブラケットの歯頸側にはフックが付与されており、エラストメリックチェーンや連続結紮を行う際に用いられている。

　STb-SL においても New STb ブラケットと同様にブラケットサイズは小さく、セルフライゲーションの機能が設定されているにも関わらず、前歯部の厚みが最大でも1.7mm に設計されている。また、スロット幅は、上顎前歯で1.5mm、下顎前歯で1.2mmである。下顎前歯部では New STb ブラケットと比べると、さらにスロット幅が小さく設定されている(図 7-10)。その結果、インターブラケットディスタンスが増加し、さらなるライトフォースの治療が可能となった。この小さなスロット幅が実現した理由として、STb-SL では .018×.018インチのスクエアサイズバーティカルスロットの設計を採用しているため、十分に捻転を改善することができるということが挙げられる。

　STb-SL にはジンジバルオフセット(第 2 章参照)が New STb ブラケットと同様に付与されているため、ブラケットベース面が過度に深くなる(歯肉に近接する)ことを回避できる。そのため、ブラケットは歯面に近接し、ブラケットベースと歯面の適合性の向上、トルクコントロールの向上、歯肉腫脹の

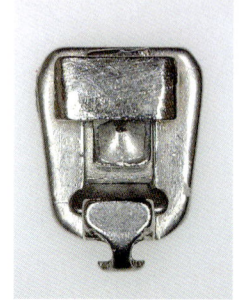

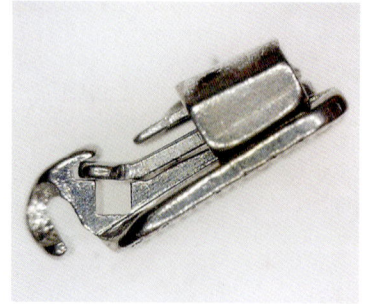

図 7-1　上顎前歯部ブラケット(キャップクローズ時)。トルク60°。インアウトの厚み1.7mm。

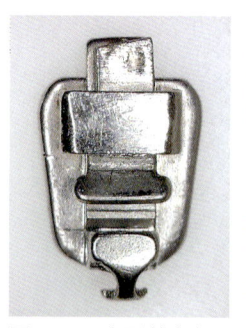

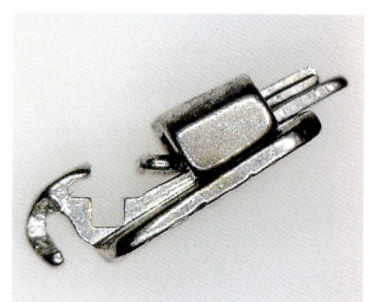

図 7-2　上顎前歯部ブラケット(キャップオープン時)。

② STb-SL の特徴

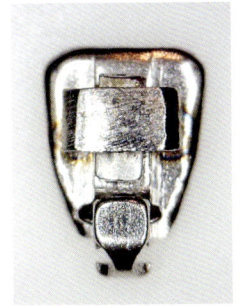

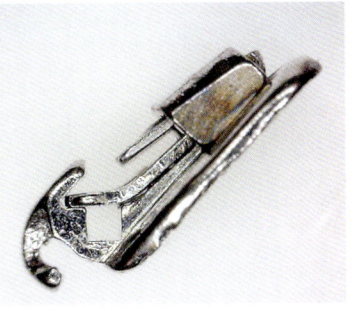

図7-3　下顎前歯部ブラケット（キャップクローズ時）。トルク45°。インアウトの厚み1.7mm。

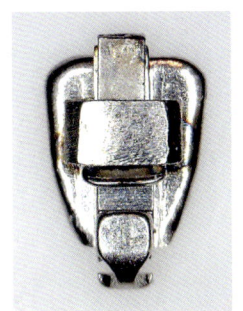

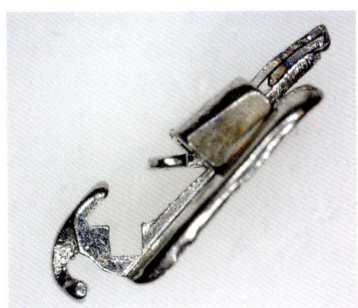

図7-4　下顎前歯部ブラケット（キャップオープン時）。

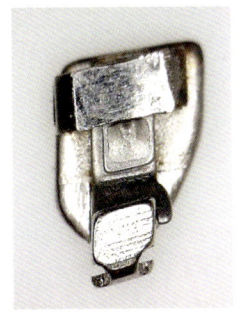

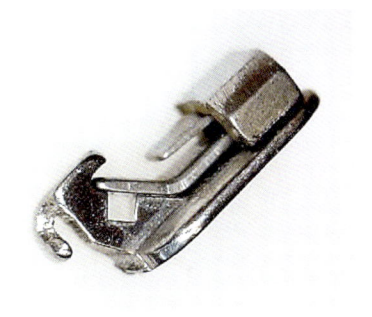

図7-5　下顎左側犬歯ブラケット（キャップクローズ時）。トルク45°。ディスタルオフセット5°。

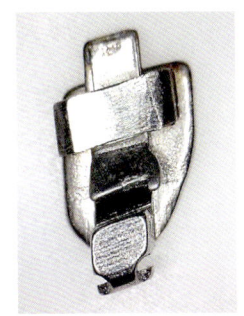

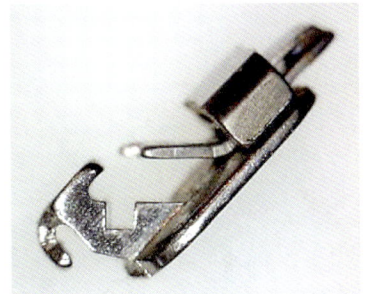

図7-6　下顎左側犬歯ブラケット（キャップオープン時）。

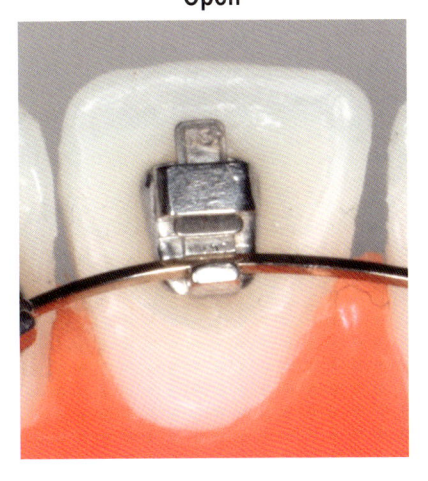

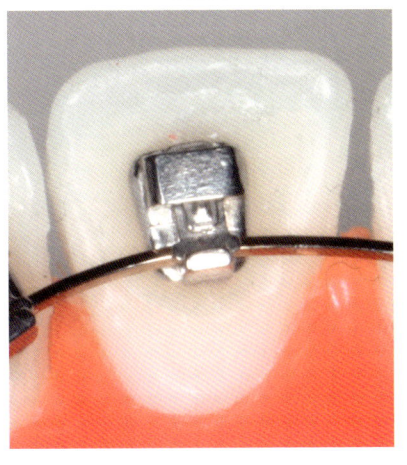

Open　　　　　　　　Close

図7-7　上顎前歯ブラケットの実際の開閉。二重キャップのスプリング部を押し上げ咬合面側へスライドさせる。キャップオープン時、スロットがよく見える。

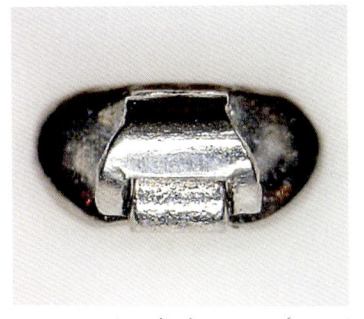

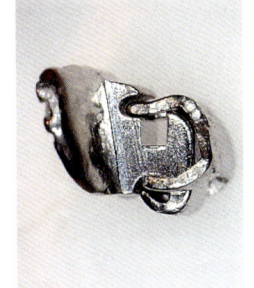

図7-8　小臼歯ブラケット（ヒンジキャップ式）。

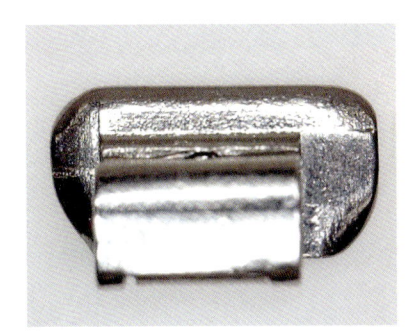

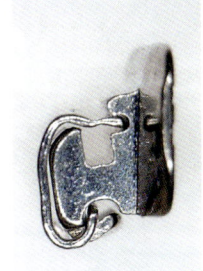

図7-9　大臼歯ブラケット（ヒンジキャップ式）。

119

第7章　プロトタイプブラケット STb-SL

Upper Anterior Slot 1.5mm

Lower Anterior Slot 1.2mm

Narrower bracket slots
↓
Longer inter-bracket span
↓
Light orthodontic force

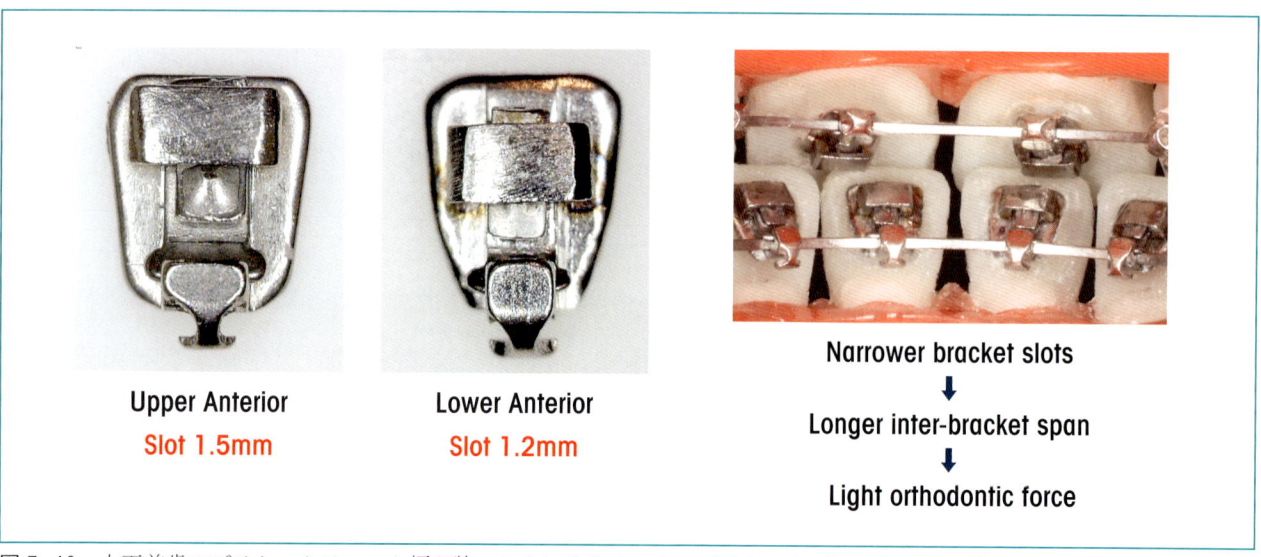

図7-10　上下前歯のブラケットスロット幅が狭いことによりインターブラケットディスタンスが増し、それにともない矯正力も弱くなる。

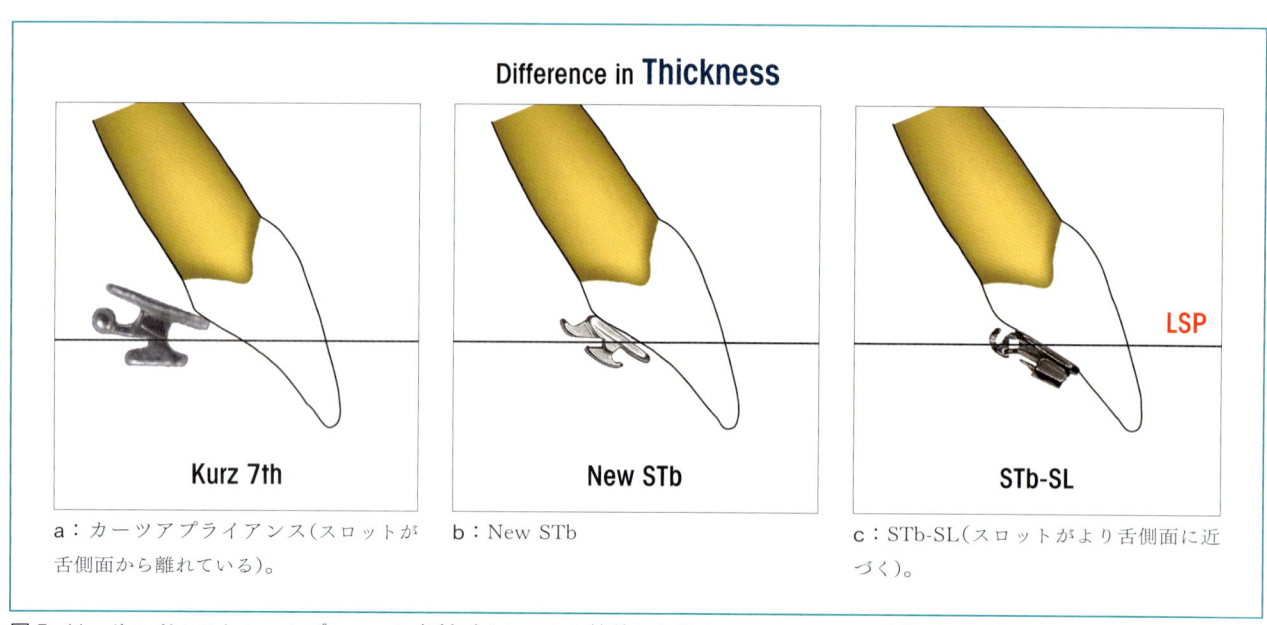

Difference in Thickness

Kurz 7th　　New STb　　STb-SL

a：カーツアプライアンス（スロットが舌側面から離れている）。
b：New STb
c：STb-SL（スロットがより舌側面に近づく）。

図7-11　リンガルストレートプレーンに各種ブラケットを接着した場合のスロットから舌側面の距離の差異。

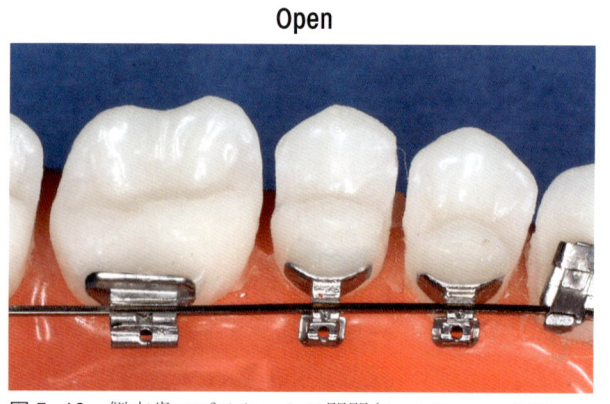

Open　　　　Close

図7-12　側方歯のブラケットの開閉（ヒンジキャップ式）。

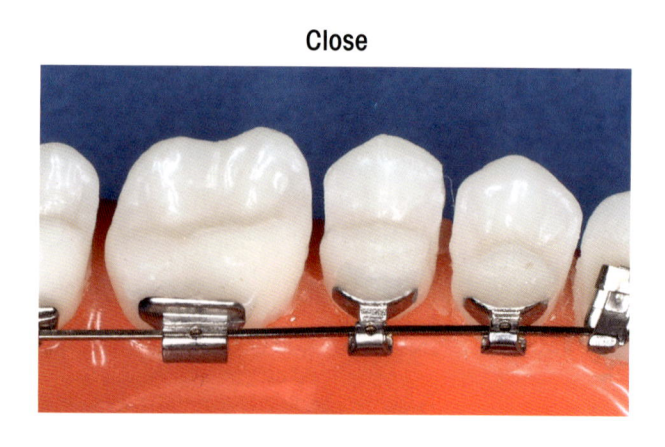

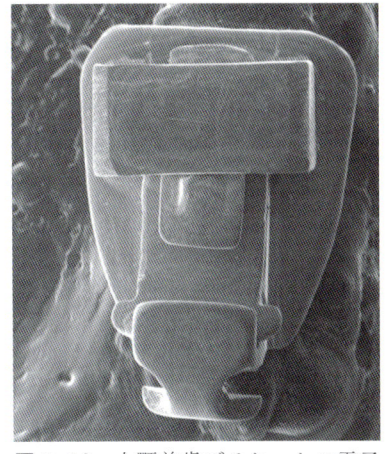

2 STb-SL の特徴

Slot width 1.507mm

図7-13　上顎前歯ブラケットの電子顕微鏡像。スロット幅1.507mm。

Slot Height 0.0181 inch (0.461mm)
Slot deepth 0.0173 inch (0.440mm)

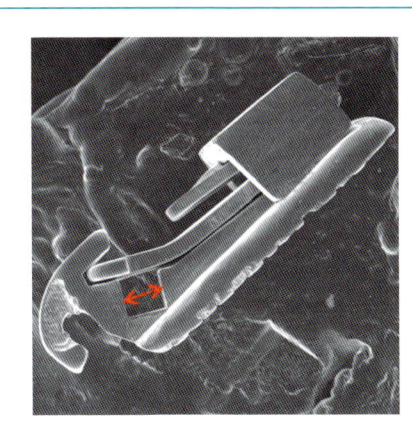

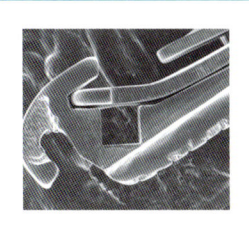

図7-14　上顎前歯ブラケットの実際のスロットサイズ。スロット精度が.018に限りなく近い。

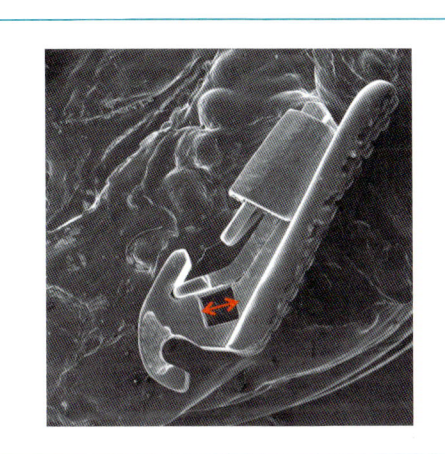

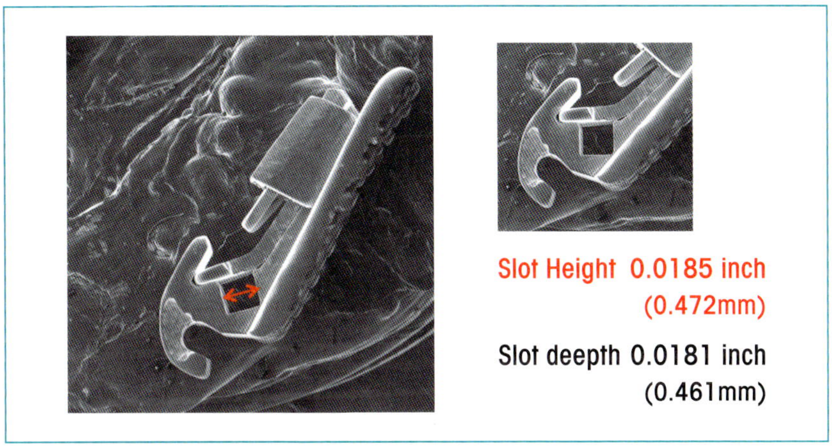

Slot Height 0.0185 inch (0.472mm)
Slot deepth 0.0181 inch (0.461mm)

図7-15　下顎前歯ブラケットの実際のスロットサイズ。

Slot deepth 0.0186 inch (0.474mm)

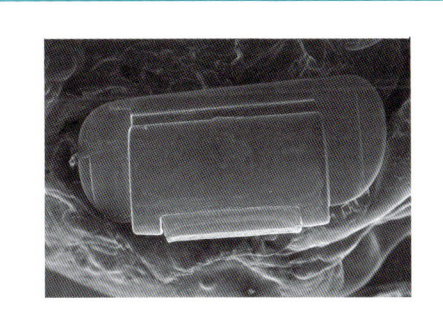

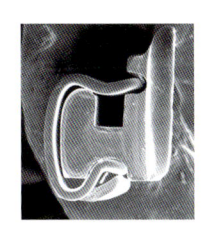

図7-16　下顎大臼歯ブラケットのスロットサイズ。

防止、ならびに対合歯との咬合干渉の回避などの効果が得られる（図7-11）。また、第2章において述べたとおり、ジンジバルオフセットを設定することによりインターブラケットディスタンスも増加し、ライトフォースによる治療が可能となる。

　ジンジバルオフセットの付与に加えて、ニューリンガルストレートワイヤー法を可能にするための設計として、第一小臼歯ブラケットのイン・アウトの厚みは最小限に薄く設定されているのに対し第二小臼歯の厚みは0.5mm程厚い。その結果、犬歯と第一小臼歯間のギャップならびに第二小臼歯と第一大臼歯のギャップを減らし、犬歯および第二小臼歯のアドバンスレジンの厚みを最小限にすることができる（図7-12）。

　また、STb-SLはNew STbと同じくmillingにて製造されているため、高い寸法精度を実現している（図7-13～16）。

121

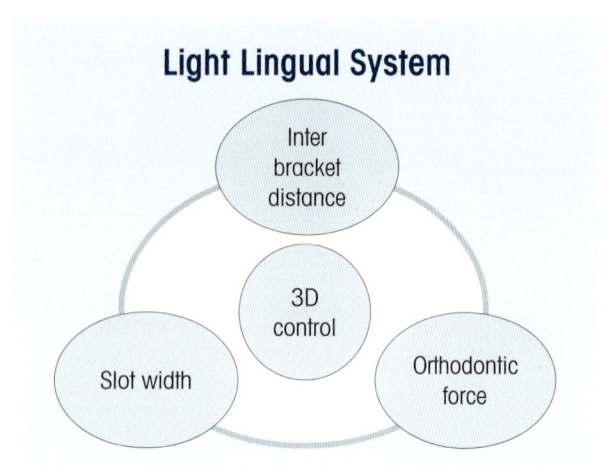

第7章 プロトタイプブラケット STb-SL

図7-17 インターブラケットディスタンスとスロット幅は矯正力に対し密接な関係にある。

図7-18 インターブラケットディスタンスを増す3つの因子。

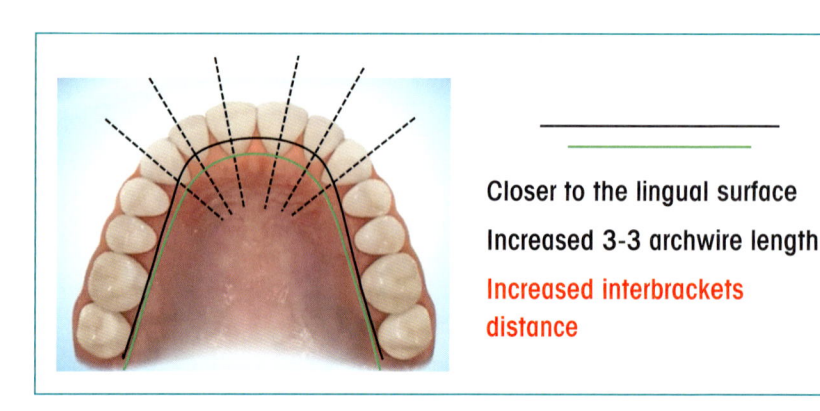

図7-19 アーチワイヤーがより歯面に近接した位置を通ることによってインターブラケットディスタンスが広くなり、過剰な矯正力を防ぐことが可能となる。

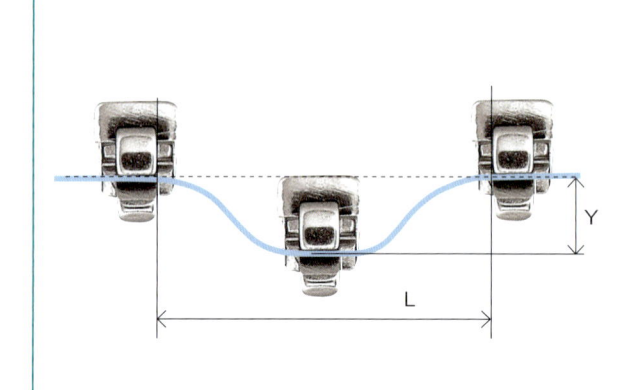

$$F = \frac{192IE}{L^3} Y$$

F : wire exerts force.
L : the distance between the right edge of the bracket and the left edge of the bracket.
I : $\pi D^4/64$ (D is the cross section diameter)
Y : the deflection distance of the wire midpoint from the equilibrium position.
E : the modulus of elasticity of the wire material.

図7-20 インターブラケットディスタンスと矯正力の関係。矯正力は距離の3乗に反比例して小さくなることがわかる。

インターブラケットディスタンスとSTb-SLのスロットサイズ

第2章でインターブラケットディスタンスを確保することの重要性を述べたが、本項においてもSTb-SLの開発理念とともに再説する。

先に述べたスロット幅とインターブラケットディスタンスの関係は、発揮される矯正力を決定する因子となるため(図7-17)、弱い矯正力を用いる治療を実現するには十分なインターブラケットディスタンスを確保することがたいへん重要な意味を持つ。また、小さなスロット幅に加えて、ジンジバルオフセット[3,4]やブラケットの厚みを薄くすることで、インターブラケットディスタンスをさらに増加することができる(図7-18)。また、ジンジバルオフセットによりブラケットポジショニングがより歯面に近

122

② STb-SL の特徴

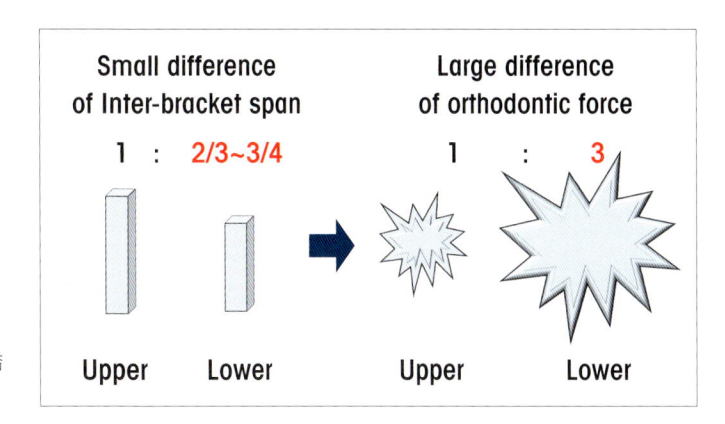

図 7-21　上下顎前歯部のインターブラケットスパンと矯正力の比較。

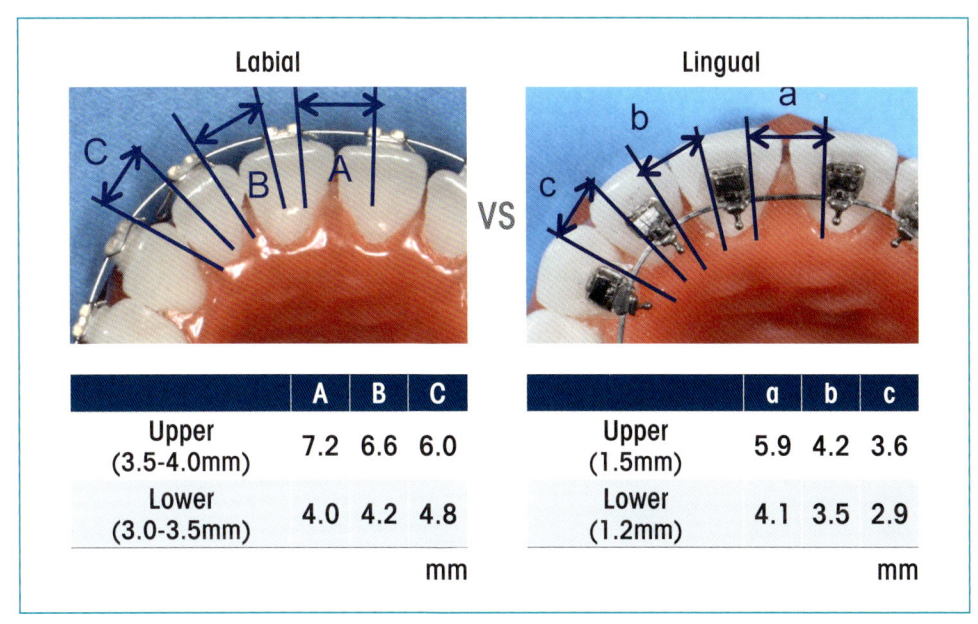

図 7-22　唇側と舌側のインターブラケットディスタンスの比較。

　接し、アーチワイヤーがより大きな周長を描くことができるため、インターブラケットディスタンスも増加する(図 7-19)。さらに、ブラケットの厚みが最小限に薄く設定されているため、ブラケットスロットの位置が歯面に近接することもインターブラケットディスタンスの増長に寄与する。

　アーチワイヤーからもたらされる矯正力は、インターブラケットディスタンスの3乗に反比例するとされているため(図 7-20)、インターブラケットディスタンスのわずかな差が、発揮される矯正力の大きな差異を生むことに注意が必要となる(図 7-21)。唇側ならびに舌側にブラケットを装着した場合の平均的な上顎前歯部のインターブラケットディスタンスを計測してみると、唇側と舌側との間には数 mm の差しか存在しないが(図 7-22)、この計測値をもとに矯正力を算出してみると、部位によっては舌側の矯正力が2倍以上大きくなることがわかる(図 7-23)。同様に、上顎と下顎の比較を行ってみると、上顎に比べて下顎では3倍近くの矯正力がかかる部位がある(図 7-24)。これらの矯正力の把握は、舌側マルチブラケットシステムによる治療を行うにあたってたいへん重要となるため留意が必要である。

　以上の内容を考慮すると、舌側マルチブラケットシステムにおいて必要とされるアーチワイヤーの剛性は、唇側の約半分で済むと判断することができよう(図 7-25)。オームコ社提供のワイヤーの剛性に関するチャートを参考にすると(図 7-26)、垂直方向では .018×.018 SS ワイヤーは .016×.022 SS より高く、.018×.025 SS より低い値となった。水平方向では .018×.018 SS ワイヤーは .016×.022 SS

123

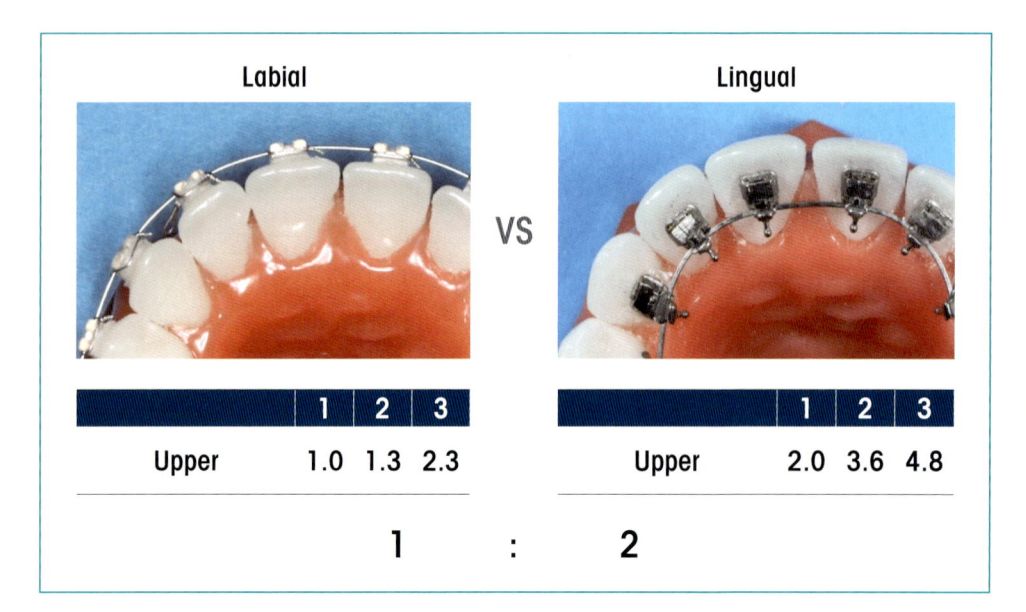

第7章 プロトタイプブラケット STb-SL

	1	2	3
Upper (Labial)	1.0	1.3	2.3

	1	2	3
Upper (Lingual)	2.0	3.6	4.8

1 : 2

図7-23 唇側と舌側の矯正力の違い。唇側からU-1にかかる矯正力を1とした場合、舌側からでは唇側の治療に比べ約2倍の力がかかる。

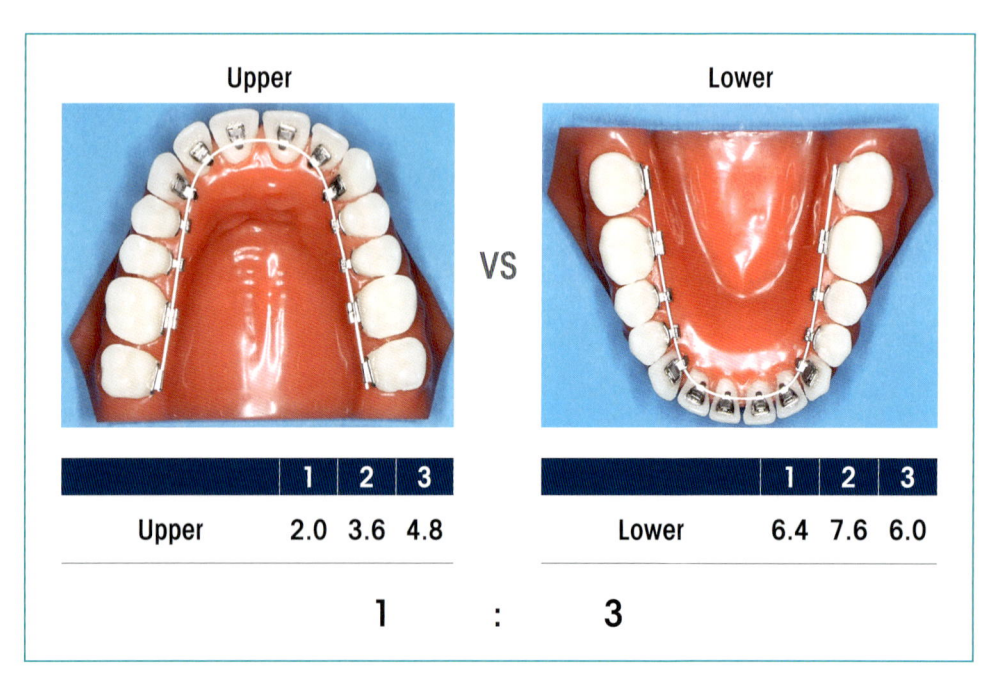

	1	2	3
Upper	2.0	3.6	4.8

	1	2	3
Lower	6.4	7.6	6.0

1 : 3

図7-24 舌側治療における上下顎前歯部にかかる矯正力の違い。下顎には上顎の約3倍の矯正力がかかる。

Labial VS Lingual

1 : 2 (1.5~3)

⬇

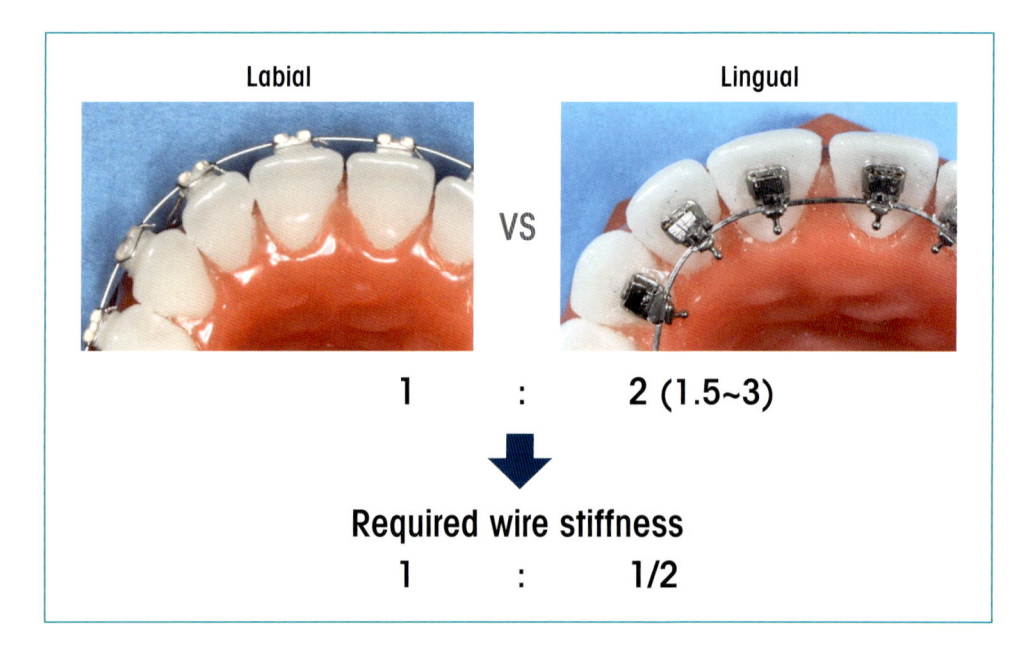

Required wire stiffness
1 : 1/2

図7-25 インターブラケットスパンを考慮した場合、舌側からでは唇側の治療に比べ約1/2のワイヤーのスティッフネスが必要である。

② STb-SL の特徴

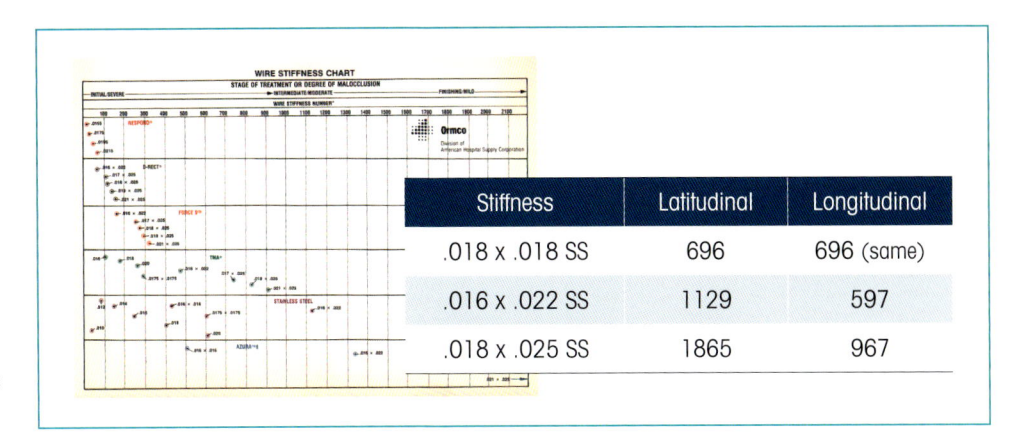

図 7-26 ワイヤースティッフネスチャートによる各ワイヤーの垂直・水平方向の剛性比較。

Stiffness	Latitudinal	Longitudinal
.018 × .018 SS	696	696 (same)
.016 × .022 SS	1129	597
.018 × .025 SS	1865	967

	100mm	90mm	80mm	70mm
.016 × .022	53.649	39.11	27.469	18.402
.017 × .025	39.293	28.644	20.118	13.477
.018 × .025	33.08	24.116	16.937	11.347
.018 × .018	45.985	33.523	23.544	15.773

mm

	100mm	90mm	80mm	70mm
.016 × .022	28.419	20.717	14.55	9.748
.017 × .025	18.194	13.264	9.315	6.241
.018 × .025	17.168	12.515	8.79	5.889
.018 × .018	45.985	33.523	23.544	15.773

mm

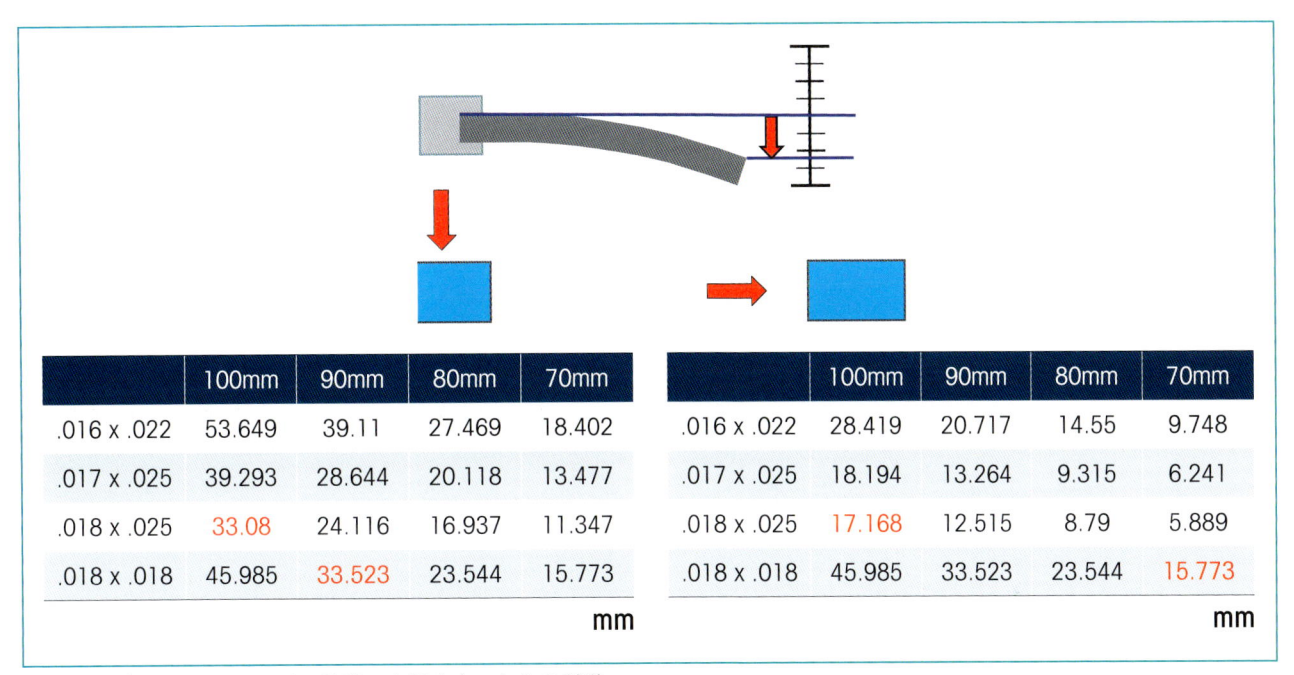

図 7-27 各ワイヤーサイズの垂直・水平方向のたわみ試験。

の約半分、.018×.025 SS の約1/3程度であった。つまり、先に述べた唇側と舌側の矯正力の差を考慮すると、舌側に .018×.018 SS を用いる治療は、垂直において唇側に .016×.022 SS かそれ以上のワイヤーを用いた場合に匹敵する。

さらに、ワイヤーのたわみについても検討してみる。各サイズのワイヤーのたわみ試験の結果を参照すると（図7-27）、.018×.025 SS の垂直方向と同じたわみに対する強度を .018×.018 SS で得るにはワイヤーの長さを約90％にすればよいことがわかる。また、水平方向では約70％のワイヤーの長さにすればよい。つまり、先ほど述べたインターブラケットディスタンスの違いによる唇側と舌側の矯正力やアーチワイヤーに必要とされる剛性の差を考慮する

と、ワイヤーのたわみの観点からも、舌側から .018×.018スロットにて治療を行う場合、唇側から .018×.025スロットで治療するのと同程度の効果が得られることがわかる。

インターブラケットディスタンスの話題からは逸れるが、唇側ならびに舌側マルチブラケットシステムで治療を行った矯正患者10名の、動的治療終了時におけるアーチワイヤー周長差の平均値を算出し矯正力に換算してみると、舌側に約1.68倍の矯正力が適用されることがわかる（図7-28）。この値は、先のワイヤーの剛性に関するチャートから導いた .018×.018 SS と .016×.022 SS とのエッジワイズの剛性の比である1.62に近似する（図7-26）。このことは、唇側から .016×.022 SS を用いて歯列拡大

125

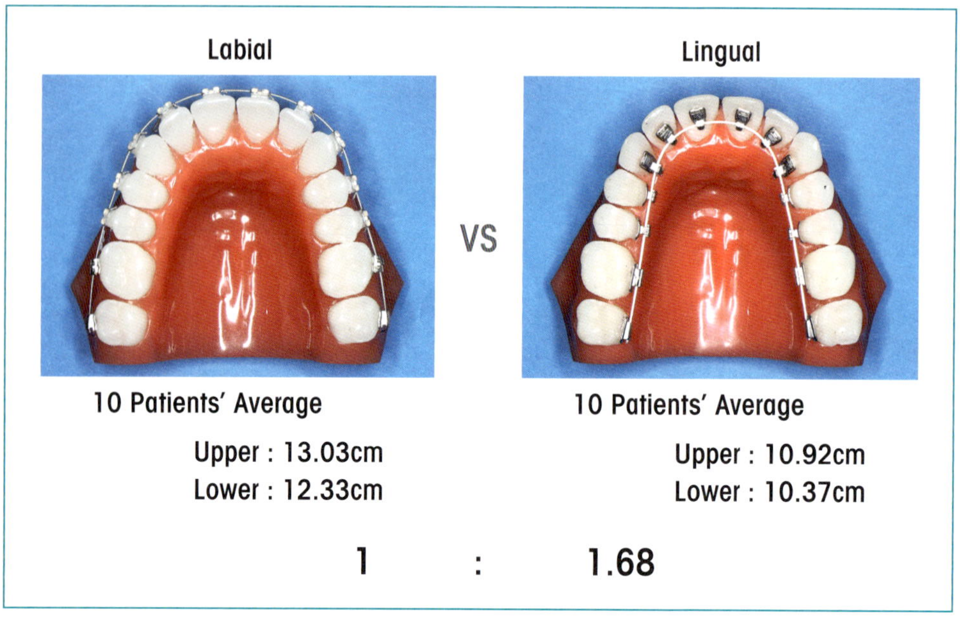

第7章　プロトタイプブラケット STb-SL

Labial 　VS　 **Lingual**

10 Patients' Average
Upper : 13.03cm
Lower : 12.33cm

10 Patients' Average
Upper : 10.92cm
Lower : 10.37cm

1 ： 1.68

図7-28　唇側と舌側のアーチワイヤーの長さと曲げ強さの比較。

Wire Size	Angle of twist at 20 N-mm	Torsional Stiffness
.016 x .022	26.3	2.52
.017 x .022	19.2	2.75
.017 x .025	14.8	3.44
.018 x .018	14.6	2.60
.018 x .025	9.7	3.92

表7-1　各ワイヤーサイズのねじれ剛性。.018×.018と.017×.025のねじれ剛性はほぼ一致する。

などの歯列幅径をコントロールする場合と、舌側において.018×.018 SSを用いて歯列幅径のコントロールを行う場合で、ほぼ同等の効果が得られると考える1つの目安となろう。

さらに、第3章で述べたとおり、正確なセットアップ模型の製作などの前準備を行ったSTbシステムのニューリンガルストレートワイヤー法では、以前のマッシュルームアーチを用いた場合と比べて、アーチワイヤーにループや補整の屈曲を組み込む必要がほとんどなくなる。したがって、リンガルストレートワイヤーシステムでは、ループや屈曲を与えた部位でワイヤーの剛性が損なわれることなくリトラクションを行うことが可能となる。このこともワイヤーサイズやブラケットのスロットサイズの決定において重要な事項である。

次に、トルクの調整に関わるワイヤーのねじれ時の剛性について検討してみる。Torstein[5]ら（表7-1）によると.018×.018 SSのねじれ時の剛性は、.016×.022 SSと.017×.022 SSの間の値をとる。この計測結果に加えて、次項で述べるスロット内におけるワイヤーのあそびの少なさを考慮するとSTb-SLと.018×.018 SSの組み合わせで十分なトルクコントロールが可能なことがわかる。

以上のように、十分なインターブラケットディスタンスが確保できるSTb-SLを用いたニューリンガルストレートワイヤー法により治療を行う場合には、従来の舌側治療方法では一見トルク剛性が不足しそうに思われる.018×.018のスロットサイズが適当であると考えられる。スクエアスロットの形態を選択した理由は次項にて述べる。

スクエアスロット

.018×.025レクタンギュラースロットと.018×.018スクエアスロットにアーチワイヤーを挿入した場合について考えてみる（図7-29）。.018×.025レクタンギュラースロットにフルサイズに近い大きなサイズのアーチワイヤーを用いた場合には、ワイヤーに十分な剛性が確保されるため、いくつか利点がある。しかしながら、アーチワイヤーが細いレベリング時などでは、レクタンギュラースロットの長辺においてアーチワイヤーとスロット内に大きなあそびが生まれ、ローテーションのコントロールに不利となる（図7-30）。一方、.018×.018スクエアスロットにおいては.018×.025レクタンギュラースロットと比べて、必然的に挿入できるアーチワイヤーの最大サイズが小さくなるため、ワイヤーの剛性が劣ることになる。しかしながら、前項で述べたとおり、インターブラケットディスタンスの小さな舌側においてライトフォースによるニューリンガルストレートワイヤー法を行う場合には、必要とされるアーチワイヤーの剛性は唇側に比べて低く、.018×.018 SSでも十分であると考える。そして、長辺を持たないスクエアスロットでは細いラウンドアーチワイヤー使用時でも大きなあそびは生まれないため、ティッピングやローテーションのコントロールが行いやすい環境といえる。また、ワイヤーとスロットとの間にあそびが存在すればするほど、ディテーリング時に調整のワイヤーベンディングが必要となる。したがって、あそびが小さなスクエアスロットは、ディテーリング時のベンディングを回避できる利点も備えている。

さらに、レクタンギュラーのアーチワイヤーをレクタンギュラースロットへ挿入するのに比べて、スクエアのアーチワイヤーをスクエアスロットへ挿入するほうが単純に入れやすいという利点もある。

以上の理由から、New STb light lingual systemにおいては.018×.018サイズのスクエアスロットが論理的にふさわしいと考え、STb-SLを設計した。

バーティカルスロット

ブラケットスロットの基本的設計として、舌側からアーチワイヤーを挿入するホリゾンタルスロットが広く用いられているが、ホリゾンタルスロットのブラケットを用いて前歯部のリトラクションを行う際、アーチワイヤーはブラケットから遠心へ移動するため、スロットからアーチワイヤーが抜け出る現象が起こる（図7-31）。したがって、前歯のトルクが喪失して、前歯の舌側傾斜やバイトクローズなどのボーイングエフェクトが生じる。本来、舌側マルチブラケットシステムにおいては、各歯が舌側傾斜を起こしやすいことを考慮すると、リトラクション

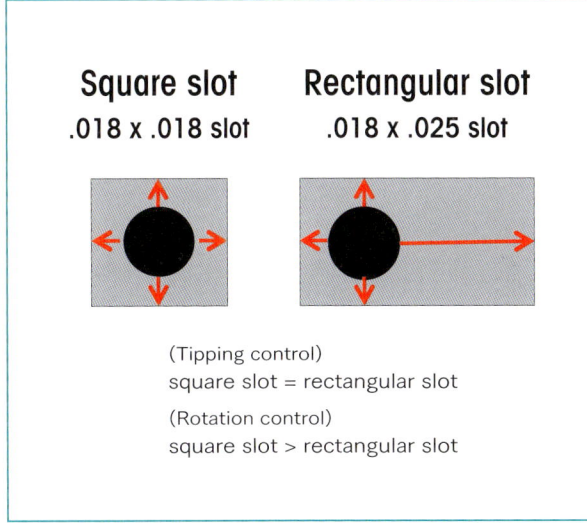

図7-29 スクエアスロットを用いると、レクタンギュラースロットに比べ水平方向の遊びが少なく、ローテーションコントロールが容易になる。

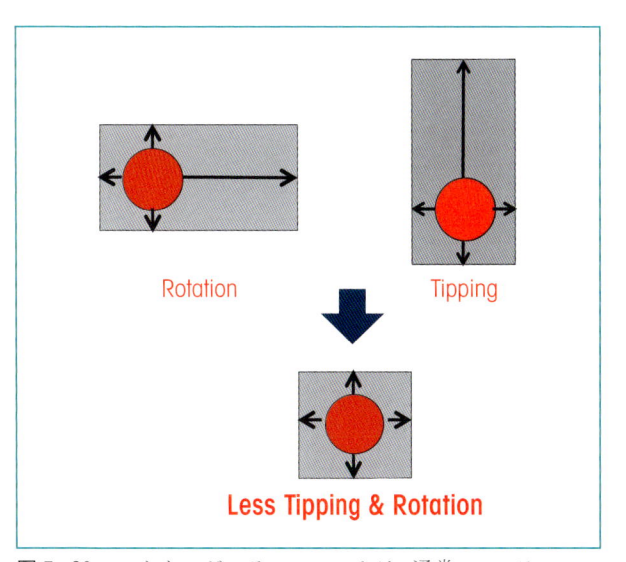

図7-30 レクタンギュラースロットは、通常、ローテーションコントロールがしづらい。またリボンアーチにした場合でも、ティッピングのコントロールに難が残る。しかし、スクエアスロットにするだけでどちらの短所も補える。

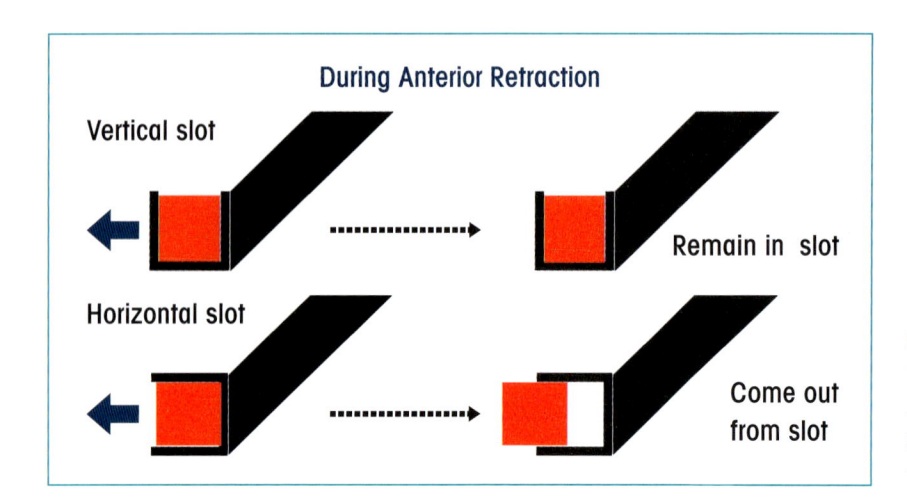

第 7 章　プロトタイプブラケット STb-SL

図 7-31　アンマスリトラクション時のワイヤーとスロットの関係。バーティカルスロットではワイヤーがスロットから抜け出にくいが、ホリゾンタルスロットでは抜け出やすい。

図 7-32　スロットの方向と特徴。キャップの付与、トルクコントロール、ロープロファイルを考慮すると①がすべてにおいて有利に働く。

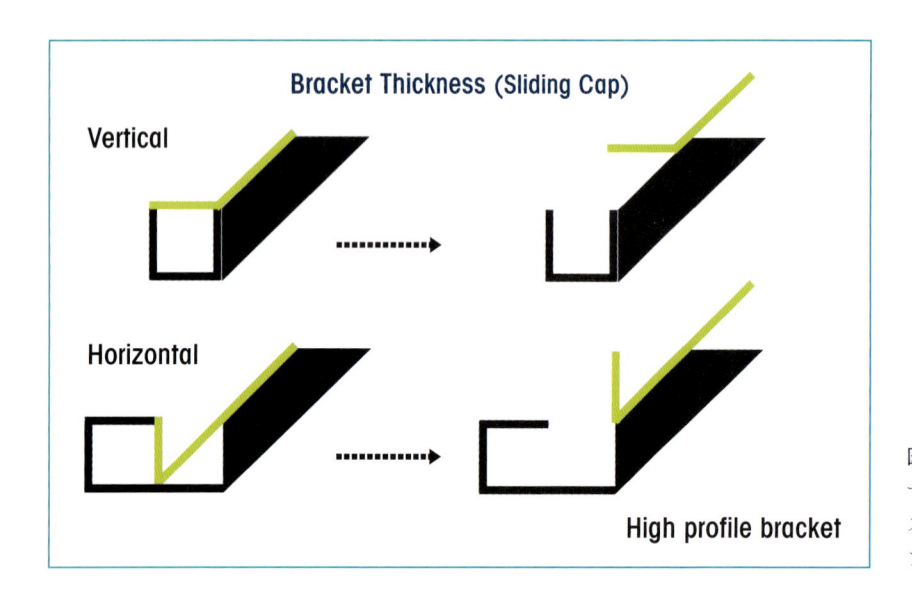

図 7-33　スライディングキャップのデザインとスロットの方向。バーティカルスロットではブラケットをよりロープロファイルにできる。

時にワイヤーが前歯部スロットから抜けることを防止しなければならない。バーティカルスロットのブラケットでは、リトラクションに際して、スロットからアーチワイヤーが抜け出ることはないため、事前に確立した前歯部のトルクがリトラクション後も維持される。なお、歯面側（近心側）よりワイヤーを挿入するホリゾンタルスロットでも同様の効果が期待できるが、スロットが歯面から遠ざかることによりブラケットの厚みが増加し、インターブラケットディスタンスの減少、トルクコントロールの操作性の悪化、ならびに患者の違和感の増大などの問題が生じる（図 7-32）。さらに、後述するセルフライゲーション用のスライディングキャップの設計が複雑になる（図 7-33）。

また、バーティカルスロットの利点として、捻転の改善が容易であることが挙げられる。頬舌方向にはスロット壁が存在するため、正確なローテーショナルタイなどを行わなくても、アーチワイヤーサイズを順次上げていくだけで各歯の捻転は改善される。しかも、長辺を持たないスクエアスロットであれば、細いアーチワイヤーによるレベリング時であってもスロット内のあそびが少なく、捻転の改善が容易であることは前述のとおりである。このように、バーティカルスロットとスライディングキャップを閉じた際のスクエアスロットを組み合わせたSTb-SLは、捻転の改善が容易にできるためスロット幅を小さく設定することが可能となり、インターブラケットディスタンスの増加によるライトフォースの治療や患者の快適性の向上が実現可能となった。

バーティカルスロットの設計から得られる他の利点として、アーチワイヤーの挿入と挿入状況の確認が直視できることが挙げられる。したがって、視野の確保が困難である舌側であってもアーチワイヤーの挿入が容易にできるとともに、アーチワイヤーが確実にスロットに収まっているか否かの判断を正確に行うことができる。

セルフライゲーション

STb-SLでは、前歯から犬歯における切端（尖頭）側よりスライドするプレート状のキャップ、臼歯においては歯頸側にヒンジを持つキャップがスロットを閉鎖してセルフライゲーションの役割を果たす。このセルフライゲーションの機能によって、煩雑な結紮から解放されてチェアタイムが短縮されるだけでなく、叢生の早期改善、円滑なリトラクションの達成、およびリトラクション時のボーイングエフェクトの回避などの効果が望め、ライトフォースによるローフリクションのニューリンガルストレートワイヤー法が実現する。

前歯と犬歯のスライディングキャップを開ける際には探針やスケーラーを用い、閉める際にはディレクターなどを用いると容易に開閉することが可能である。また、臼歯部のヒンジキャップ開閉の際にも探針やスケーラーが有用である。なお、キャップを有する他のセルフライゲーションブラケットと同様に、STb-SLにおいても歯石の付着によりキャップの開閉が困難となることがあるが、超音波スケーラーにてキャップ部分に軽く触れるだけで円滑なキャップの開閉機能が回復する。

3 STb-SLにおけるワイヤーの選択

STb-SLにおける詳細なワイヤーの選択を述べる前に、.018×.018スクエアスロットに各ワイヤーを挿入した場合に生じるあそび角の大きさについて示す。まず、スロット幅1.5mm（上顎前歯用STb-SLブラケット）と1.2mm（下顎前歯用STb-SLブラケット）の.018×.018スクエアスロットに、細いワイヤーを挿入した場合のスロット内の対角線に生じるあそび角について示す（図7-34）。.014ワイヤーをスロット幅1.5mmの上顎前歯ブラケットに挿入すると3°～4°、スロット幅1.2mmの下顎前歯ブラケットで4°～5°、.016ワイヤーをスロット幅1.5mmに挿入した場合で1°～2°、スロット幅1.2mmで2°～3°のあそび角となる。このようにスクエアスロットは、レクタンギュラースロットに比べて細いワイヤーであってもわずかなあそび角しか生じないため、細い柔軟なワイヤーで十分なレベリングが達成される。

次に、スロット幅1.5mmと1.2mmの.018×.018スクエアスロットにワイヤーを挿入した場合のティッピングとローテーションに関連するあそび角について示す（図7-35）。.016×.016ワイヤーを挿入した場合には、スロット幅1.5mmで1°～2°、スロット幅1.2mmで2°～3°のわずかなあそび角が生じるが、.0175×.0175ワイヤーを挿入した場合には、両者とも0°～1°とほとんどあそび角が生じない。また、トルクに関連するあそび角について示すと、.018×.018スクエアスロットに.016×.016ワイヤーを挿入した時のトルクのあそび角は7°～8°であり（図7-36、37）、.018×.025レクタンギュラースロットに.016×.022ワイヤーを挿入した場合の5°～6°に近似する。さらに、.018×.018スクエアスロット

第 7 章　プロトタイプブラケット STb-SL

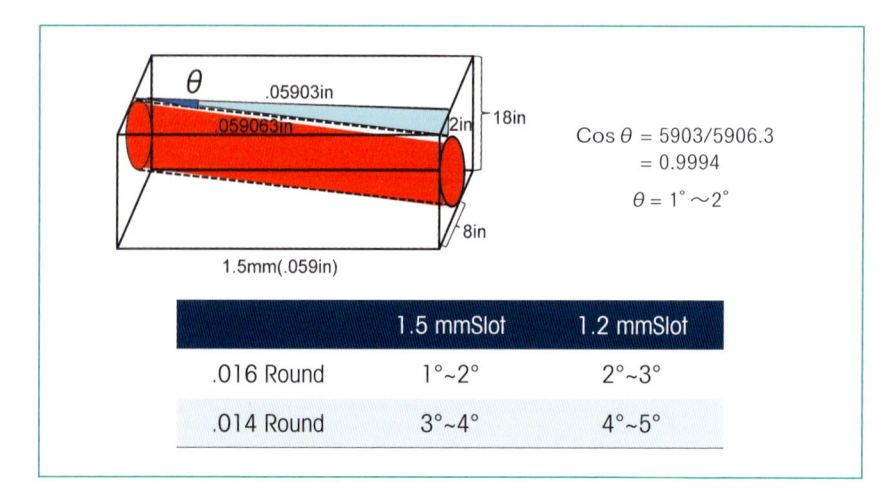

$\cos\theta = 5903/5906.3 = 0.9994$
$\theta = 1° \sim 2°$

	1.5 mmSlot	1.2 mmSlot
.016 Round	1°~2°	2°~3°
.014 Round	3°~4°	4°~5°

図 7 - 34　上下顎 STb-SL ブラケットのスクエアスロットとラウンドワイヤーの対角線のあそび角（θ アングル）。

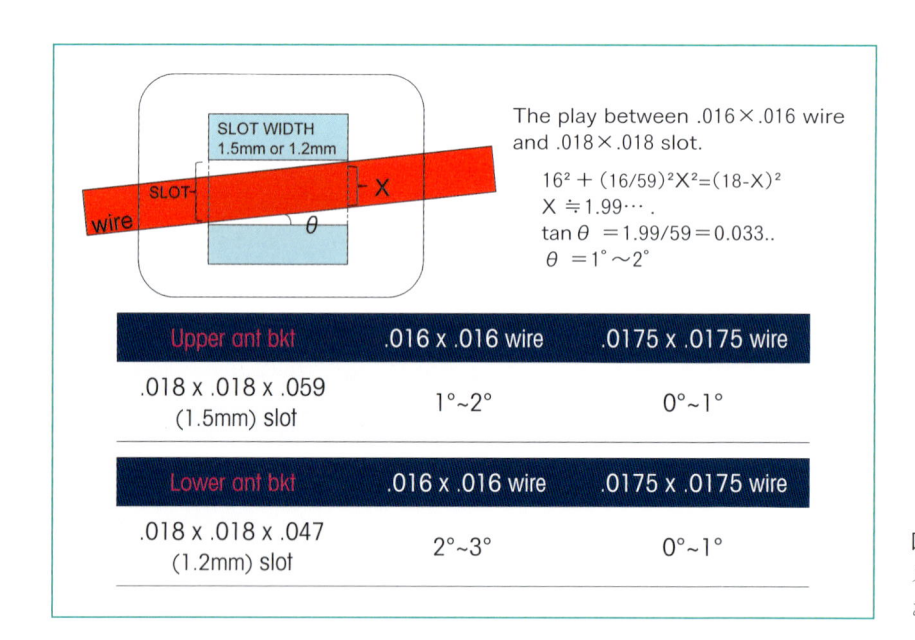

The play between .016×.016 wire and .018×.018 slot.

$16^2 + (16/59)^2 X^2 = (18-X)^2$
$X ≒ 1.99\cdots$
$\tan\theta = 1.99/59 = 0.033..$
$\theta = 1° \sim 2°$

Upper ant bkt	.016 x .016 wire	.0175 x .0175 wire
.018 x .018 x .059 (1.5mm) slot	1°~2°	0°~1°
Lower ant bkt	.016 x .016 wire	.0175 x .0175 wire
.018 x .018 x .047 (1.2mm) slot	2°~3°	0°~1°

図 7 - 35　上下顎 STb-SL ブラケットのスクエアスロットとスクエアワイヤーのあそび角（θ アングル）。

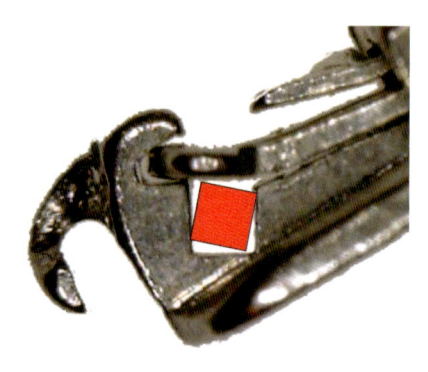

Wire Size	Play
.016 x .016	7°~8°
.0175 x .0175	1°~2°

図 7 - 36　実際の STb-SL のスクエアスロットとスクエアワイヤーのトルクの遊び角（θ アングル）。

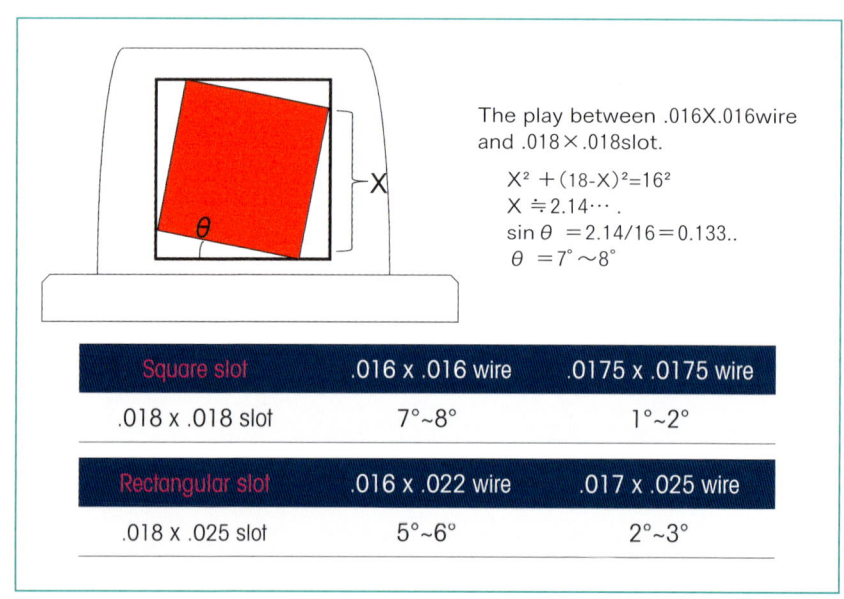

The play between .016×.016wire and .018×.018slot.

$X^2 + (18-X)^2 = 16^2$
$X ≒ 2.14\cdots$
$\sin\theta = 2.14/16 = 0.133..$
$\theta = 7° \sim 8°$

Square slot	.016 x .016 wire	.0175 x .0175 wire
.018 x .018 slot	7°~8°	1°~2°
Rectangular slot	.016 x .022 wire	.017 x .025 wire
.018 x .025 slot	5°~6°	2°~3°

図 7 - 37　スクエアスロットとレクトアンギュラースロットの各ワイヤーサイズに対するトルクのあそび角（θ アングル）。

3 STb-SL におけるワイヤーの選択

に.0175×.0175ワイヤーを挿入した時のトルクのあそび角は、1°～2°であり、.018×.025レクタンギュラースロットに.017×.025ワイヤーを挿入した場合の2°～3°にほぼ一致する。以上の値を参考にすると、.018×.018スクエアスロットにおいては.016×.016ワイヤーおよび.0175×.0175ワイヤーにて最終的なレベリングやトルクの確立を行うと適当であることがわかる。

STb-SL を用いた light lingual system において著者らが推奨するワイヤーの選択は、リトラクション時に.016×.022 SS、.017×.025 SS ワイヤーを用いず.018×.018 SS ワイヤーを用いている以外は、第4章で述べた New STb のワイヤーの選択と大部分は重複するため、ここでは詳細な説明は省略することとするが、本章のこれまでの内容を踏まえて以下に簡単に紹介することとする。

非抜歯治療におけるワイヤーの選択(図7-38)

レベリング初期には、高い柔軟性を持つ.013 CuNiTi を用いることが多い。ただし、重度な叢生を有す患者の場合は.012 NiTi を、軽度な叢生のみの場合は.014 NiTi を用いることもある。このような細いアーチワイヤーであっても、STb-SL のセルフライゲーションの機能により叢生の改善は円滑に進み、.018×.018スクエアスロットの特性により十分なティッピングやローテーションのコントロールが達成される。そして、ある程度の叢生が改善した後は、.016×.016 NiTi を用いてレベリングの継続と適正なトルクの付与を行う。.016×.016 NiTi の挿入が困難な場合には、.016 TMA を用いた後に.016×.016 NiTi へ移るようにする。さらに、.018×.018 CuNiTi を用いてトルクの確立を行う。.018×.018 CuNiTi は十分な柔軟性を有するワイヤーであるが、STb-SL においてはフルサイズワイヤーとなるため、各歯に十分なトルクを与えることができる。その後、.0175×.0175 TMA や.018×.018 βⅢにてトルクの確立を継続し、ディテーリングも同ワイヤーで行う。なお、前準備において適正なセットアップ模型が製作され、正確なボンディングが行われていれば、大幅なディテーリングの作業は不必要であり、トルクの微調整にとどまるはずである。

抜歯治療におけるワイヤーの選択(図7-39)

レベリング、トルクの確立、ならびにディテーリングにおけるワイヤーの選択は、非抜歯治療のものとほぼ同様であるため、抜歯治療をともなうワイヤーの選択について述べる。

第4章でも紹介したが、治療開始時に前歯部の重度な叢生や低位唇側転位している犬歯の改善が必要な第一小臼歯抜歯症例においては、.013 CuNiTi の第二小臼歯の近心へクリンパブルストップを付与し、そのクリンパブルストップにかけたエラストメリックチェーンにて犬歯を遠心口蓋側へリトラクションする。その際、リンガルアーチを用いてもよい。

また、STb-SL の抜歯症例におけるアンマスリトラクション時には、前歯部がスクエアで臼歯部がラウンドの形状を呈する.018×.018－.018 SS のデュアルディメンションワイヤーを用いるとよい。既製のデュアルディメンションワイヤーが用意できない場合は、.018×.018 SS の臼歯部の角を削合・研磨（リデュース）して用いる。ただし、削合する程度に注意が必要であり、過度に行うと臼歯の舌側傾斜をもたらすため、適度な削合・研磨を行うか臼歯部のアーチワイヤーの幅径を適度に拡大するなどの配慮が必要となる。このようにアンマスリトラクション時のワイヤーの選択により、前歯部はフルサイズでトルクが維持され、臼歯部はセルフライゲーションとラウンドワイヤーによるローフリクションの円滑なスライディングが達成される。なお、STb-SL においては、New STb と比べてやや細いワイヤーを用いることになるため、TAD を用いたアンマスリトラクションに使用するアームは、ワイヤーの剛性を可及的に確保してボーイングエフェクトの発生を回避するために、犬歯の遠心に付与して最短の距離で牽引することが重要となる(図7-40)。事情によりループメカニクスを用いる場合は、.018×.018 βⅢを用いる。

第 7 章　プロトタイプブラケット STb-SL

Non Extraction

1. Leveling
   - Anterior leveling　-1 ──── .013 CuNiTi, .014 NiTi
   　　　　　　　　　　-2 ──── .016 TMA, .016² NiTi
2. Establishment of torque　　.016² NiTi, .018² NiTi
　　　　　　　　　　　　　　.0175² TMA, .018² βIII
3. Detailing　　　　　　　　.018² βIII or .0175² TMA

図 7-38　STb-SL スクエアスロットを用いた非抜歯症例のワイヤーシークエンス。

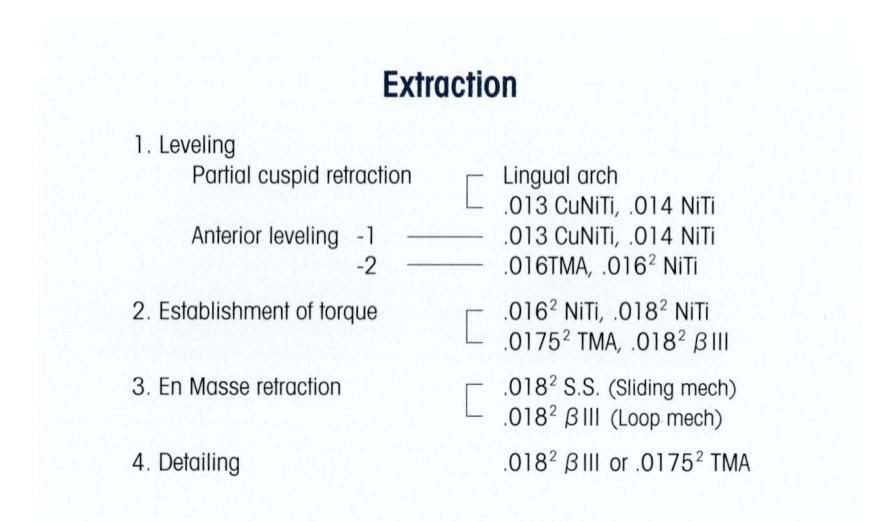

Extraction

1. Leveling
   - Partial cuspid retraction　　Lingual arch
   　　　　　　　　　　　　　　.013 CuNiTi, .014 NiTi
   - Anterior leveling　-1 ──── .013 CuNiTi, .014 NiTi
   　　　　　　　　　　-2 ──── .016TMA, .016² NiTi
2. Establishment of torque　　.016² NiTi, .018² NiTi
　　　　　　　　　　　　　　.0175² TMA, .018² βIII
3. En Masse retraction　　　.018² S.S. (Sliding mech)
　　　　　　　　　　　　　　.018² βIII (Loop mech)
4. Detailing　　　　　　　　.018² βIII or .0175² TMA

図 7-39　STb-SL スクエアスロットを用いた抜歯症例のワイヤーシークエンス。

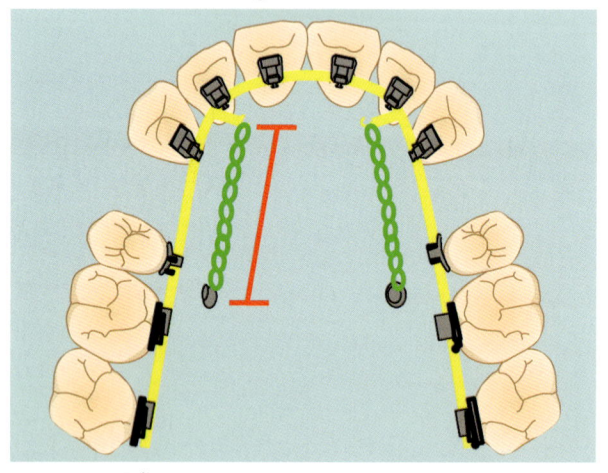

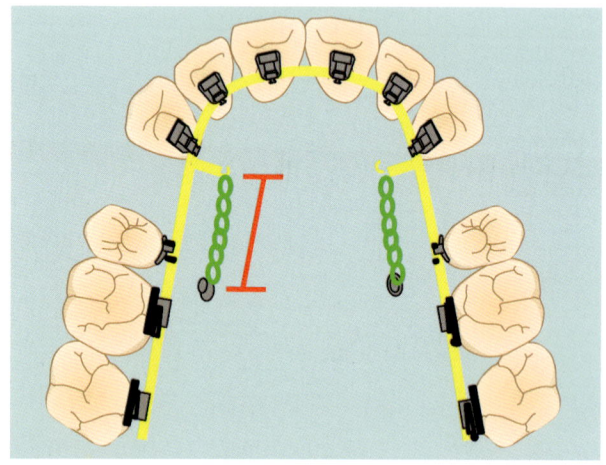

Large distortion　　　　　**Small distortion**

図 7-40　通常、マイクロスクリューを用いてアンマスリトラクションする場合には、犬歯の遠心から牽引する（牽引の長さを短くすることでワイヤーのスティッフネスを増し、ボーイングエフェクトを防ぐ）。

4 まとめ

　以上、STb-SL の特徴やワイヤーの選択について述べてきたが、ブラケットの性能やワイヤーの特性だけで治療結果の良否が決まる訳では決してない。STb-SL ブラケットの設計においては理想的な治療環境が整うよう十分に配慮したが、この STb-SL の優れた性能を発揮するには、正確な診断を下した後に精密な印象採得を行い、次いで治療中のメカニクスや治療結果を予測した的確なセットアップ模型を製作し、そして精度の高いポジショニングとボンディングを行うことがすべての症例において不可欠である。つまり、多少煩雑と感じるかもしれないが、治療開始前の前準備をどの程度まで細心の注意を払い正確に行うことができたか否かで、治療結果の優劣が決まるといっても過言ではない。それに加えて、開始後のワイヤーの選択においては、決まりきったワイヤーを順番に入れ続けるのではなく、すべての症例のあらゆる局面において、適宜ワイヤーや適用するメカニクスを各術者が適正に判断して選択する必要がある。

　つまり、本書において述べてきた治療全体のシステム（New STb light lingual system）の概念を十分に理解して実践することによって、はじめて良好な治療結果がもたらされる訳である。

参考文献

1. Takemoto K, Scuzzo G, Takemoto Y, Scuzzo G, Lombardo L. A new self-ligating lingual bracket with square slots. J Clin Orthod 2011；45(12)：682-690.
2. Damon DH. The rationale, evolution and clinical application of the self-ligating bracket. Clin Orthod Res 1998 Aug；1(1)：52-61.
3. Creekmore TD. The importance of interbracket width in orthodontic tooth movement. J Clin Orthod 1976；10：530-534.
4. Brantley WA. Comments on stiffness measurements for orthodontic wires. J Dent Res 1976 Jul-Aug；55(4)：705.
5. Torstein RM, Jan O, Eva OM. On mechanical properties of square and rectangular stainless steel wires tested in torsion. Am J Orthod Dentofacial Orthop 1997；111：(3) 310-320.

第 8 章

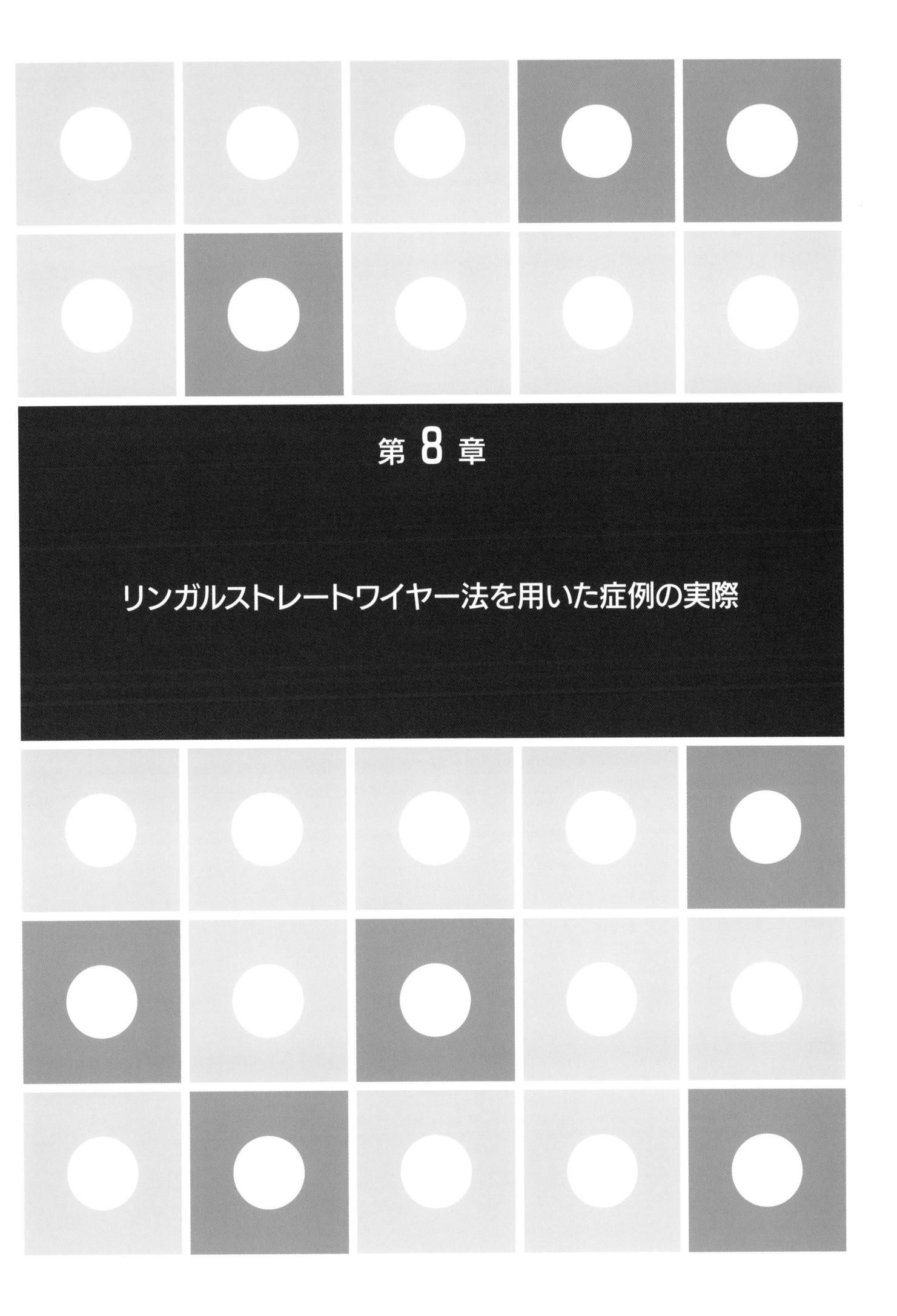

リンガルストレートワイヤー法を用いた症例の実際

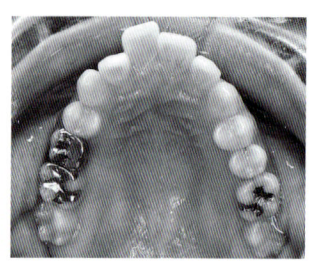

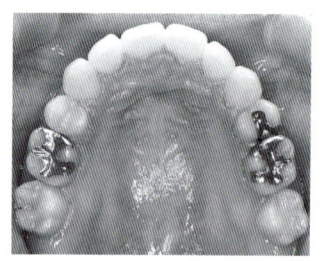

Case 1

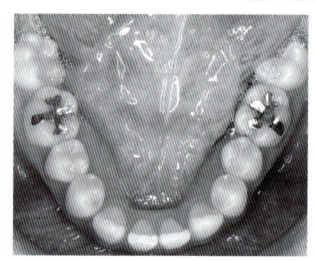

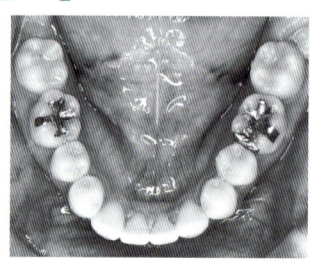

アングル I 級　抜歯症例

主訴　上顎前突

治療開始時年齢　21歳1か月

診断　$\frac{5}{2|2}$ 先欠をともなうアングル I 級上顎前突症例

抜歯部位　E|5

治療期間　2年3か月

治療計画
1. E|5 抜歯
2. 上下顎 STb ブラケットの装着
3. 7 6|6 7 間口蓋歯槽骨にマイクロスクリューの埋入
4. II 級ゴムの併用

Case 1　アングルⅠ級　抜歯症例

初 診 時

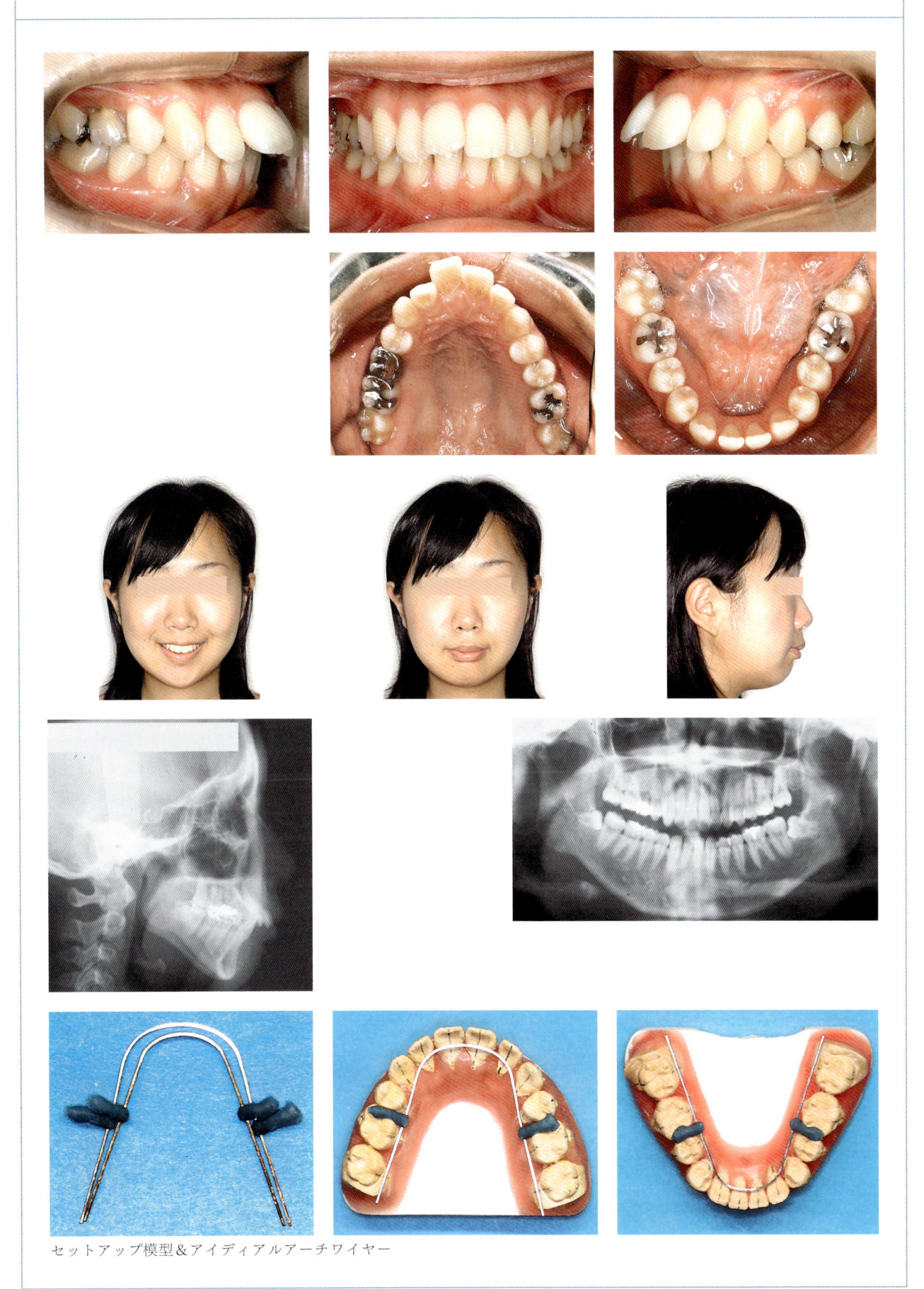

セットアップ模型＆アイディアルアーチワイヤー

第8章 リンガルストレートワイヤー法を用いた症例の実際

動的治療開始時

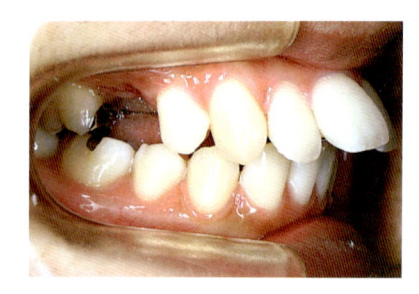

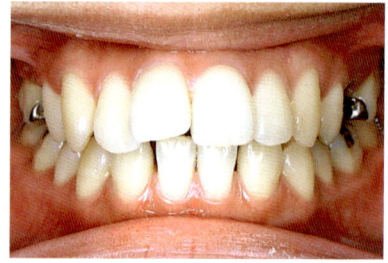

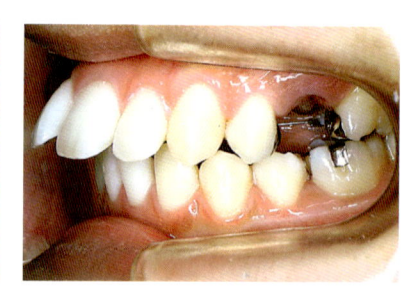

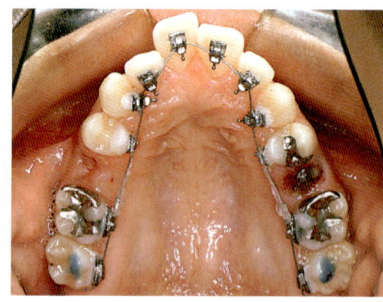

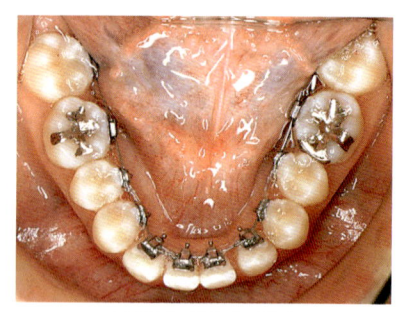

上顎：.013 CuNiti　　　下顎：.013 CuNiti

上下顎STbブラケットを接着し、プリフォームのリンガルストレートワイヤーを用いてレベリングを開始した。6|6近心付近に取り付けたクリンパブルストップから、パワーチェーンにて4|4の牽引を行った。

レベリング時　4か月

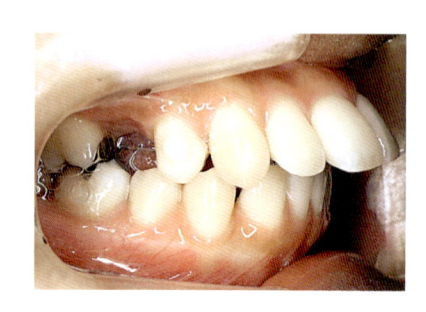

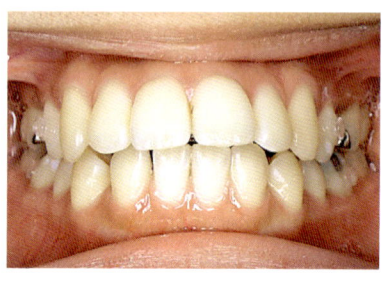

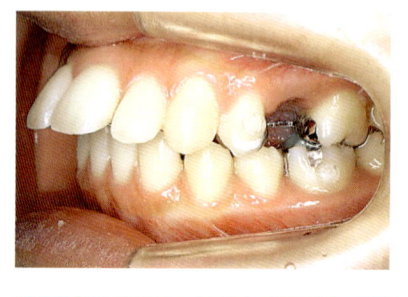

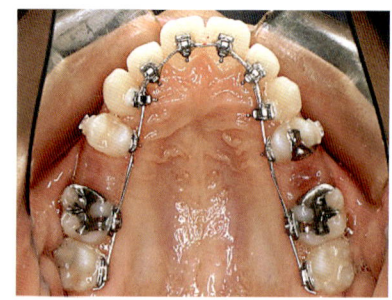

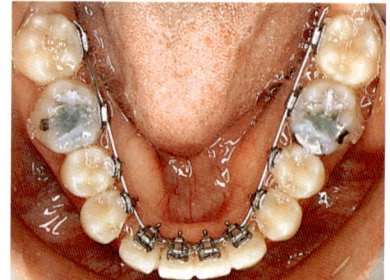

上顎：.016×.016 CuNiTi　　　下顎：.016×.016 CuNiTi

6|6咬合面にレジンを盛り、上顎大臼歯部が近心に移動しないためのストッパーとした。さらに、II級ゴムを使用しながらI級咬合を維持した。

Case 1　アングルⅠ級　抜歯症例

アンマスリトラクション時　7か月

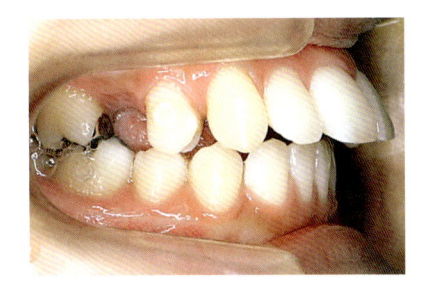

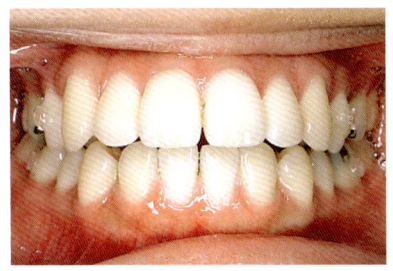

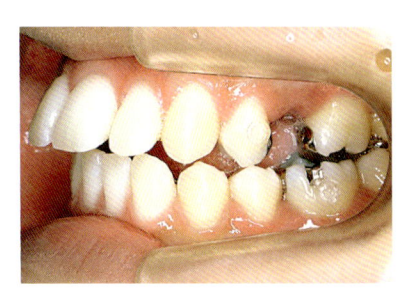

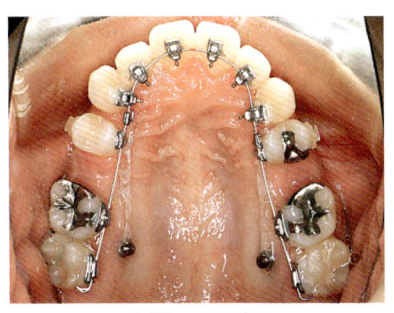

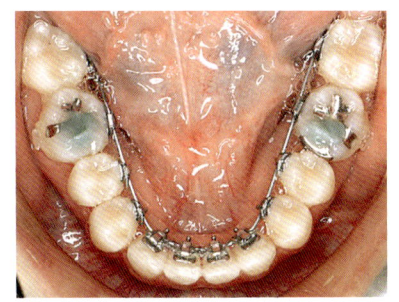

上顎：.016 SS　　　　下顎：.016×.016 CuNiti

7 6|6 7間口蓋歯槽骨にマイクロスクリューを埋入し、4 3|3 4間のフックから牽引し、前歯部のリトラクションを開始した。
上顎前歯は唇側傾斜しているため、早い段階からラウンドワイヤーを用いて前歯部のリトラクションを行った。

アンマスリトラクション時　1年2か月

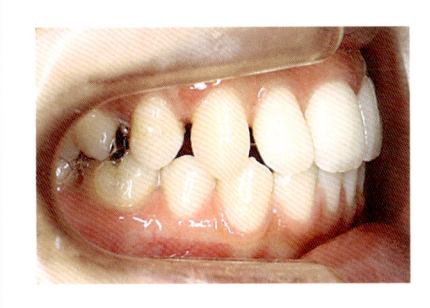

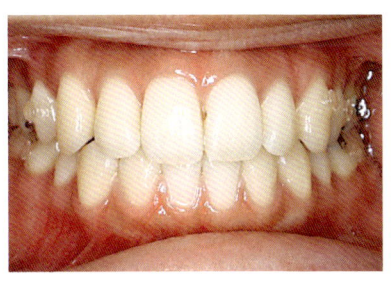

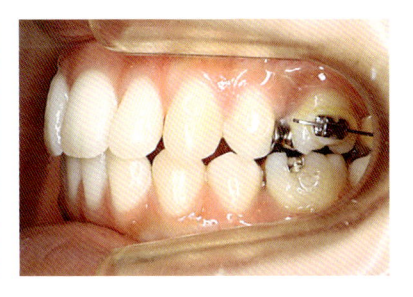

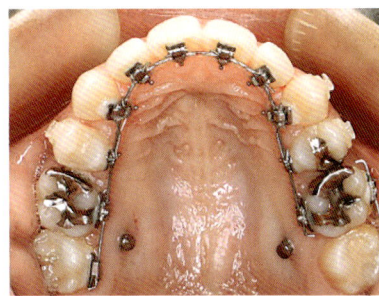

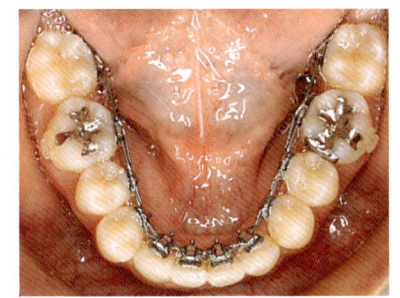

上顎：.0175×.0175 TMA　　　　下顎：.018×.018 CuNiti

Ⅱ級ゴムを併用しながら前歯部をリトラクションし、ほぼ理想的な歯軸となったため、残りのリトラクションはワイヤーサイズを上げた後に行った。

第8章 リンガルストレートワイヤー法を用いた症例の実際

動的治療終了時　2年3か月

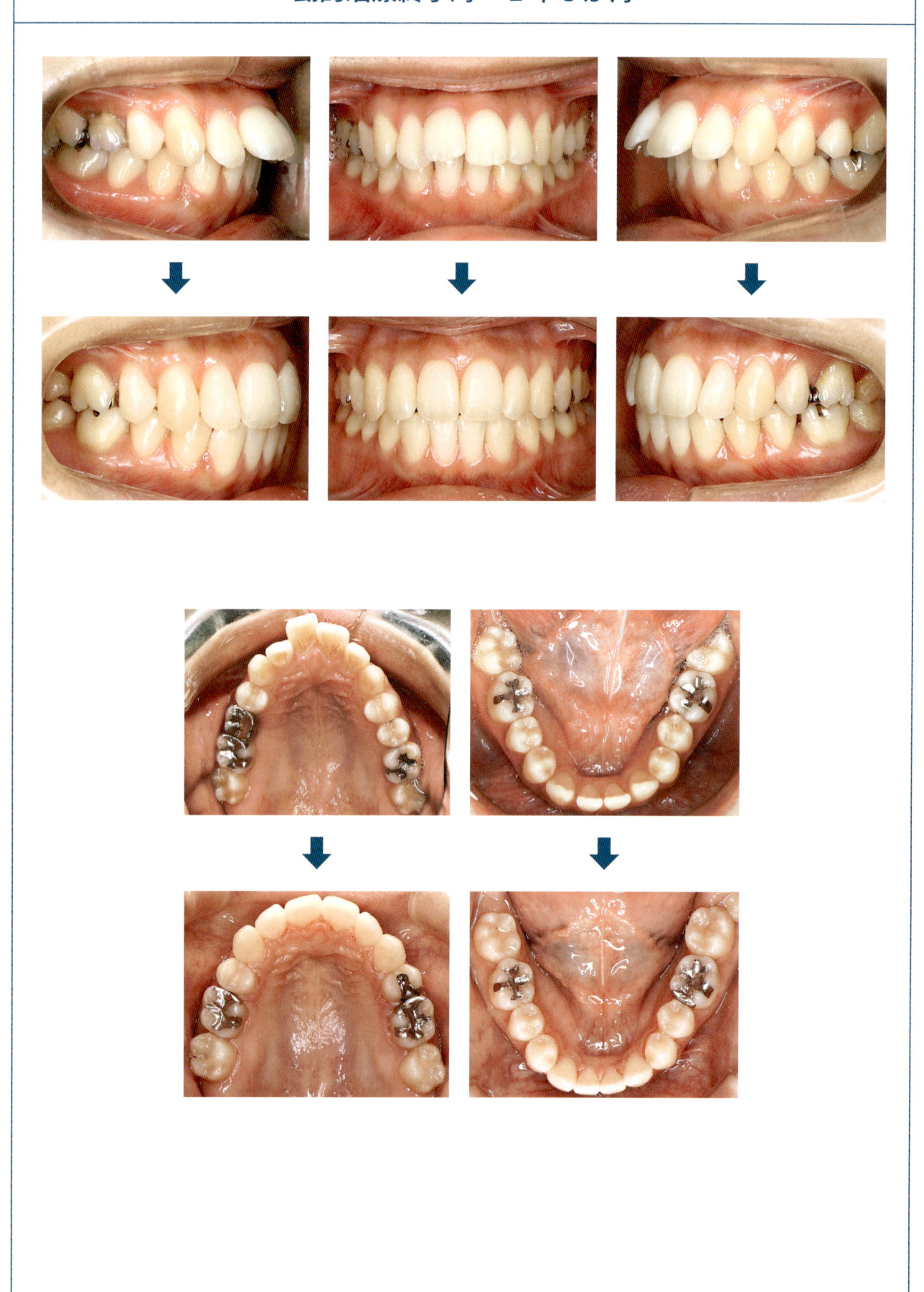

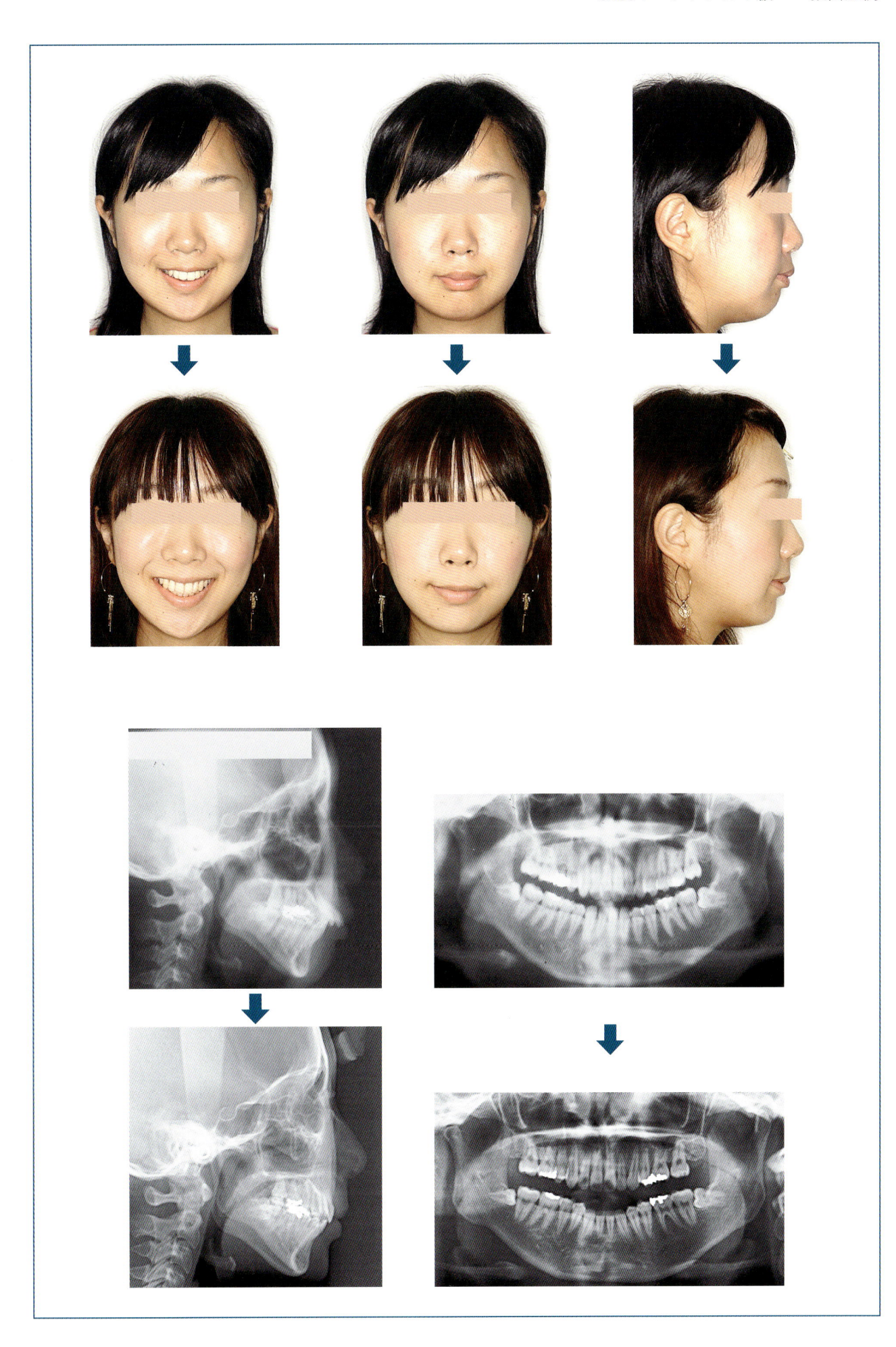

Case 1　アングルⅠ級　抜歯症例

第 8 章　リンガルストレートワイヤー法を用いた症例の実際

Wire sequence		
0 か月	U：.013 CuNiti	L：.013 CuNiti
2 か月	U：.016 CuNiti	L：.016 CuNiTi
4 か月	U：.016×.016 CuNiTi	L：.016×.016 CuNiti
5 か月	U：.016 SS	
1 年 2 か月	U：.0175×.0175 TMA	L：.018×.018 CuNiTi
4 か月	U：.016×.022 SS	
10 か月	U：.016×.016 Niti	
2 年 0 か月	U：.0175×.0175 TMA	L：.0175×.0175 TMA

考察

2|2、5|が先欠であったため、E|と|5を抜歯して治療を行った。STbブラケットを接着、Ⅱ級ゴムを使用しながらレベリングを行った。その際、6|6咬合面にレジンをストッパーとすることで、上顎大臼歯部がアンカレッジロスしないようにした。

その後、7 6|6 7間の口蓋歯槽骨にマイクロスクリューを埋入し、4|4と前歯部のリトラクションを同時に行った。

通常、前歯部のリトラクションは、ボウイングエフェクトを避けるためワイヤーサイズを上げてから行う。しかし、本症例は元々唇側傾斜が大きかったため、.016 SS ワイヤーを使用しながら途中までリトラクションを行った。その後、ワイヤーサイズを上げてからさらにリトラクションを進めたが、初期の段階で患者の主訴である上顎前突を解消することができ、本症例においては非常に有効な手段と考えられた。

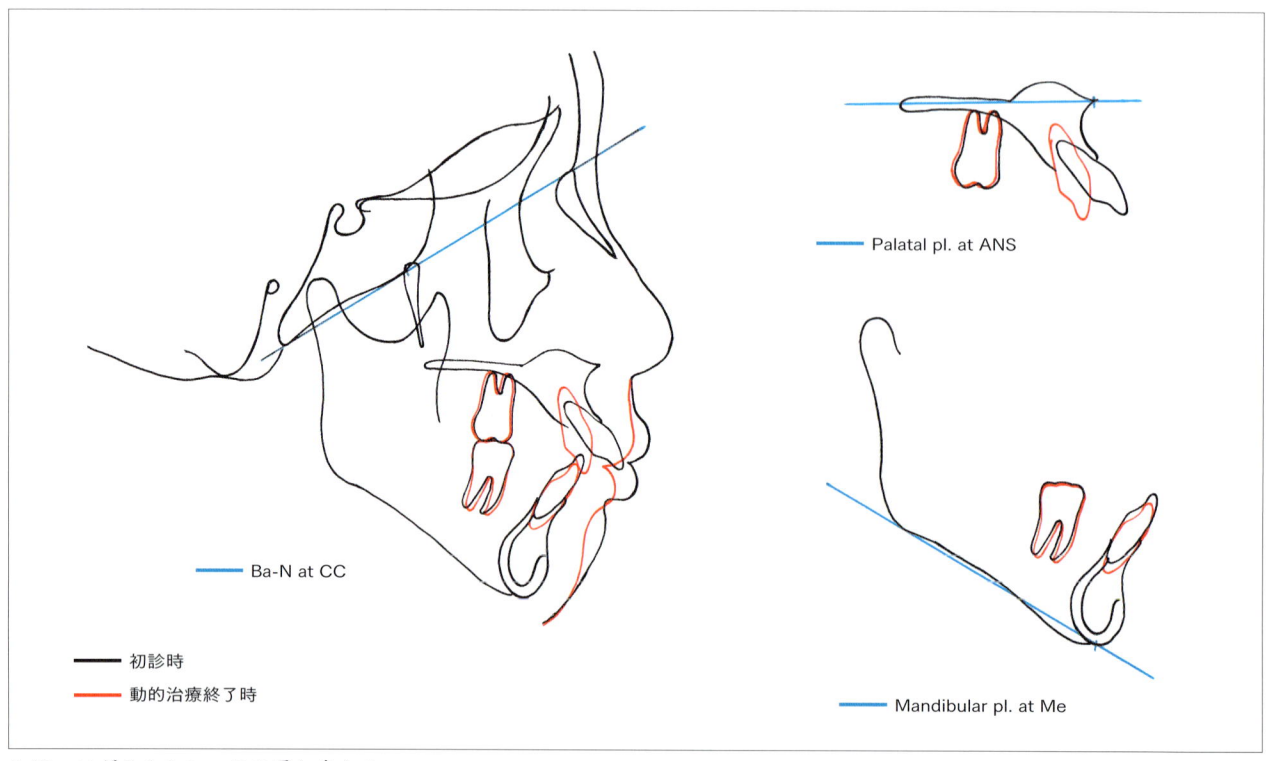

セファログラムトレースの重ね合わせ

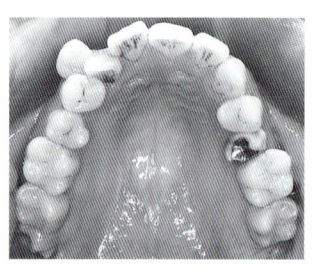

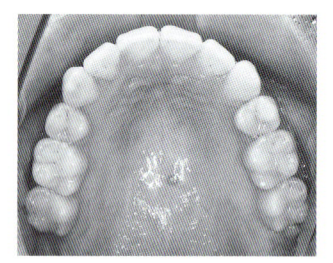

Case 2

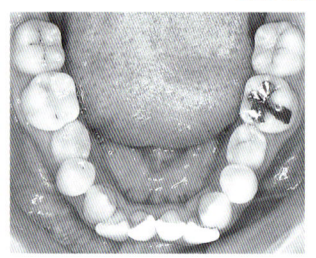

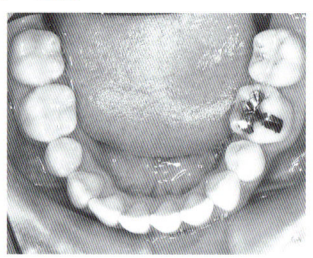

アングルⅠ級　抜歯症例

主訴　叢生

治療開始時年齢　29歳0か月

診断　前歯部の叢生をともなうアングルⅠ級症例

抜歯部位　$\frac{5|5}{5|5}$

治療期間　2年5か月

治療計画
1. 上顎リンガルアーチ、上下顎側方歯部ラビアルブラケットの装着
2. 上下顎STbブラケットの装着
3. ６５｜５６間口蓋歯槽骨にマイクロスクリューの埋入
4. ダイアゴナルエラスティックの使用

Case 2 アングル I 級　抜歯症例

初　診　時

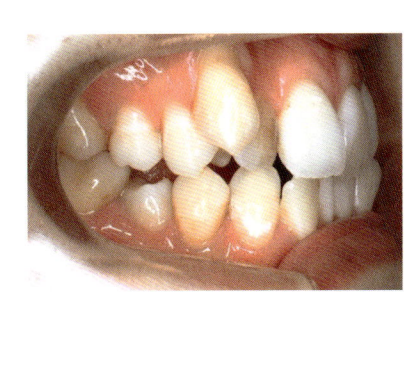

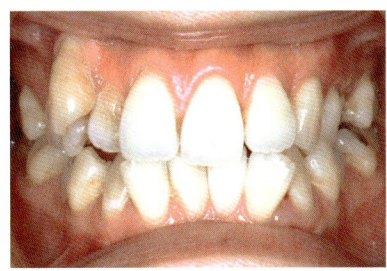

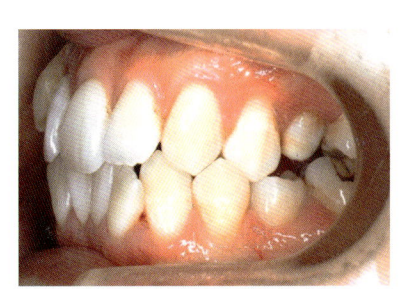

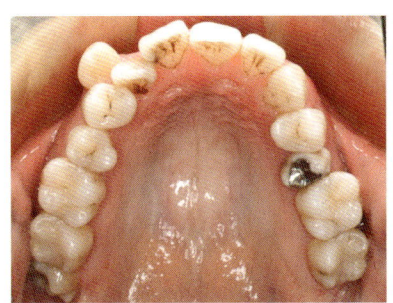

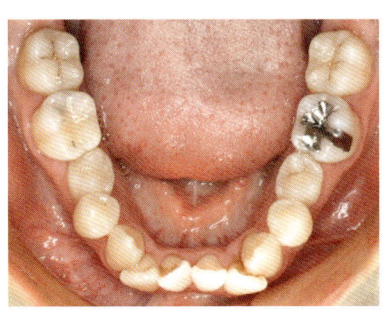

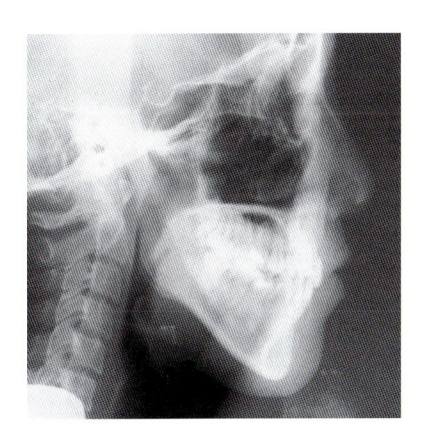

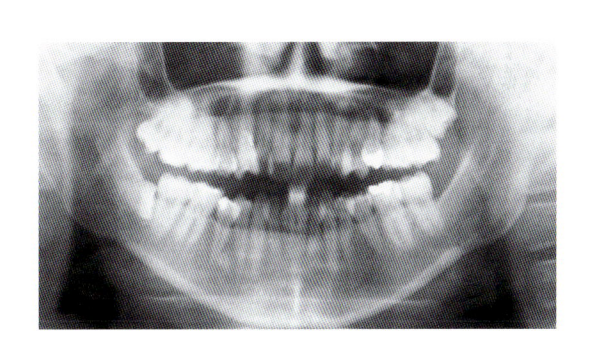

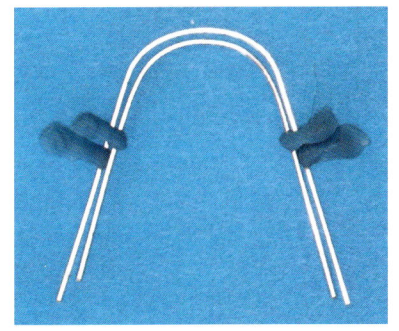

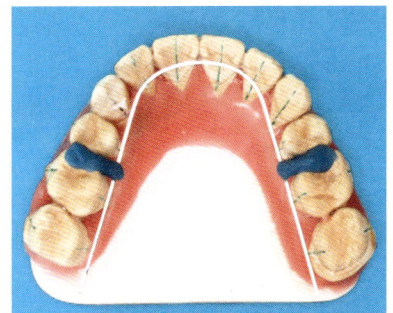

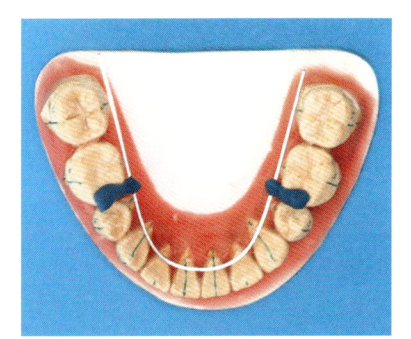

セットアップ模型＆アイディアルアーチワイヤー

第8章　リンガルストレートワイヤー法を用いた症例の実際

治療開始時

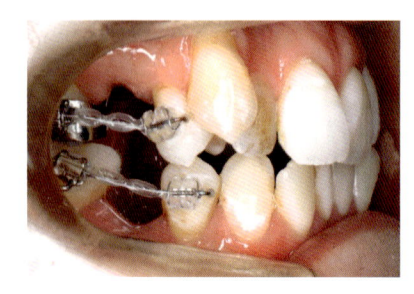

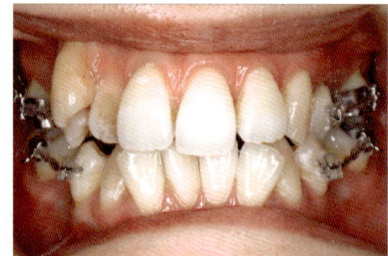

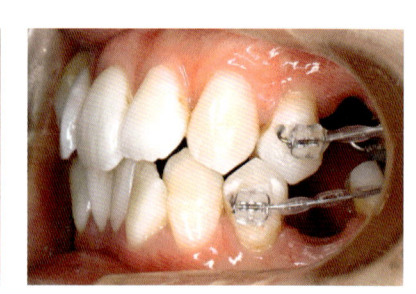

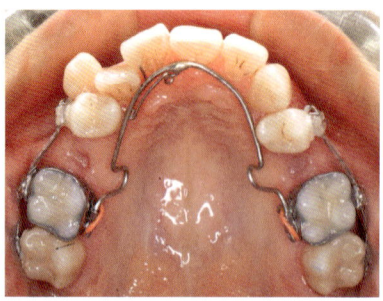

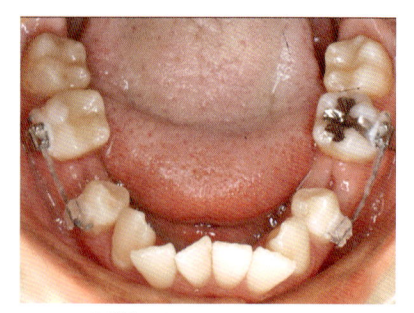

上顎：リンガルアーチ .016 CuNit　　　下顎：.016×.016 CuNiti

上顎にリンガルアーチを装着し、リトラクション時の加強固定とした。上下顎側方歯部にラビアルブラケットを接着し、セクショナルワイヤーにて第一小臼歯のリトラクションを行った。

上下側方歯リトラクション時　5か月

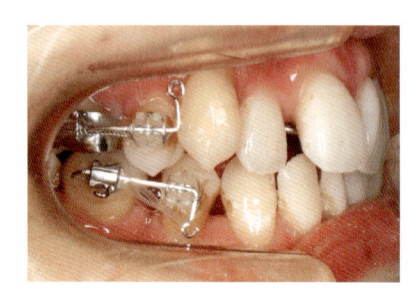

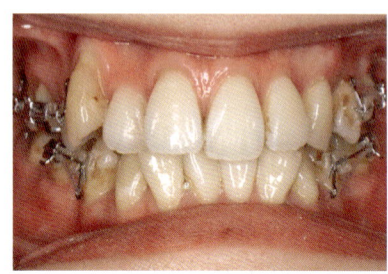

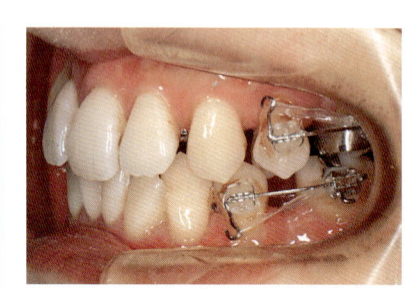

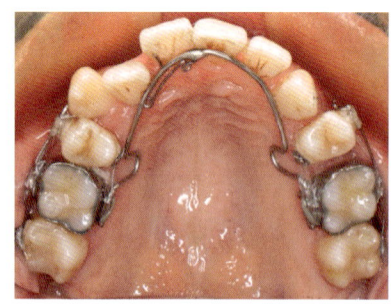

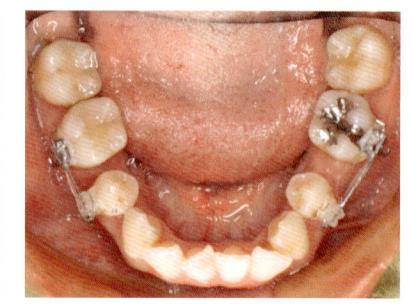

上顎：リンガルアーチ .016×.016 CC　　　下顎：.016×.016 CC

引き続き上下顎小臼歯のリトラクションを継続した。リンガルアーチに付与した指様弾線により、2̲のコントロールを行った。

146

レベリング時　8か月

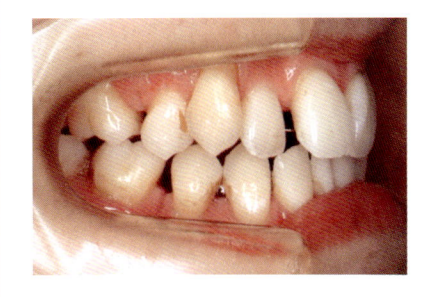

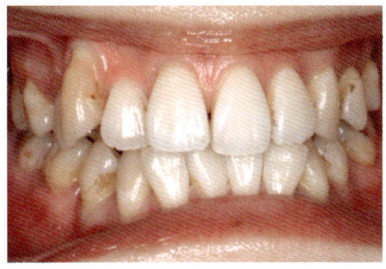

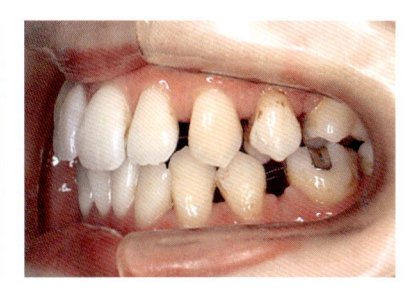

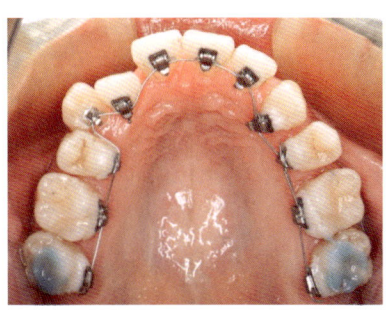

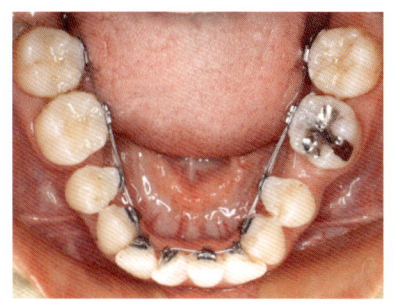

上顎：.013 CuNiti　　　下顎：.013 CuNiti

上下顎の叢生がある程度解消されたところで、リンガルアーチとラビアルブラケットを撤去した。その後STbブラケットを接着し、プリフォームのリンガルアーチワイヤーを用いてレベリングを行った。

アンマスリトラクション時　1年5か月

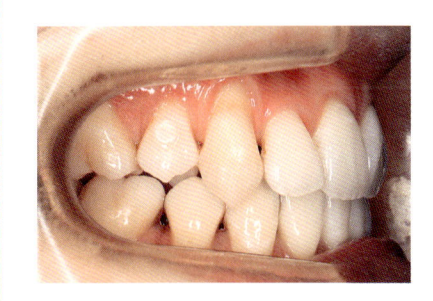

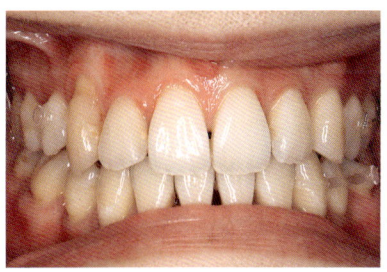

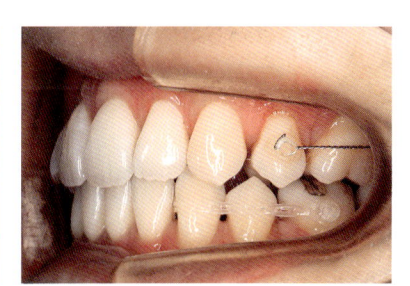

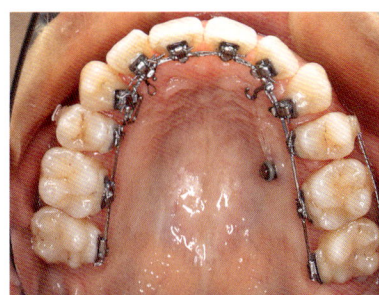

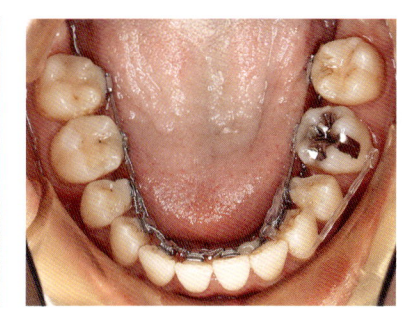

上顎：.016×.022 SS　　　下顎：.016×.022 SS

上顎右側にはスペースが残らなかったため、マイクロスクリューは左側のみに埋入した。4 3|間にLループを入れ、|2 3のフックとマイクロスクリューで牽引し、前歯のリトラクションを行った。上下正中を一致させるために、前歯部舌側ブラケットにコバヤシフック装着し、2|2のダイアゴナルエラスティックを用いた。
下顎においては、6-3-6にパワーチェーンを掛けたサーキュラーエラスティックを用いて下顎左側のスペースを閉じた。

第 8 章　リンガルストレートワイヤー法を用いた症例の実際

動的治療終了時　2 年 5 か月

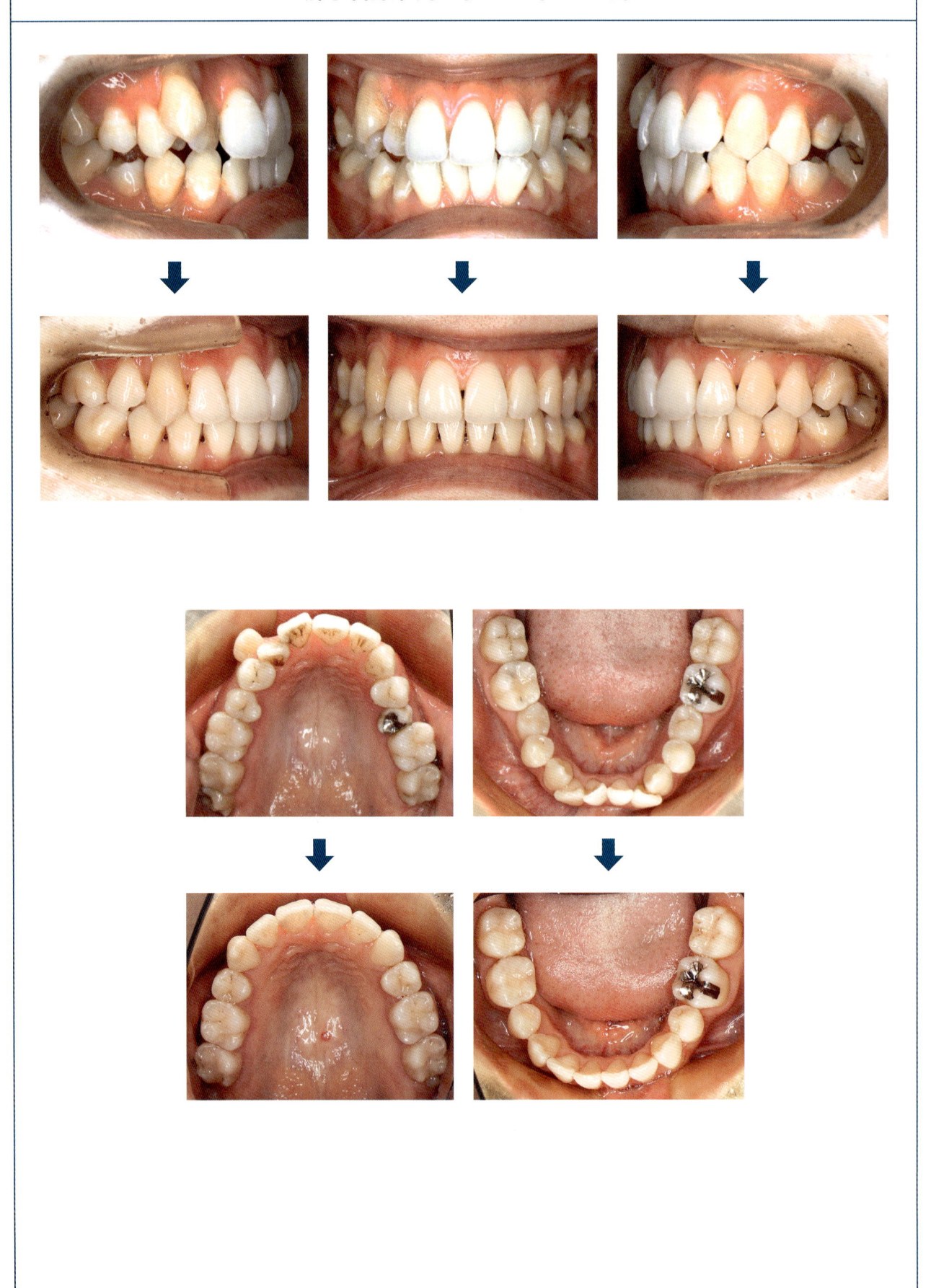

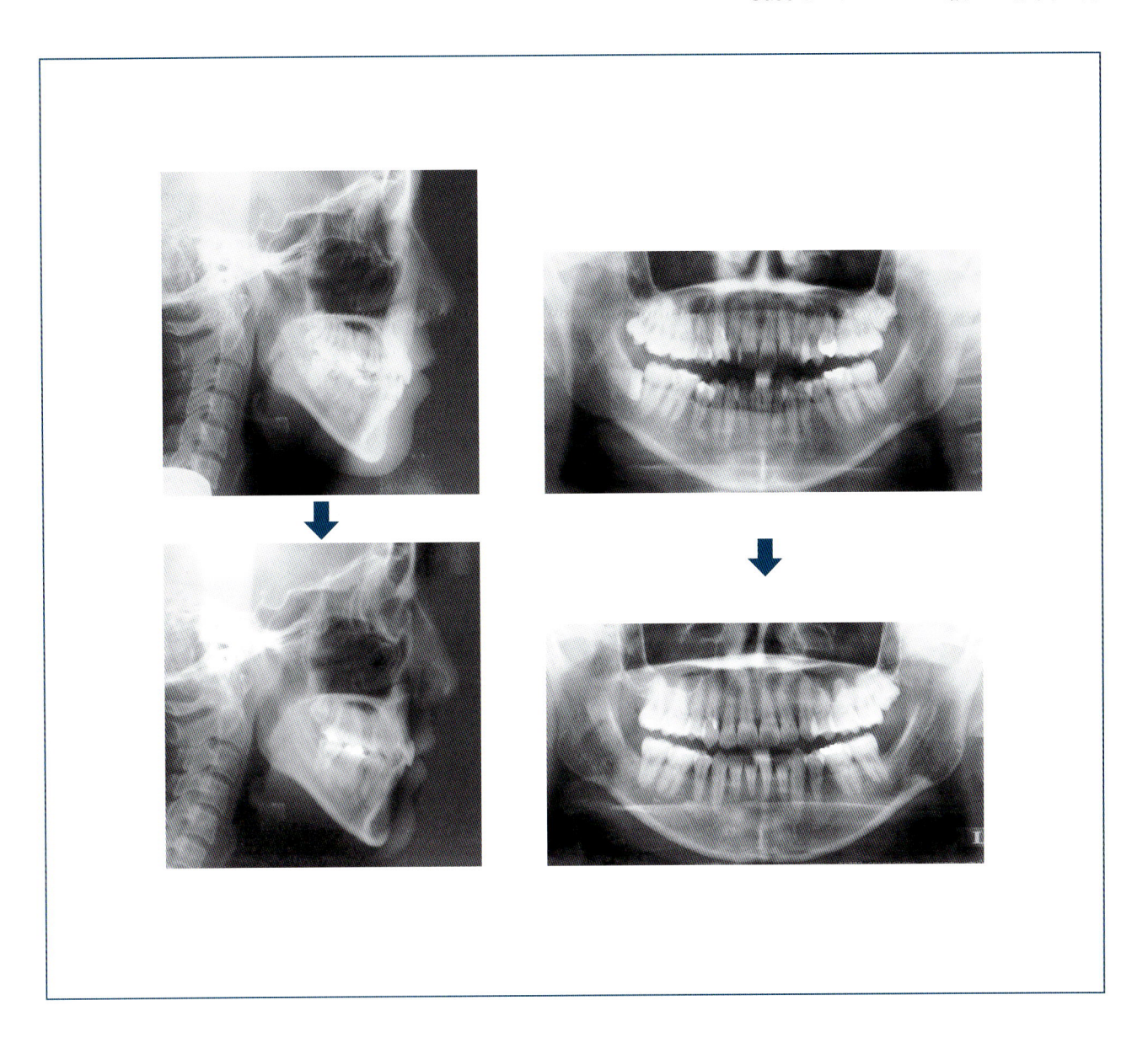

Case 2　アングルⅠ級　抜歯症例

第8章　リンガルストレートワイヤー法を用いた症例の実際

Wire sequence		
0か月	U：.016 CuNiTi	L：.016×.016 CuNiTi
3か月	U：.016×.016 CC	L：.016×.016 CC
8か月	U：.013 CuNiti	L：.013 CuNiti
11か月	U：.016 CuNiTi	L：.016×.016 CuNiTi
1年1か月	U：.016×.016 CuNiTi	L：.0175×.0175 TMA
2か月	U：.0175×.0175 TMA	
5か月	U：.016×.022 SS	L：.016×.022 SS
2年0か月	U：.0175×.0175 TMA	L：.0175×.0175 TMA

考察

　初診時のプロファイルおよび5̲の補綴、5̲|5̲のローテーションを考慮し、上下顎両側小臼歯を抜歯することとした。そのため、はじめは上顎へリンガルアーチ、上下顎側方歯部にラビアルブラケットを付与し、第一小臼歯のリトラクションを行った。

　本症例は上顎右側歯列の叢生量が大きく、犬歯を取り込んだことでスペースがなくなったため、マイクロスクリューは上顎左側のみに埋入した。

　また、上顎の正中が大きく右方へずれていたため、前歯部のリトラクション時に4̲3̲|間にLループを付与し、2̲|2̲のダイアゴナルエラスティックを用いた。片側のみのスライディングメカニクスには、このようなループを付与することで効率よくスペースを閉じることができる。

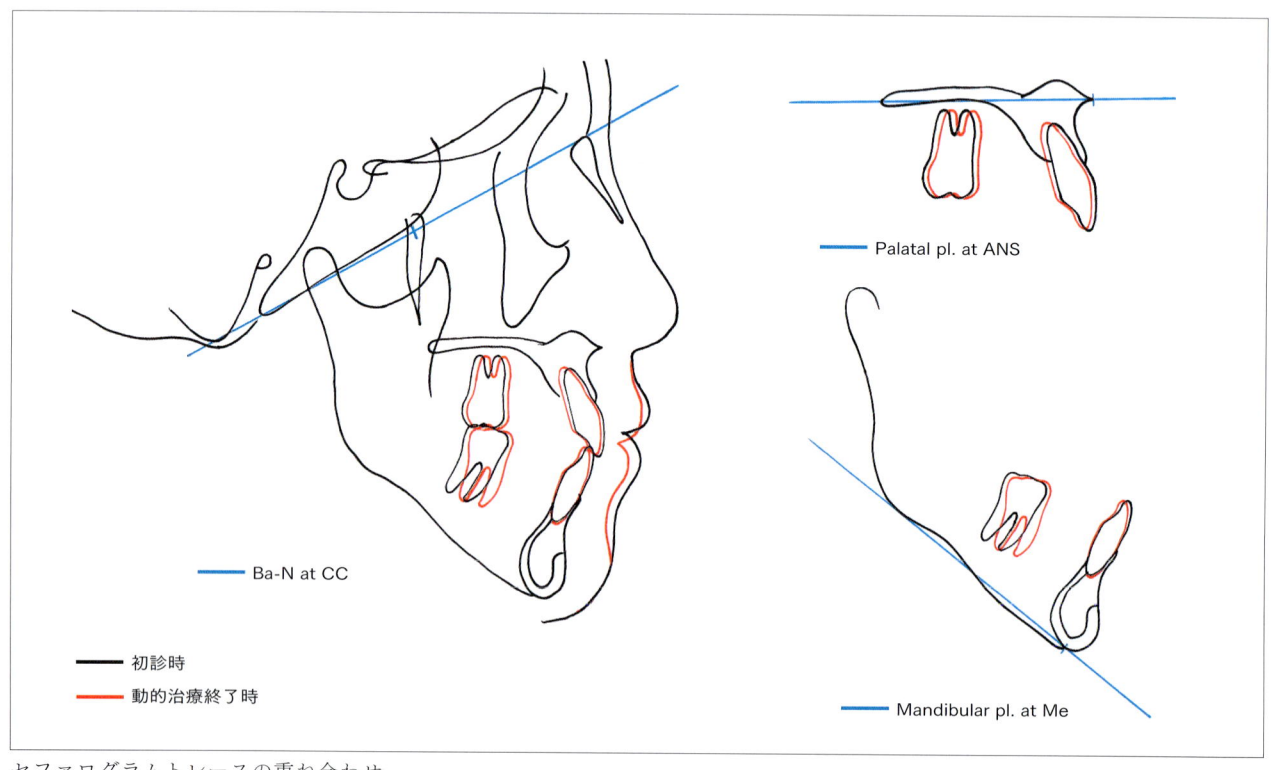

セファログラムトレースの重ね合わせ

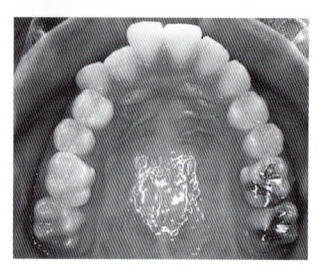

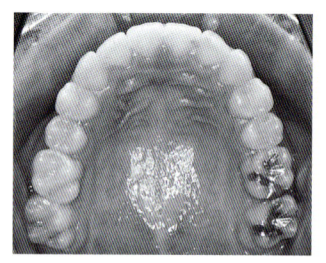

Case 3

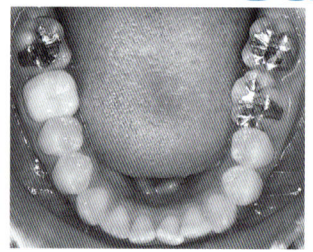

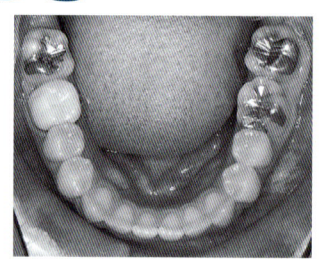

アングルⅡ級　非抜歯症例
開咬

主訴　八重歯、上顎前突

治療開始時年齢　16歳0か月

診断　前歯部の叢生および下顎の左偏をともなうアングルⅡ級開咬症例

抜歯部位　非抜歯（$\frac{8|8}{8|8}$ 抜歯）

治療期間　1年5か月

治療計画
1. $\frac{8|8}{8|8}$ 抜歯
2. 上下顎STbブラケットを装着
3. IPR（インタープロキシマルリダクション）
4. Ⅱ級ゴム、垂直ゴムおよびダイアゴナルエラスティックの併用
5. 必要に応じ7 6|6 7間頬舌側歯槽骨にマイクロスクリューの埋入

Case 3　アングルⅡ級　開咬　非抜歯症例

初 診 時

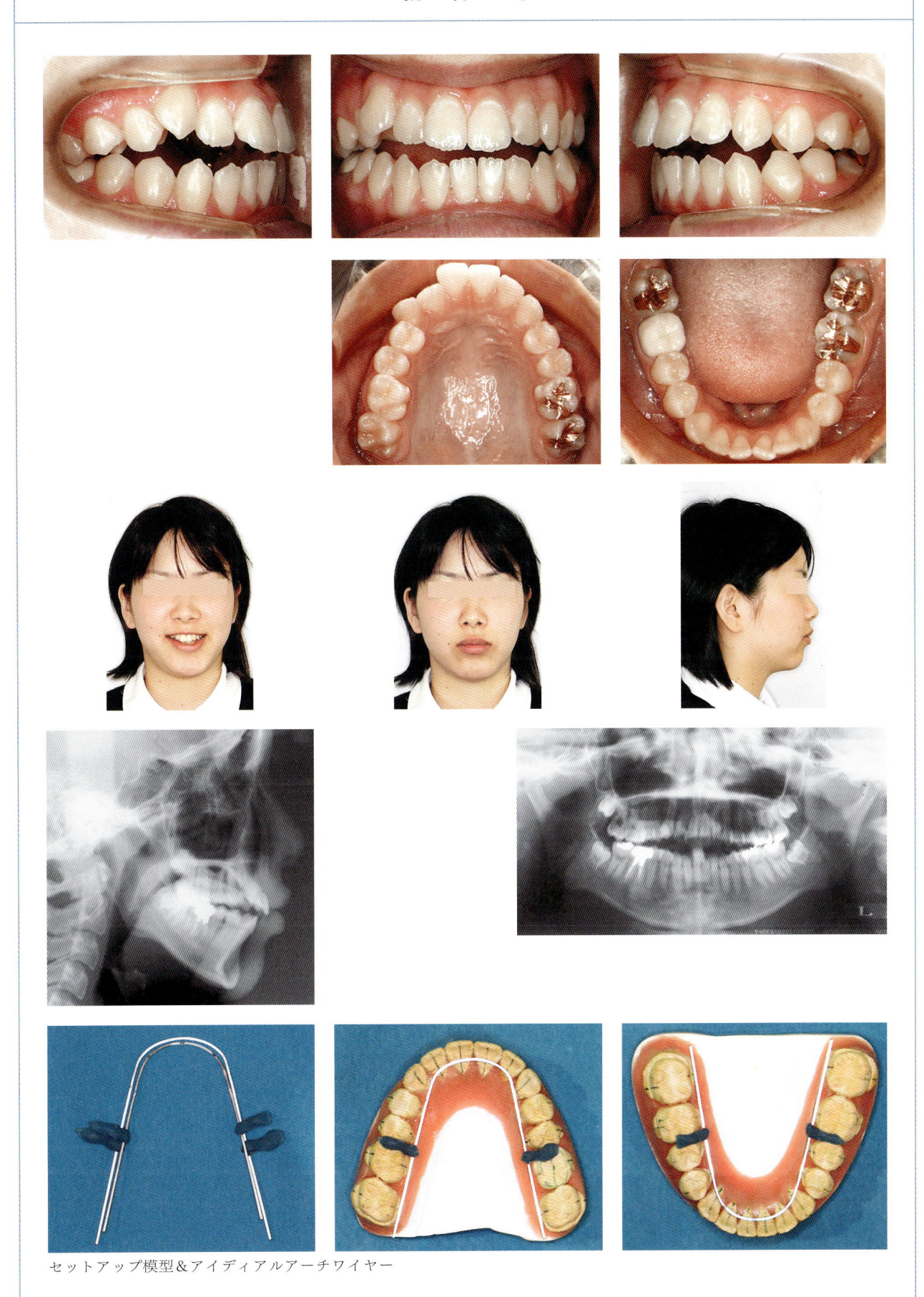

セットアップ模型＆アイディアルアーチワイヤー

第8章 リンガルストレートワイヤー法を用いた症例の実際

動的治療開始時

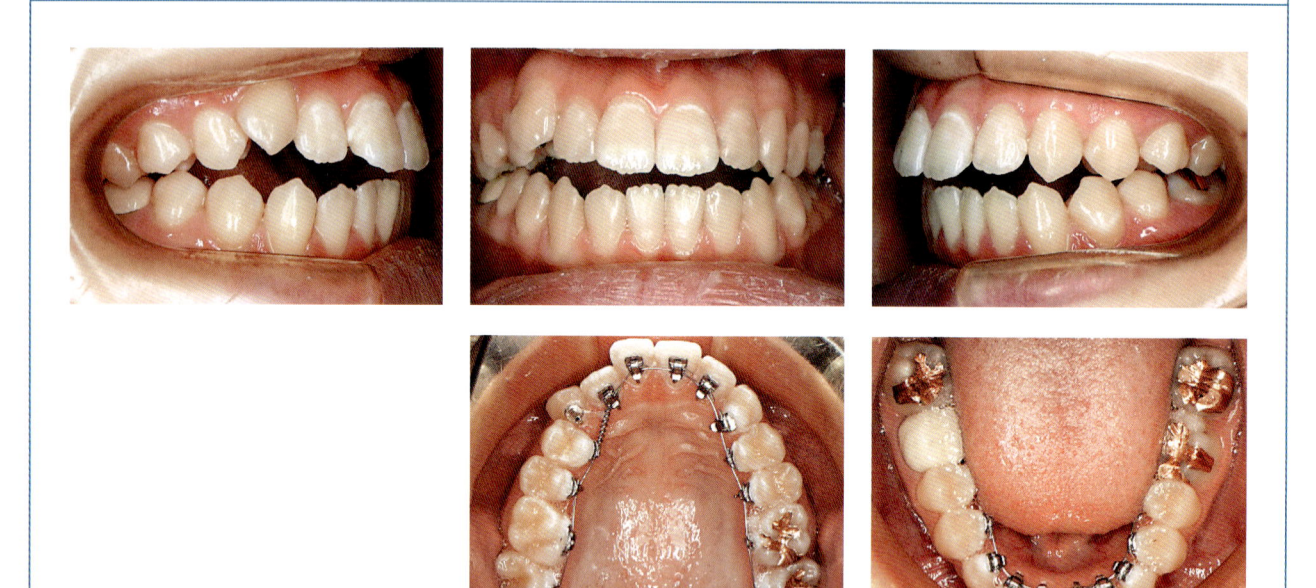

上顎：.013 CuNiti　　　下顎：.013 CuNiti

上下顎にSTbブラケットを装着し、プリフォームのリンガルストレートワイヤーを用いてIPRを行いながらレベリングを開始した。3|は唇側転位による叢生が強くブラケットが正確な位置に接着できないため、クリートを装着しオープンコイルにてスペースを獲得しながらパワーチェーンにて舌側に牽引した。

レベリング時　4か月

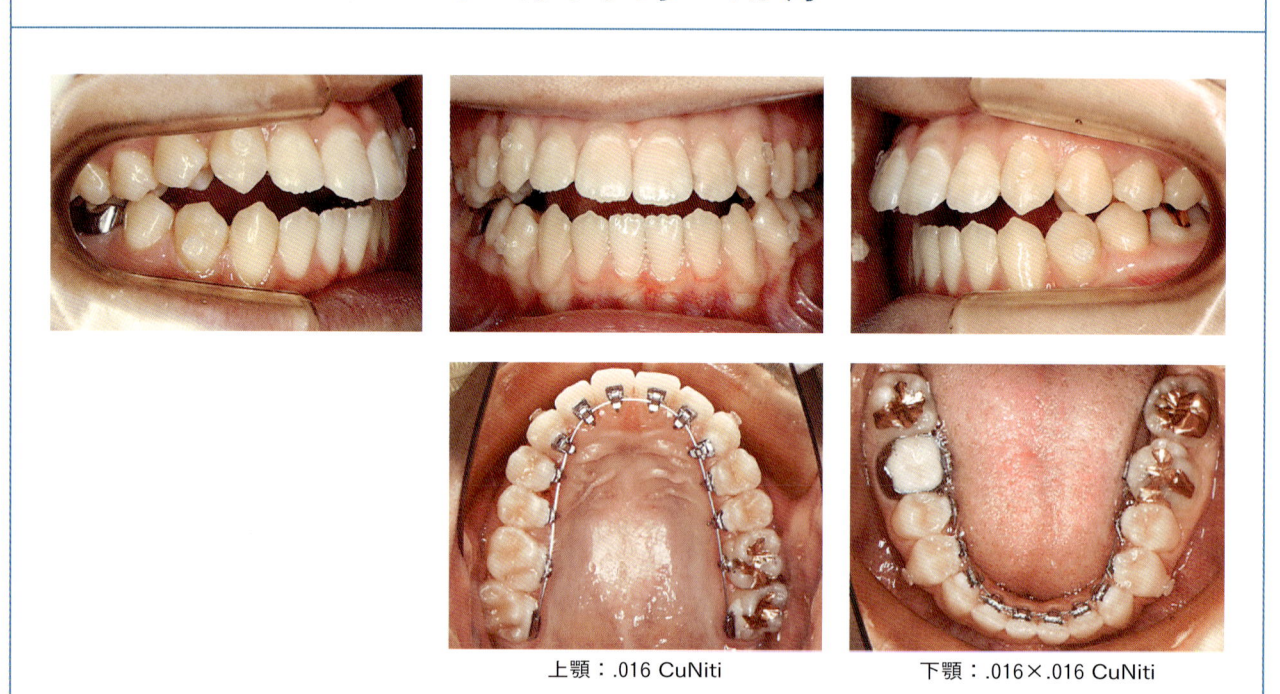

上顎：.016 CuNiti　　　下顎：.016×.016 CuNiti

3|の叢生が改善されブラケットが装着された。上下顎IPRを行いながらレベリングを継続した。開咬およびⅡ級関係を改善するため、上顎犬歯と下顎第一小臼歯でⅡ級ゴムの使用を開始した。

Case 3　アングルⅡ級　開咬　非抜歯症例

レベリング時　10か月

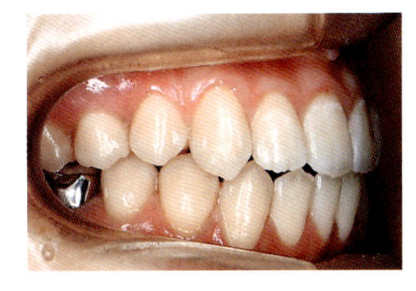

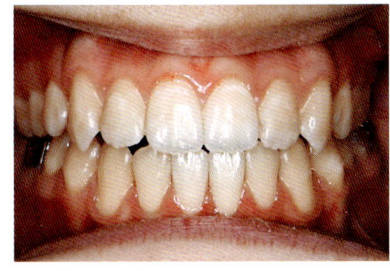

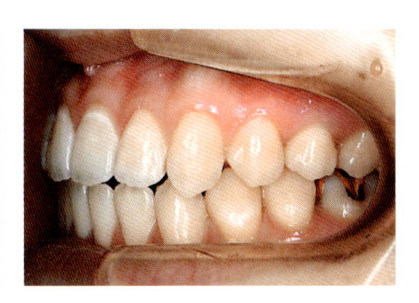

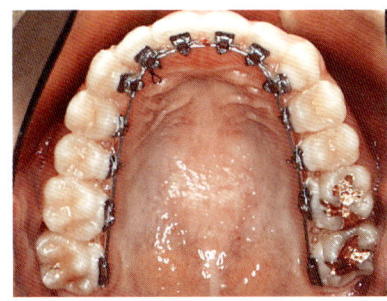

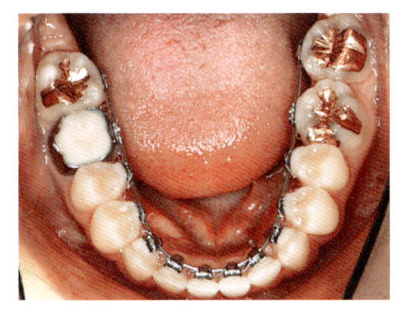

上顎：.016×.016 CuNiti　　下顎：.018×.018 CuNiti

引き続き上下顎 IPR を行いながらレベリングを行った。開咬が改善しつつあったため、マイクロスクリューを用いた臼歯部の圧下を行わずに顎間ゴムによる治療を継続した。

ディテーリング時　1年0か月

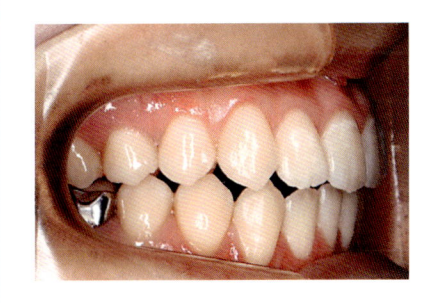

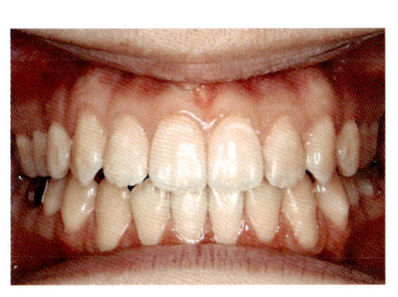

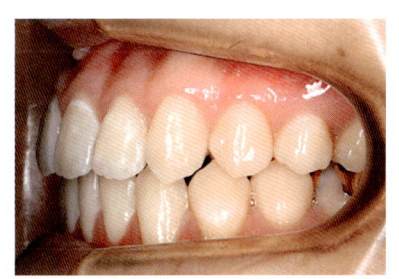

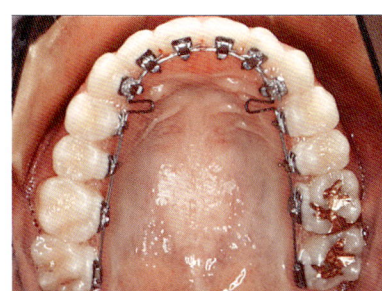

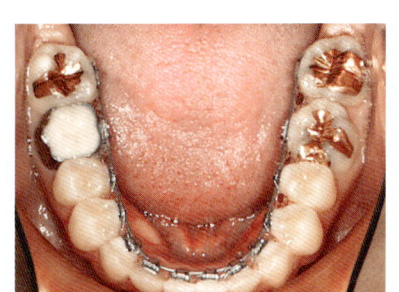

上顎：.0175×.0175 TMA　　下顎：.0175×.0175 TMA

上顎犬歯と第一小臼歯間にブルループを入れ、前歯部のリトラクションを行った。また、正中を一致させるために$\frac{2|}{|2}$の舌側にコバヤシフックを結紮し、ダイアゴナルエラスティックを使用した。

第8章 リンガルストレートワイヤー法を用いた症例の実際

動的治療終了時　1年5か月

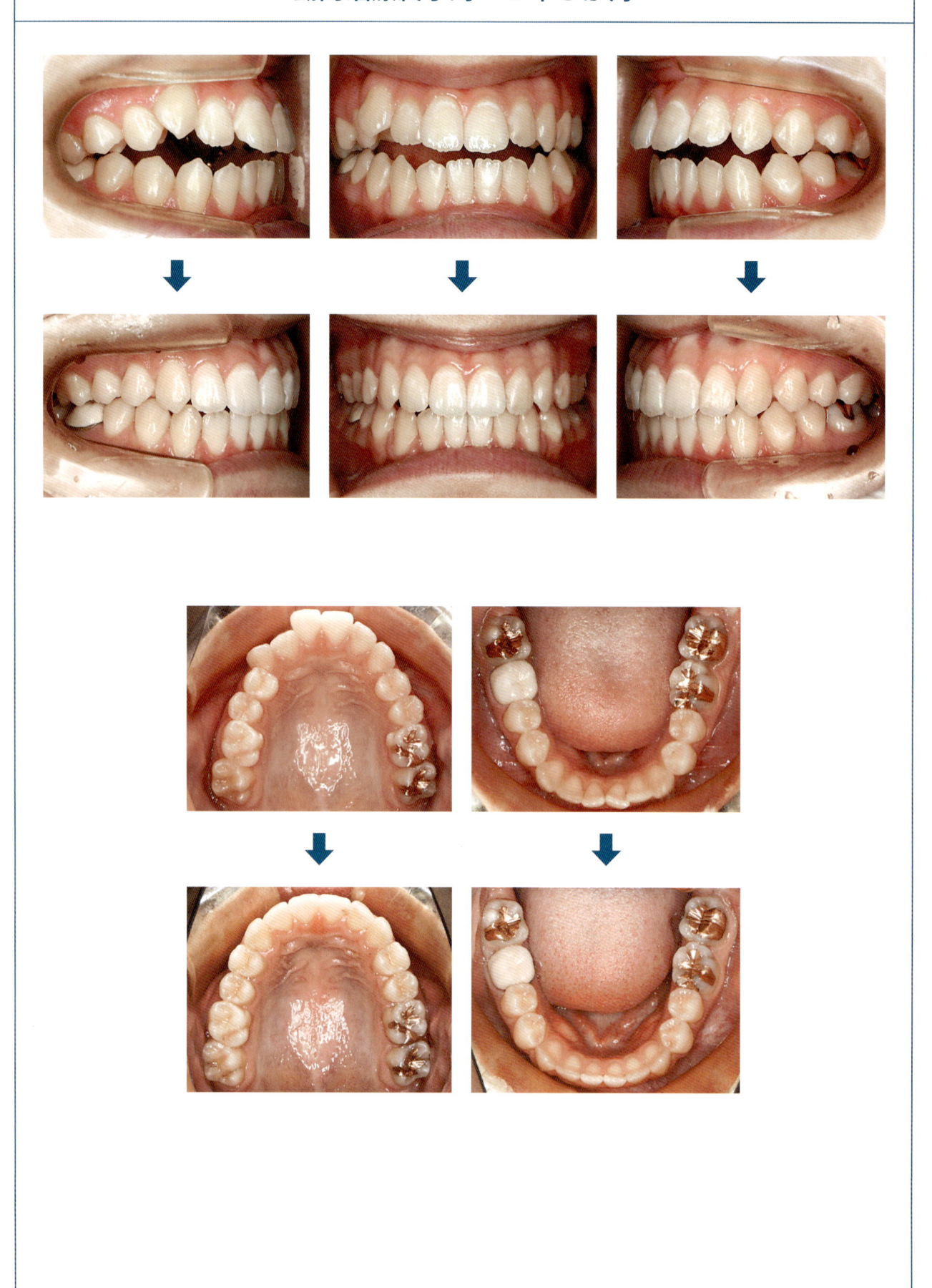

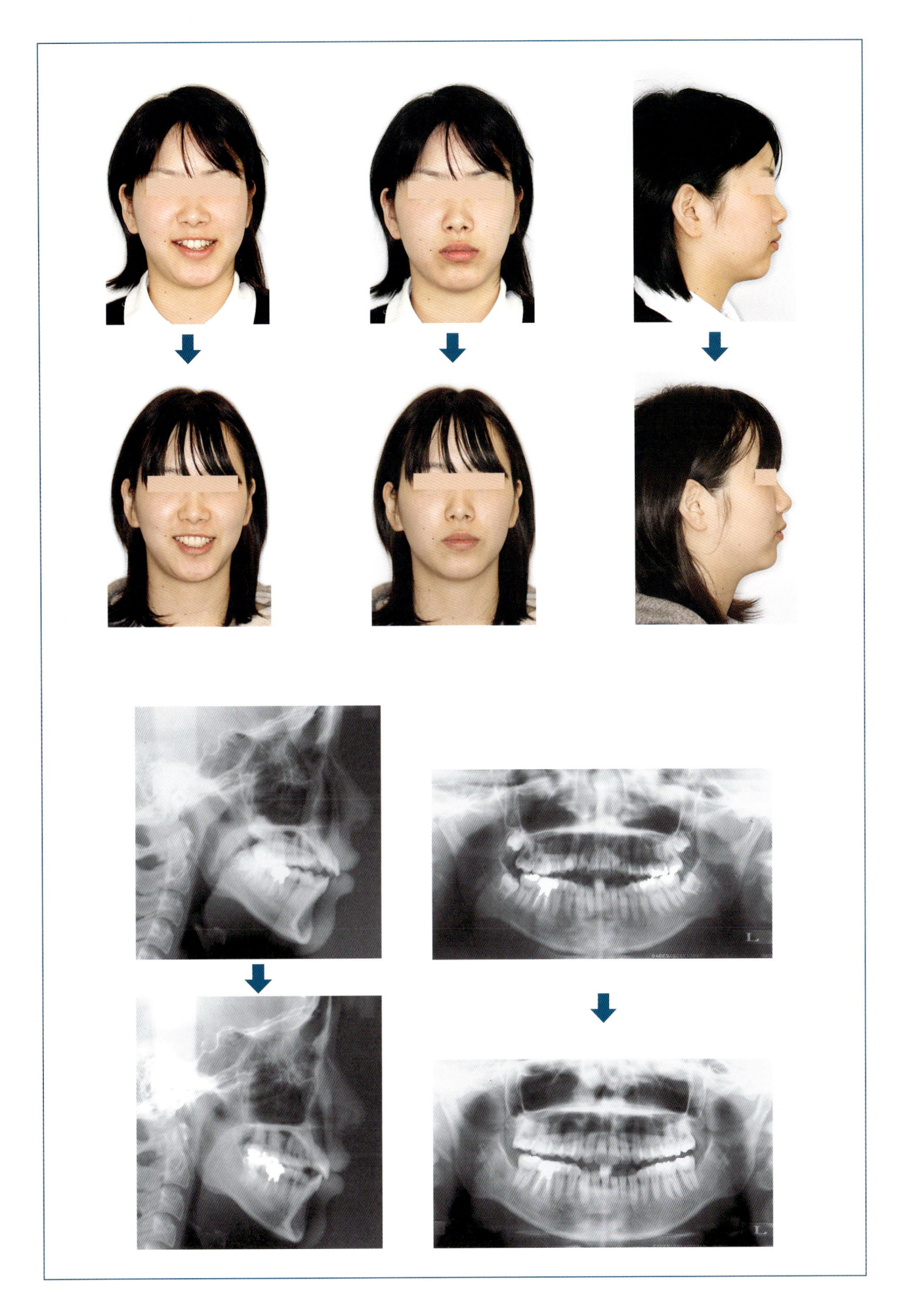

Case 3　アングルⅡ級　開咬　非抜歯症例

157

第8章　リンガルストレートワイヤー法を用いた症例の実際

Wire sequence		
0か月	U：.013 CuNiti	L：.013 CuNiti
3か月		L：.016 CuNiti
5か月	U：.016 CuNiTi	L：.016×.016 CuNiti
7か月		L：.018×.018 CuNiti
10か月	U：.016×.016 CuNiTi	
1年0か月	U：.0175×.0175 TMA	L：.0175×.0175 TMA

考察

　STbブラケットを装着し、リンガルストレートワイヤー法にて治療を行った。非抜歯治療であったため、IPR（インタープロキシマルリダクション）を行い排列のためのスペース獲得を行った。

　診断時、マイクロスクリューを併用した臼歯部の圧下を行う予定であったが、顎間ゴムの協力度が得られたため予定を変更した。

　下顎骨の左偏も認められたが、ダイアゴナルエラスティックの使用により、コンペンセートすることができた。

　本症例は顎間ゴムの協力度が高かったことにも起因するが、リンガルストレートワイヤー法はマッシュルームアーチによる治療と違って、バーティカルステップやインセットがなく、バイトのコントロールが行いやすいことが示唆された。

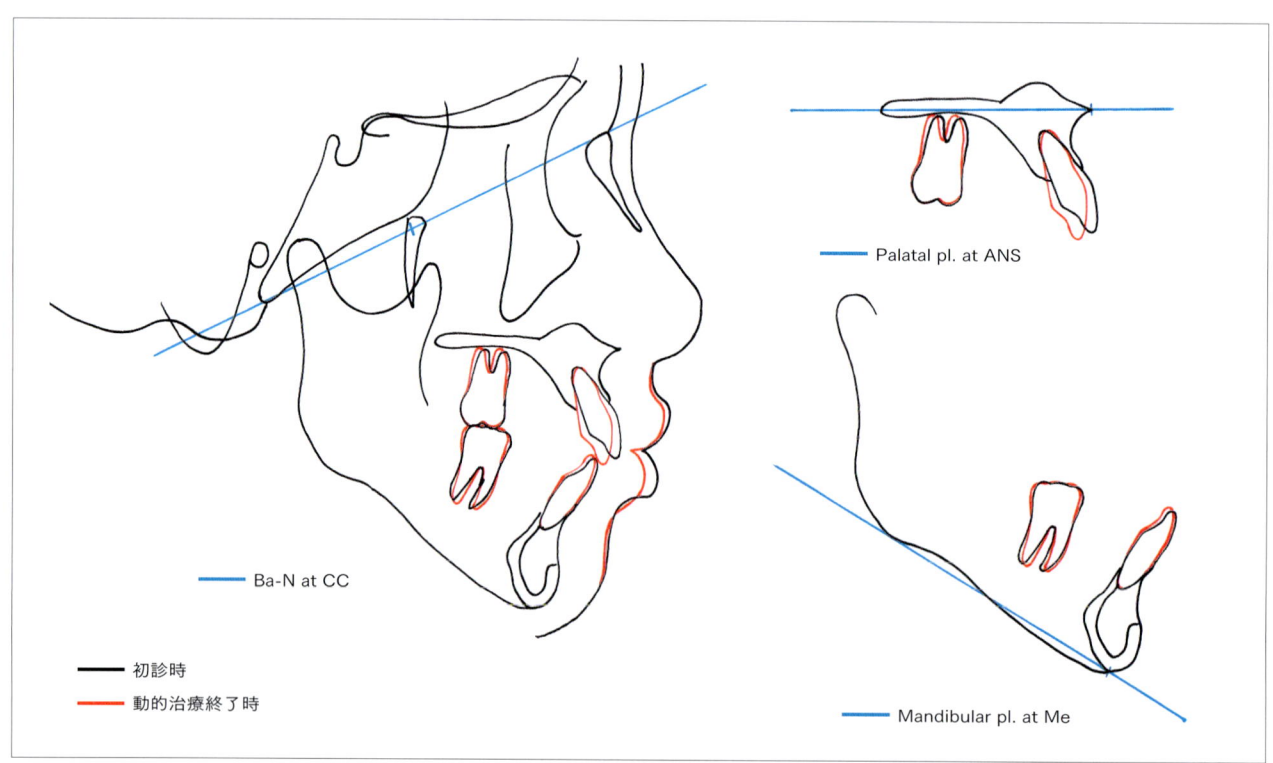

セファログラムトレースの重ね合わせ

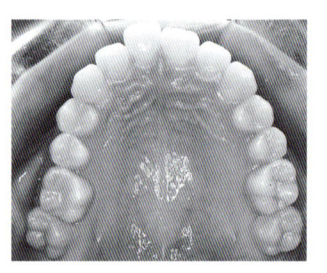

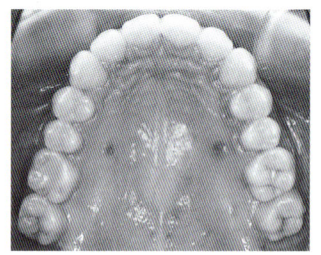

Case 4

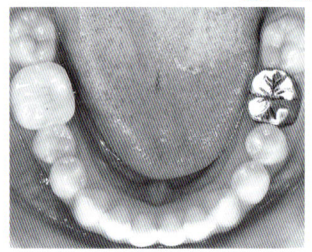

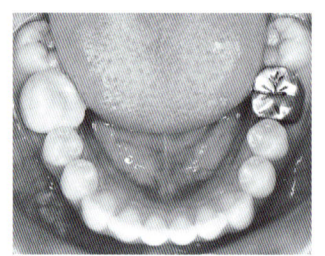

アングルⅡ級1類　非抜歯症例

主訴	上顎前突
治療開始時年齢	21歳4か月
診断	アングルⅡ級1類症例
抜歯部位	非抜歯（ 8 ｜抜歯）
治療期間	2年6か月（ 7 6 ｜ 6 7 遠心移動　8か月）
治療計画	1．リンガルアーチおよびマイクロスクリューを用いた上顎臼歯部の遠心移動 2．上下顎STbブラケットの装着 3．Ⅱ級ゴムの併用

Case 4　アングルⅡ級1類　非抜歯症例

初　診　時

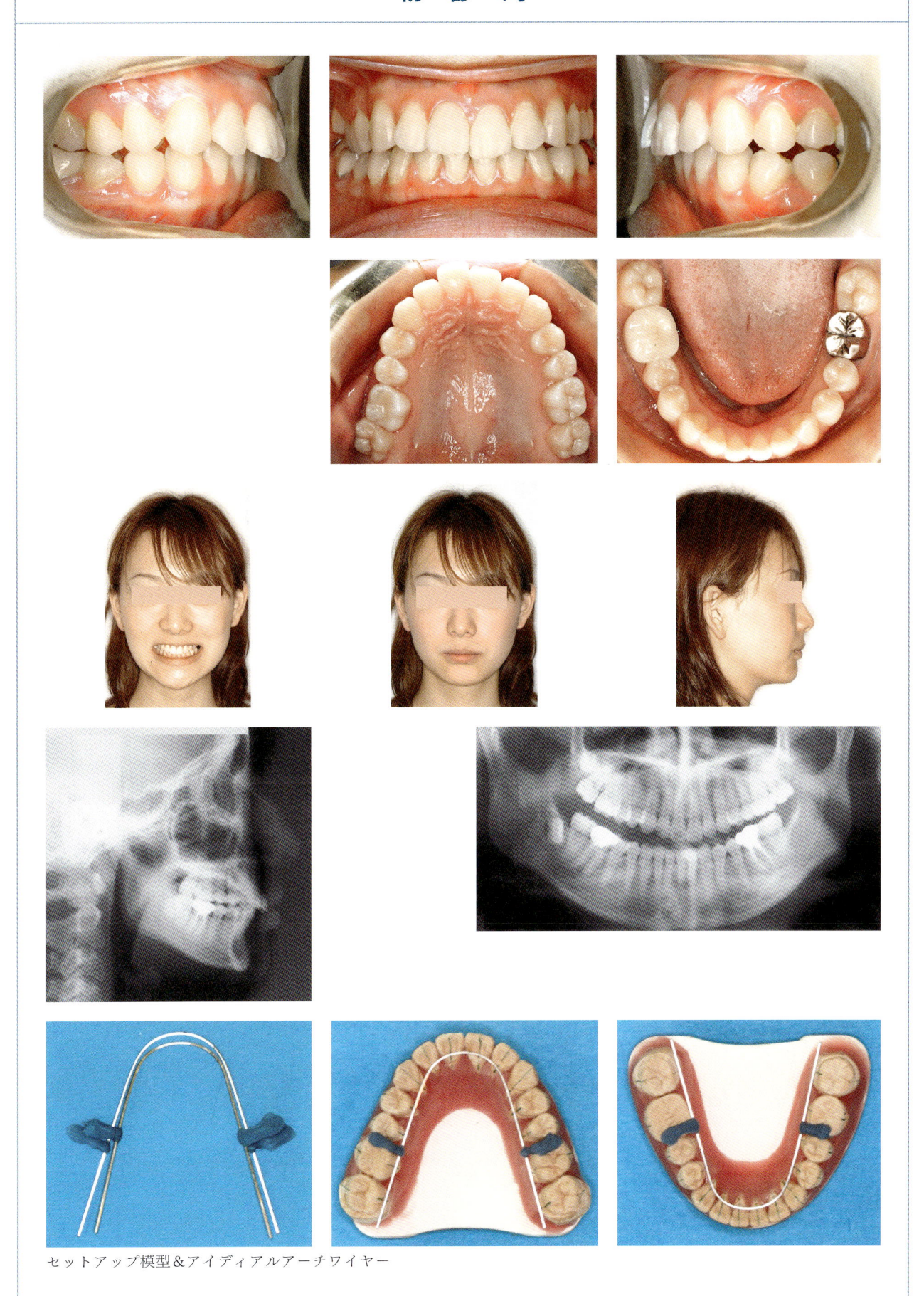

セットアップ模型＆アイディアルアーチワイヤー

第8章　リンガルストレートワイヤー法を用いた症例の実際

動的治療開始時

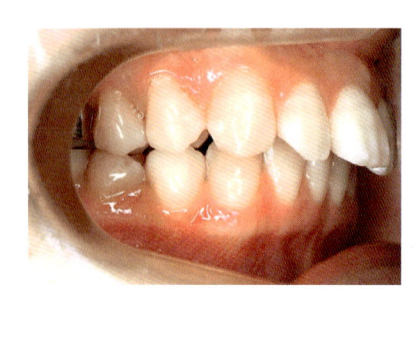

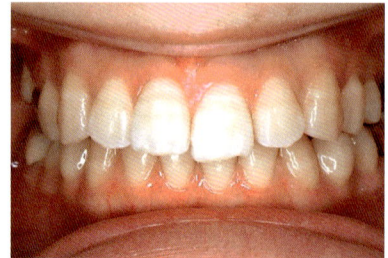

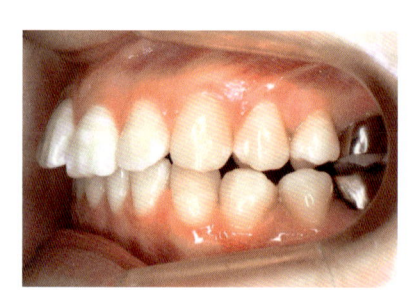

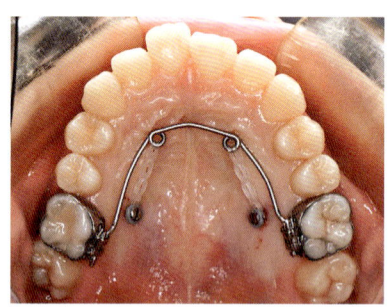

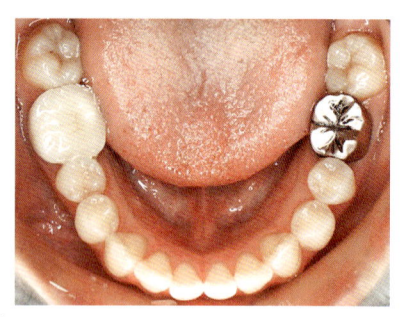

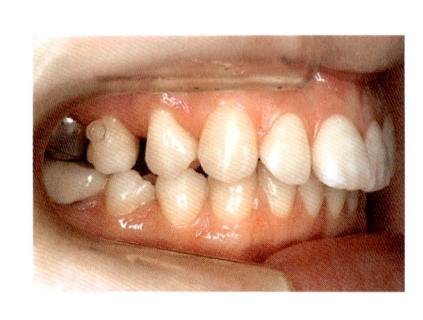

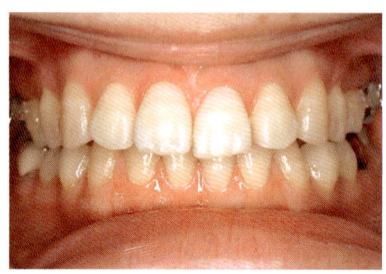

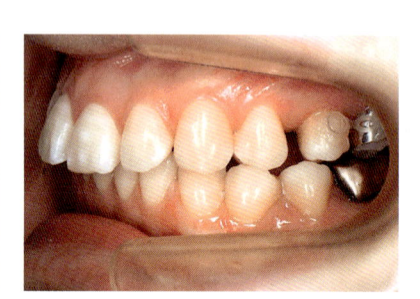

上顎：リンガルアーチ＋マイクロスクリュー

マイクロスクリューを 6 5|5 6 間口蓋歯槽骨に埋入し、リンガルアーチからパワーチェーンで牽引した。

上顎臼歯部遠心移動時　8か月

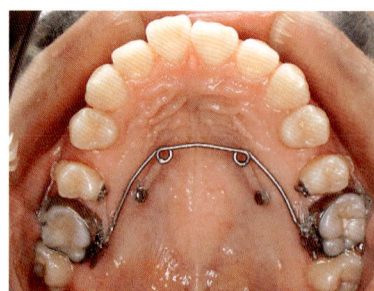

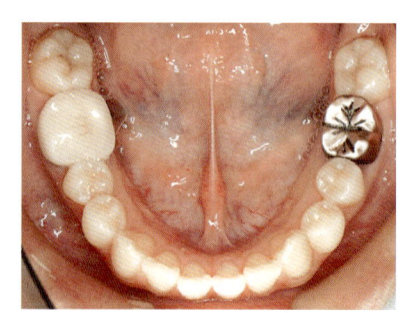

上顎：リンガルアーチ＋マイクロスクリュー

大臼歯部のI級咬合関係を確立した後、5|5 のリトラクションを行った。大臼歯部遠心移動終了後も、小臼歯リトラクション時の固定源としてパワーチェーンによるリンガルアーチの牽引は継続して行った。

上顎小臼歯部遠心移動時　10か月

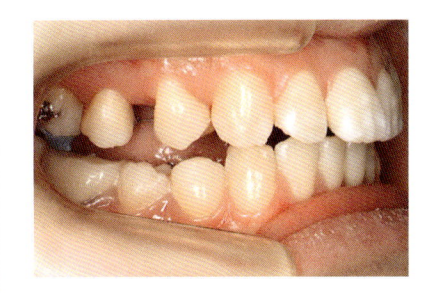

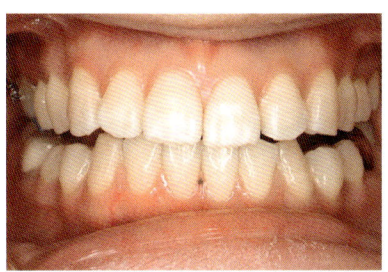

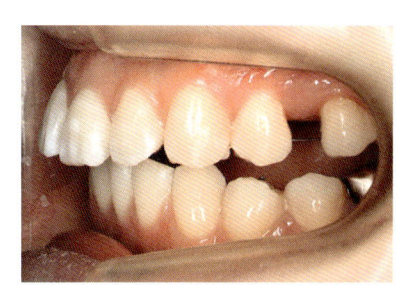

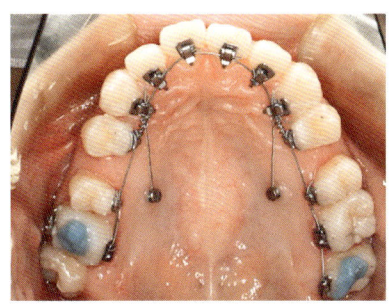

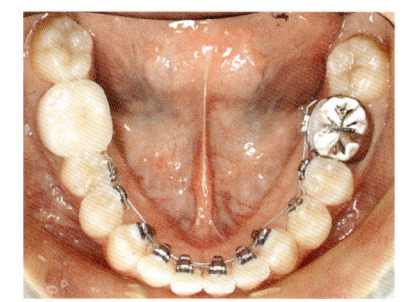

上顎：.013 CuNiti　　　下顎：.013 CuNiti

リンガルアーチを撤去後、上下顎STbブラケットを接着し、リンガルストレートワイヤーにてレベリングを開始した。マイクロスクリューと犬歯を結紮しアンカーとし、犬歯と第一小臼歯との間にオープンコイルを入れ、4|4の遠心移動を行った。7|7咬合面にレジンを盛ることにより、下顎前歯と上顎ブラケットとの咬合干渉を解消し、スムーズに遠心移動が行われるようにした。

アンマスリトラクション時　1年8か月

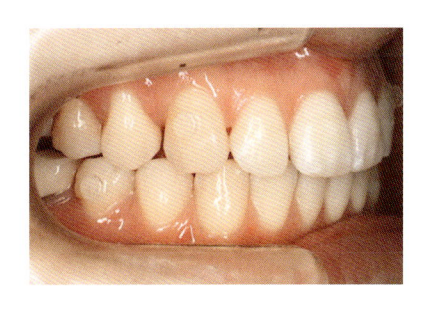

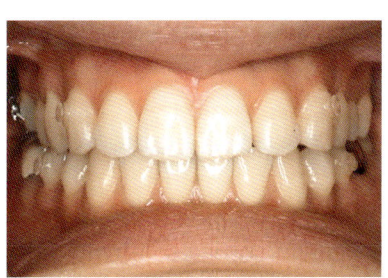

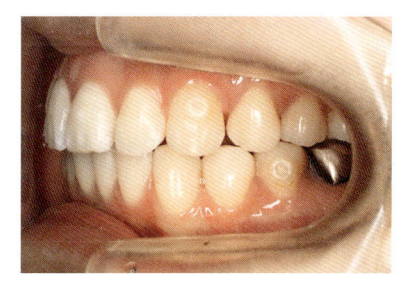

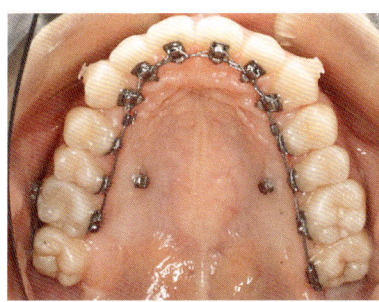

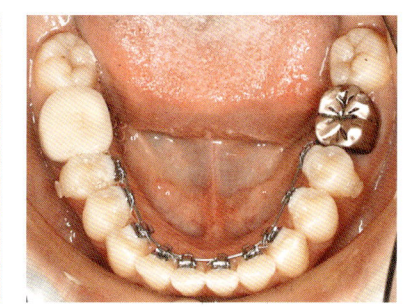

上顎：.016×.022 SS　　　下顎：.016×.016 CuNiti

上顎：レベリングと小臼歯部のリトラクション終了後、マイクロスクリューを固定源として上顎前歯部のアンマスリトラクションを行った。7 6|は頬側用ブラケットを頬側面に接着し、クロスオーバーテクニックにて7|のコントロールを行った。

第8章　リンガルストレートワイヤー法を用いた症例の実際

ディテーリング時　2年2か月

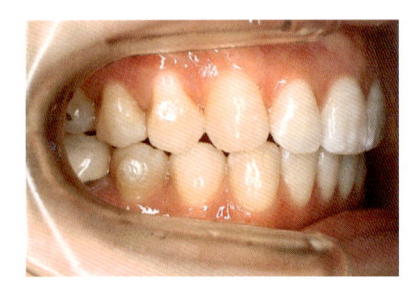

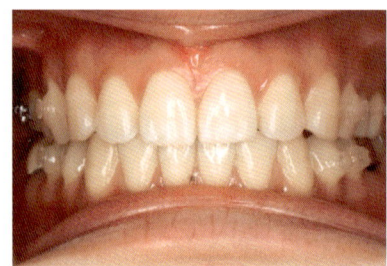

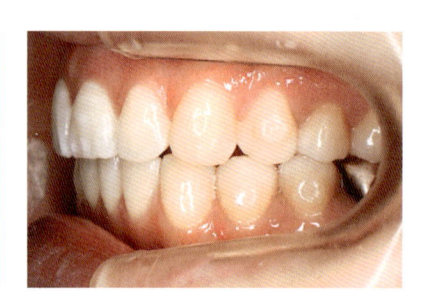

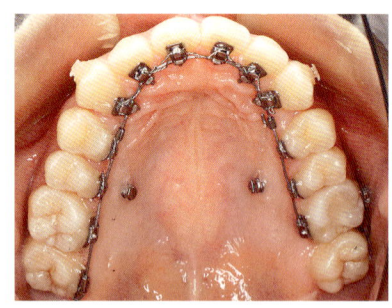

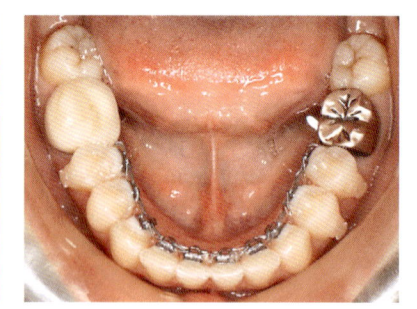

上顎：.0175×.0175 TMA　　　　下顎：.0175×.0175 TMA

ディテーリング時にⅡ級ゴムを併用し、側方歯の咬合を確立した。

Case 4　アングルⅡ級1類　非抜歯症例

動的治療終了時　2年6か月

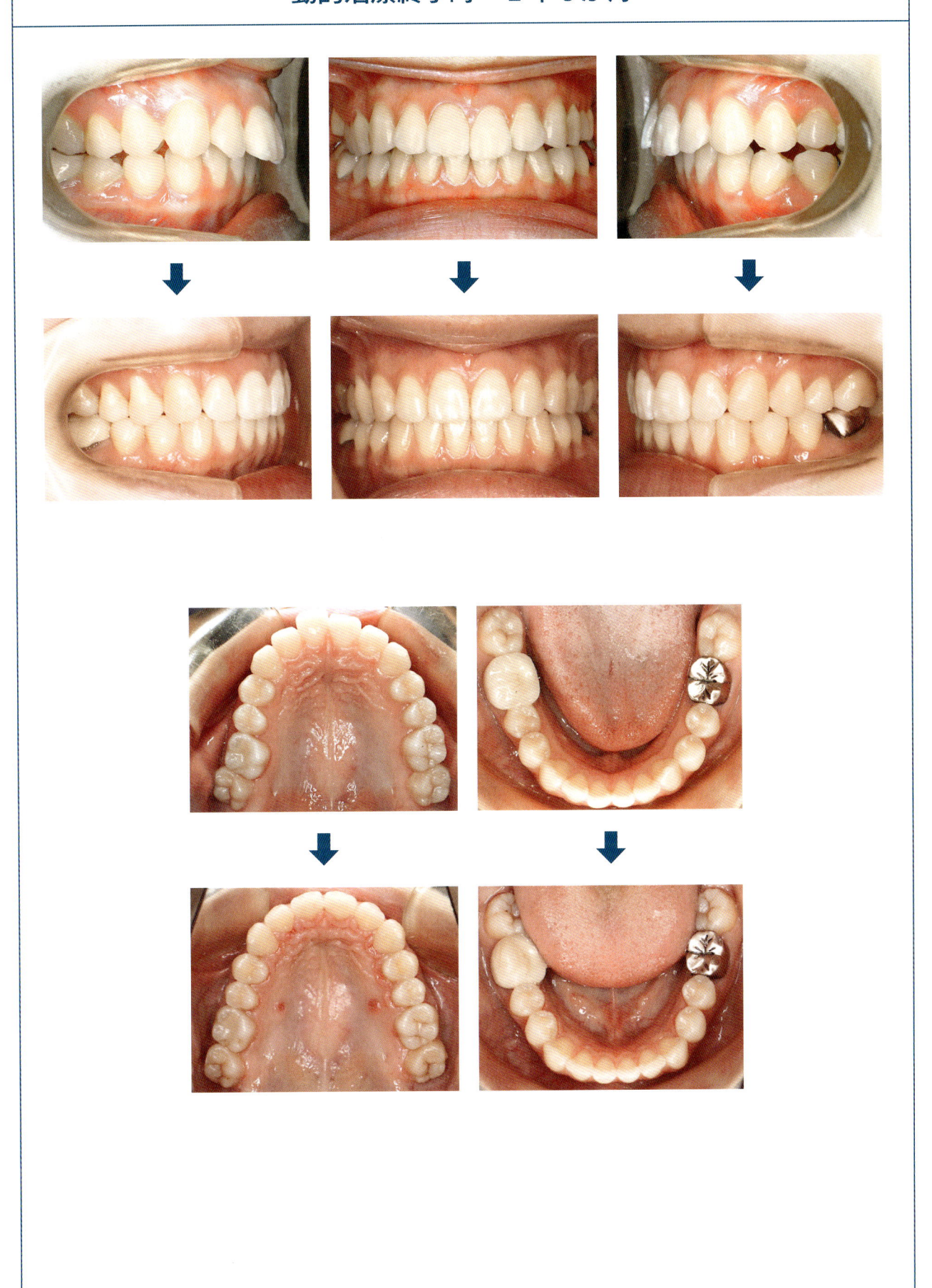

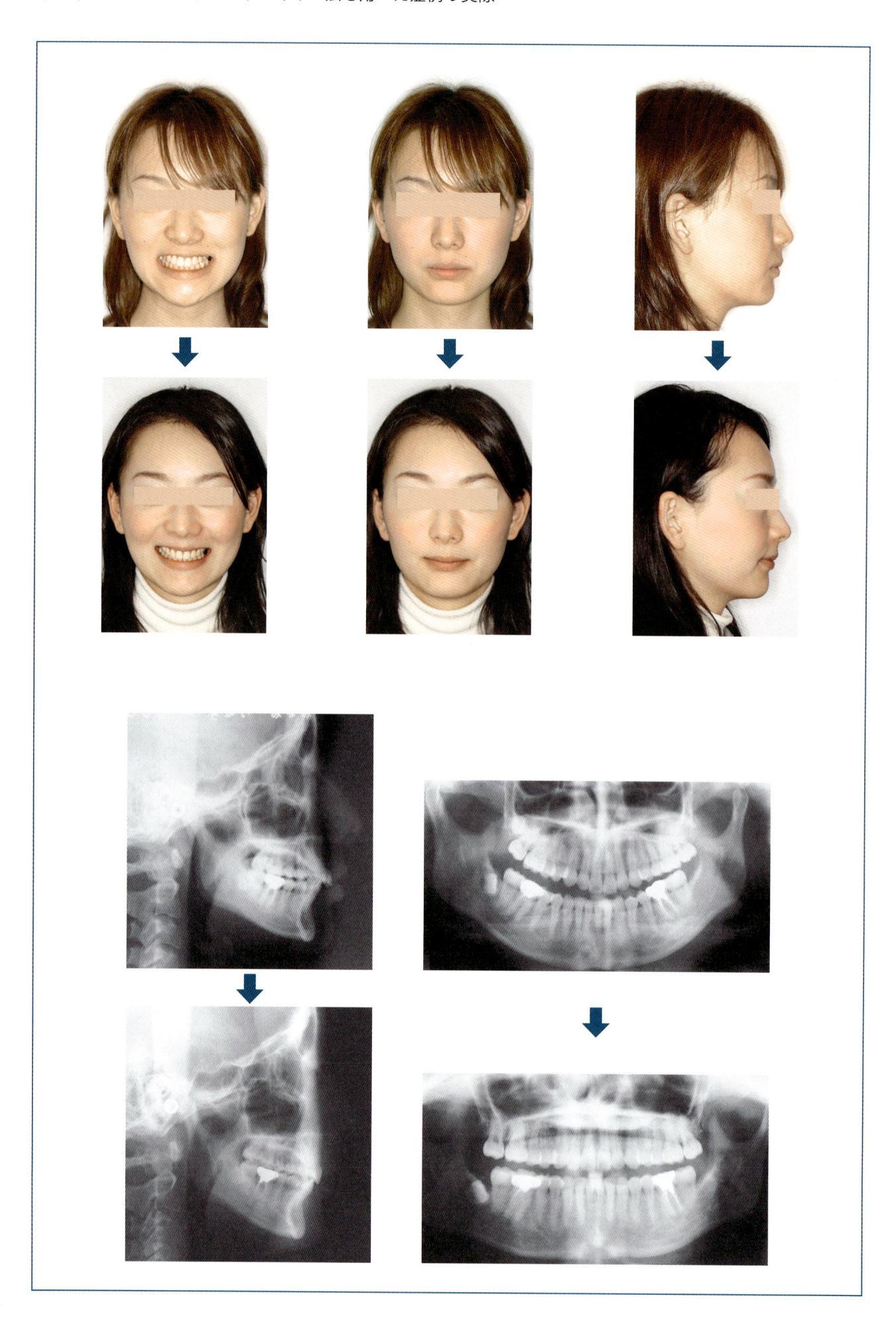

第8章　リンガルストレートワイヤー法を用いた症例の実際

Case 4　アングルⅡ級1類　非抜歯症例

	Wire sequence	
10か月	U：.013 CuNiti	L：.013 CuNiti
11か月	U：.016 CuNiti	
1年1か月	U：.016 SS	L：.016 CuNiti
4か月	U：.016×.016 CuNiTi	L：.016×.016 Niti
5か月	U：.0175×.0175 TMA	
8か月	U：.016×.022 SS	
11か月	U：.016×.016 Niti	(7｜Bonding)
2年2か月	U：.0175×.0175 TMA	L：.0175×.0175 TMA

考察

　側方歯の咬合関係の改善のため、まず大臼歯の遠心移動を行った。装置は、遠心移動用リンガルアーチを装着し、6 5｜5 6 間口蓋歯槽骨にマイクロスクリューを埋入した。

　その後、上下顎 STb ブラケットを装着しリンガルストレートワイヤー法によるレベリングと、4｜4 および前歯部のリトラクションを行った。また、クロスオーバーテクニックにより頬側からコントロールを行っていた 7｜ も、最終的には舌側にブラケットを付け、ワイヤーにベンドを加えずにプレーンアーチのままで上下顎のディテーリングを行い、審美的にも機能的にも良好な咬合状態を獲得した。

　リンガルストレートワイヤー法では治療中のワイヤーベンドを極力避けることが望ましく、またそれが治療を短縮かつ単純化できる最良の方法であると思われる。

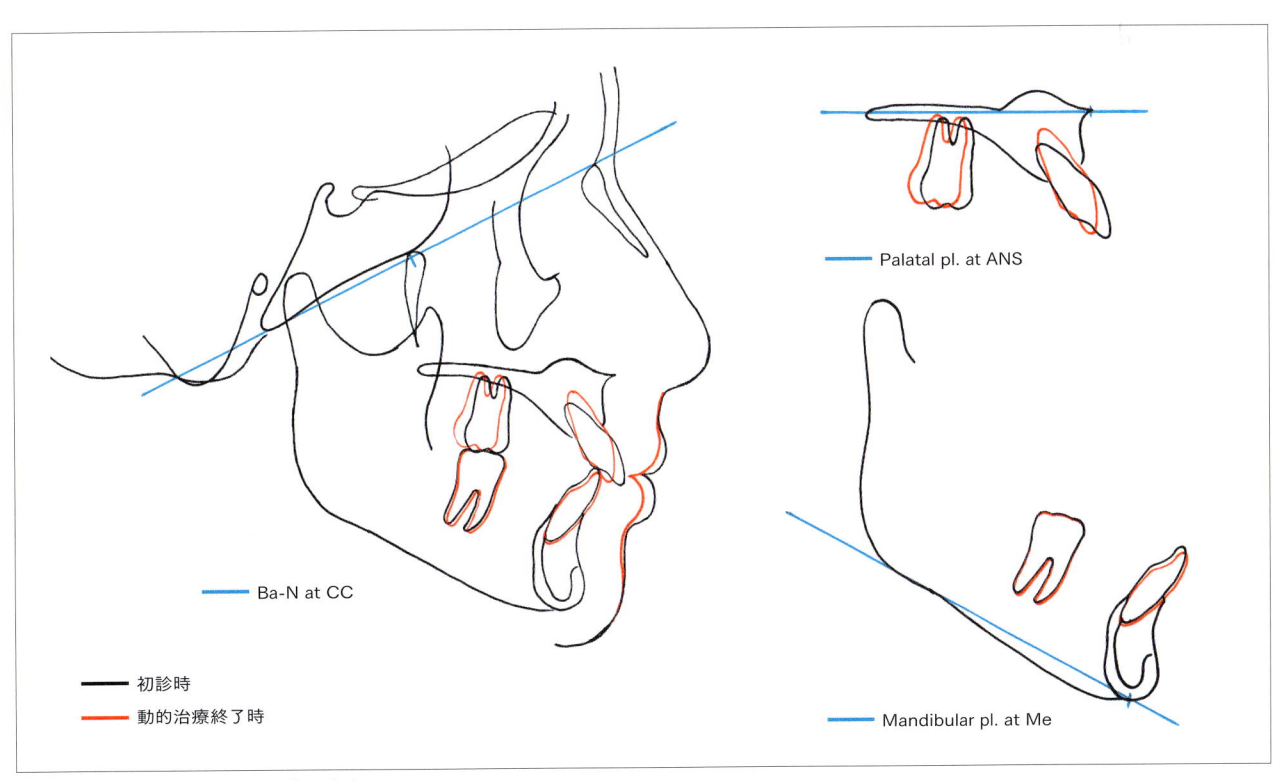

― Palatal pl. at ANS

― Ba-N at CC

■ 初診時
■ 動的治療終了時

― Mandibular pl. at Me

セファログラムトレースの重ね合わせ

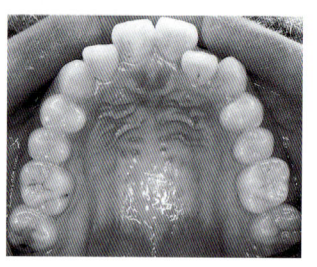

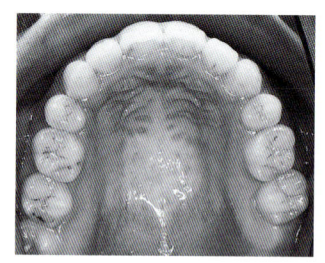

Case 5

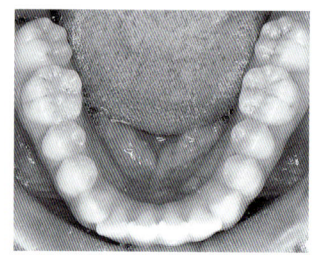

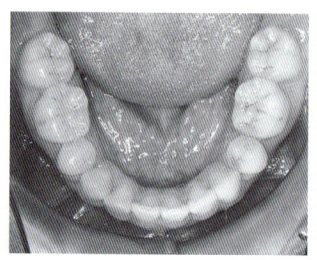

アングルⅢ級　抜歯症例

主訴　上下顎前突

治療開始時年齢　25歳3か月

診断　前歯部叢生をともなうアングルⅢ級症例

抜歯部位　$\frac{4|4}{4|4}$

治療期間　2年2か月

治療計画
1. 上下顎STbブラケットの装着
2. $\frac{4|4}{4|4}$抜歯または非抜歯の再診断
3. 必要に応じて6 5｜5 6間口蓋歯槽骨にマイクロスクリューの埋入

Case 5　アングルⅢ級　抜歯症例

初　診　時

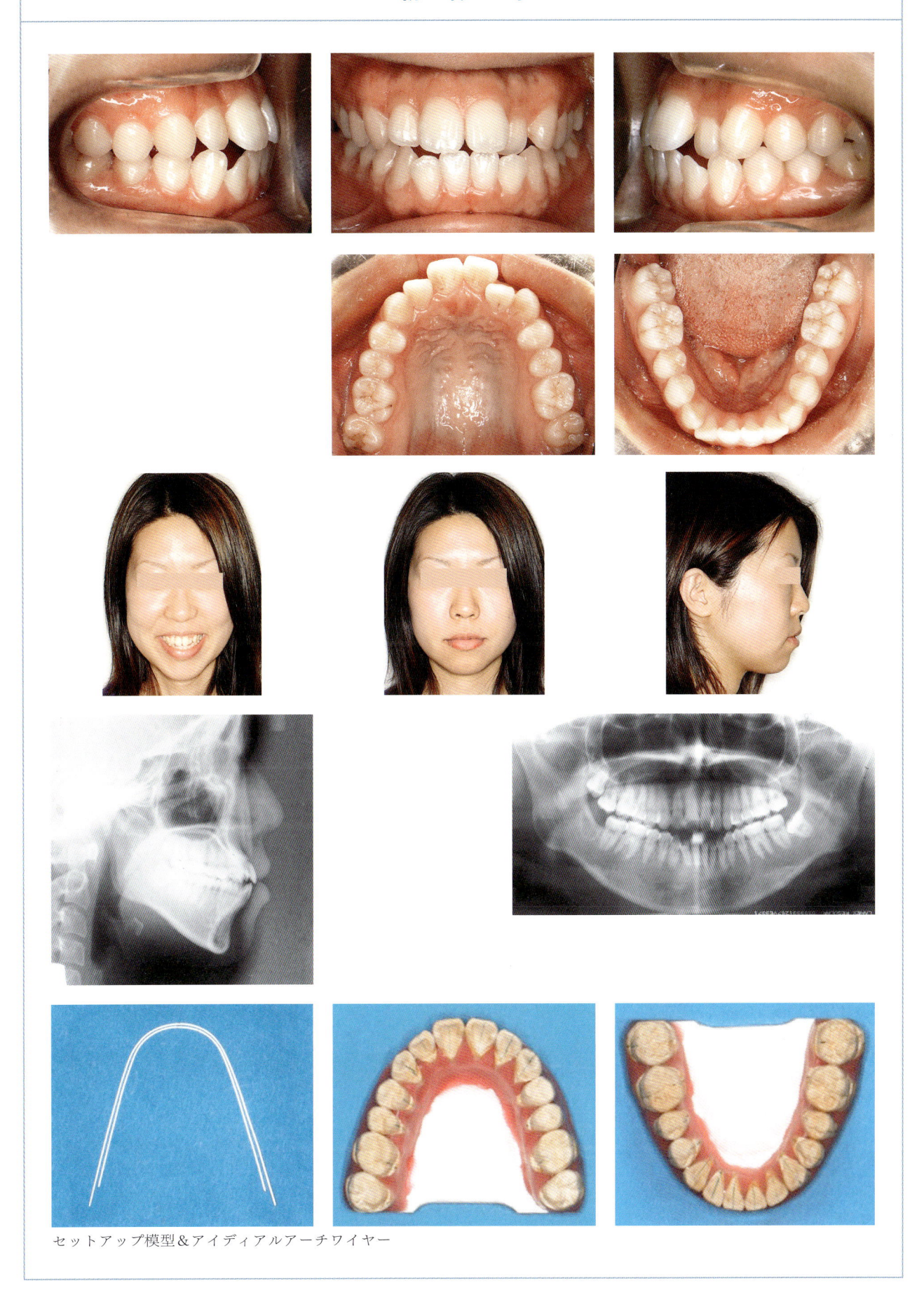

セットアップ模型＆アイディアルアーチワイヤー

第8章 リンガルストレートワイヤー法を用いた症例の実際

動的治療開始時

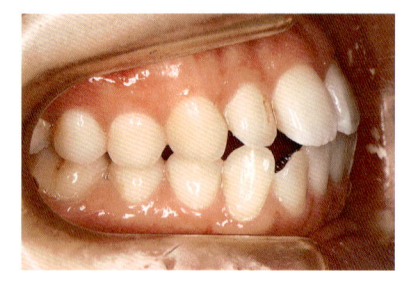

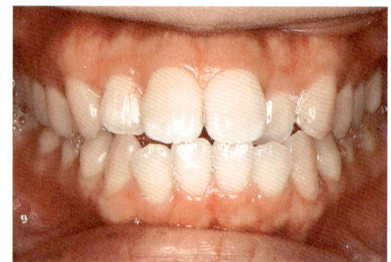

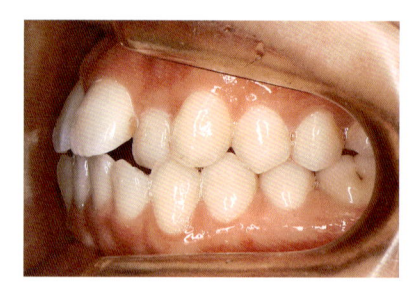

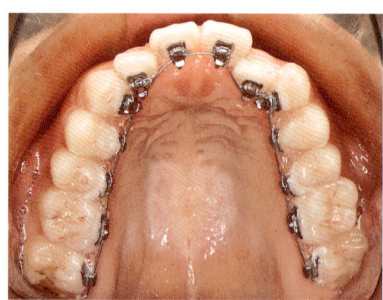

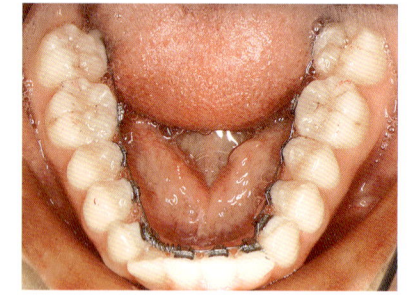

上顎：.013 CuNiTi　　　下顎：.013 CuNiti

上下顎STbブラケットを装着し、レベリングを開始した。

レベリング時　5か月

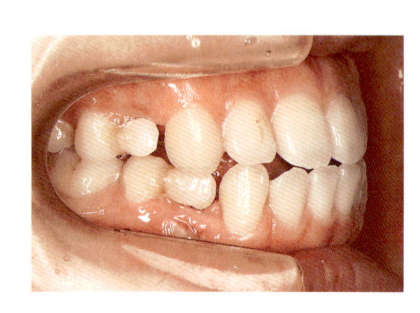

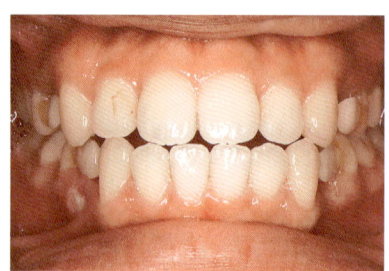

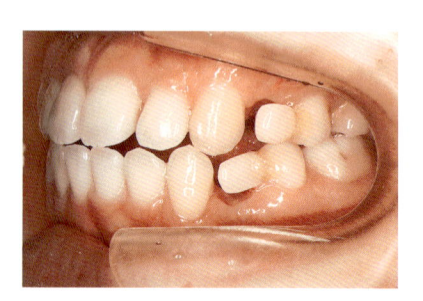

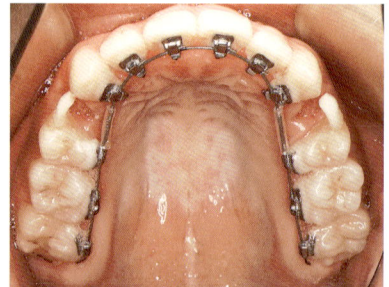

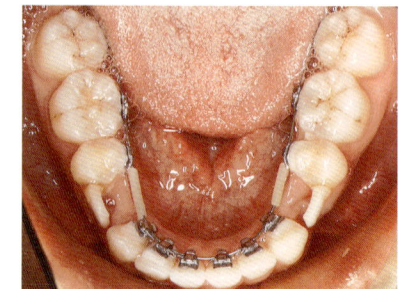

上顎：.016×.016 CuNiTi　　　下顎：.016×.016 CuNiti

ブラケット装着後、患者の希望により、$\frac{4|4}{4|4}$を抜歯し矯正治療を進めることとした。

Case 5　アングルⅢ級　抜歯症例

上顎トルクの確立と下顎アンマスリトラクション時　10か月

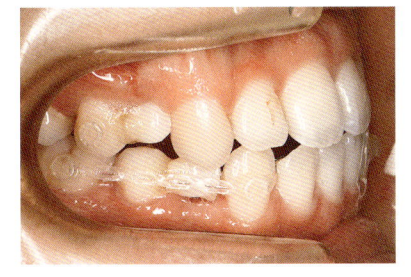

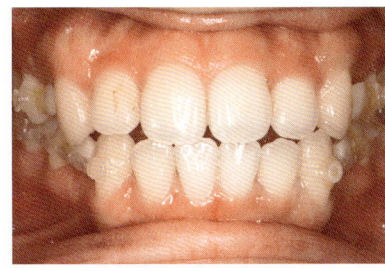

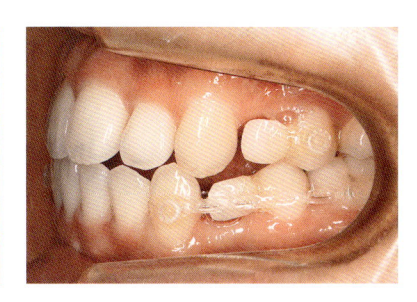

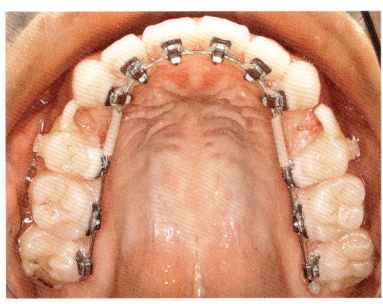

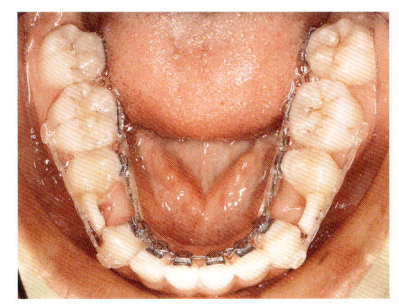

上顎：.0175×.0175 TMA　　下顎：.016×.022 SS

Ⅲ級傾向を示しているため、6-3-6にパワーチェーンを掛け下顎前歯部のリトラクションを先行した。5|5 と 3|3 でⅢ級ゴムを用いた。

アンマスリトラクション時　1年0か月

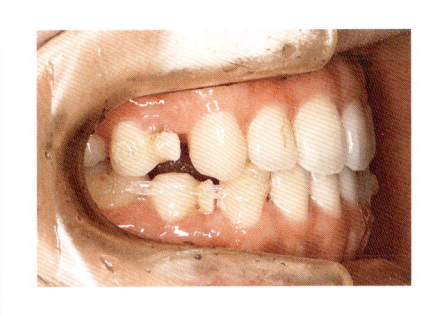

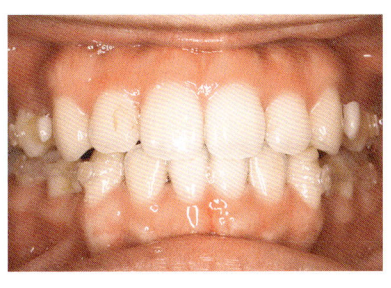

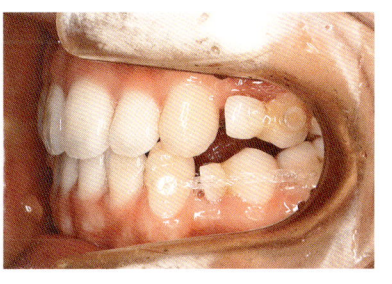

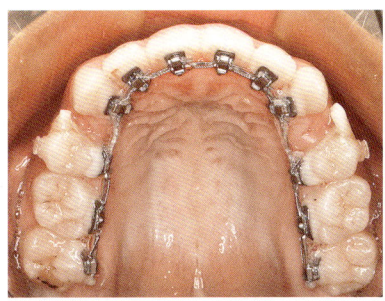

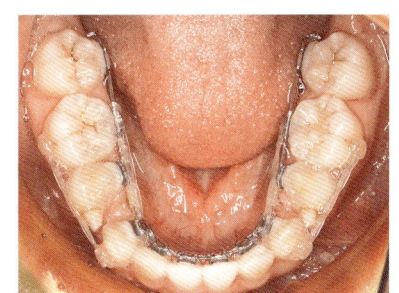

上顎：.016×.022 SS　　下顎：.016×.022 SS

下顎前歯部のリトラクションが進み前歯部の被蓋が改善した後、上顎前歯部のリトラクションを開始した。当初、マイクロスクリューを用いる予定であったが、Ⅲ級傾向が認められたため、モデレートアンカレッジにてスペースを閉じた。

第8章 リンガルストレートワイヤー法を用いた症例の実際

ディテーリング時　1年8か月

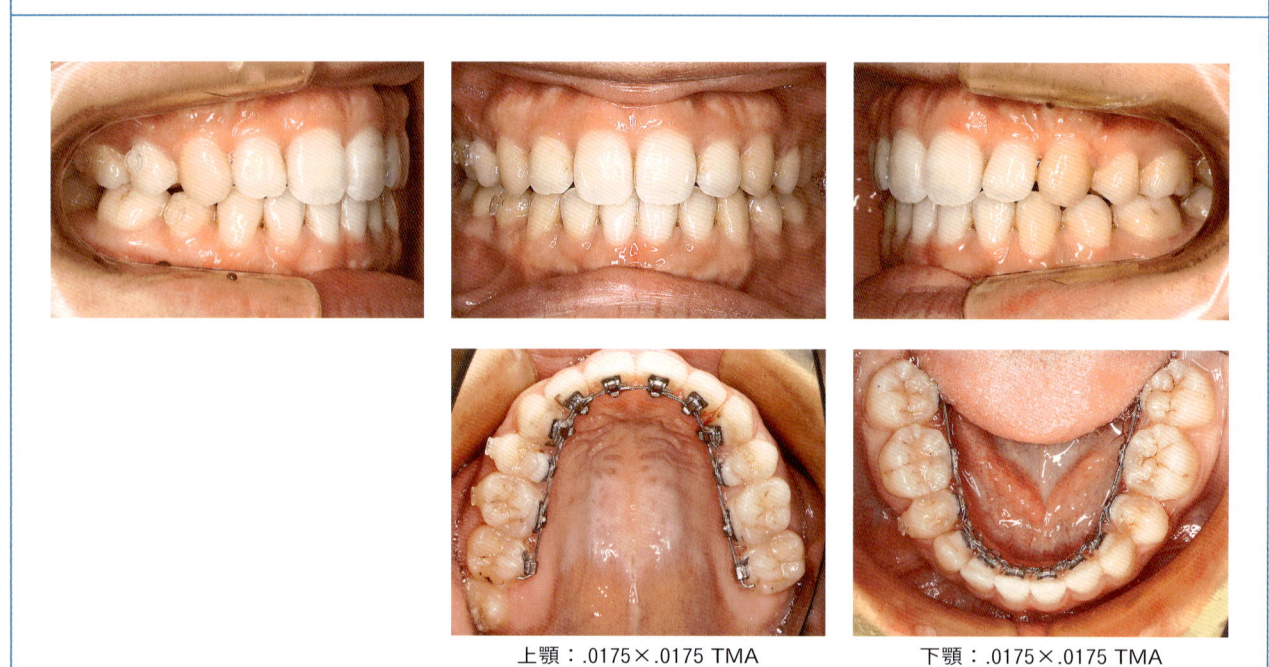

上顎：.0175×.0175 TMA　　　下顎：.0175×.0175 TMA

上下顎ディテーリングを行った。5|に顎間ゴムを用いて側方歯部の咬合を安定させた。

動的治療終了時　2年6か月

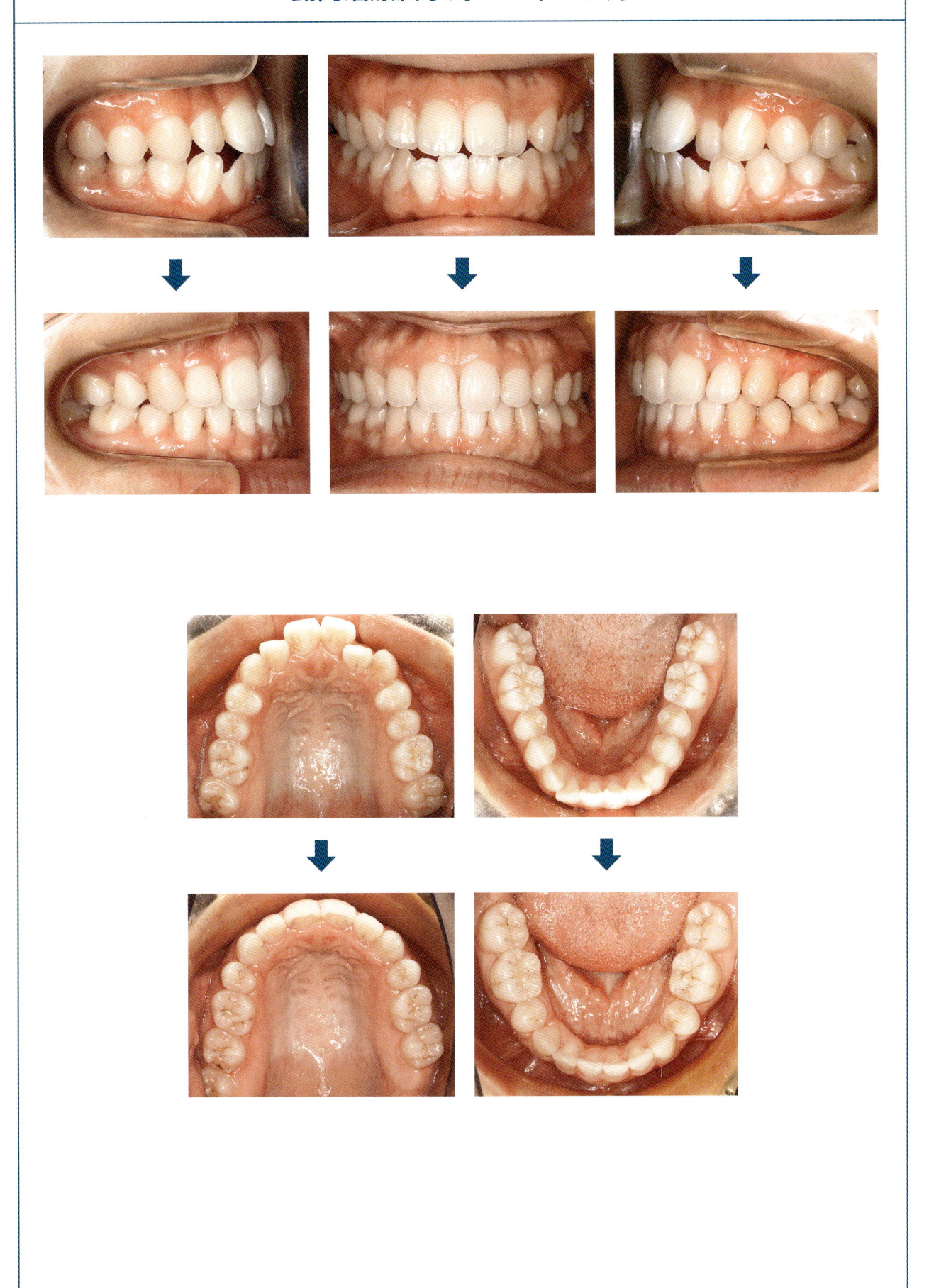

Case 5　アングルⅢ級　抜歯症例

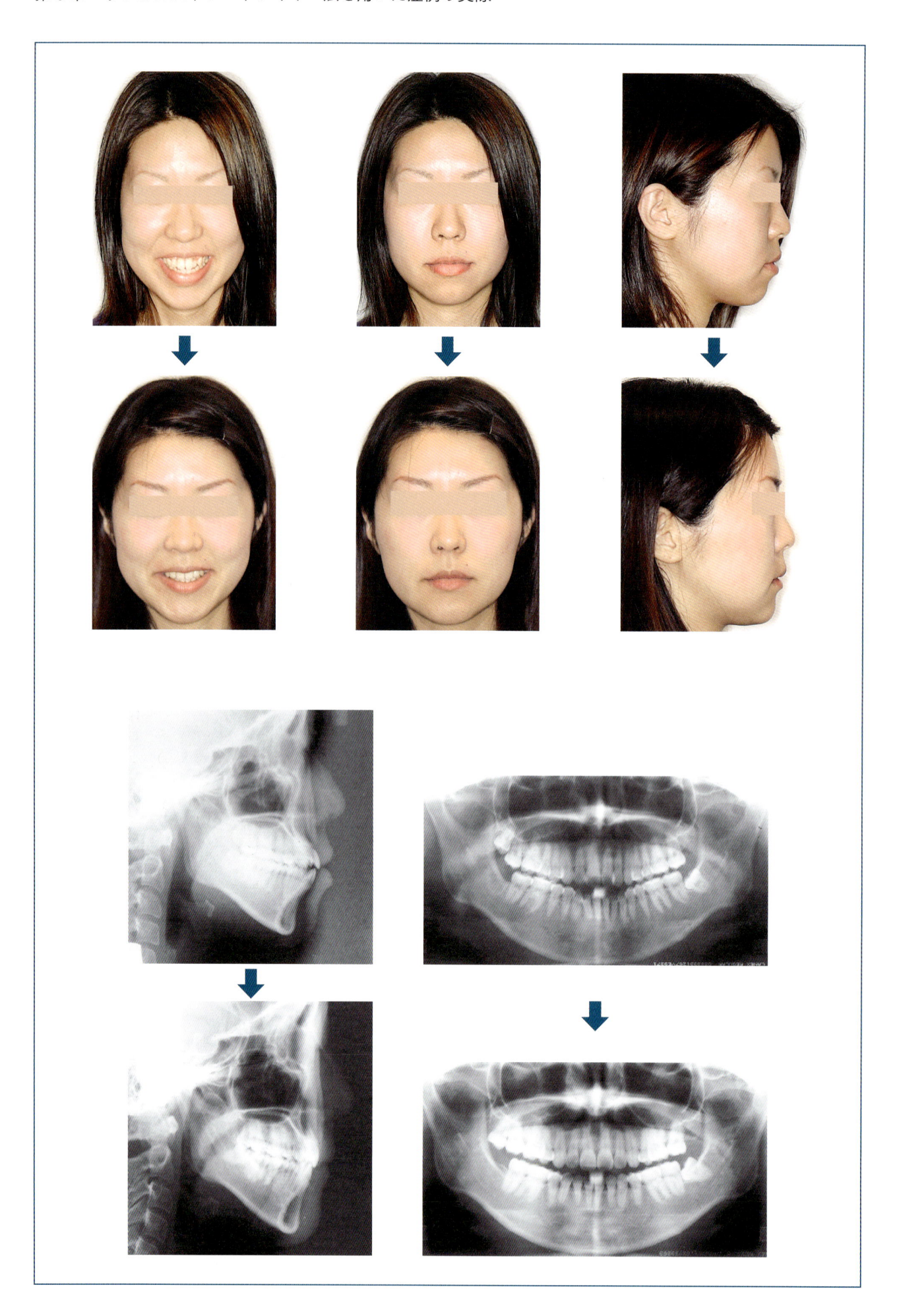

第 8 章　リンガルストレートワイヤー法を用いた症例の実際

174

Case 5　アングルⅢ級　抜歯症例

Wire sequence		
0か月	U：.013 CuNiTi	L：.012 CuNiTi
3か月	U：.016 CuNiTi	L：.016 CuNiti
5か月	U：.016×.016 CuNiTi	L：.016×.016 CuNiti
6か月	U：.0175×.0175 TMA	L：.0175×.0175 TMA
8か月		L：.016×.022 SS
1年0か月	U：.016×.022 SS	
8か月	U：.0175×.0175 TMA	L：.0175×.0175 TMA

考察

本症例は、患者が口唇の突出を主訴として来院されたが、職業が歌手ということから、舌側にブラケットを装着することによる発音障害を気にされていたため、抜歯はレベリングを数か月行った後に決定することとした。装置を装着して2か月が経過し、装置による発音障害が認められなかったため、上下顎小臼歯の抜歯を併用した治療を行った。

右側のⅢ級傾向が左側よりも強かったため、片側のⅢ級ゴムやダイアゴナルエラスティックを用いた。また、オープンバイト傾向も認められたため、セットアップ作製時にオーバートリートメントを考慮し、前歯部の被蓋をやや深く設定した。

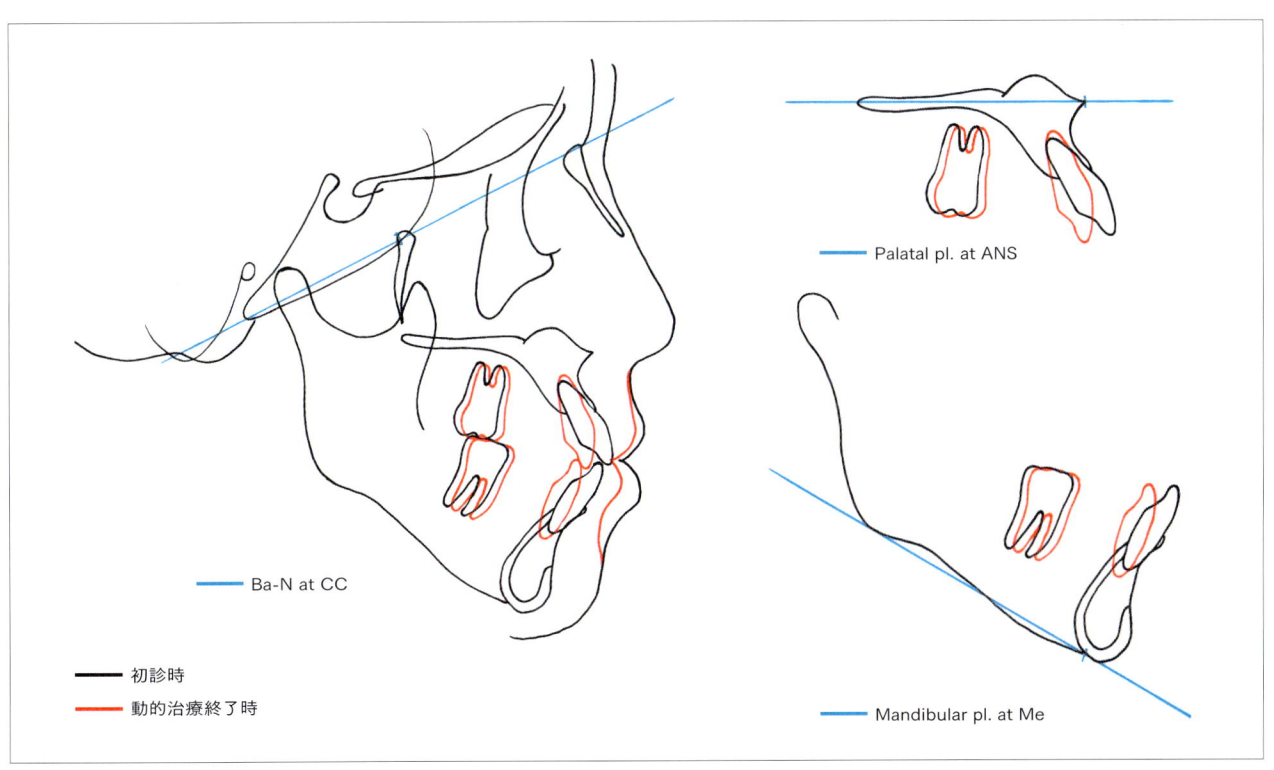

セファログラムトレースの重ね合わせ

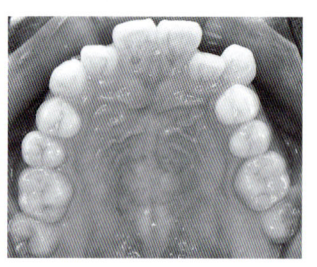

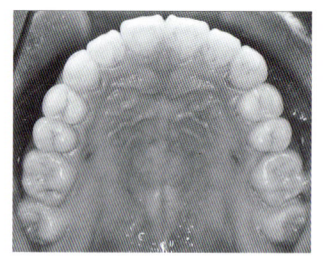

Case 6

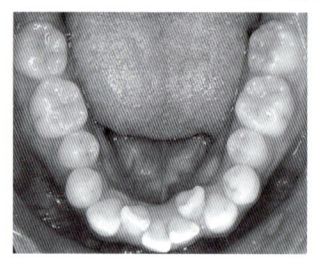

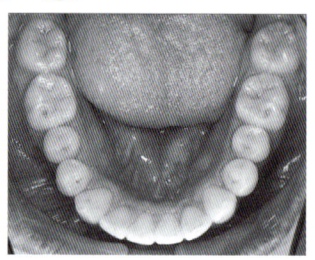

アングルⅠ級　非抜歯症例

主訴　叢生、正中のずれ

治療開始時年齢　31歳6か月

診断　アングルⅠ級叢生症例

抜歯部位　非抜歯

治療期間　2年3か月（拡大6か月）

治療計画
1. |8 抜歯
2. クワドヘリックス、バイヘリックスによる歯列拡大
3. 上下顎 STb-SL ブラケットの装着
4. 6 5|5 6 間口蓋歯槽骨にマイクロスクリューの埋入
5. IPR（インタープロキシマルリダクション）
6. Ⅱ級ゴムの併用

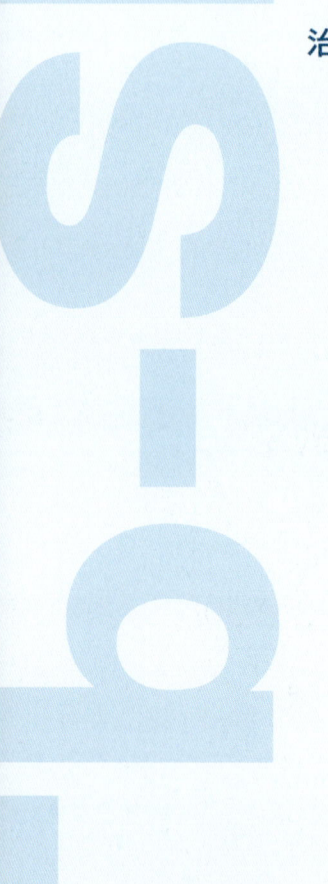

Case 6　アングルⅠ級　非抜歯症例

初 診 時

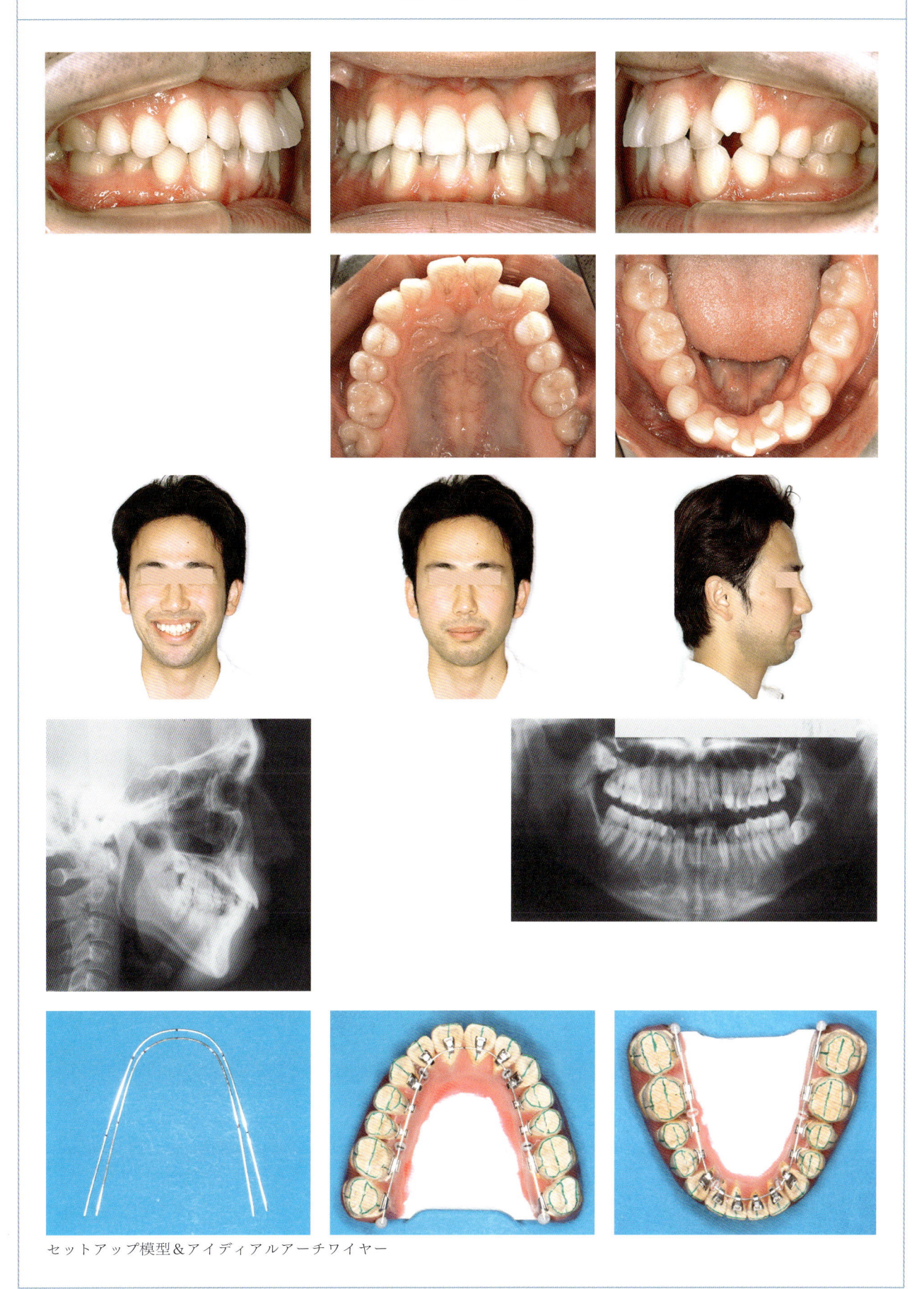

セットアップ模型＆アイディアルアーチワイヤー

第8章　リンガルストレートワイヤー法を用いた症例の実際

動的治療開始時

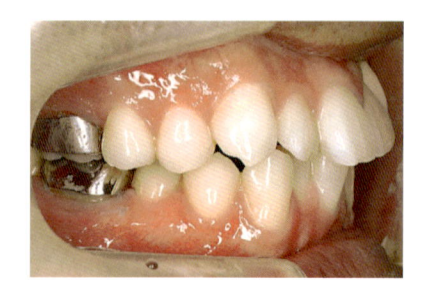

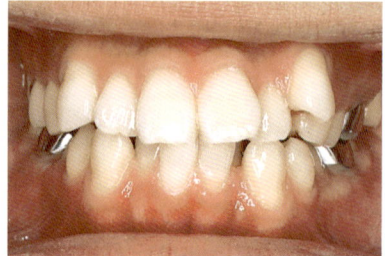

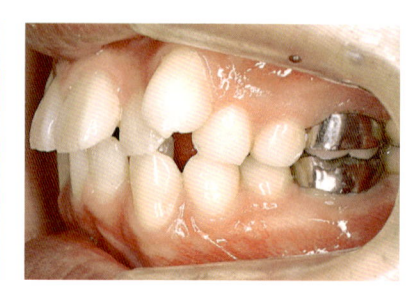

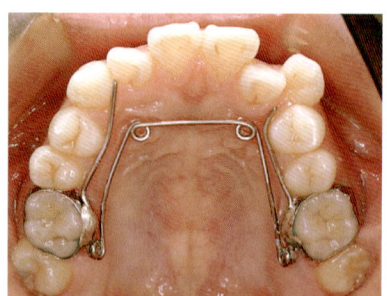

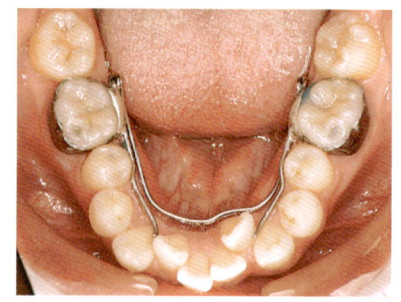

上顎：クワドヘリックス　　　下顎：バイヘリックス

上下顎にクワドヘリックスおよびバイヘリックスを装着し、歯列弓の側方拡大を開始した。

レベリング開始時　7か月

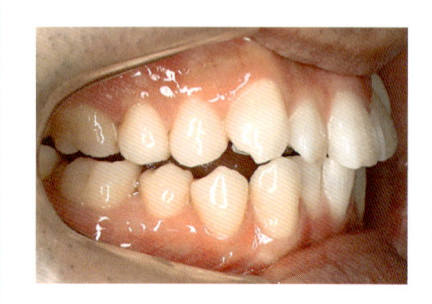

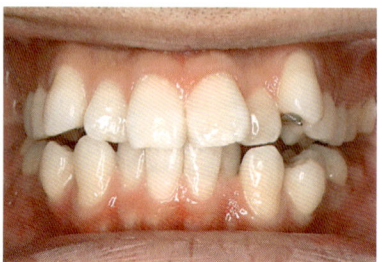

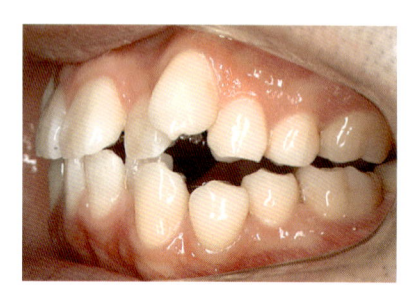

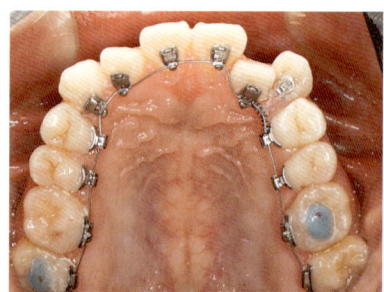

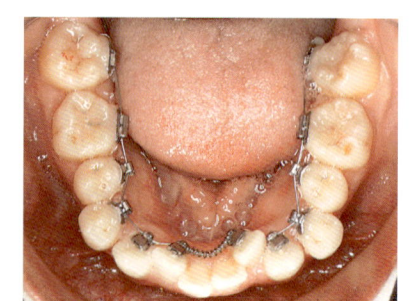

上顎：.013 CuNiti　　　下顎：.013 CuNiti

約6か月間の側方拡大後、上下顎STbブラケットを装着し、リンガルストレートワイヤーにてレベリングを開始した。上顎前歯部のブラケットと下顎前歯切端の早期接触を防止するため、大臼歯咬合面にレジンを盛った。叢生量が大きいため、上下顎にIPRを行いながらレベリングを行った。

Case 6　アングルⅠ級　非抜歯症例

レベリング時　10か月

上顎：.013 CuNiti　　　上顎：.013 CuNiti

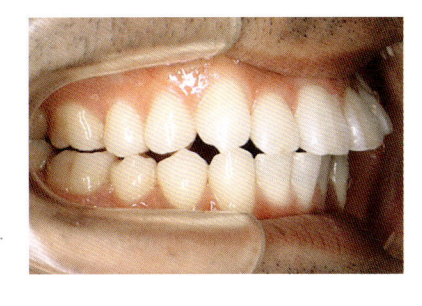

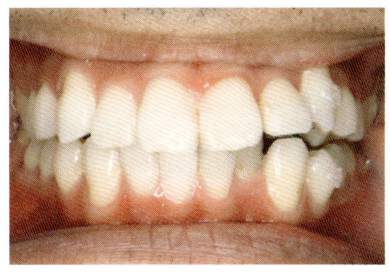

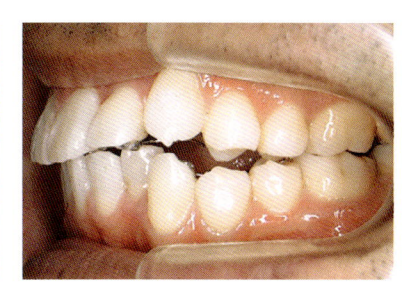

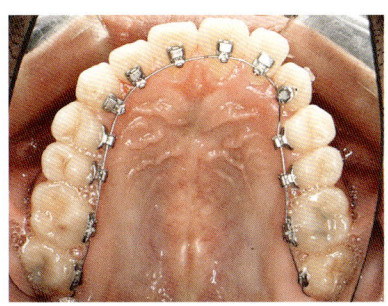

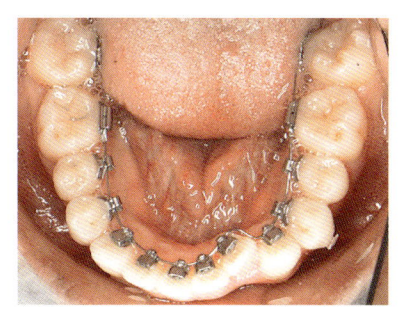

上下顎IPRを行いながらワイヤー交換せずにレベリングを継続した。臨床歯冠が短く、適正な位置にブラケットを付けられないため、|3に仮の装置（シングルチューブ）を使用した。レベリングが進み、下顎前歯と上顎ブラケットが干渉しなくなったため臼歯部咬合面に盛ったレジンを除去した。

アンマスリトラクション時　1年2か月

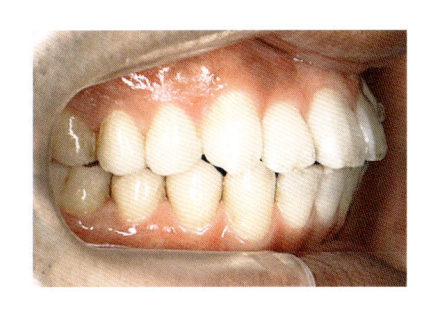

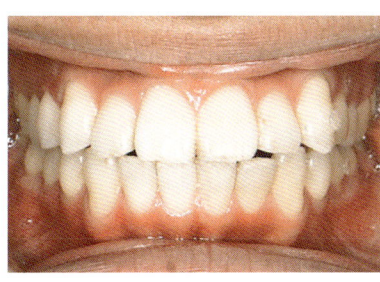

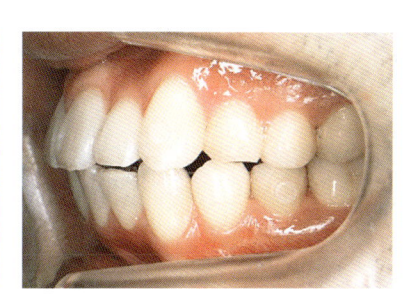

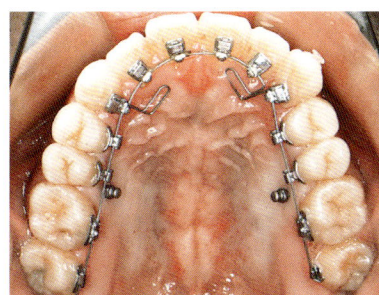

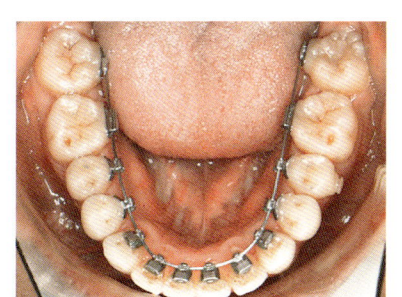

上顎：.016 TMA　　　下顎：.016×.016 CuNiti

レベリング終了後、6 5|5 6間口蓋歯槽骨にマイクロスクリューを埋入し、上顎歯列の遠心移動を行い、Ⅱ級関係の改善を行った。上下顎歯列のIPRを継続しながら前歯部の唇側傾斜を改善し、上顎ではLループを用いた。

第8章　リンガルストレートワイヤー法を用いた症例の実際

ディテーリング時　1年8か月

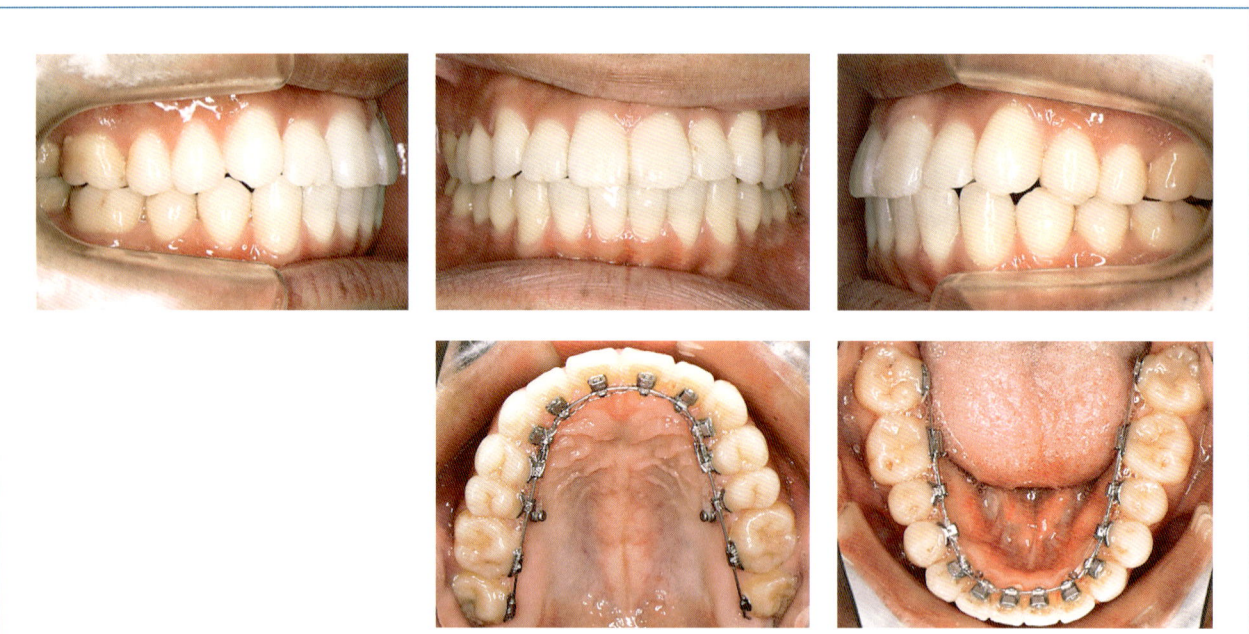

上顎：.016×.016 SS　　　　下顎：.0175×.0175 TMA

上顎は引き続きマイクロスクリューから牽引、遠心移動を行っている。上下顎の叢生が改善され、Ⅰ級の臼歯関係が得られた。

動的治療終了時　2年6か月

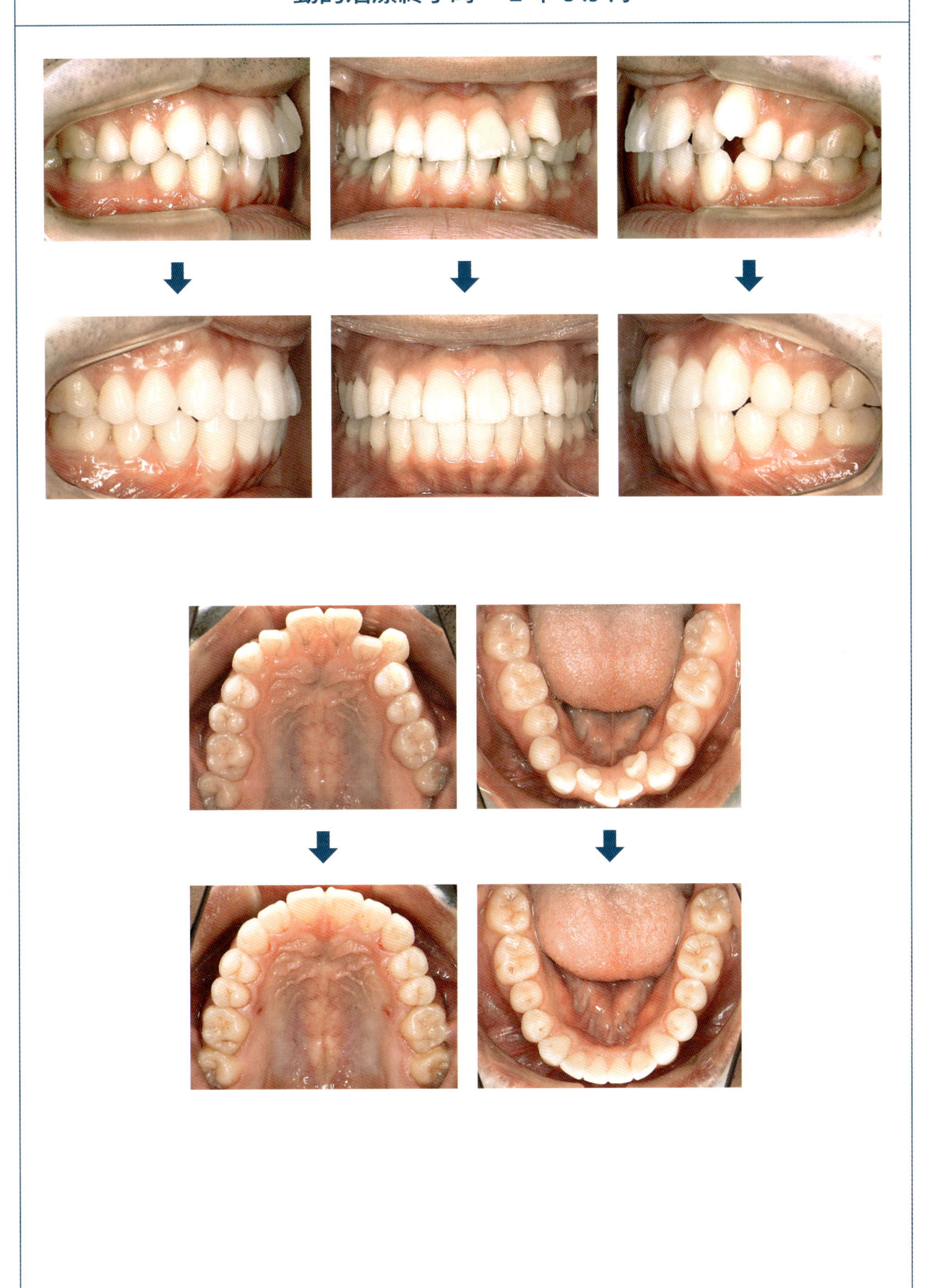

Case 6　アングルⅠ級　非抜歯症例

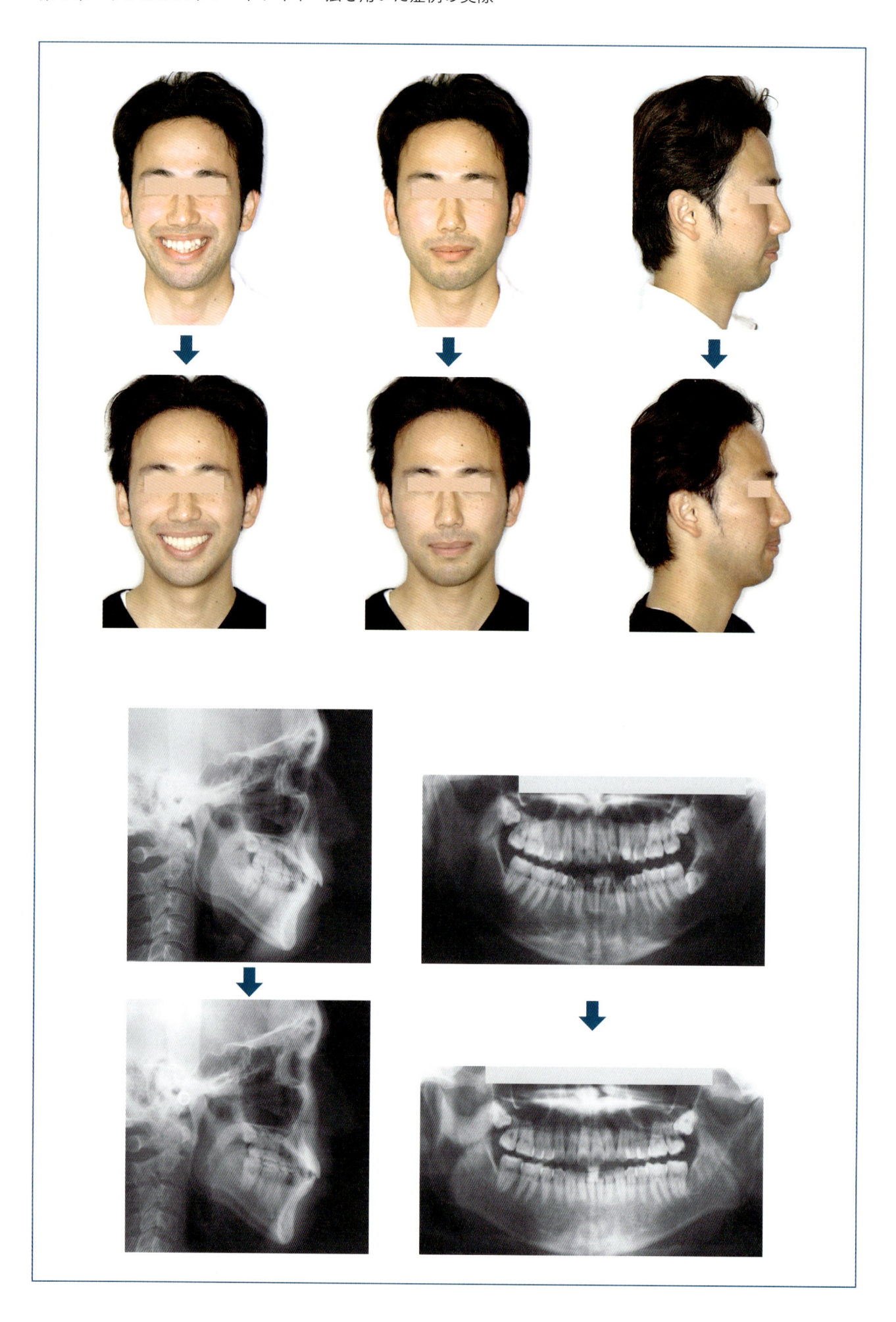

第8章 リンガルストレートワイヤー法を用いた症例の実際

Case 6　アングルⅠ級　非抜歯症例

Wire sequence		
7か月	U：.013 CuNiti	L：.013 CuNiti
1年0か月	U：.016 CuNiTi	L：.016 CuNiti
2か月	U：.016 TMA	L：.016×.016 CuNiti
6か月	U：.016×.016 CuNiTi	
8か月	U：.016×.016 SS	L：.0175×.0175 TMA

考察

本症例は、通常であれば上下顎の小臼歯抜歯が適応かと考えられたが、患者の強い希望により非抜歯にて矯正治療を行うこととなった。

そのため、側方拡大、IPR（Inter proximal reduction）、さらに上顎に関しては臼歯部遠心移動も行い、考えられる限りのスペースマネージメントを行った。なるべく前歯を唇側に傾斜させないように歯の配列を進めていった。

また、上顎歯列の遠心移動を行うために埋伏した上顎第三大臼歯の抜歯を勧めたが抜歯を希望しなかった。しかし、若干のⅡ級の咬合関係が残っているものの良好な状態で終了できた。

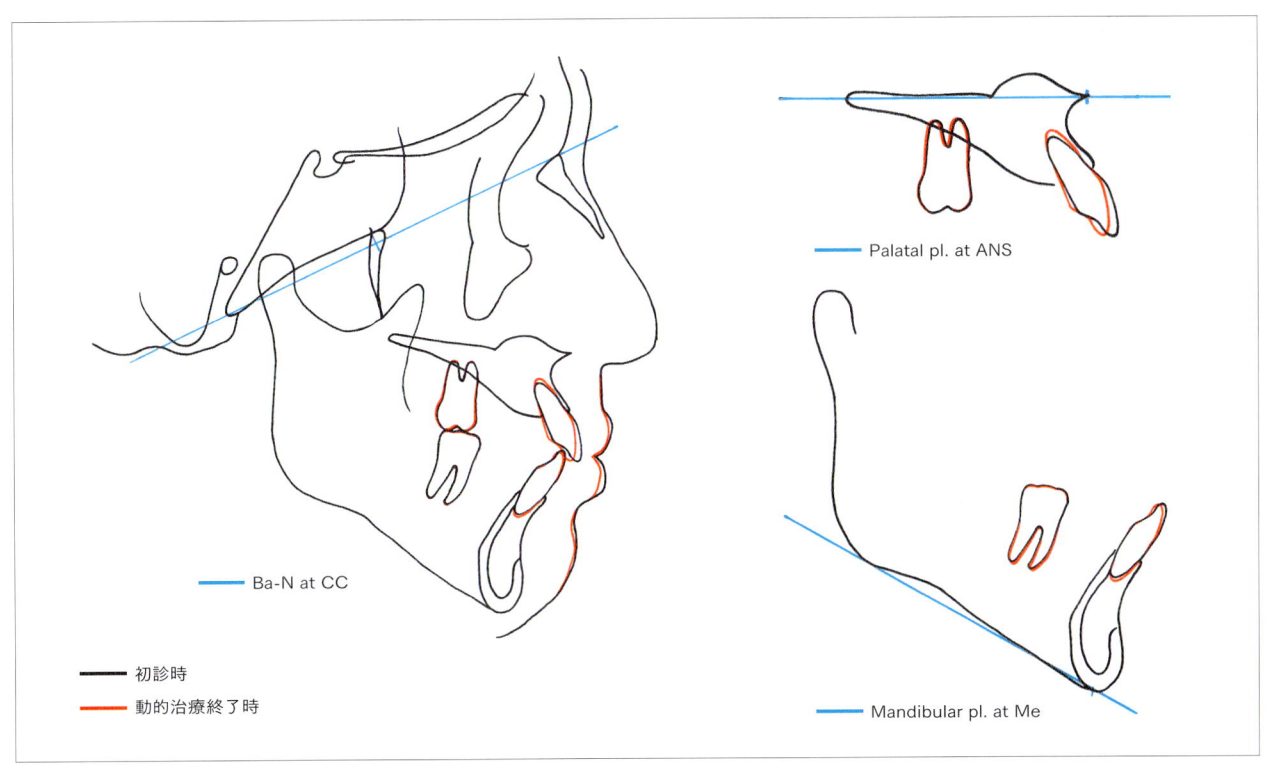

セファログラムトレースの重ね合わせ

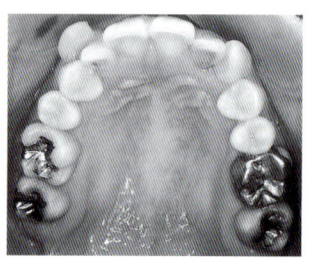

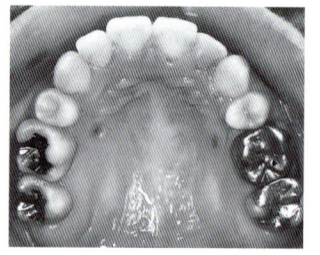

Case 7

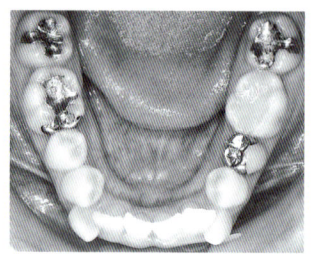

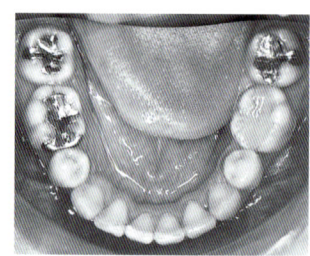

アングルⅠ級　抜歯症例

主訴　叢生

治療開始時年齢　31歳9か月

診断　$\underline{3|3}$、$\overline{3|3}$の低位唇側転位と著しい叢生をともなう、アングルⅠ級症例

抜歯部位　$\underline{4|4}$、$\overline{4|5}$

治療期間　2年1か月

治療計画
1. $\underline{4|4}$、$\overline{4|5}$抜歯
2. リンガルアーチを固定源とした上顎犬歯の遠心移動
3. 下顎STb-SLブラケット装着
4. リンガルアーチ撤去、上顎STb-SLブラケットの装着
5. $\underline{6\ 5|5\ 6}$間口蓋歯槽部にマイクロスクリューの埋入

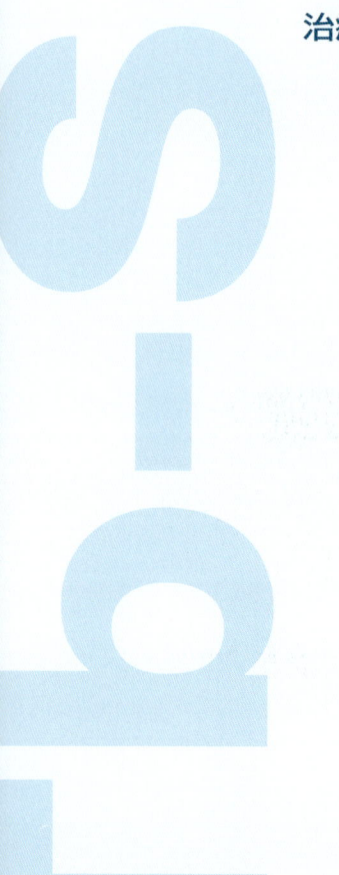

Case 7　アングルⅠ級　抜歯症例

初 診 時

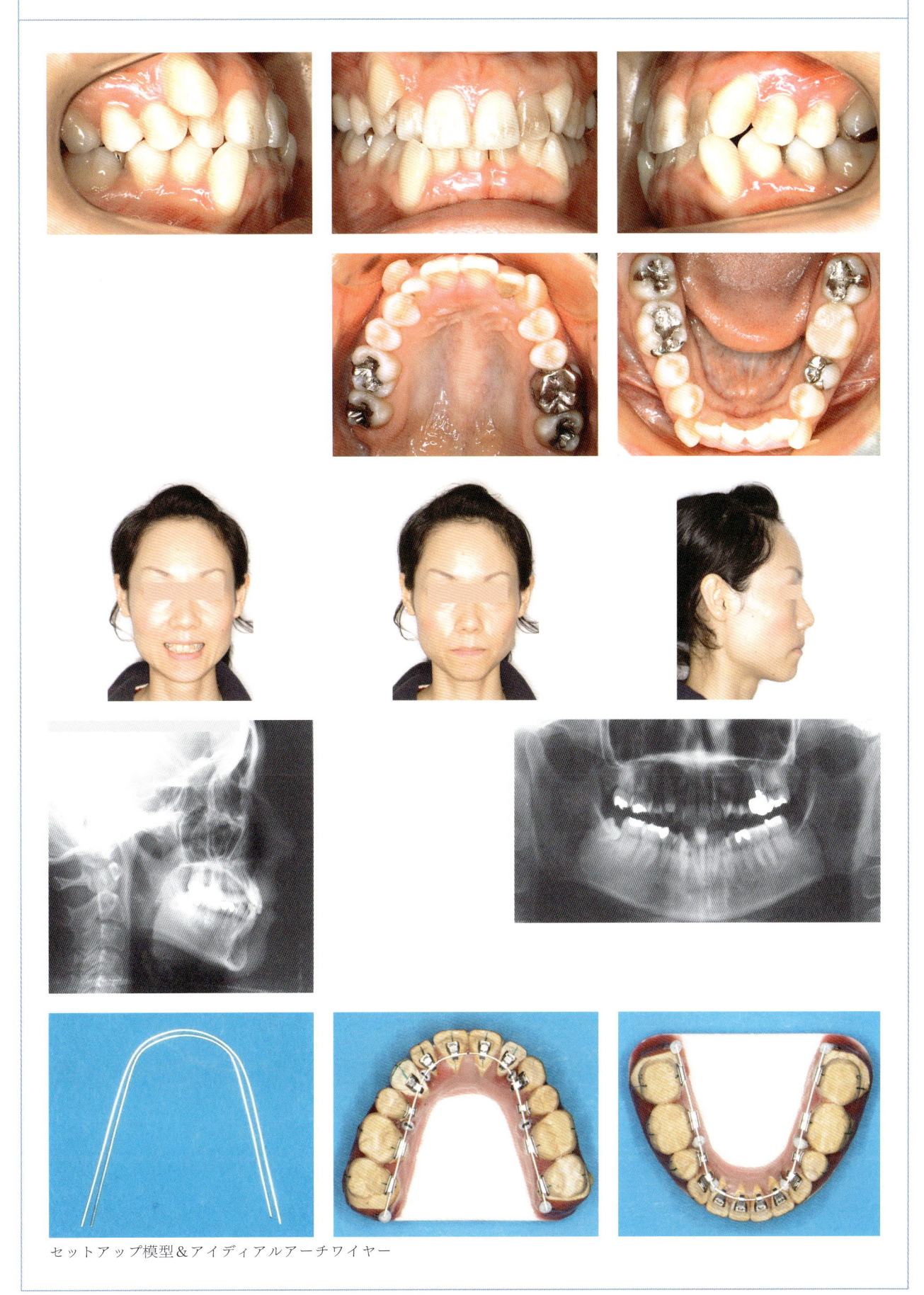

セットアップ模型＆アイディアルアーチワイヤー

第8章 リンガルストレートワイヤー法を用いた症例の実際

動的治療開始時

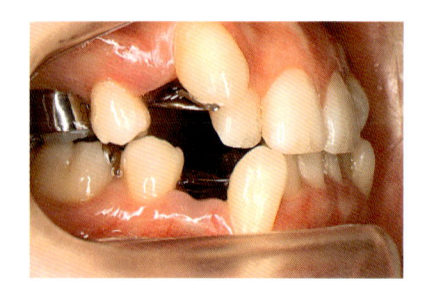

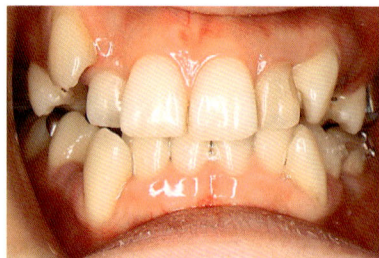

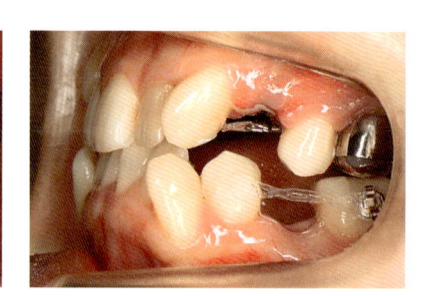

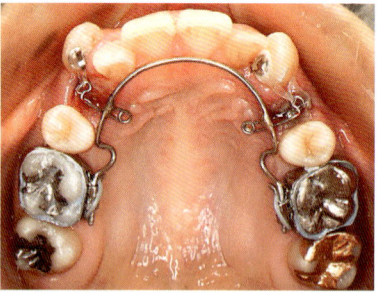

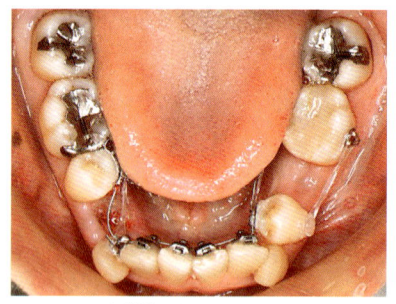

上顎：リンガルアーチ　　　下顎：.013 CuNiTi

上顎は 4|4 抜歯後、リンガルアーチを固定源として犬歯の遠心移動を開始。
下顎は STb-SL ブラケットを接着し、プリフォームのリンガルストレートワイヤーを用いレベリングを開始した。また 3|3 の遠心移動のため舌側にデグナムクリートを装着した。

レベリング時　3か月

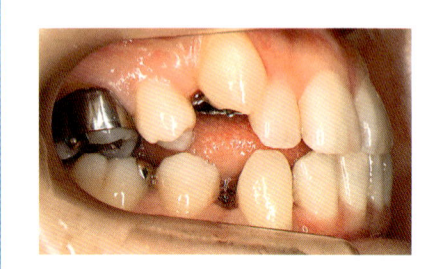

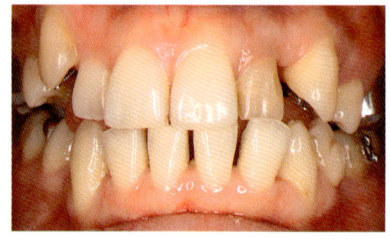

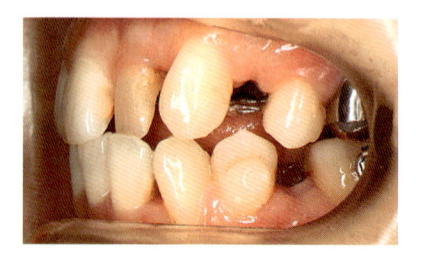

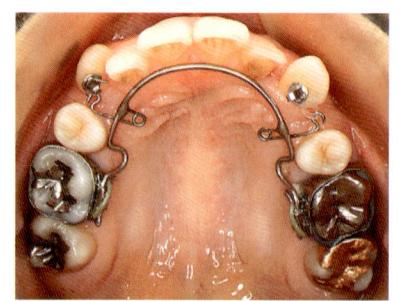

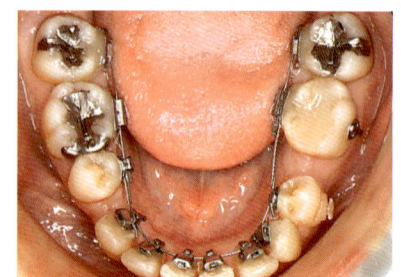

上顎：リンガルアーチ　　　下顎：.013 CuNiTi

上顎は 3|3 の遠心移動を引き続き行った。
下顎は引き続き 6| の近心付近に取つけたクリンパブルストラップから 5| をパワーチェーンにて牽引しながら叢生の改善を行った。

Case 7　アングルⅠ級　抜歯症例

レベリング時　5か月

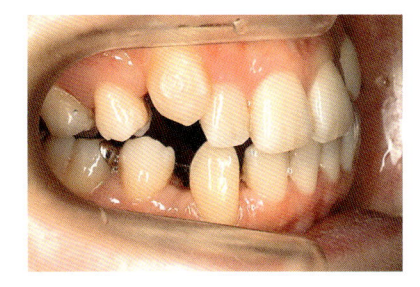

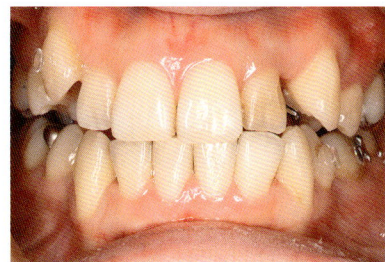

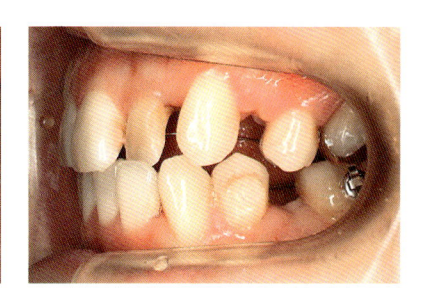

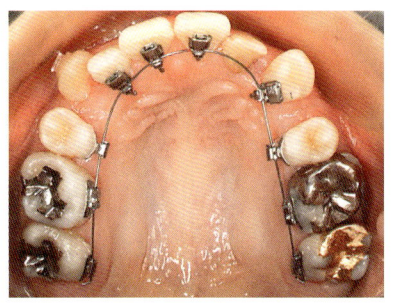

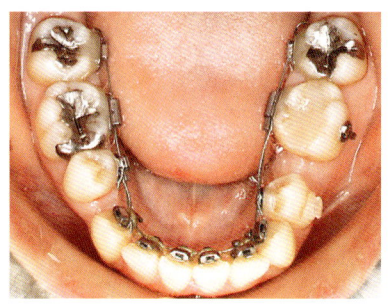

上顎：.013 CuNiTi　　　　下顎：.013 CuNiTi

上顎のリンガルアーチを撤去後、STb-SLブラケットを装着しプリフォームのリンガルストレートワイヤーを用いレベリングを開始した。下顎は引き続きレベリングを行った。

トルクの確立時　1年

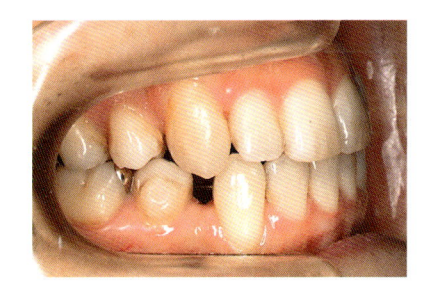

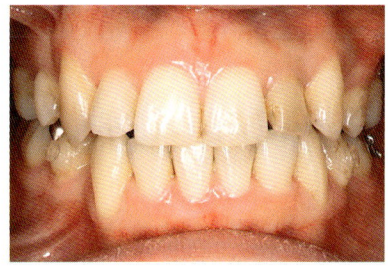

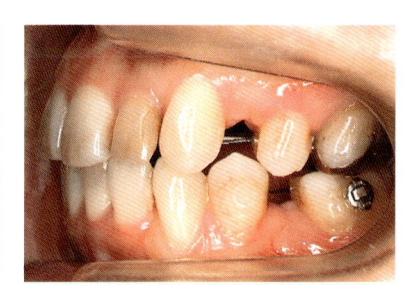

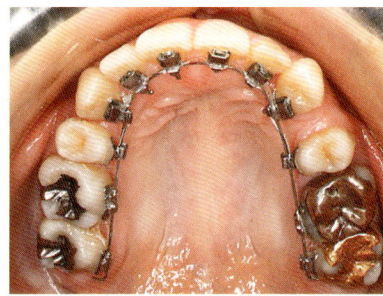

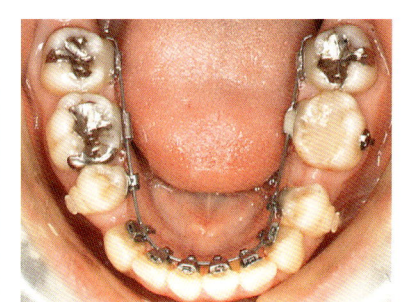

上顎：.018×.018 βⅢ　　　　下顎：.018×.018 βⅢ

上下顎ともにフルサイズワイヤーでトルクの確立を行った。

第8章 リンガルストレートワイヤー法を用いた症例の実際

アンマスリトラクション時　1年2か月

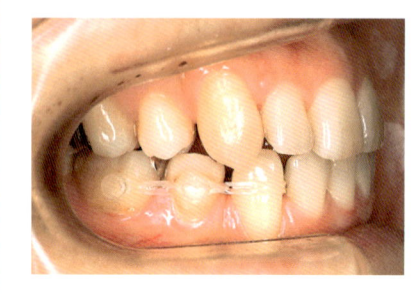

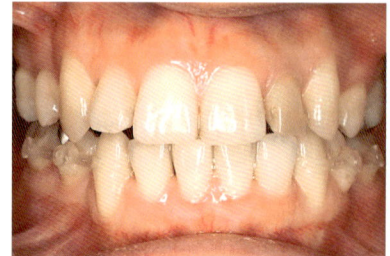

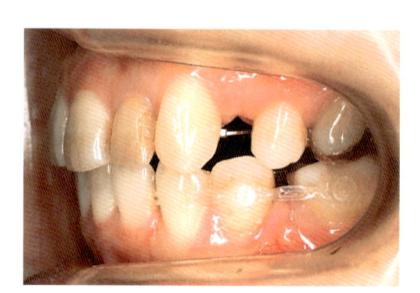

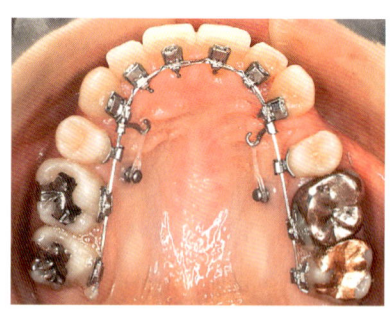

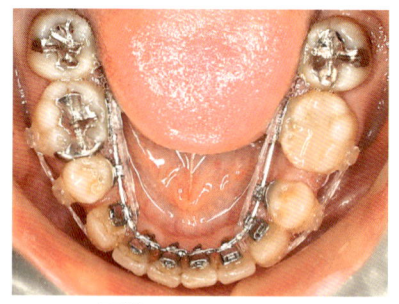

上顎：.018×.018 SS　　　下顎：.018×.018 SS

上下顎のリトラクションを開始した。上顎は6 5|5 6間口蓋歯槽骨に埋入したマイクロスクリューを固定源とした。下顎はサーキュラーエラスティックスを用い、前歯部のリトラクションを行った。

ディテーリング時　1年10か月

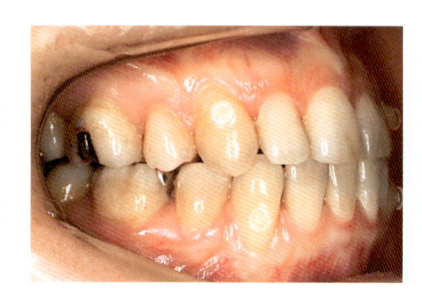

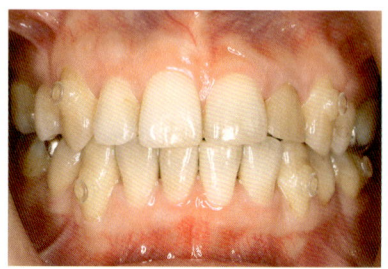

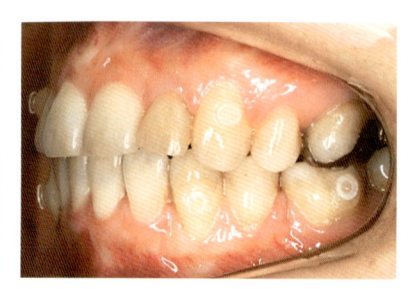

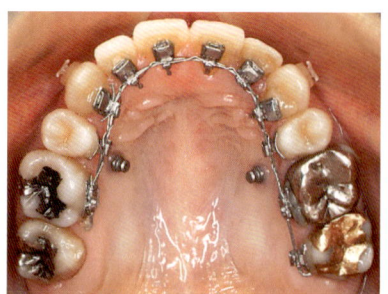

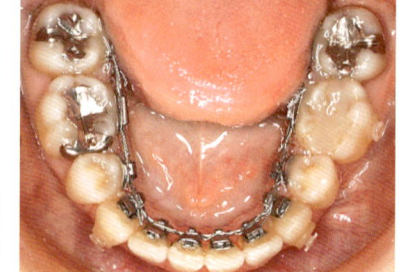

上顎：.0175×.0175 TMA　　　下顎：.0175×.0175 TMA

上下顎のリトラクション終了後、ディテーリングを行った。

Case 7　アングルⅠ級　抜歯症例

動的治療終了時　3年1か月

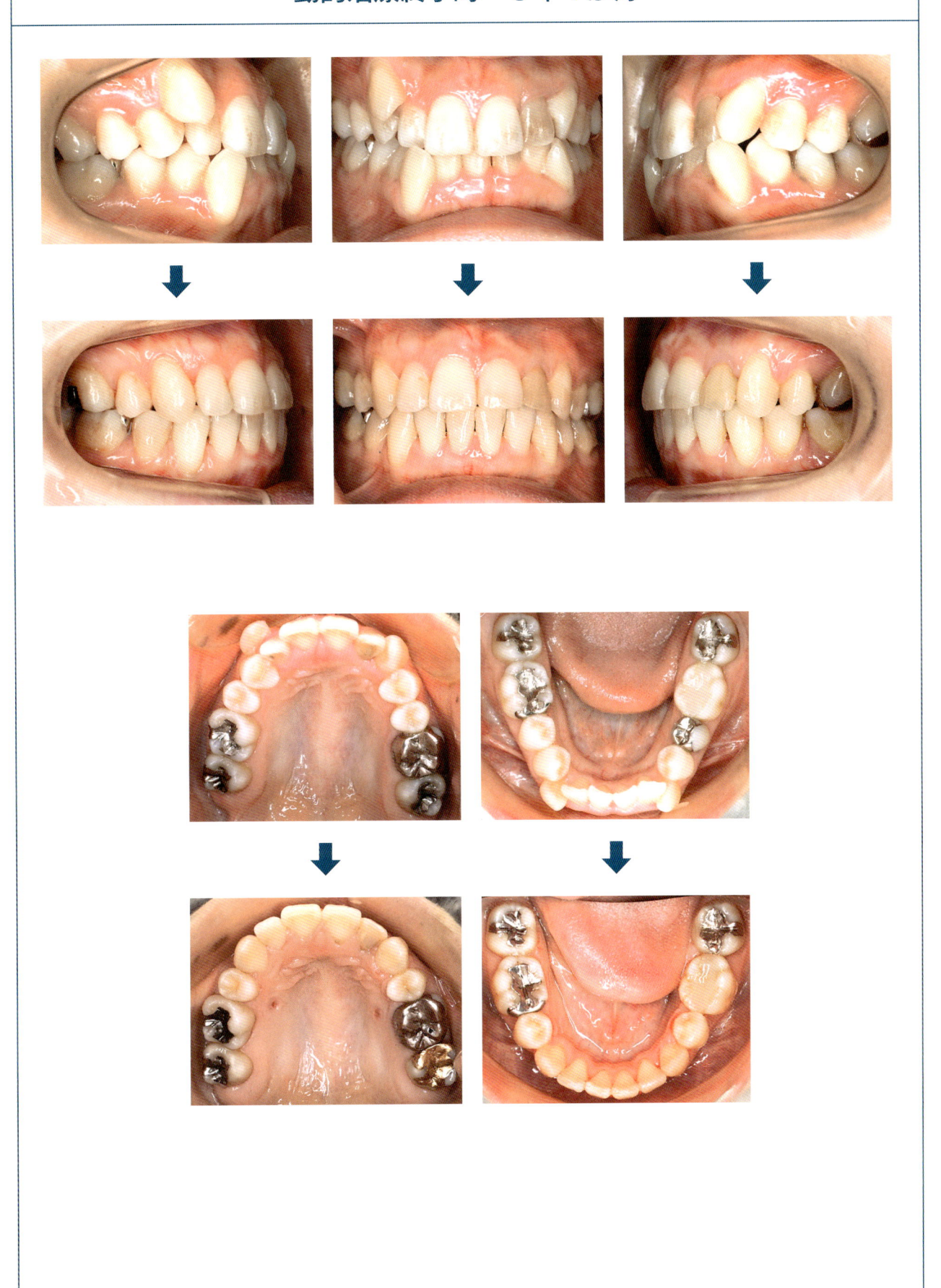

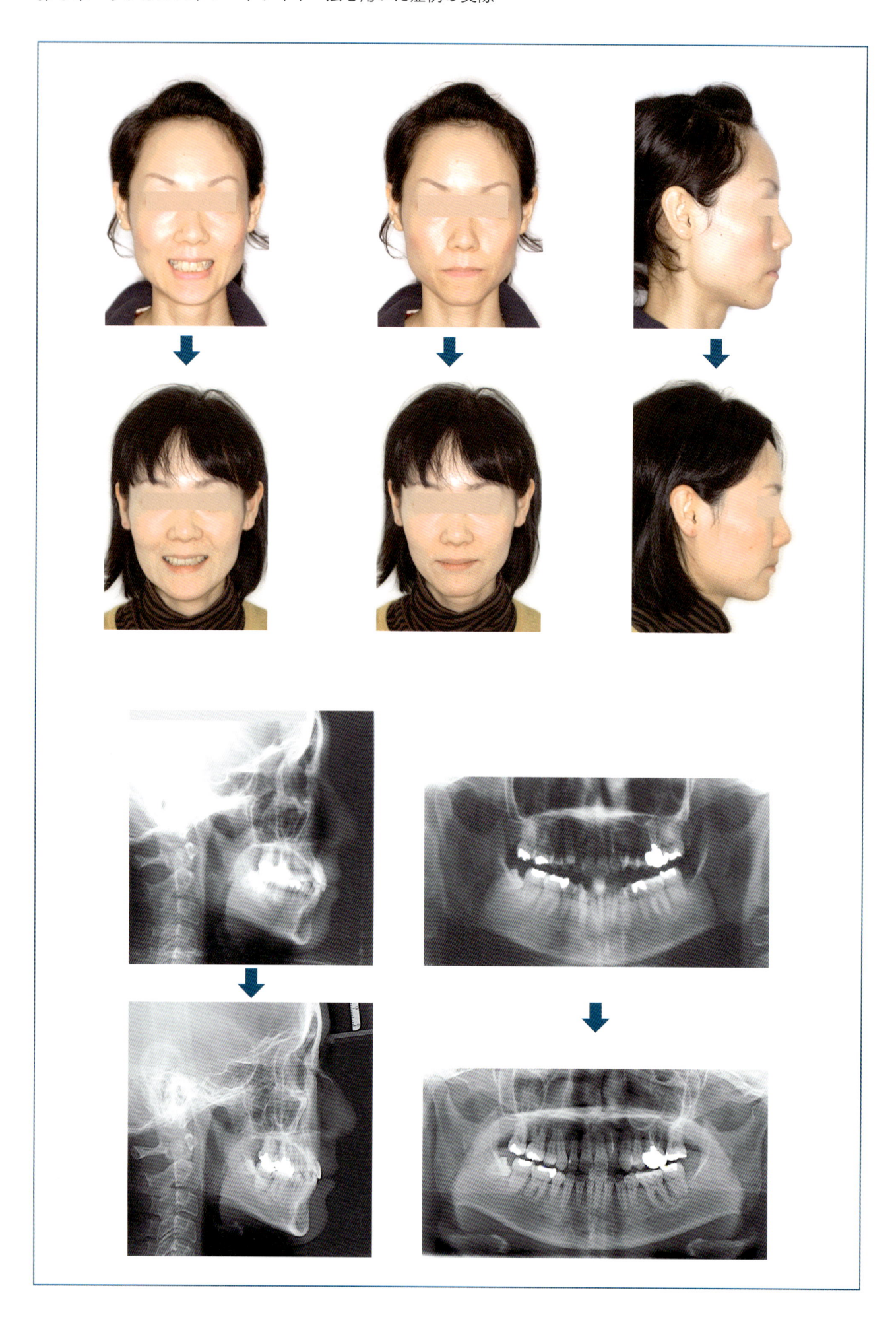

第 8 章　リンガルストレートワイヤー法を用いた症例の実際

Case 7　アングルⅠ級　抜歯症例

	Wire sequence	
0か月		L：.013 CuNiti
5か月	U：.013 CuNiti	
7か月	U：.016 CuNiTi	L：.016 CuNiti
8か月	U：.016×.016 CuNiTi	L：.016×.016 CuNiTi
11か月	U：.018×.018 CuNiTi	L：.018×.018 CuNiTi
1年	U：.018×.018 βⅢ	L：.018×.018 βⅢ
1年2か月	U：.018×.018 SS	L：.018×.018 SS
1年10か月	U：.0175×.0175 TMA	L：.0175×.0175 TMA

考察

<u>3|3</u>の遠心移動はリンガルアーチを固定源として行った。その結果上顎大臼歯の近心移動を極力抑えて、<u>3|3</u>の遠心移動を行うことができた。

上顎の抜歯スペースの閉鎖は、<u>6 5|5 6</u>間口蓋歯槽骨にマイクロスクリューを埋入し、大臼歯を近心移動させずに行うことができた。

叢生量がかなり大きな症例であったが、セルフライゲーションブラケットを組み合わせたリンガルストレートワイヤー法にて治療を行うことで良好な結果が得られた。

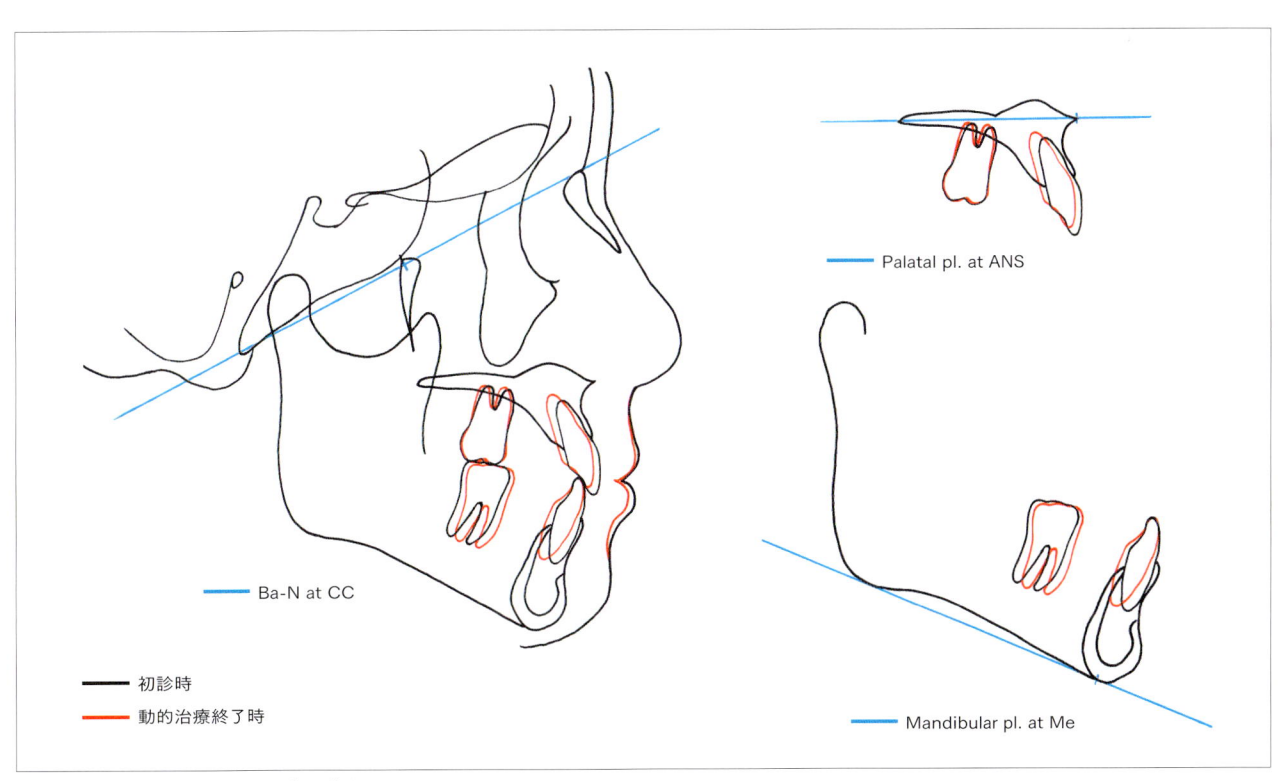

セファログラムトレースの重ね合わせ

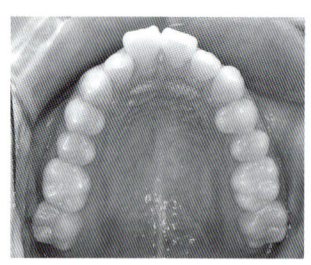

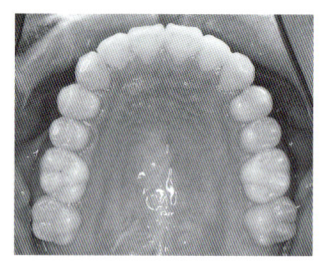

Case 8

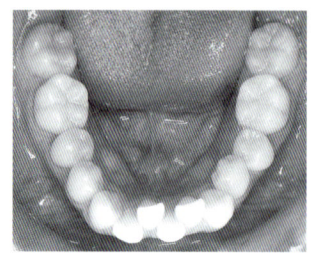

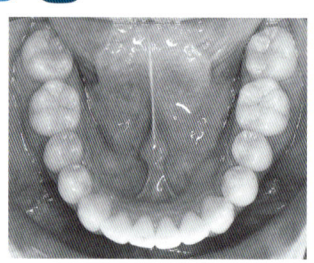

アングル片側Ⅱ級　非抜歯症例

主訴	叢生
治療開始時年齢	20歳9か月
診断	前歯部の叢生をともなう骨格性Ⅰ級 アングル片側Ⅱ級症例
抜歯部位	非抜歯
治療期間	1年4か月（歯列拡大4か月）
治療計画	1．クワドヘリックス、バイヘリックスによる歯列の側方拡大 2．上下顎STbブラケットの装着 3．IPR（インタープロキシマルリダクション） 4．Ⅱ級ゴムの併用

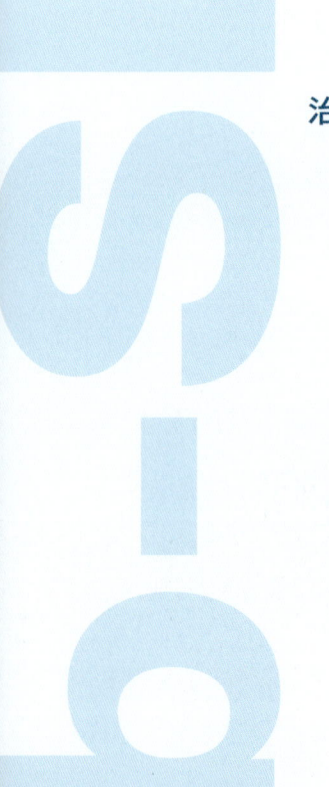

Case 8　アングル片側Ⅱ級　非抜歯症例

初　診　時

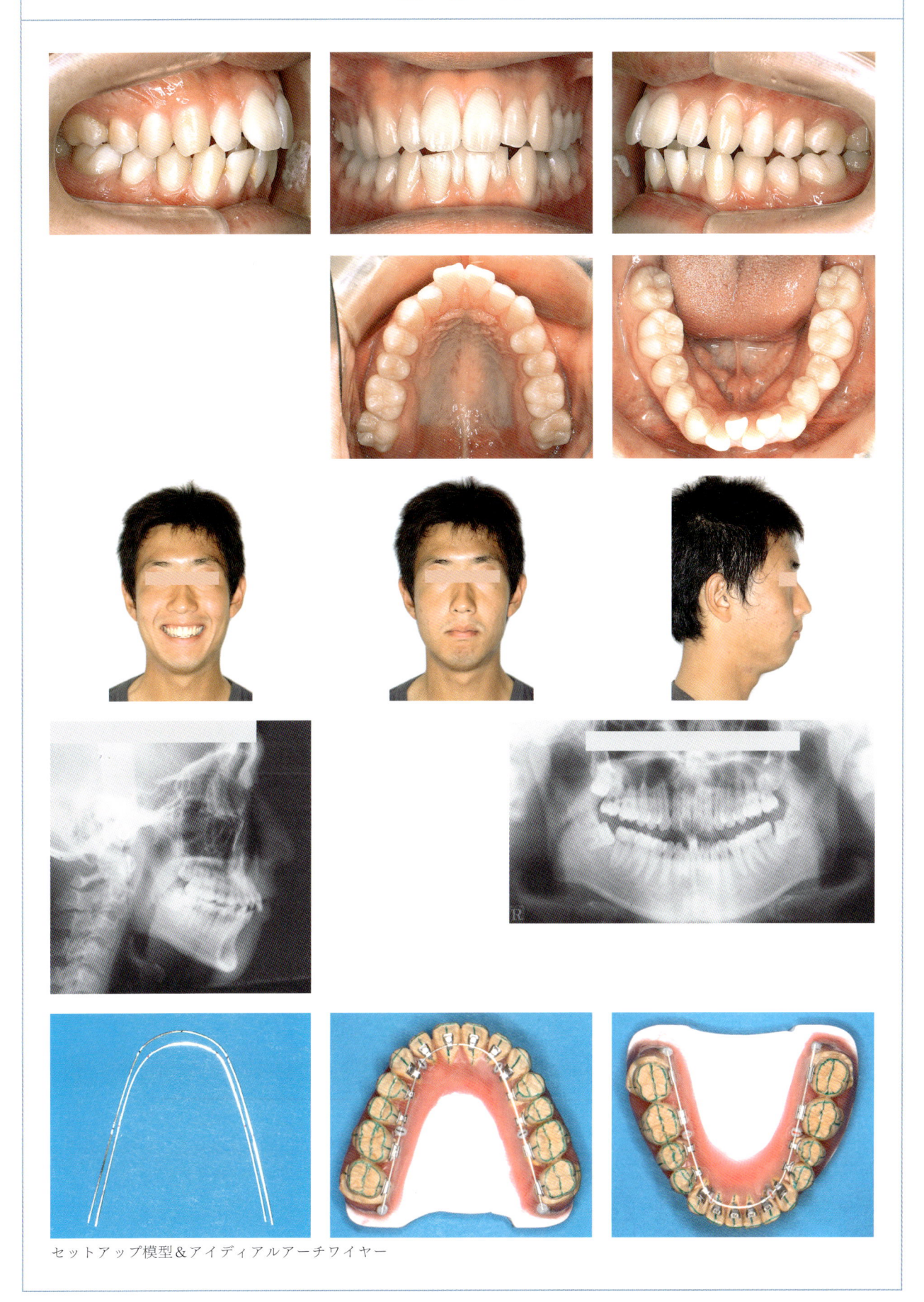

セットアップ模型&アイディアルアーチワイヤー

第8章 リンガルストレートワイヤー法を用いた症例の実際

動的治療開始時

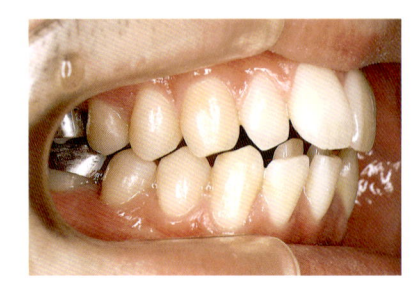

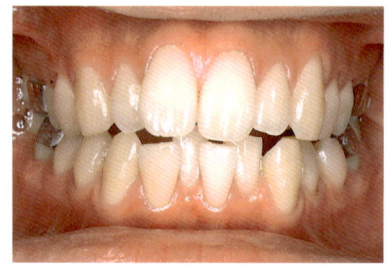

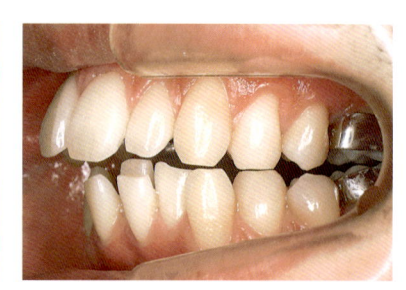

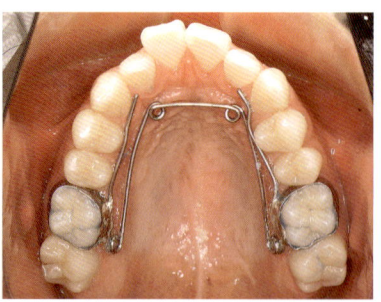

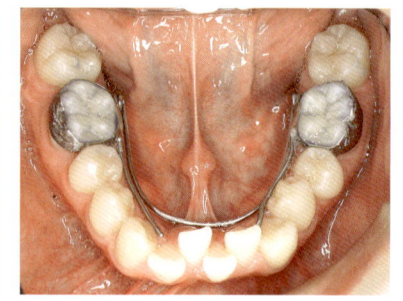

上顎：クワドヘリックス　　　　　下顎：バイヘリックス

前歯部叢生の改善を行うため上下顎歯列弓の拡大を行った。

ブラケット装着時　4か月

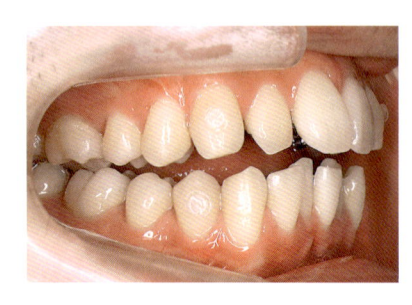

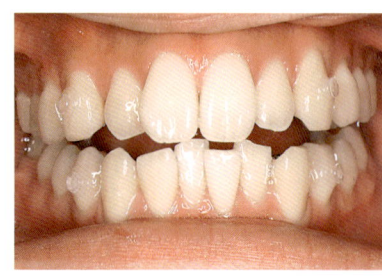

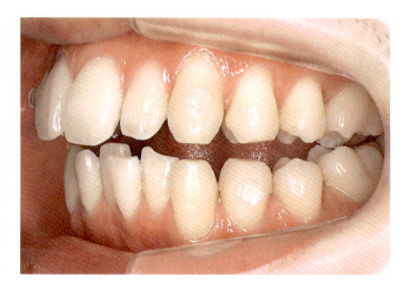

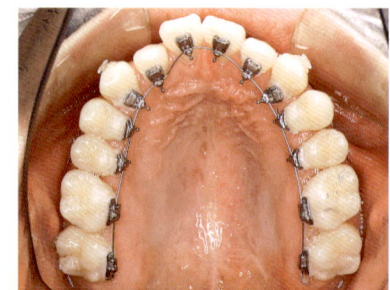

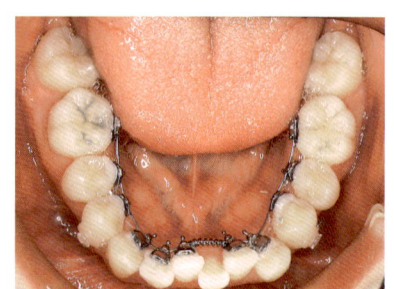

上顎：.013 CuNiti　　　　　下顎：.013 CuNiti

上下顎歯列の拡大を行った後、STbブラケットを装着し、プリフォームのリンガルストレートワイヤーでレベリングを開始した。側方歯の離開およびⅡ級咬合関係の改善のため、3|3、4|4の唇側面にクリアボタンを接着し、Ⅱ級ゴムを併用した。

Case 8　アングル片側Ⅱ級　非抜歯症例

レベリング時　10か月

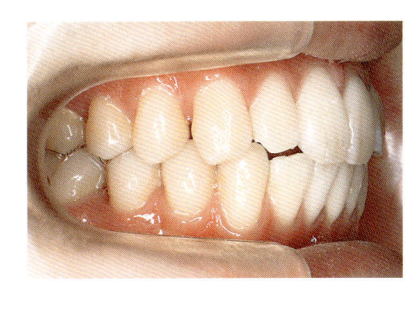

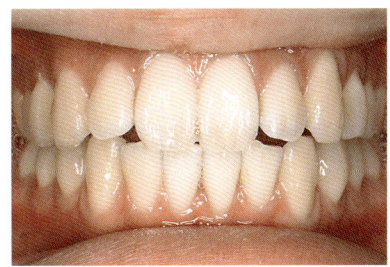

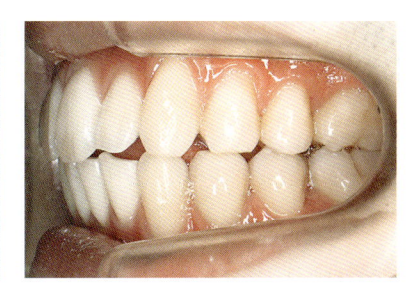

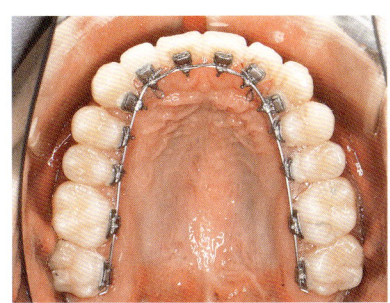

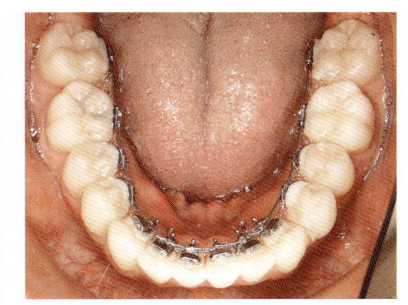

上顎：.016×.016 CuNiti　　下顎：.016×.016 CuNiti

IPR（インタープロキシマルリダクション）を行いながらレベリングを継続した。オーバーバイトの改善のため上下側切歯ブラケットにコバヤシフックを結紮し、垂直ゴムを使用した。

ディテーリング時　1年2か月

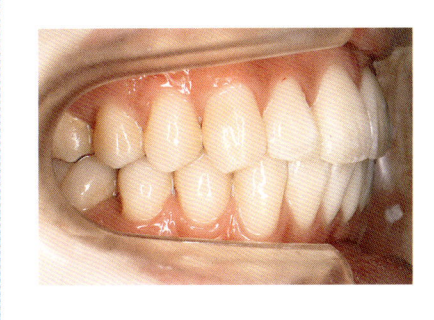

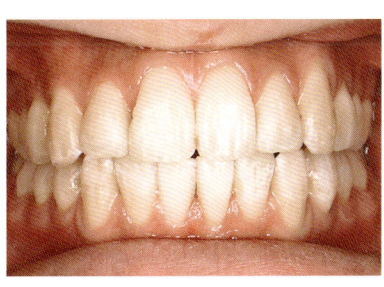

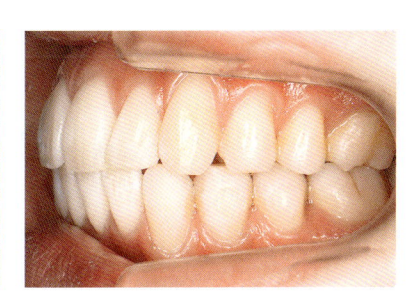

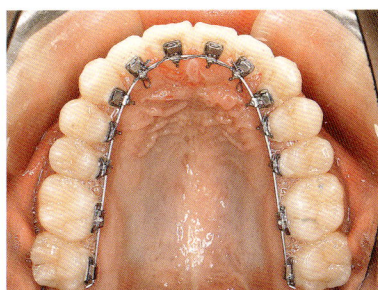

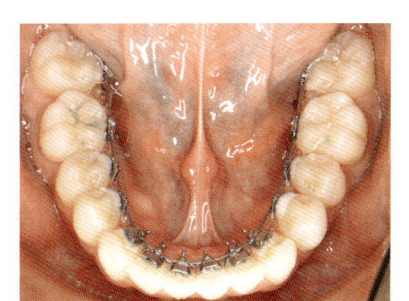

上顎：.0175×.0175 TMA　　下顎：.0175×.0175 TMA

ディテーリング時に左側のみにⅡ級ゴムを使用した。その結果、オープンバイトおよびⅡ級関係が改善され、緊密な咬合関係が得られた。

動的治療終了時　1年2か月

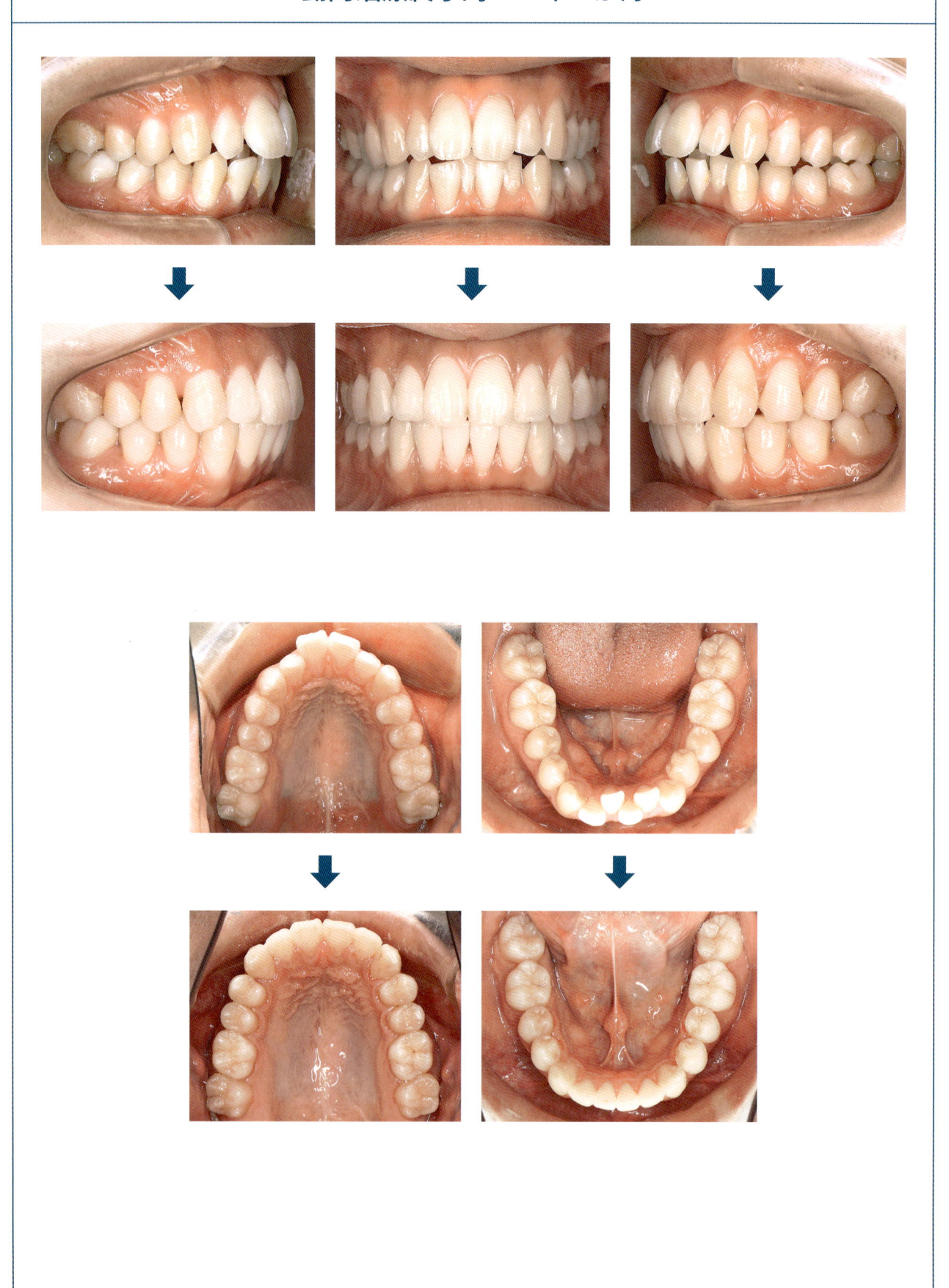

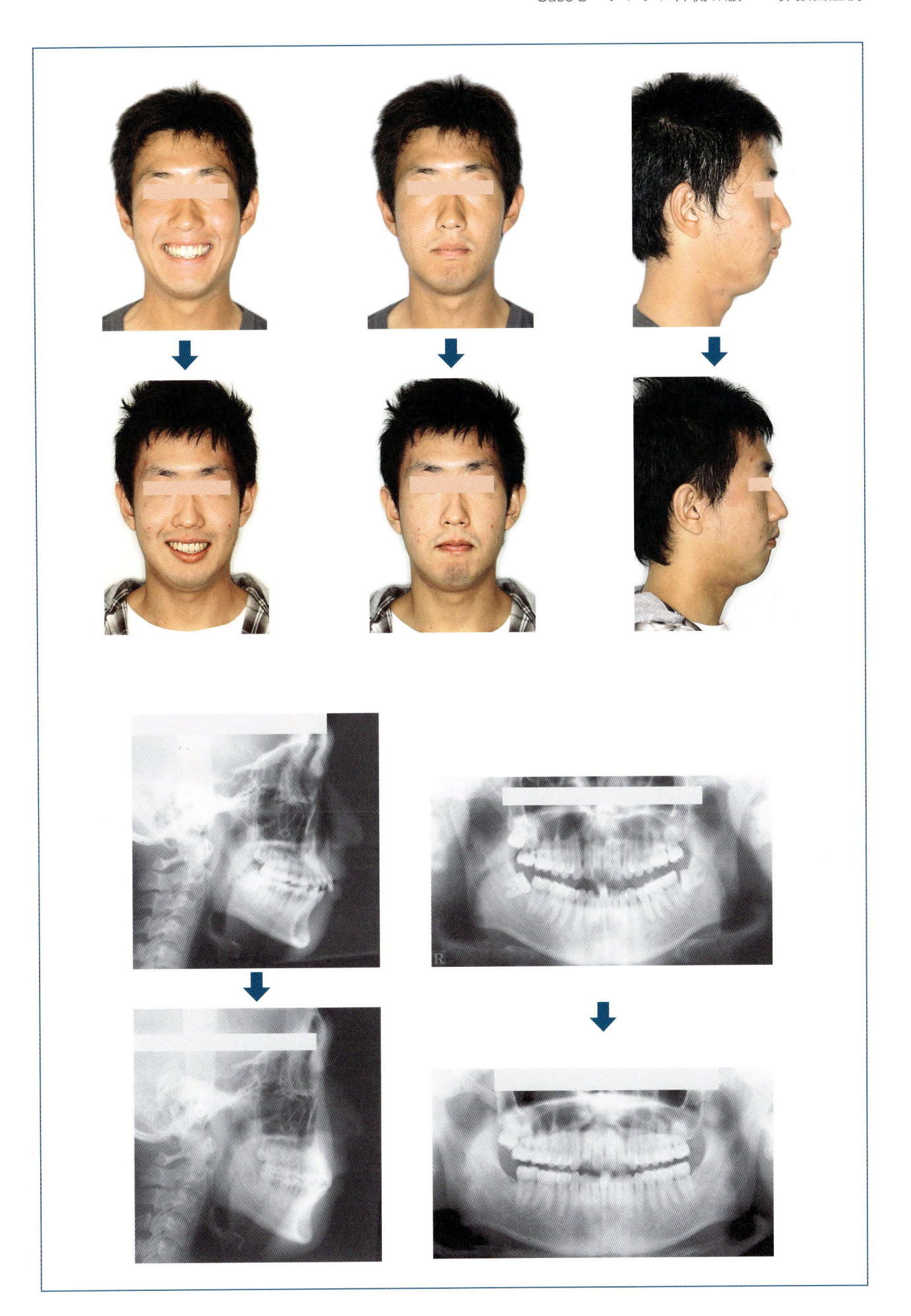

Case 8　アングル片側Ⅱ級　非抜歯症例

197

第8章　リンガルストレートワイヤー法を用いた症例の実際

Wire sequence		
4か月	U：.013 CuNiti	L：.013 CuNiti
6か月	U：.016 CuNiti	L：.014 Niti
10か月	U：.016×.016 CuNiti	L：.016×.016 CuNiti
1年0か月	U：.018×.018 CuNiti	L：.018×.018 CuNiti
1年2か月	U：.0175×.0175 TMA	L：.0175×.0175 TMA

考察

　非抜歯で叢生の改善を行うために、歯列の側方拡大およびIPR(インタープロキシマルリダクション)によりスペースの確保を行った。

　その後、Ⅱ級ゴムを併用しながらSTbブラケットとリンガルストレートアーチワイヤーを使用して矯正治療を行った。

　パッシブセルフライゲーションブラケットを使用しており、アーチワイヤーをフルサイズに近づけていくことにより、ワイヤーにベンドを組み込まなくても短期間で叢生が改善され、理想的なポジションに歯の配列を行うことができた。

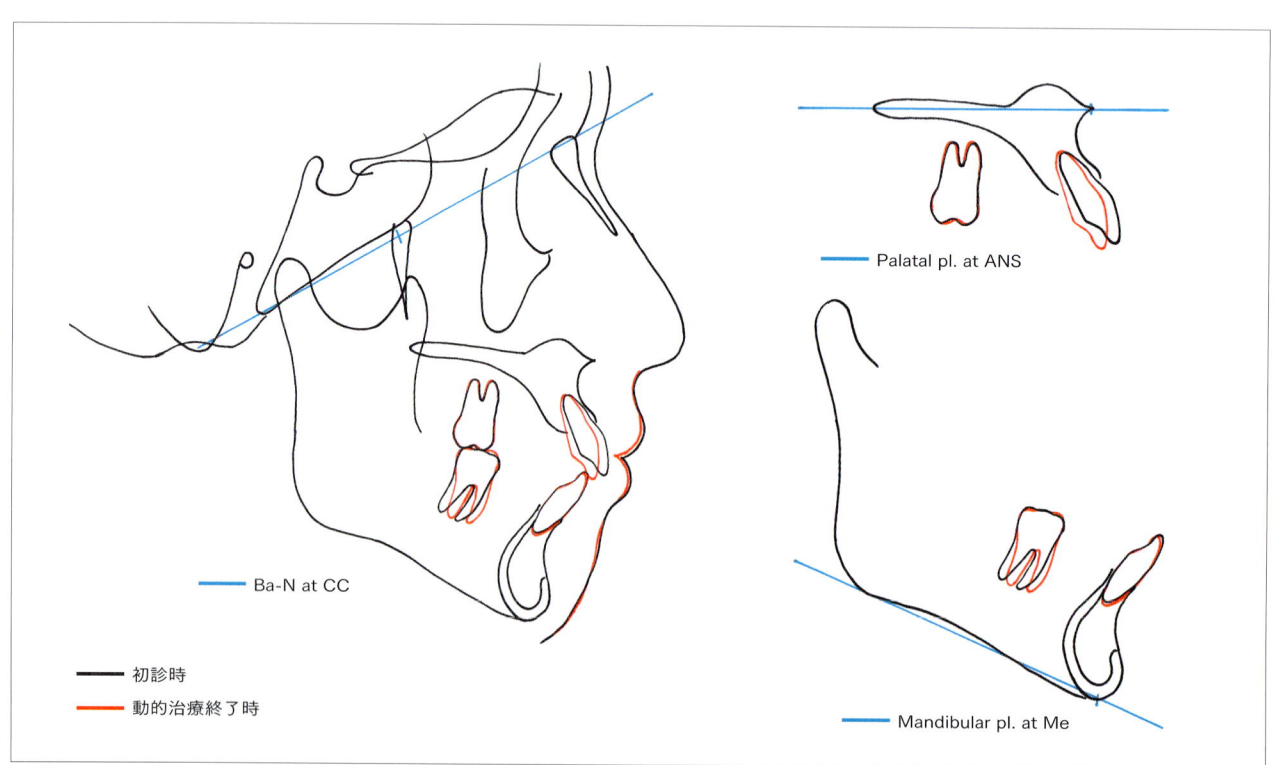

セファログラムトレースの重ね合わせ

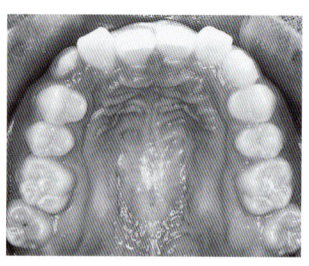

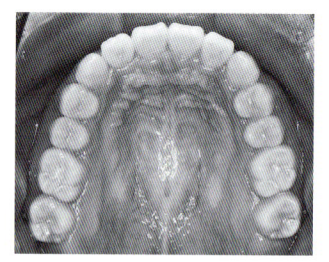

Case 9

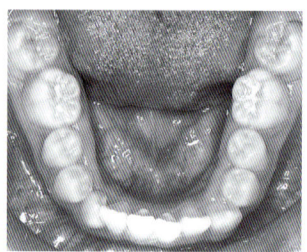

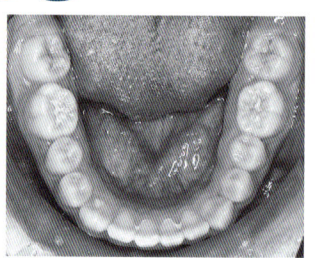

アングルⅡ級2類　非抜歯症例

主訴	叢生
治療開始時年齢	13歳11か月
診断	アングルⅡ級2類症例
抜歯部位	非抜歯
治療期間	3年0か月（ 7 6│6 7 遠心移動　10か月）
治療計画	1．ペンデュラムアプライアンス（ 7 6│6 7 遠心移動） 2． 6 5│5 6 間口蓋歯槽骨にマイクロスクリューの埋入　リンガルアーチの装着 3．上下顎STb-SLブラケットの装着 4．Ⅱ級ゴムの併用

Case 9　アングルⅡ級2類　非抜歯症例

初　診　時

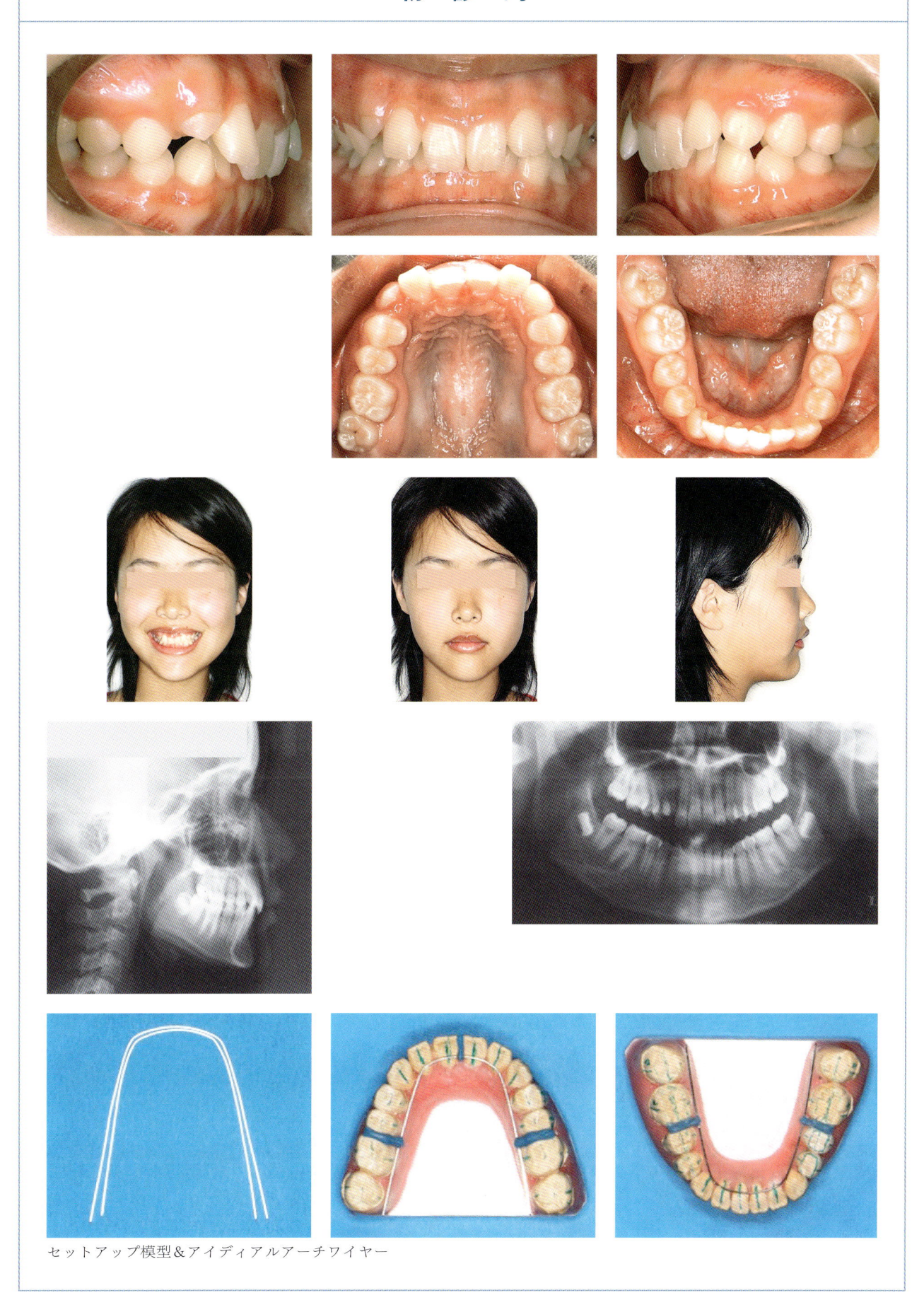

セットアップ模型＆アイディアルアーチワイヤー

第8章 リンガルストレートワイヤー法を用いた症例の実際

動的治療開始時

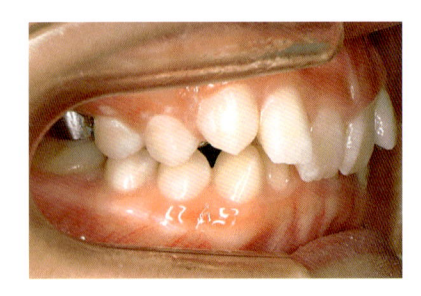

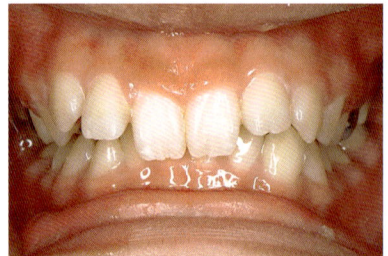

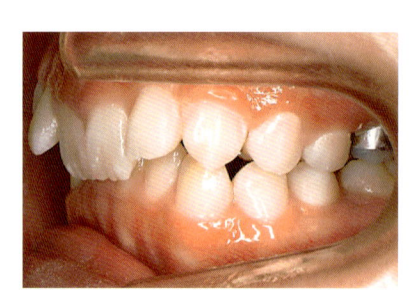

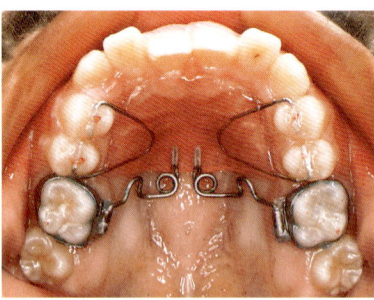

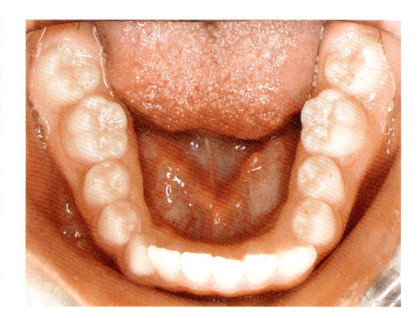

上顎：ペンデュラムアプライアンス

上顎にペンデュラムアプライアンスを装着し、上顎大臼歯の遠心移動を開始した。上顎小臼歯部にレジンを盛ることにより大臼歯を離開し動きやすい状態にした。

大臼歯遠心移動時　8か月

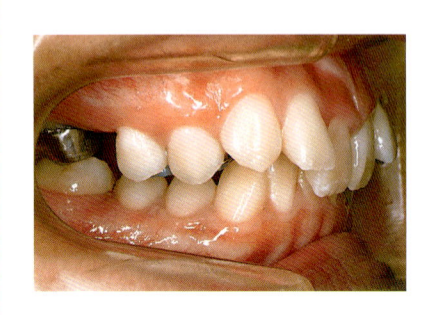

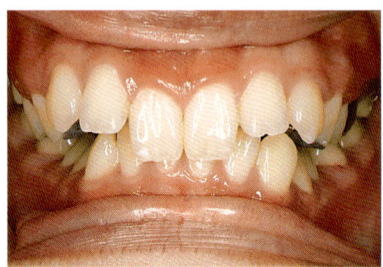

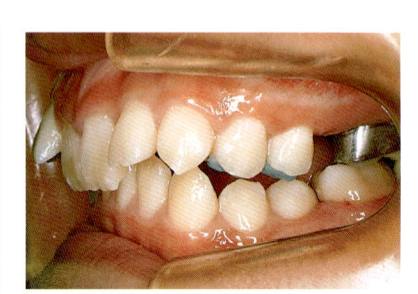

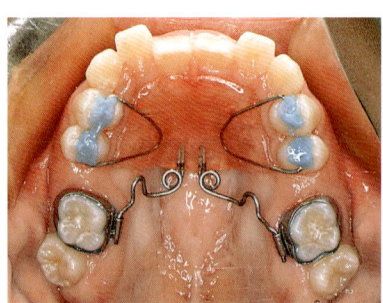

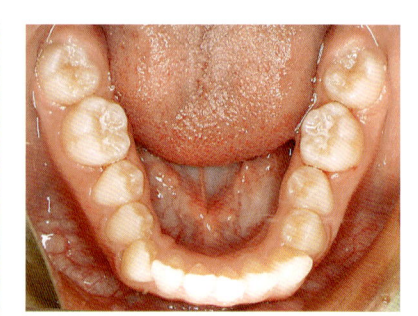

上顎：ペンデュラムアプライアンス

上顎大臼歯遠心移動が終了。

Case 9　アングルⅡ級2類　非抜歯症例

側方歯群の遠心移動時　1年3か月

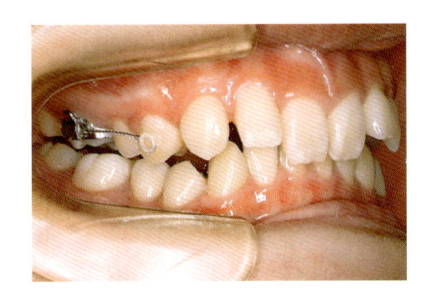

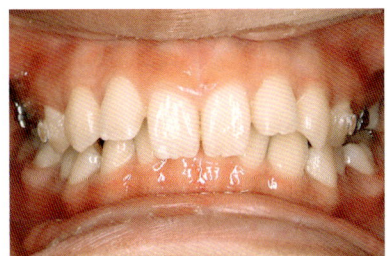

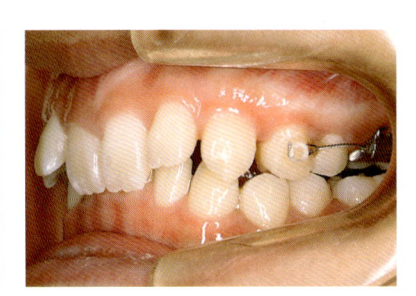

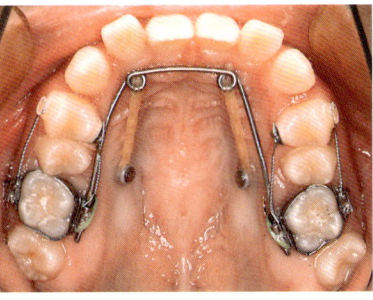

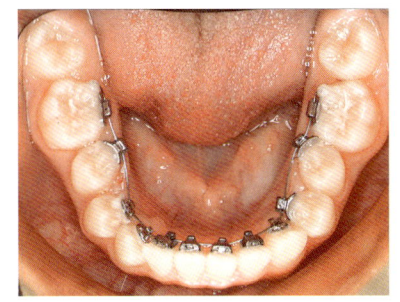

上顎：リンガルアーチ ＋
マイクロスクリュー

下顎：.013 CuNiTi

上顎大臼歯遠心移動が終了した後にペンデュラムアプライアンスを撤去し、6|6近心口蓋歯槽骨にマイクロスクリューを埋入した。同時にリンガルアーチを装着し、大臼歯の咬合関係を維持しながら小臼歯を効果的に遠心移動した。下顎にSTb-SLブラケットを装着し、レベリングを開始した。

レベリング時　1年8か月

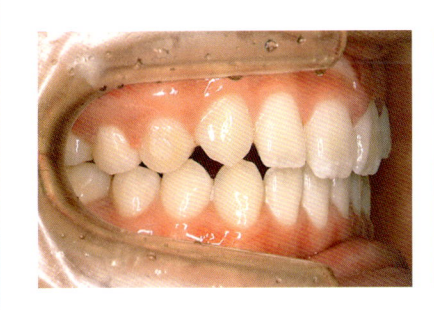

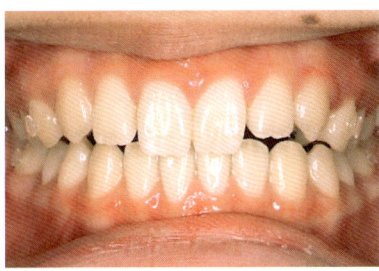

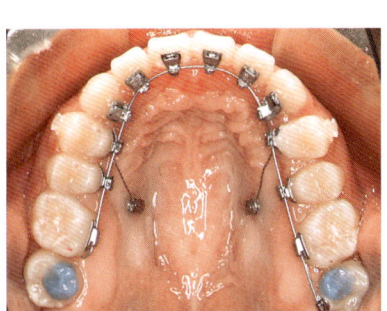

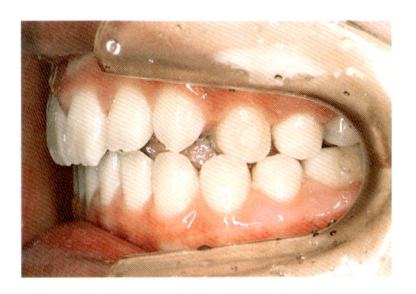

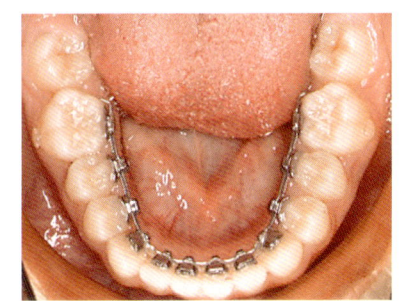

上顎：016 CuNiTi

下顎：.016×.016 CuNiTi

上顎はレベリングを継続し、下顎はトルクコントロールを開始した。マイクロスクリューと4|4を結紮し固定、さらにⅡ級ゴムで側方歯のⅠ級関係を維持した。

第8章　リンガルストレートワイヤー法を用いた症例の実際

アンマスリトラクション時　2年2か月

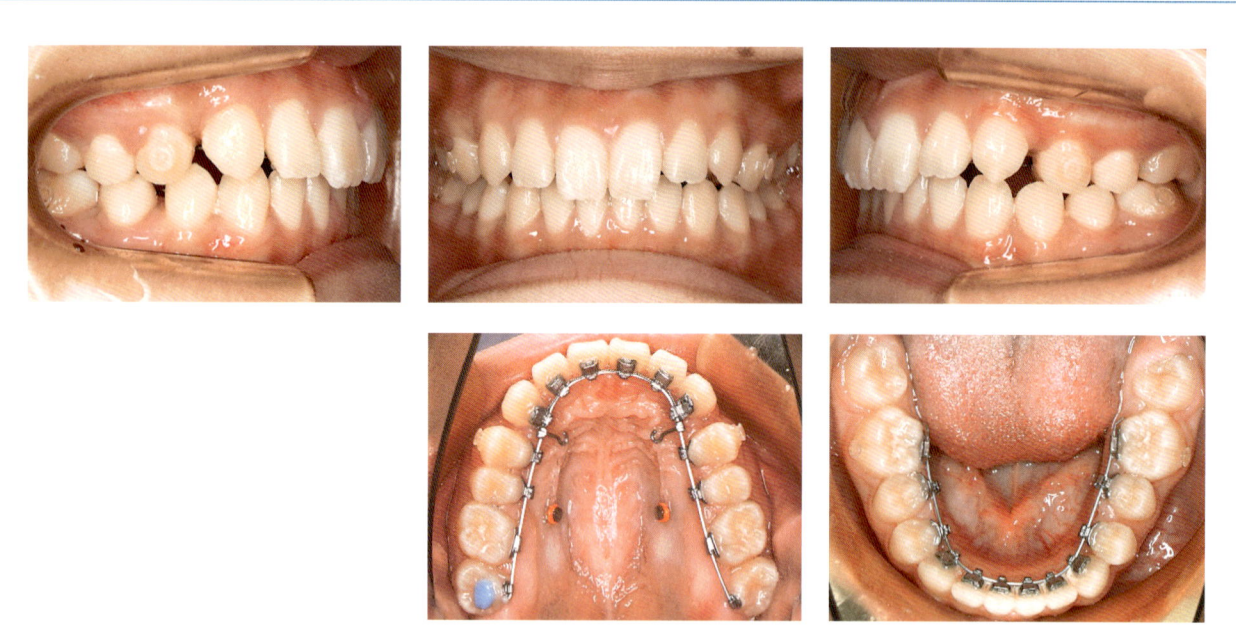

上顎：.018×.018 SS　　　　下顎：.018×.018 CuNiti

上顎はマイクロスクリューを用いて、前歯部のリトラクションを行った。Ⅱ級ゴムを継続的に使用している。

ディテーリング時　2年8か月

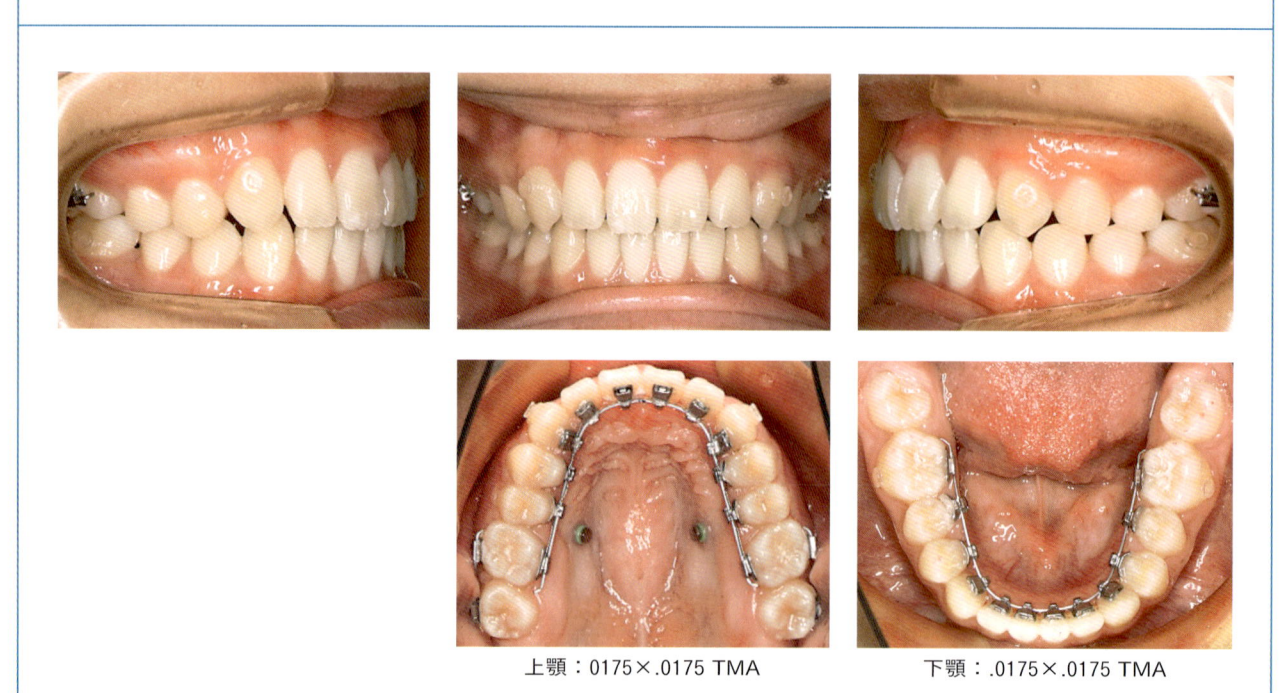

上顎：0175×.0175 TMA　　　　下顎：.0175×.0175 TMA

Ⅱ級ゴムを併用しながら、上下顎ディテーリングを行った。

Case 9　アングルⅡ級2類　非抜歯症例

動的治療終了時　3年4か月

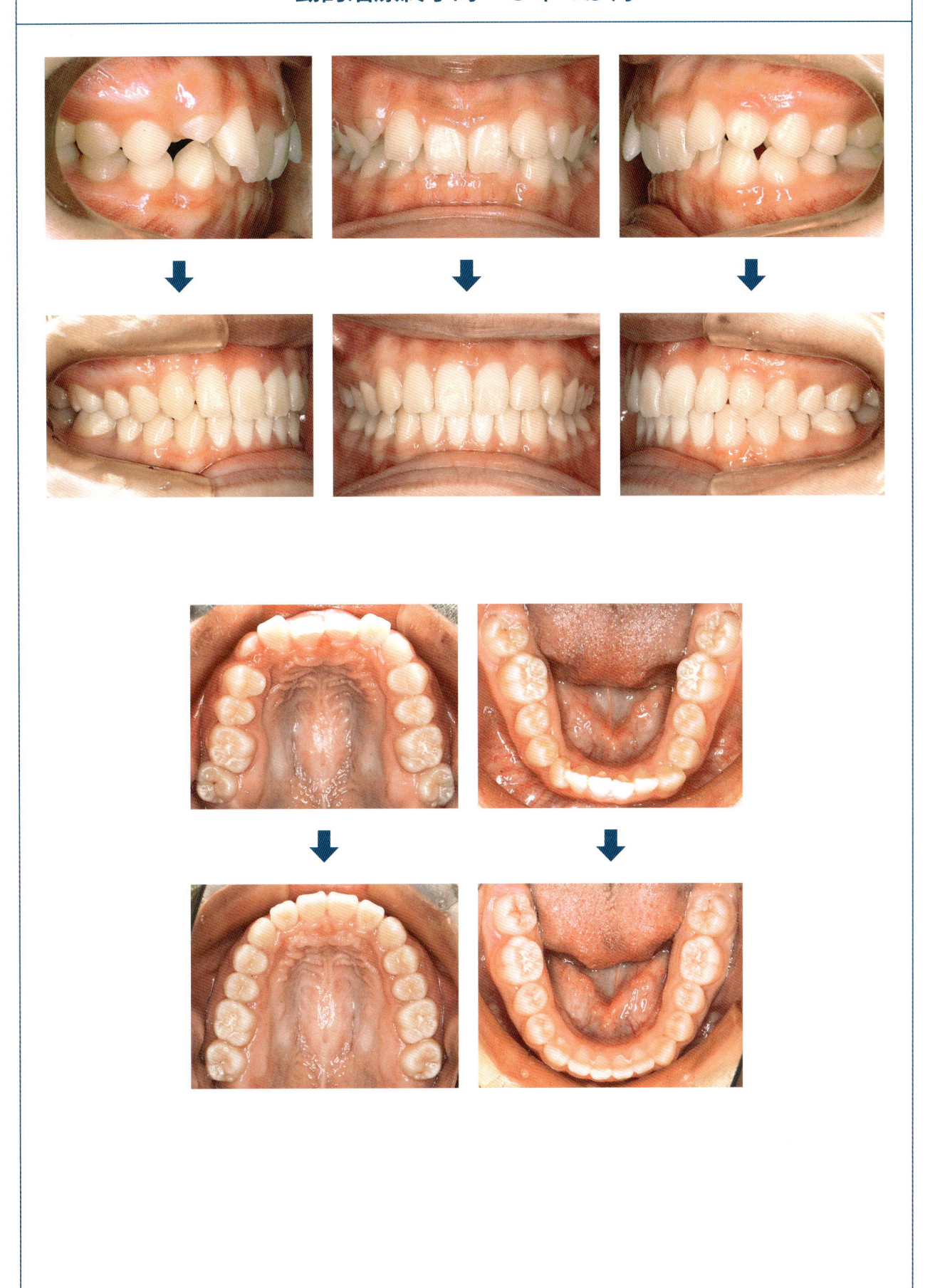

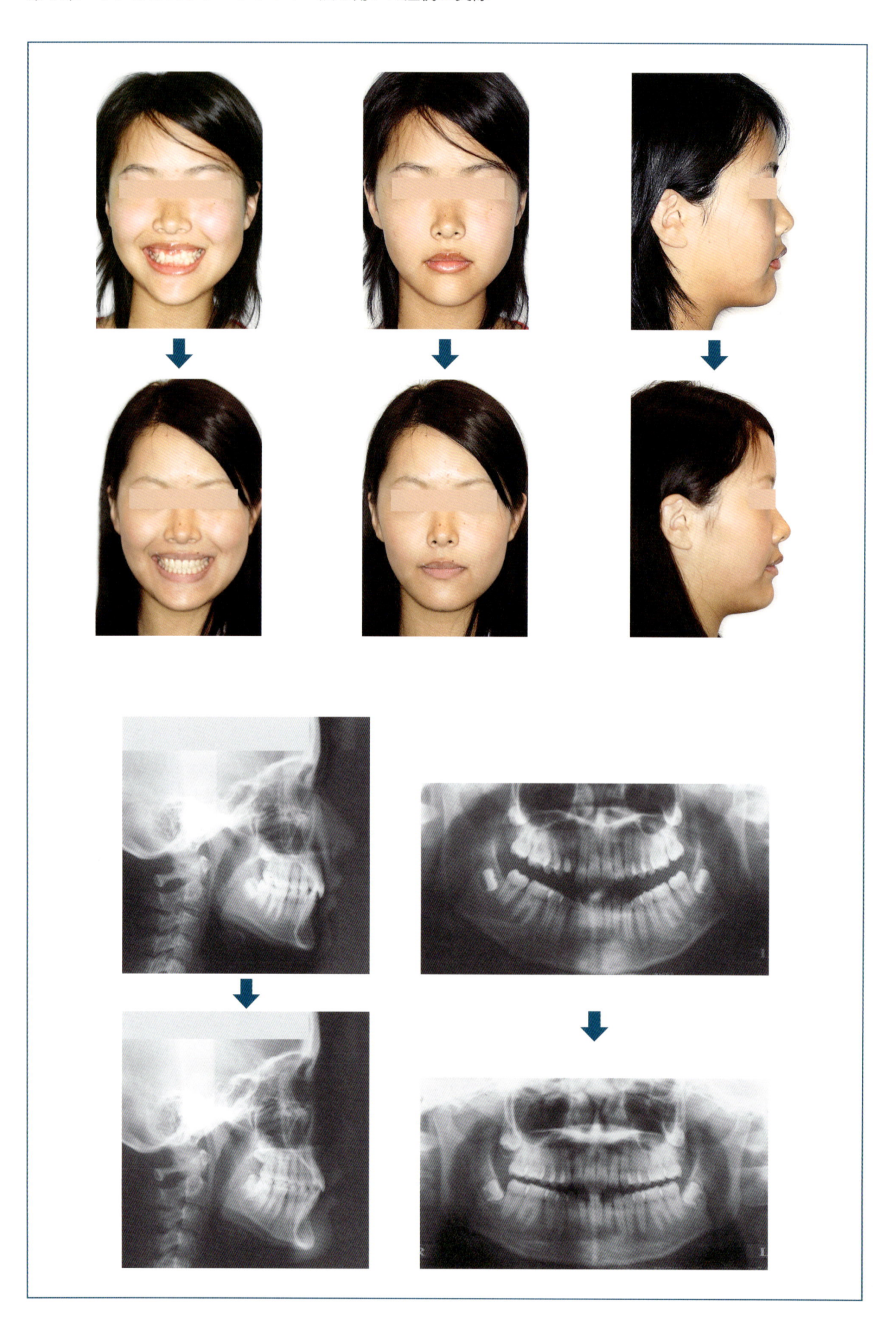

第8章　リンガルストレートワイヤー法を用いた症例の実際

Case 9 アングル II 級 2 類　　非抜歯症例

Wire sequence		
1年3か月		L：.013 CuNiti
4か月	U：.013 CuNiTi	
8か月	U：.016 CuNiTi	L：.016×.016 CuNiTi
9か月	U：.016×.016 CuNiTi	
10か月	U：.018×.018 CuNiTi	
2年0か月	U：.018×.018 βIII	
2か月	U：.018×.018 SS	
5か月		L：.0175×.0175 TMA
8か月	U：.0175×.0175 TMA	

考察

　本症例の治療においては、大臼歯の遠心移動、過蓋咬合の改善と上顎前歯のトルクコントロールという難しい要素があった。はじめからマイクロスクリューを併用した臼歯部の遠心移動も考えられたが、年齢が13歳と若く脱離の可能性が高かったため、ペンデュラムアプライアンスを用いた。臼歯部遠心移動終了後、ヘッドギアの使用を検討したが、患者の希望もあり、脱離の可能性を十分に説明した後マイクロスクリューを使用することとした。リンガルアーチとマイクロスクリューを固定源とすることで、大臼歯の咬合関係を維持しながら小臼歯の遠心移動を行うことができた。

　STb-SL ブラケットを装着後、咬合の挙上に治療期間がかかったが良好な結果が得られた。矯正治療終了時のスマイル写真より、ガミースマイルも改善された。

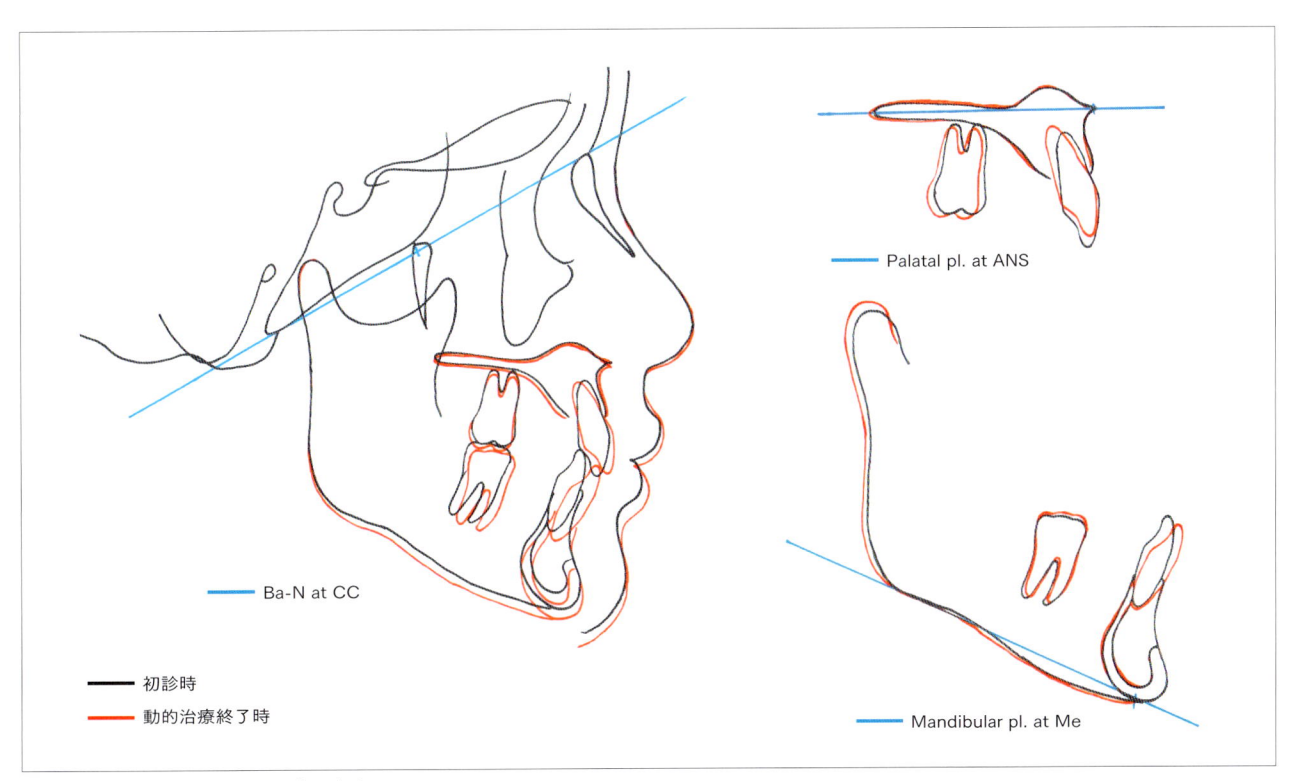

セファログラムトレースの重ね合わせ

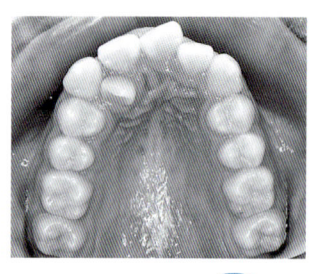

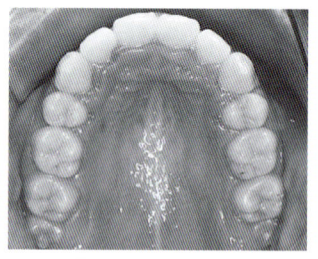

Case 10

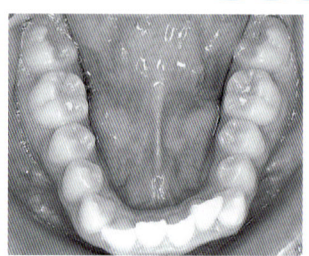

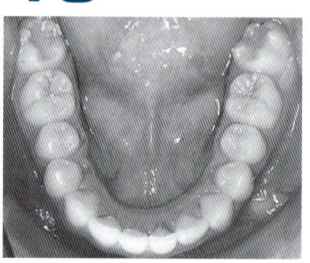

アングルⅡ級1類　抜歯症例

主訴　叢生

治療開始時年齢　18歳2か月

診断　叢生をともなうアングルⅡ級1類症例

抜歯部位　4|4

治療期間　2年5か月（側方拡大3か月）

治療計画
1. クワドヘリックス、バイヘリックスによる側方拡大
2. 上顎側方歯部にラビアルブラケットを装着し犬歯をリトラクション
3. 上下顎STb-SLブラケットの装着
4. 6 5|5 6間口蓋歯槽骨にマイクロスクリューの埋入

Case10 アングルⅡ級1類 叢生 抜歯症例

初 診 時

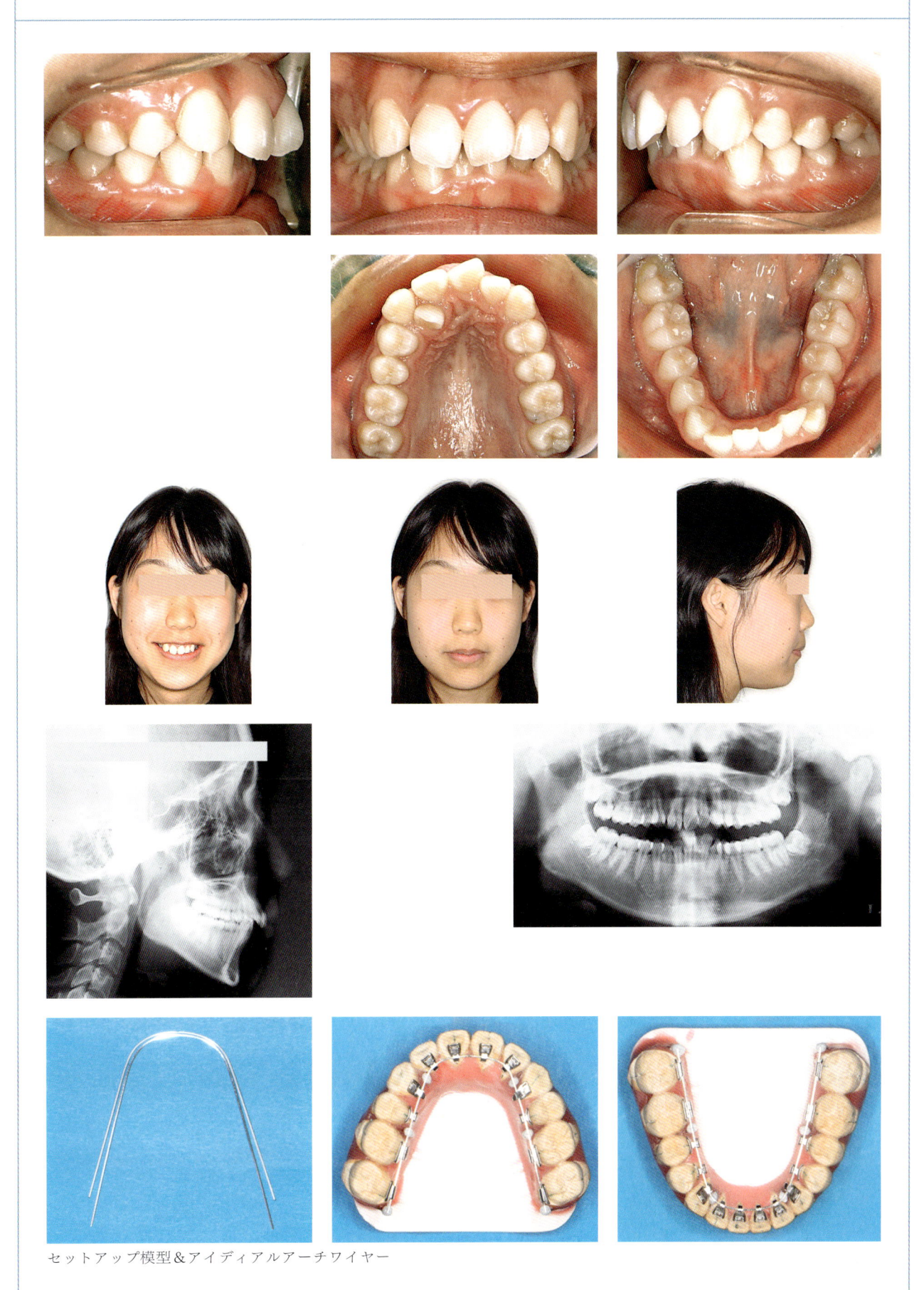

セットアップ模型＆アイディアルアーチワイヤー

第8章 リンガルストレートワイヤー法を用いた症例の実際

動的治療開始時

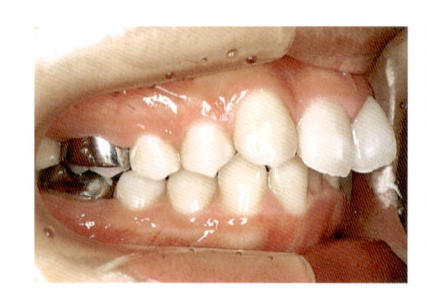

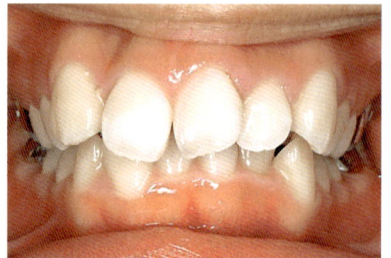

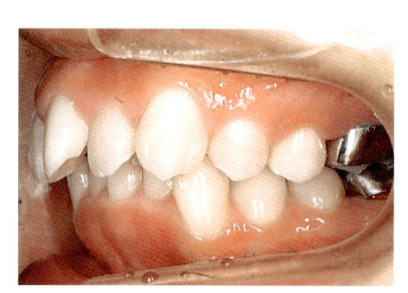

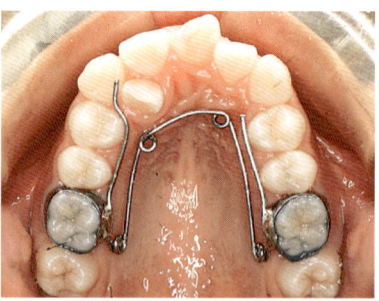

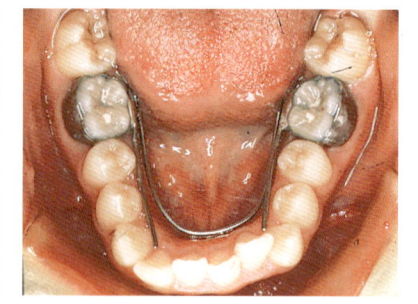

上顎:クワドヘリックス　　　下顎:バイヘリックス

歯列弓が狭窄しているため、上下顎歯列の側方拡大を開始した。

犬歯のリトラクション時　3か月

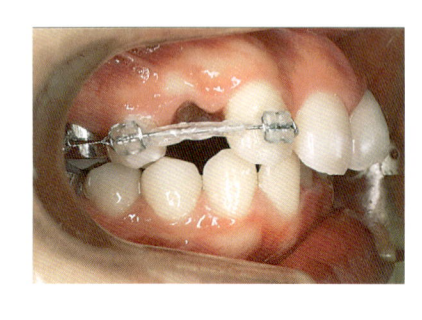

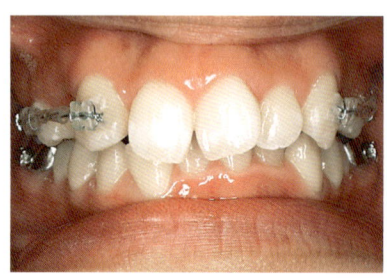

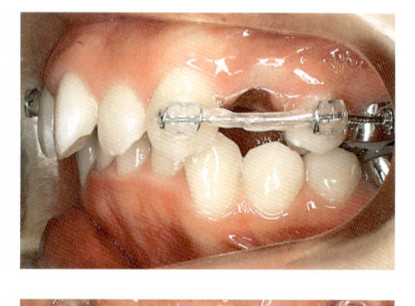

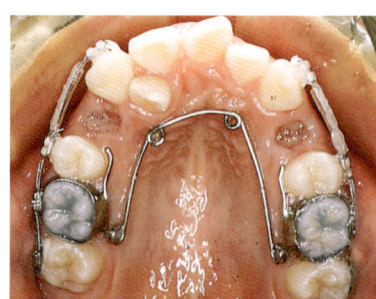

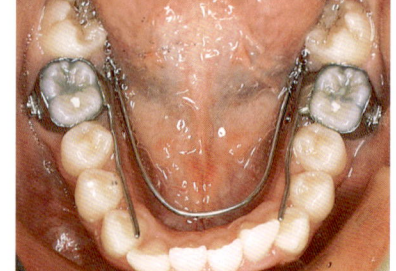

上顎:クワドヘリックス
(セクショナルワイヤー .016 NiTi)　　　下顎:バイヘリックス

4|4抜歯後、側方歯頬側面にブラケットを接着し、歯列の側方拡大を継続しながら3|3のリトラクションを行った。

Case10　アングルⅡ級1類　叢生　抜歯症例

レベリング開始時　7か月

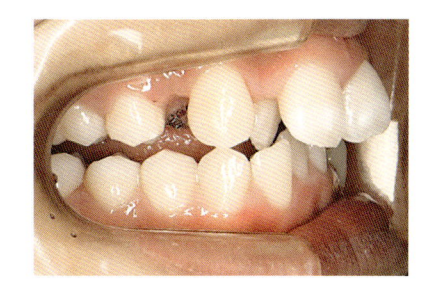

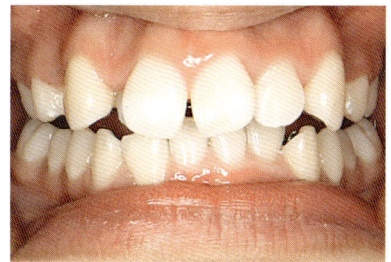

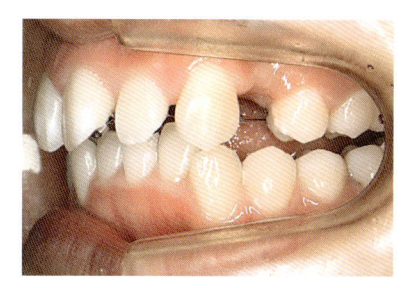

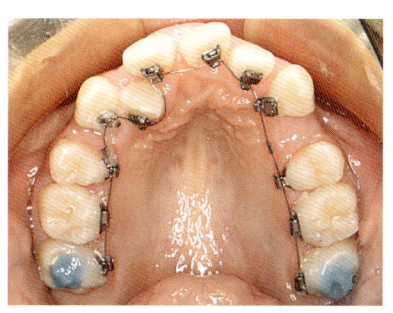

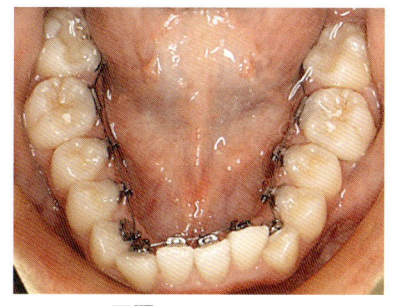

上顎：.013 CuNiti　　　　　下顎：.013 CuNiti

上顎の側方拡大と犬歯の遠心移動により、各歯に STb-SL ブラケットが接着できる状態に達したため、上下顎に STb-SL ブラケットを装着した。
上顎は小臼歯部の近心にクリンパブルストップを付与し、犬歯のリトラクションを継続した。
下顎においては IPR を行いながらレベリングを行った。

レベリング時　1年1か月

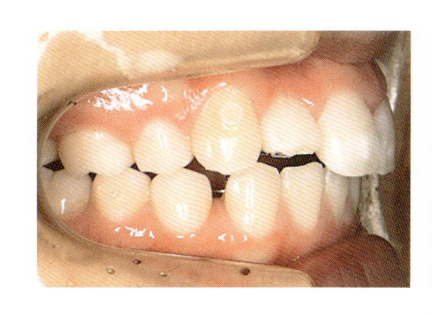

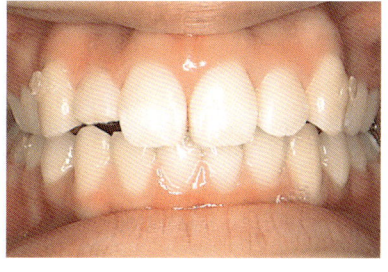

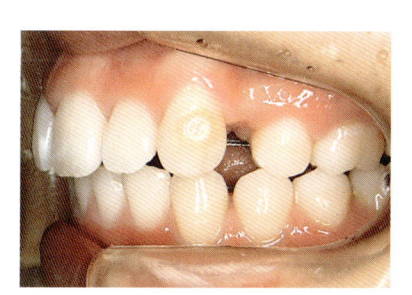

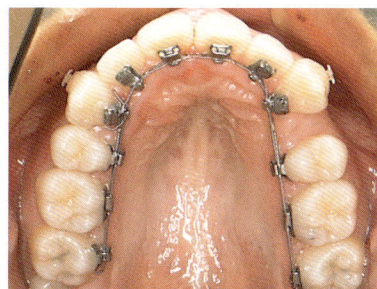

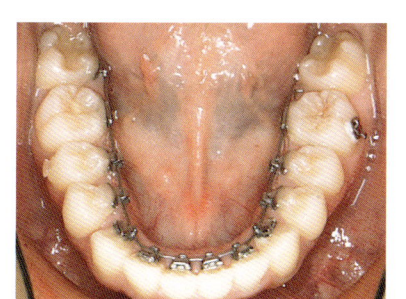

上顎：.016 CuNiti　　　　　下顎：.016×.016 CuNiti

上下顎歯列の叢生が改善された。5 3|3 6 にクリアボタンを装着し、Ⅱ級ゴムを併用した。

第8章 リンガルストレートワイヤー法を用いた症例の実際

アンマスリトラクション時　1年7か月

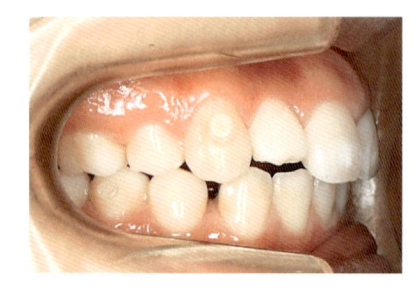

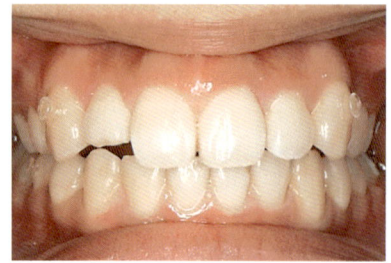

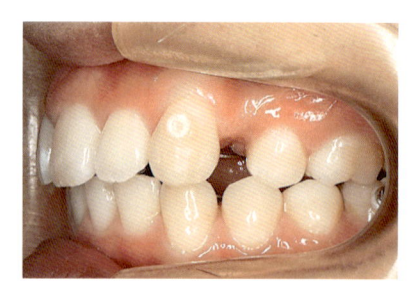

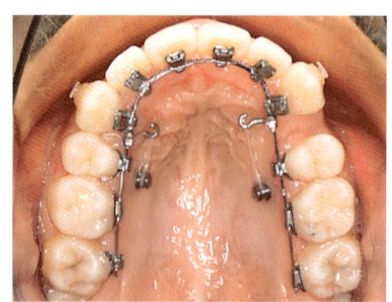

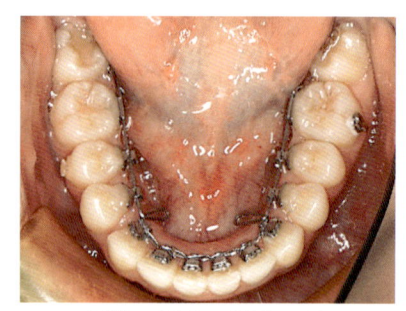

上顎：.018×.018 SS　　　　下顎：.0175×.0175 TMA

6 5|5 6間口蓋歯槽骨にマイクロスクリューを埋入し、上顎犬歯遠心部のロングフックからパワーチェーンにて前歯部のリトラクションを行った。
下顎はIPRによってできたスペースを4 3|3 4間にループを付与し、閉鎖を行った。

ディテーリング時　2年2か月

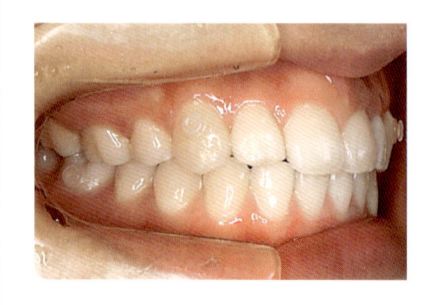

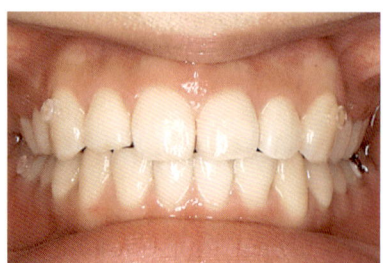

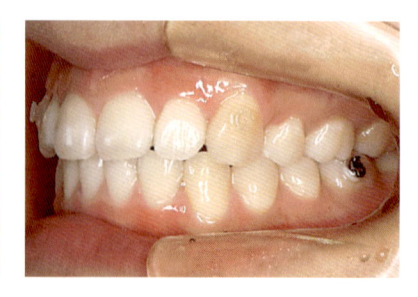

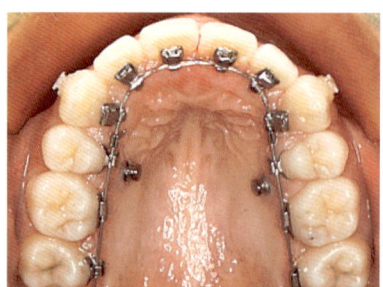

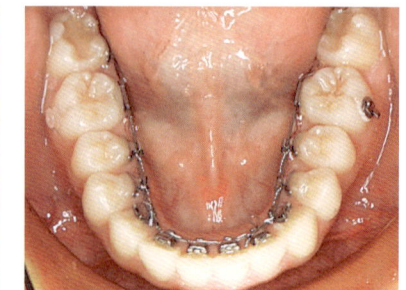

上顎：.0175×.0175 TMA　　　　下顎：.0175×.0175 TMA

2|2のトルクコントロールを行いながらディテーリングを行った。

Case10　アングルⅡ級1類　叢生　抜歯症例

動的治療終了時　2年5か月

動的治療終了時　2年5か月

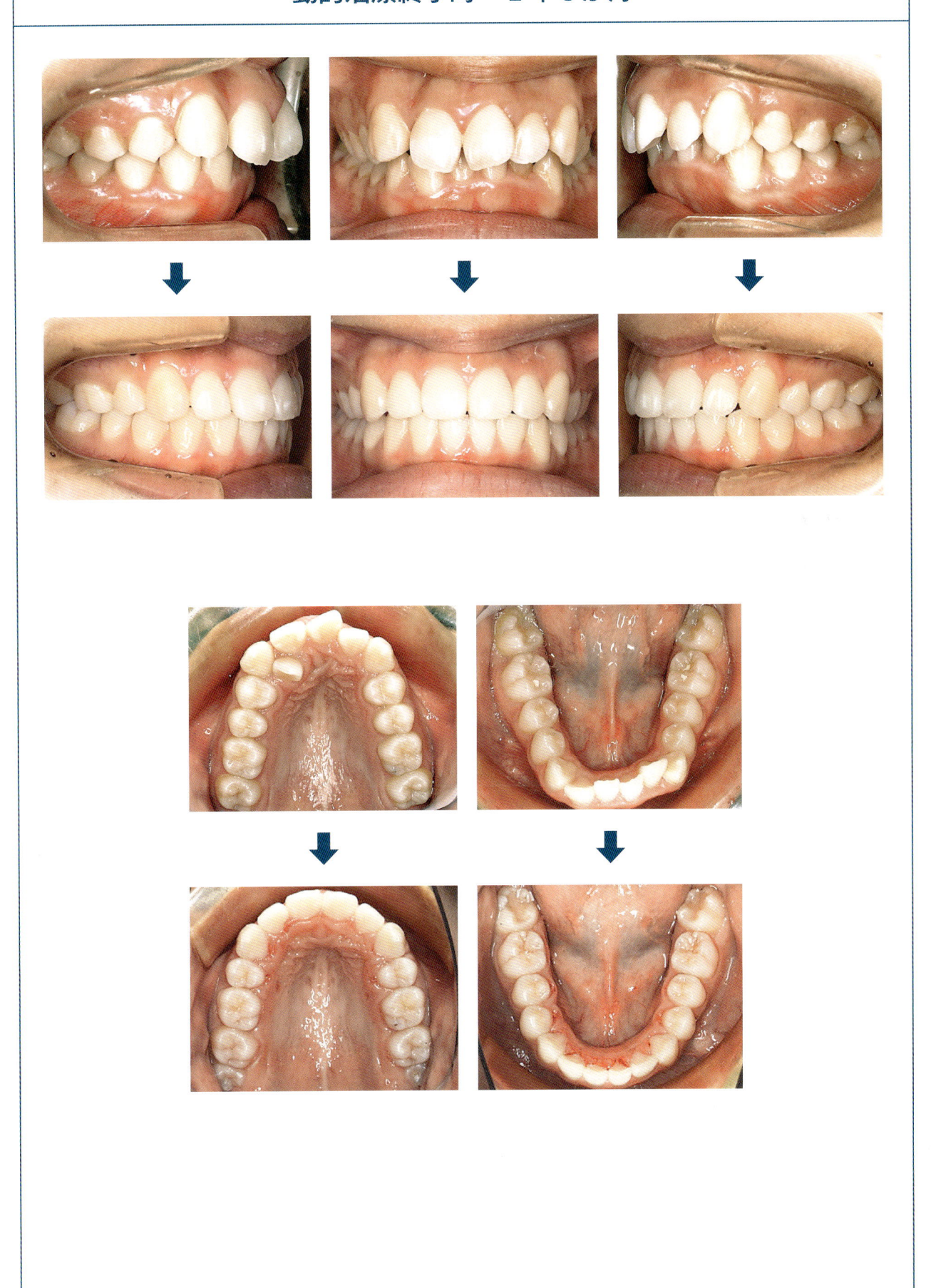

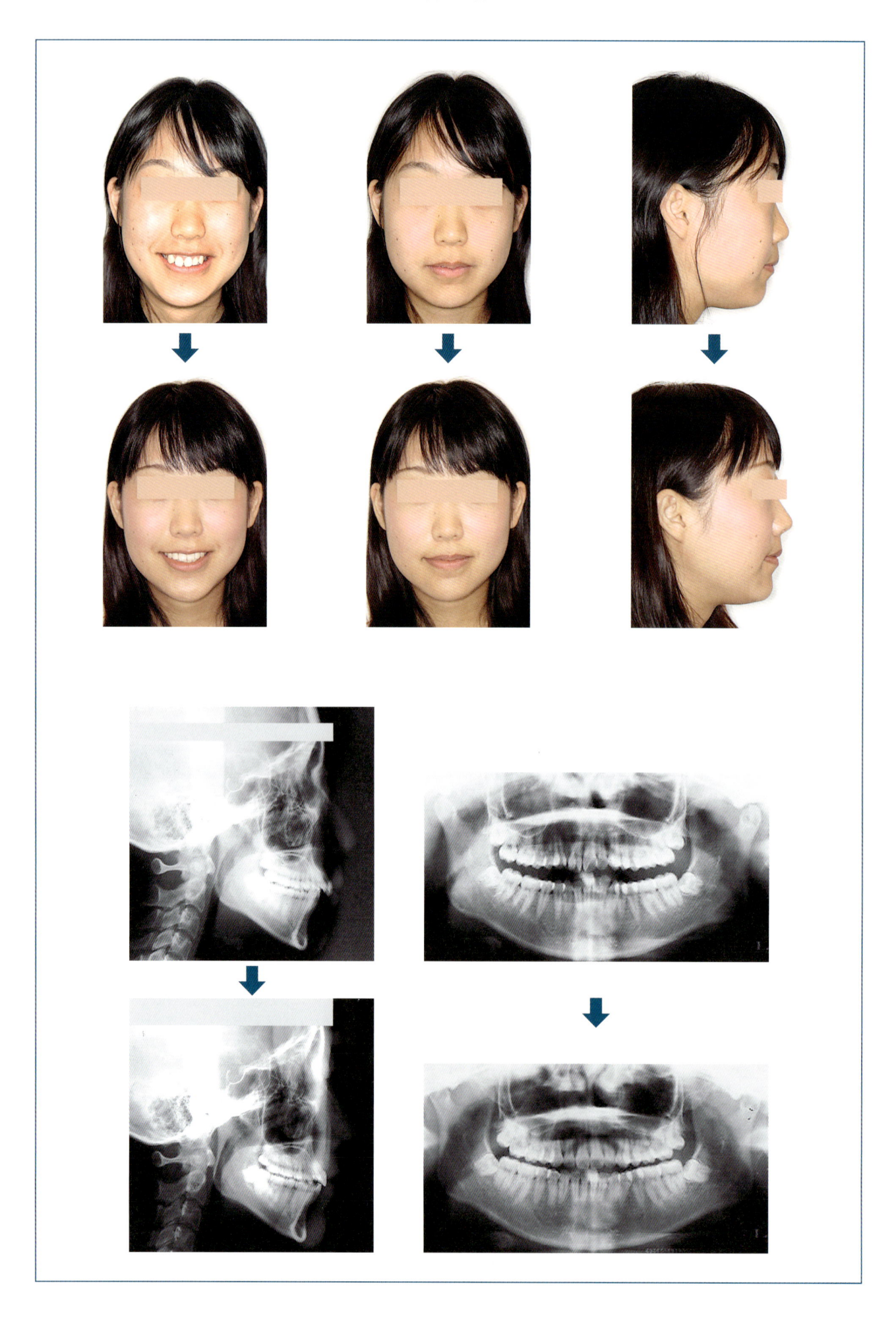

第 8 章　リンガルストレートワイヤー法を用いた症例の実際

Case10　アングルⅡ級1類　叢生　抜歯症例

	Wire sequence	
3か月	U：.016×.016 CuNiti	
4か月	U：.016×.016 CC	
7か月	U：.013 CuNiTi	L：.013 CuNiti
9か月		L：.016× CuNiti
1年1か月	U：.016 CuNiTi	L：.016×.016 CuNiti
2か月	U：.016×.016 CuNiTi	L：.018×.018 CuNiti
3か月	U：.018×.018 CuNiTi	
5か月	U：.018×.018 βⅢ	
7か月	U：.018×.018 SS	L：.0175×.0175 TMA
2年2か月	U：.0175×.0175 TMA	

考察

　上下顎にクワドヘリックスとバイヘリックスで側方拡大を行った後、4|4抜歯を行い、頰側から3|3遠心移動を行った。その際クワドヘリックスによる歯列弓の拡大は継続して行った。5か月間3|3遠心移動を行い叢生が緩和されたところで、舌側用ブラケットを接着し、リンガルストレートワイヤー法にてレベリングを開始した。

　もともと過蓋咬合気味であったが、Short Ramusの特徴を有しており、治療期間中は顎間ゴムの使用を心がけてもらった。

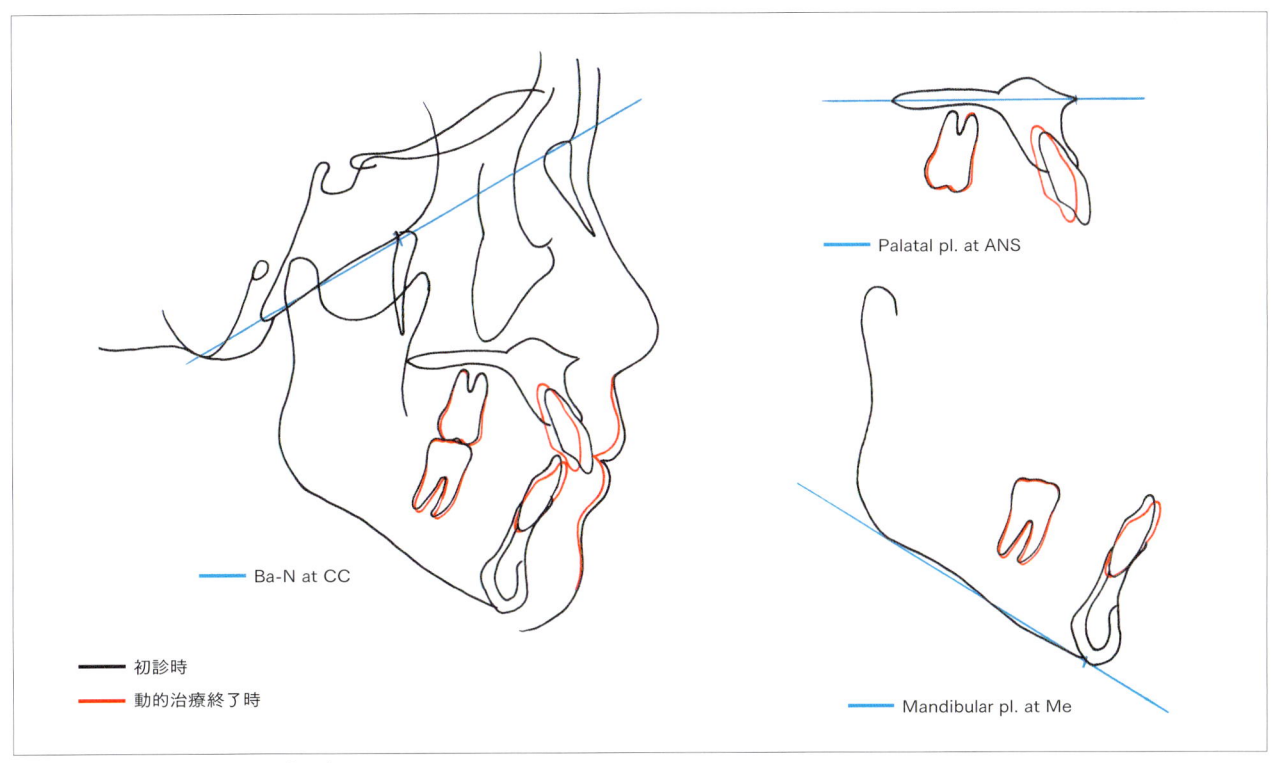

― 初診時
― 動的治療終了時

― Ba-N at CC
― Palatal pl. at ANS
― Mandibular pl. at Me

セファログラムトレースの重ね合わせ

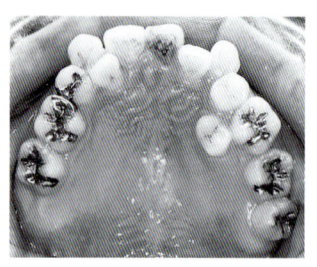

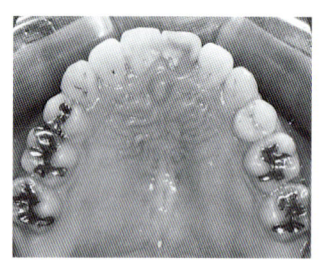

Case 11

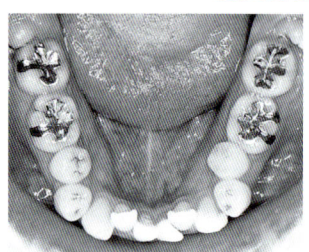

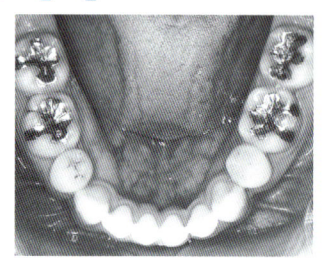

骨格性Ⅲ級　抜歯症例
アングルⅡ級

主訴　叢生

治療開始時年齢　27歳11か月

診断　上顎右側第二小臼歯の欠如をともなう骨格性Ⅲ級
アングルⅡ級症例

抜歯部位　$\frac{|6}{4|4}$（$\underline{5|}$先欠）

治療期間　3年1か月（$\underline{7\ 6|6\ 7}$遠心移動　1年0か月）

治療計画
1. $\frac{|5\ 8}{8\ 4|4\ 8}$抜歯
2. ペンデュラムアプライアンスによる上顎大臼歯遠心移動
3. $\underline{7\ 6|6\ 7}$間口蓋歯槽骨にマイクロスクリューの埋入
4. リンガルアーチを固定源とした上顎小臼歯の遠心移動
5. 上下顎 Stb-SL ブラケットの装着

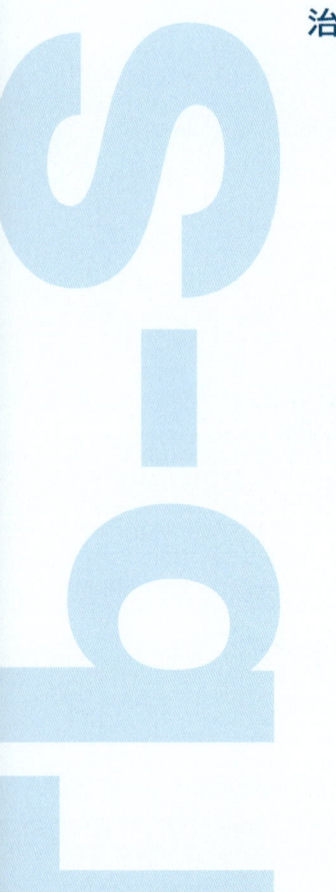

Case11　骨格性Ⅲ級　アングルⅡ級　抜歯症例

初　診　時

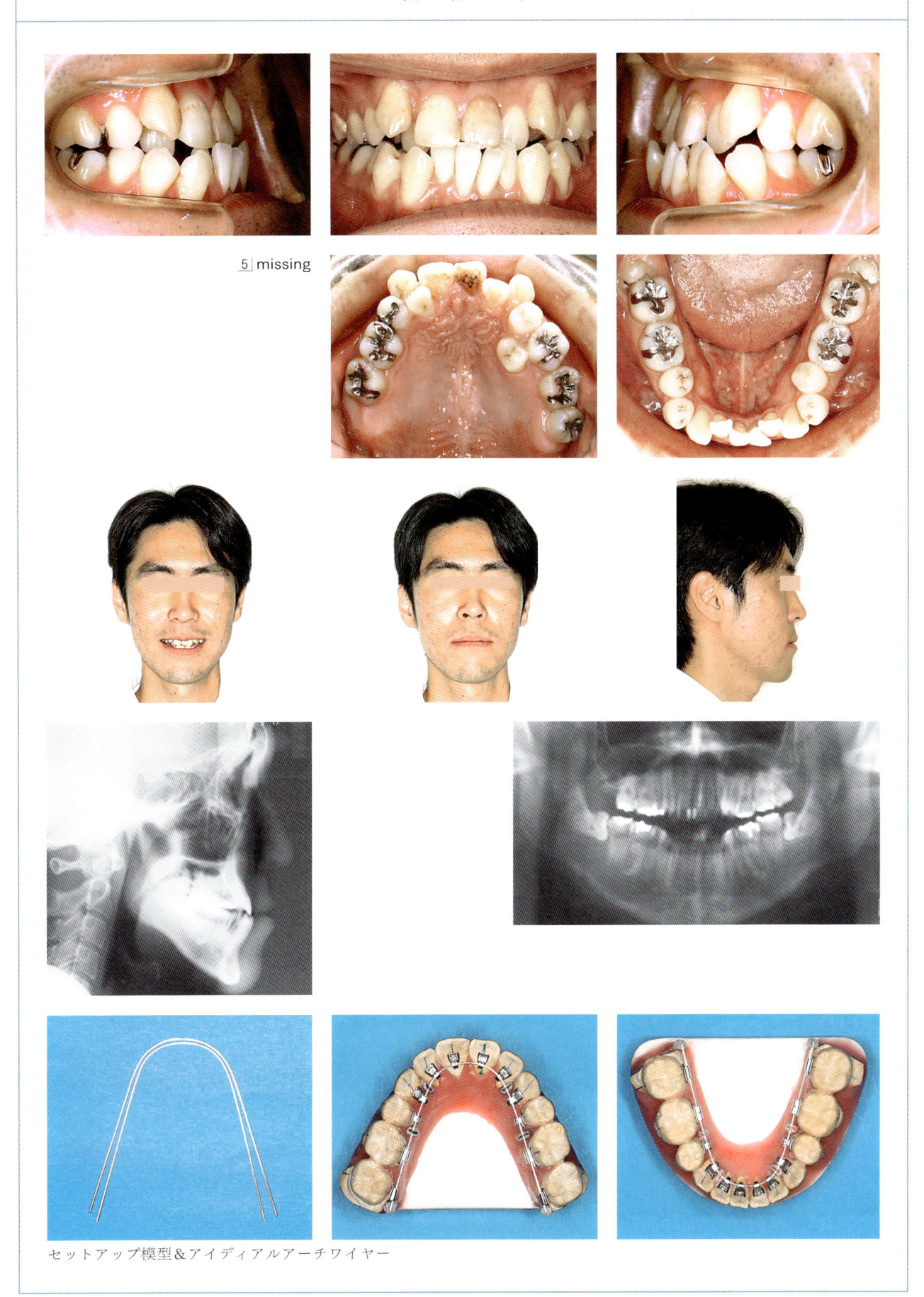

5| missing

セットアップ模型＆アイディアルアーチワイヤー

217

第8章　リンガルストレートワイヤー法を用いた症例の実際

動的治療開始時

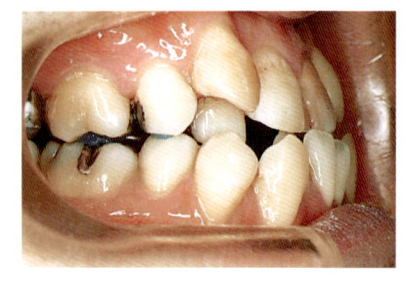

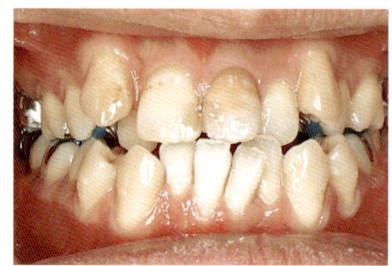

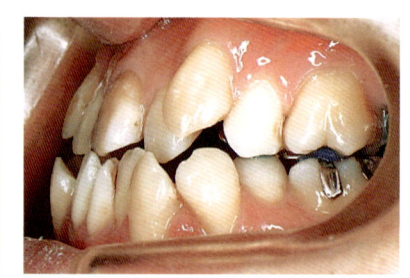

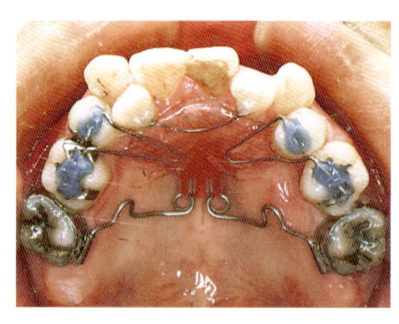

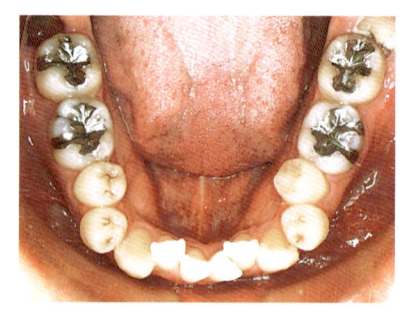

$\frac{|5|8}{8|4|4|8}$抜歯後、上顎にペンデュラムアプライアンスを装着し、大臼歯遠心移動を開始した。4|4 と 6|6 咬合面にレジンを盛ることにより 7|7 の咬合を離開させ、7|7 が遠心移動しやすい状態にした。

上顎大臼歯のリトラクション完了時　7か月

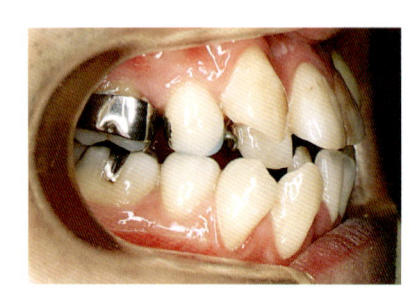

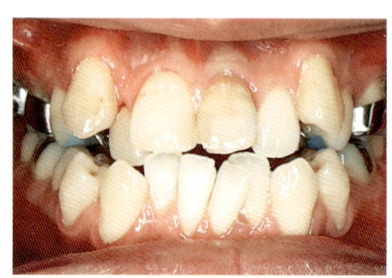

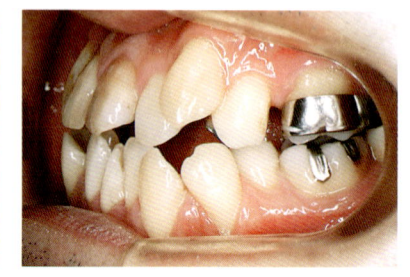

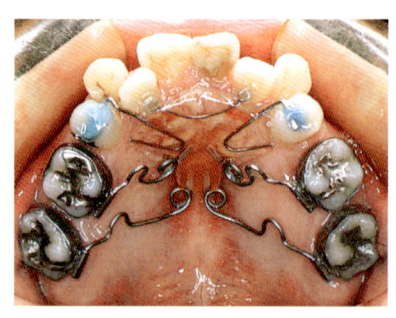

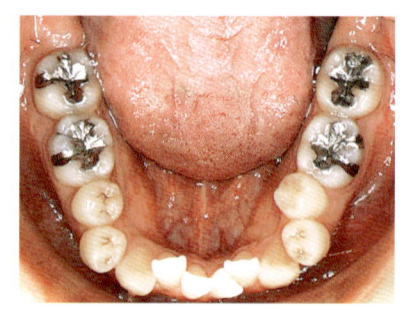

7|7 の遠心移動が完了した後、6|6 にもバンドを装着し、遠心移動を開始した。

Case11　骨格性Ⅲ級　アングルⅡ級　抜歯症例

上顎側方歯のリトラクション時　1年0か月

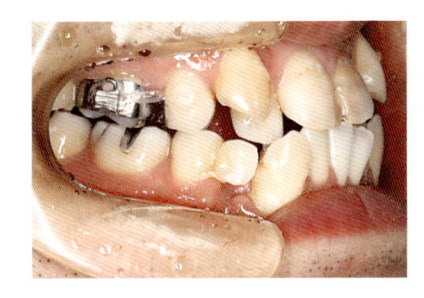

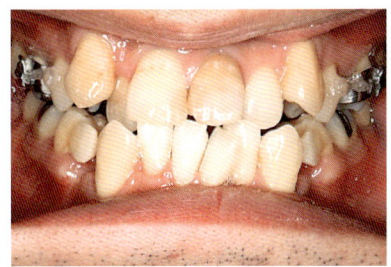

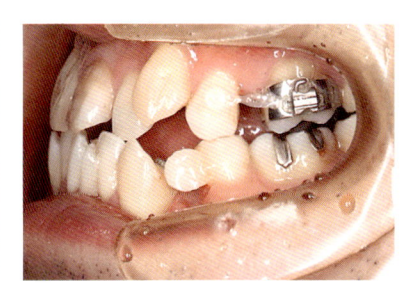

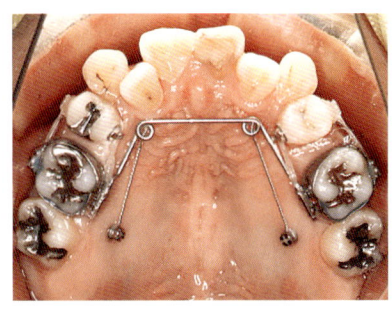

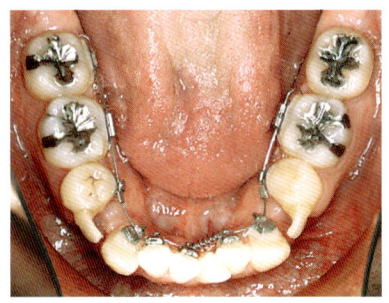

下顎：.013 CuNiti

上顎大臼歯遠心移動終了後、マイクロスクリューを 7 6｜6 7 間口蓋歯槽骨に埋入し、リンガルアーチを固定源とし、小臼歯部の遠心移動を行った。下顎は、4｜4 抜歯後、STb-SL ブラケットを接着し、プリフォームのリンガルストレートワイヤーを用いレベリングを開始した。5｜5 の近心にクリンパブルストップを付与し、パワーチェーンにて 3｜3 のリトラクションを行い、前歯部の叢生を緩和した。

上顎レベリング開始時　1年3か月

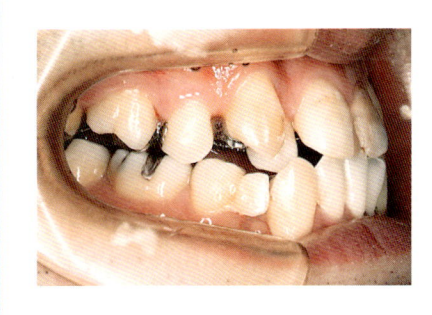

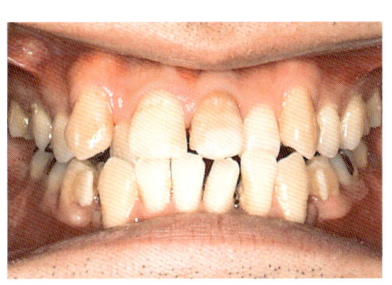

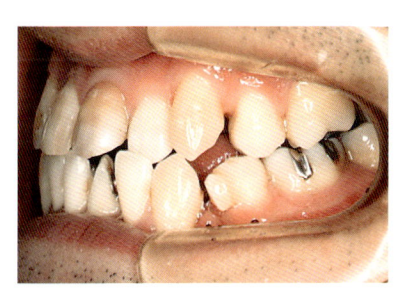

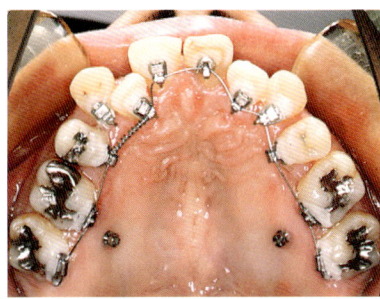

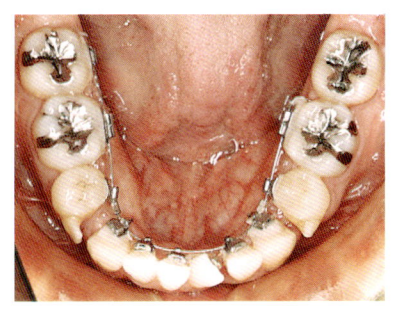

上顎：.013 CuNiti　　　下顎：.013 CuNiti

上顎に STb-SL ブラケットを接着し、プリフォームのリンガルストレートワイヤーを用いレベリングを開始した。下顎は引き続き前歯部の叢生改善を行った。

第8章 リンガルストレートワイヤー法を用いた症例の実際

下顎アンマスリトラクション時　1年11か月

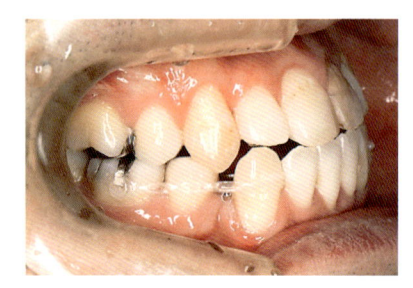

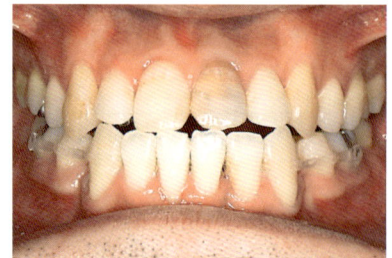

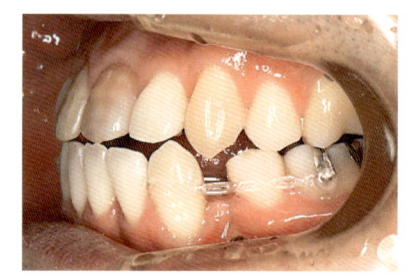

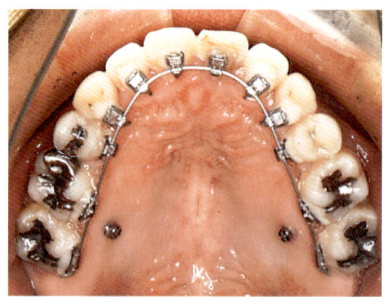

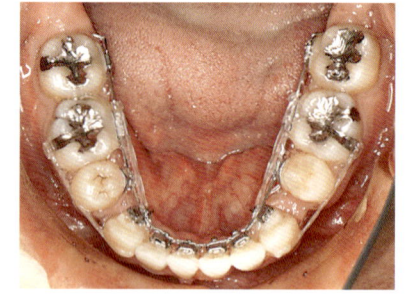

上顎：.016×.016 CuNiti　　下顎：.018×.018 SS

上顎はレベリングが完了し、トルクのコントロールを行った。
下顎はサーキュラーエラスティックスを用い、前歯部のリトラクションを行った。

ディテーリング時　2年6か月

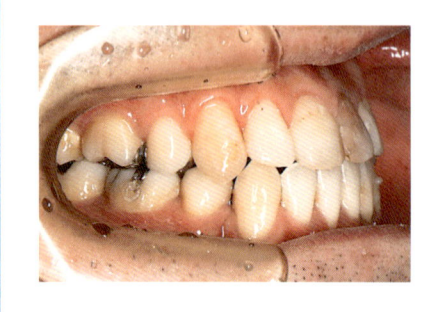

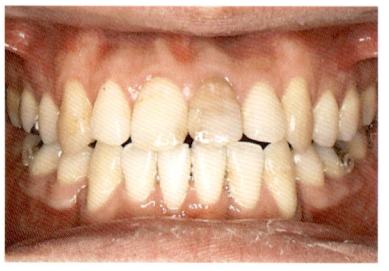

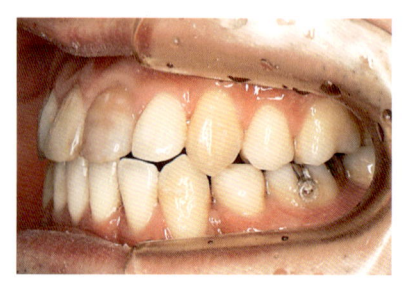

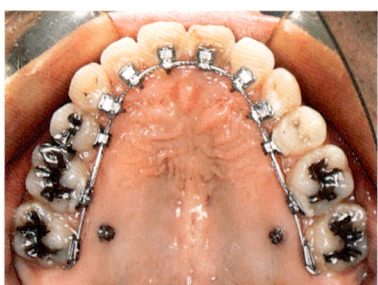

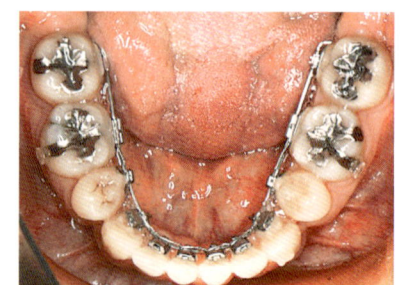

上顎：.0175×.0175 TMA　　下顎：.0175×.0175 TMA

上下顎前歯部の被蓋が改善され、ディテーリングを行った。

Case11　骨格性Ⅲ級　アングルⅡ級　抜歯症例

動的治療終了時　3年1か月

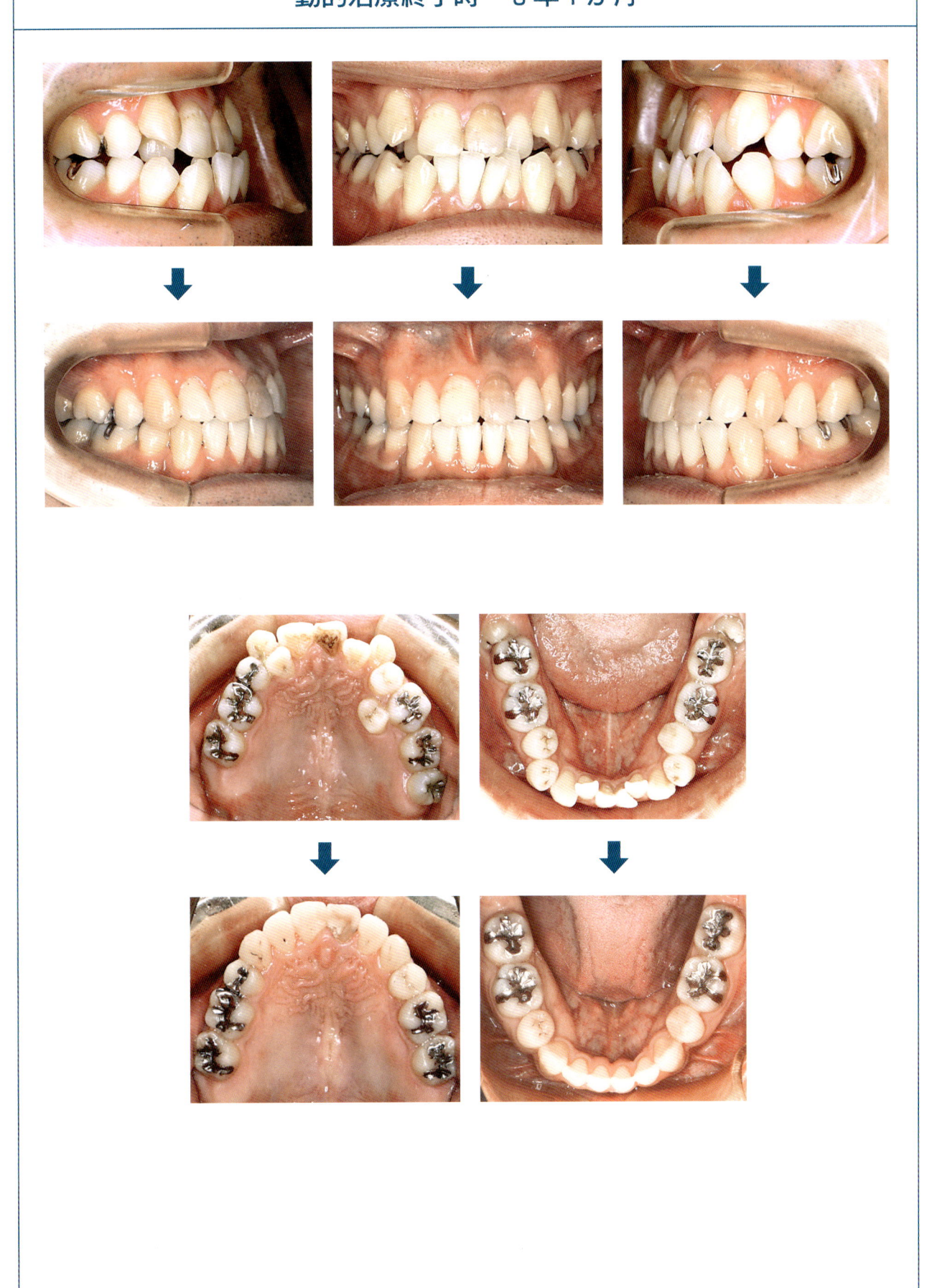

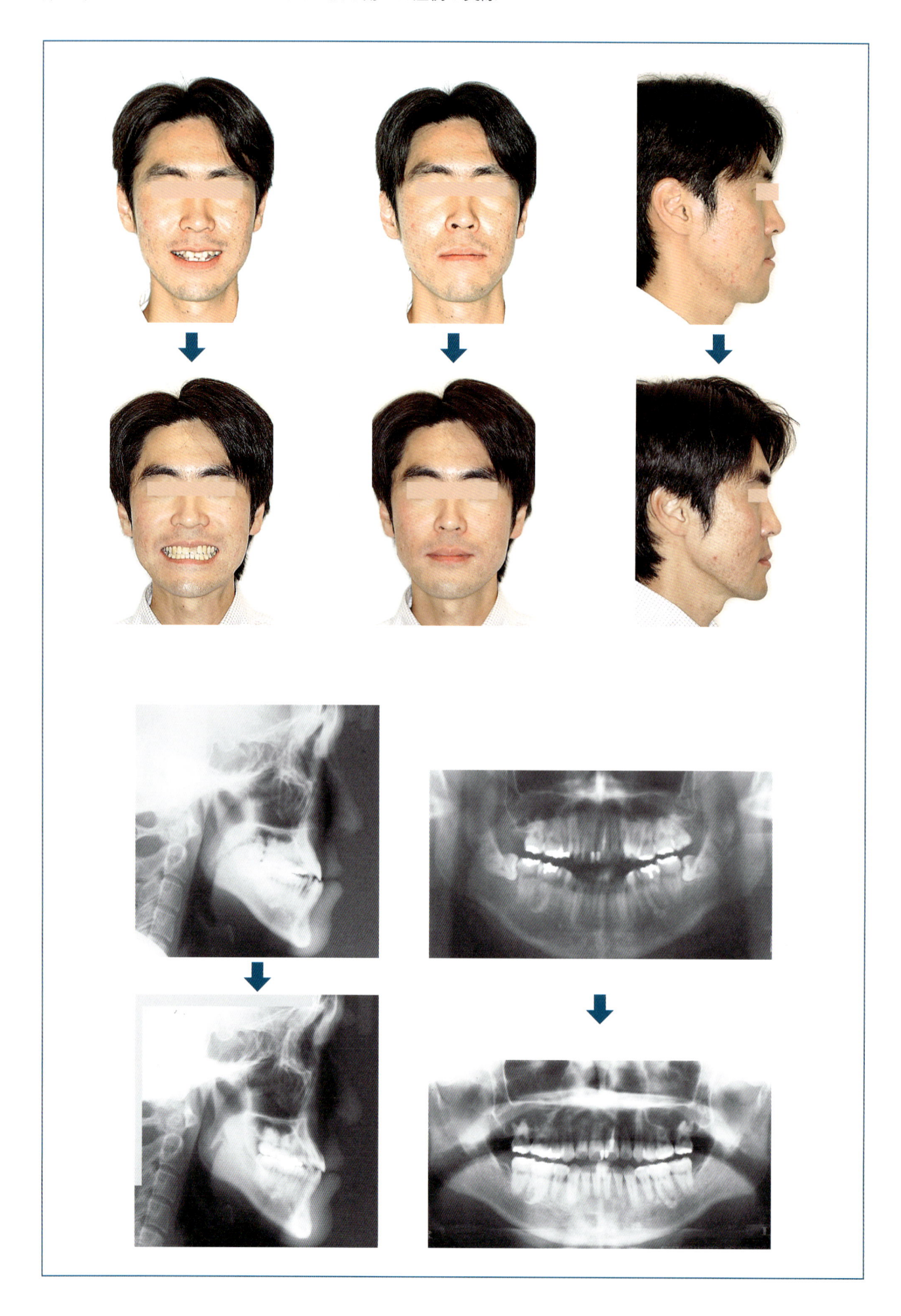

第8章　リンガルストレートワイヤー法を用いた症例の実際

Case11　骨格性Ⅲ級　アングルⅡ級　抜歯症例

	Wire sequence	
1年0か月		L：.013 CuNiti
3か月	U：.013 CuNiTi	L：.013 CuNiTi
6か月		L：.016 CuNiti
7か月	U：.014 NiTi	L：.016×.016 CuNiti
8か月	U：.016 CuNiTi	L：.018×.018 CuNiti
10か月		L：.018×.018 βⅢ
11か月	U：.016×.016 CuNiTi	L：.018×.018 SS
2年2か月	U：.0175×.0175 TMA	
6か月		L：.0175×.0175 TMA

考察

　上顎にペンデュラムアプライアンスを使用し、大臼歯遠心移動を約12か月間行った。その際、小臼歯咬合面にレジンを盛ることにより大歯部の咬合を離開させ、遠心移動しやすい状態にした。ペンデュラムアプライアンスを使用することにより、歯体移動を心がけながら大臼歯部の遠心移動を十分に行うことができた。

　大臼歯遠心移動終了後マイクロスクリューを 7 6|6 7 間口蓋歯槽骨に埋入し、リンガルアーチと結紮し固定源とした。そのため、Ⅰ級の大臼歯関係を崩さずに小臼歯の遠心移動を行うことができた。

　叢生量がかなり大きな症例であったが、ペンデュラムアプライアンスによる大臼歯の遠心移動と、セルフライゲーションブラケットを組み合わせたリンガルストレートワイヤー法にて治療を行うことで良好な結果が得られた。

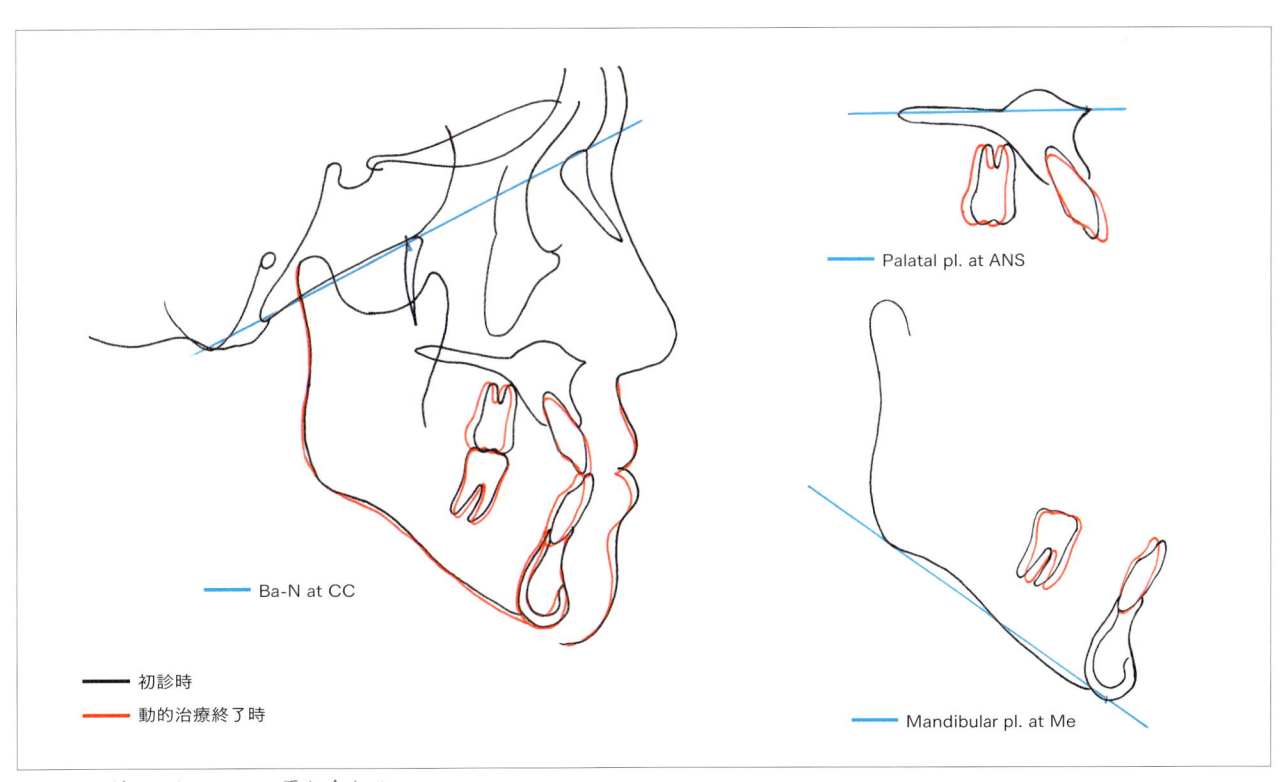

セファログラムトレースの重ね合わせ

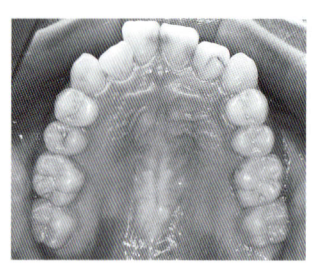

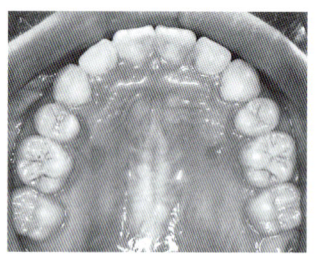

Case 12

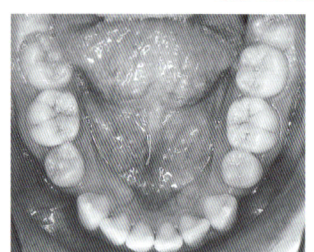

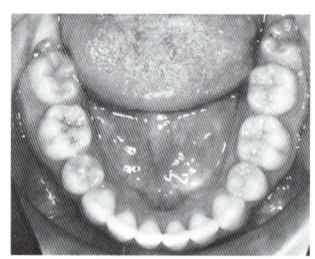

アングルⅠ級　抜歯症例

主訴　叢生

治療開始時年齢　25歳6か月

診断　下顎両側第一小臼歯欠損をともなう骨格性Ⅰ級
アングルⅡ級（右）、アングルⅠ級（左）症例

抜歯部位　4|4（4|4 抜歯済み）

治療期間　2年3か月

治療計画　1．4|4 抜歯
2．上下顎 STb-SL ブラケットの装着
3．6 5|5 6 間口蓋歯槽骨にマイクロスクリューの埋入

Case12　アングルⅠ級　抜歯症例

初 診 時

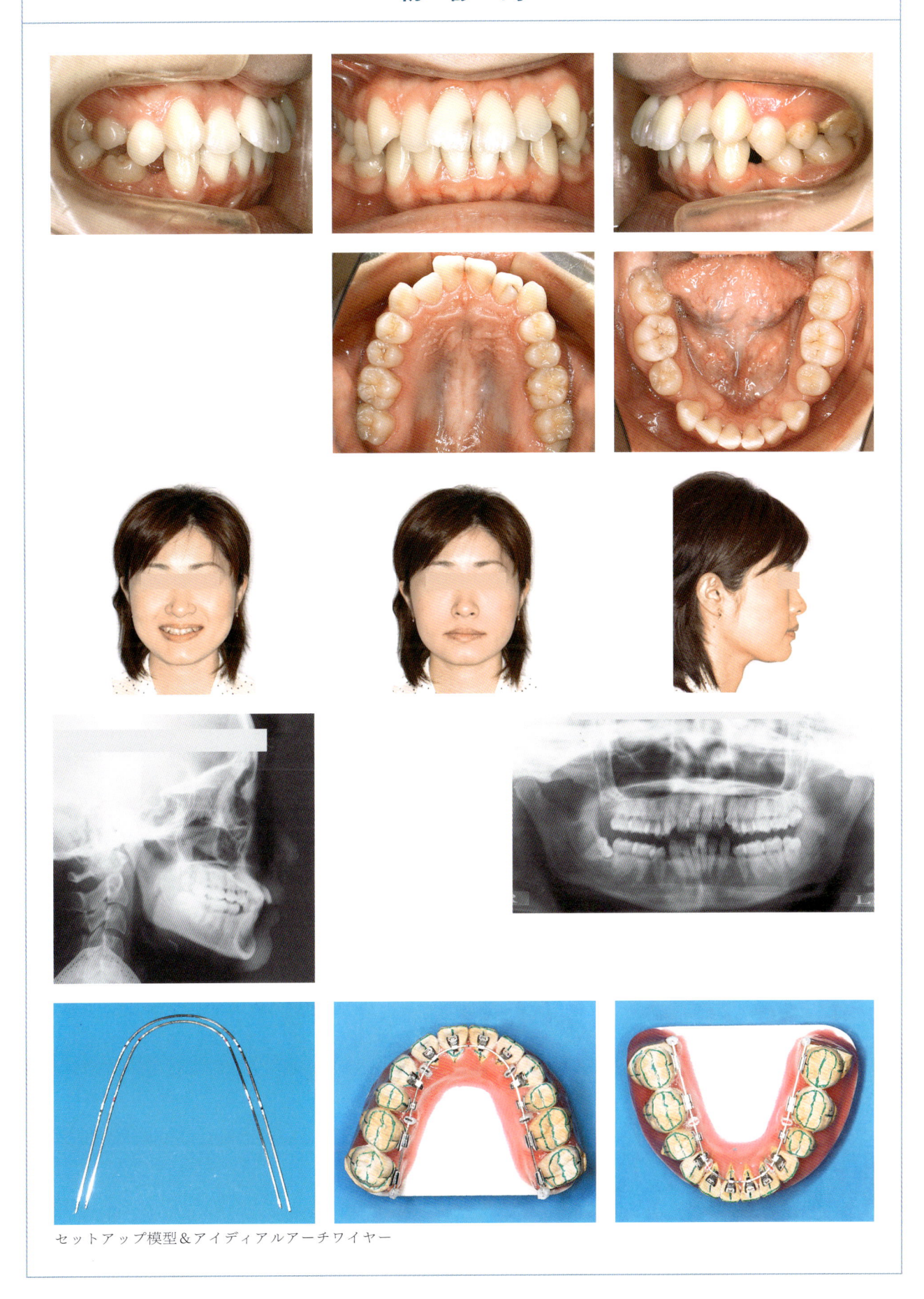

セットアップ模型＆アイディアルアーチワイヤー

第8章 リンガルストレートワイヤー法を用いた症例の実際

動的治療開始時

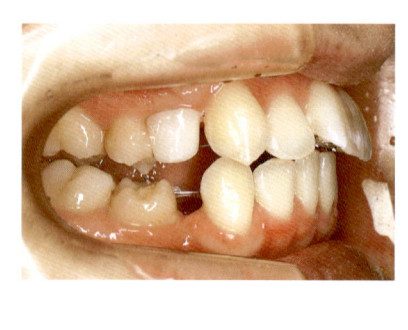

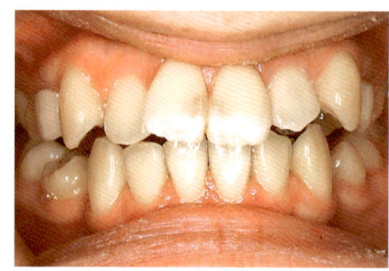

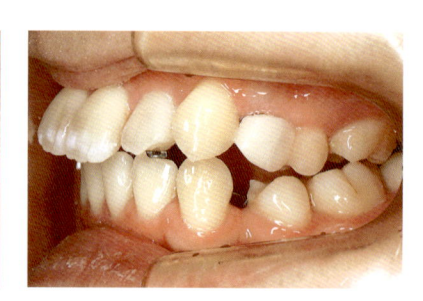

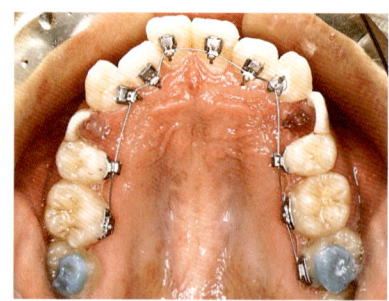

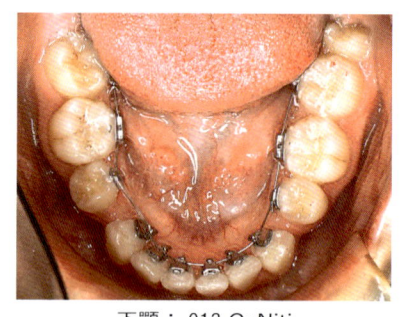

上顎：.013 CuNiTi　　下顎：.013 CuNiTi

<u>4|4</u> 抜歯後、上下顎 STb-SL ブラケットを接着し、プリフォームのリンガルストレートワイヤーを用いレベリングを開始した。

レベリングとトルクの確立時　6か月

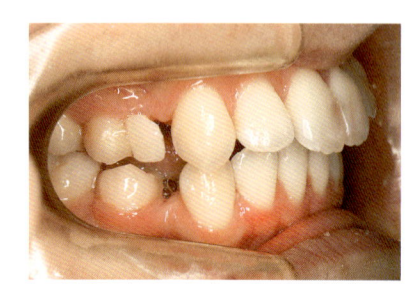

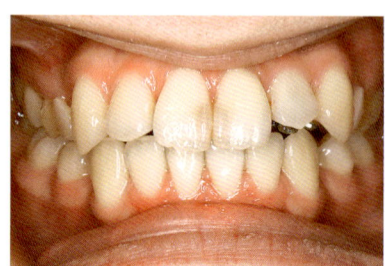

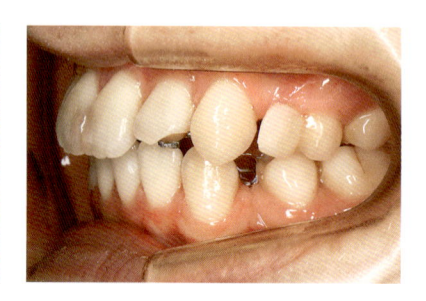

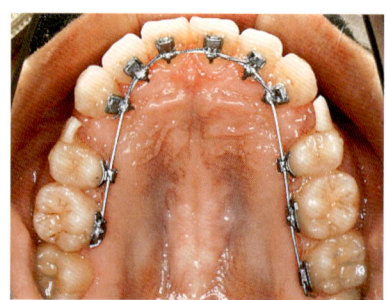

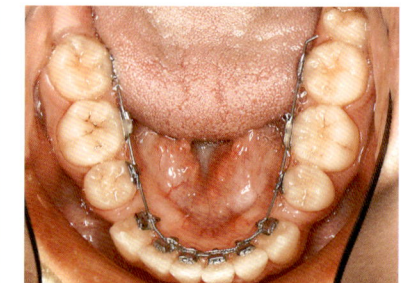

上顎：.016×.016 CuNiTi　　下顎：.018×.018 CuNiTi

上顎はレベリングが完了し、トルクの確立を行っている。

226

アンマスリトラクション時　1年4か月

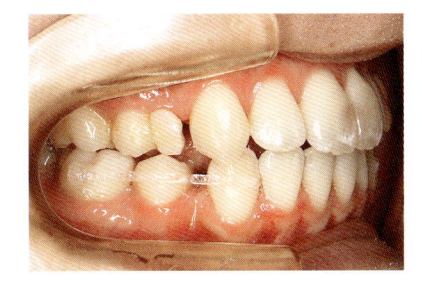

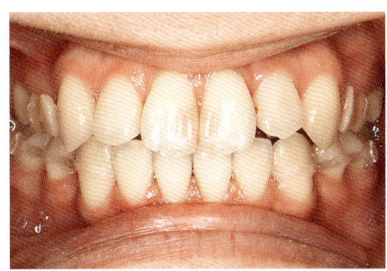

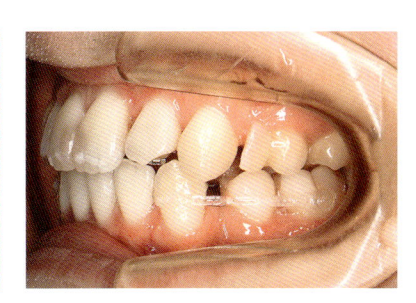

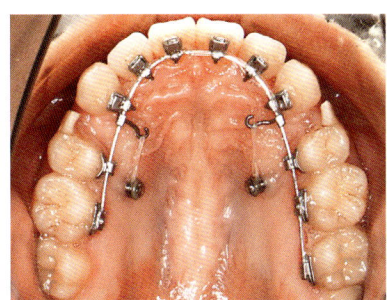

上顎：.018×.018 SS 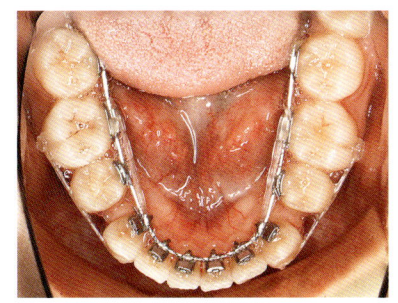　　　下顎：.018×.018 SS

マイクロスクリューを 6 5|5 6 間口蓋歯槽骨に埋入し、前歯部のリトラクションを開始した。
下顎前歯部のリトラクションは 6〜3|、|3〜6 にパワーチェーンを回したサーキュラーエラスティックにて行った。
上下顎の正中を合わせるため、$\frac{2}{2}$ でダイアゴナルエラスティックを用いた。

ディテーリング時　1年11か月

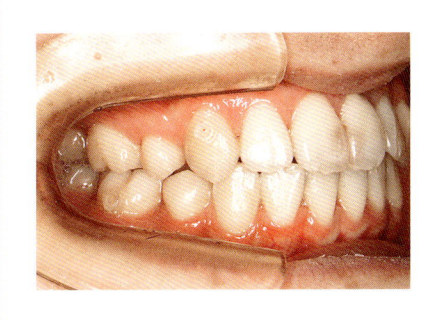

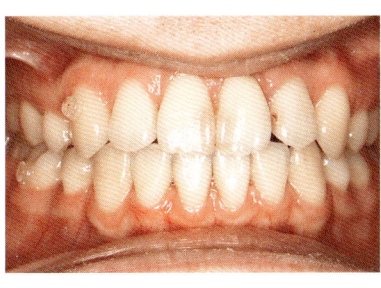

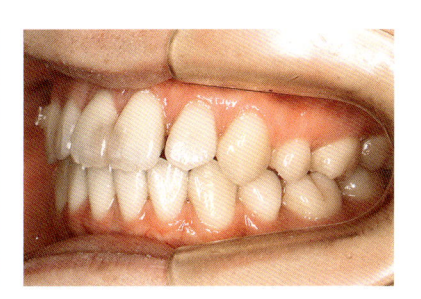

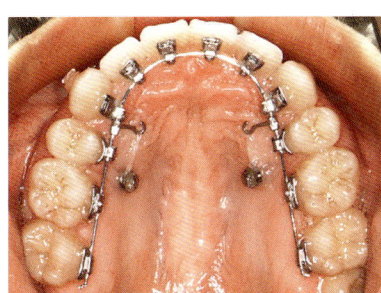

上顎：.018×.018 SS 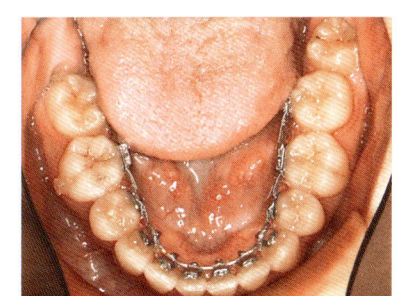　　　下顎：.0175×.0175 TMA

上下顎の抜歯空隙を閉鎖し、ディテーリングを行っている。

第8章 リンガルストレートワイヤー法を用いた症例の実際

動的治療終了時　2年3か月

動的治療終了時　2年3か月

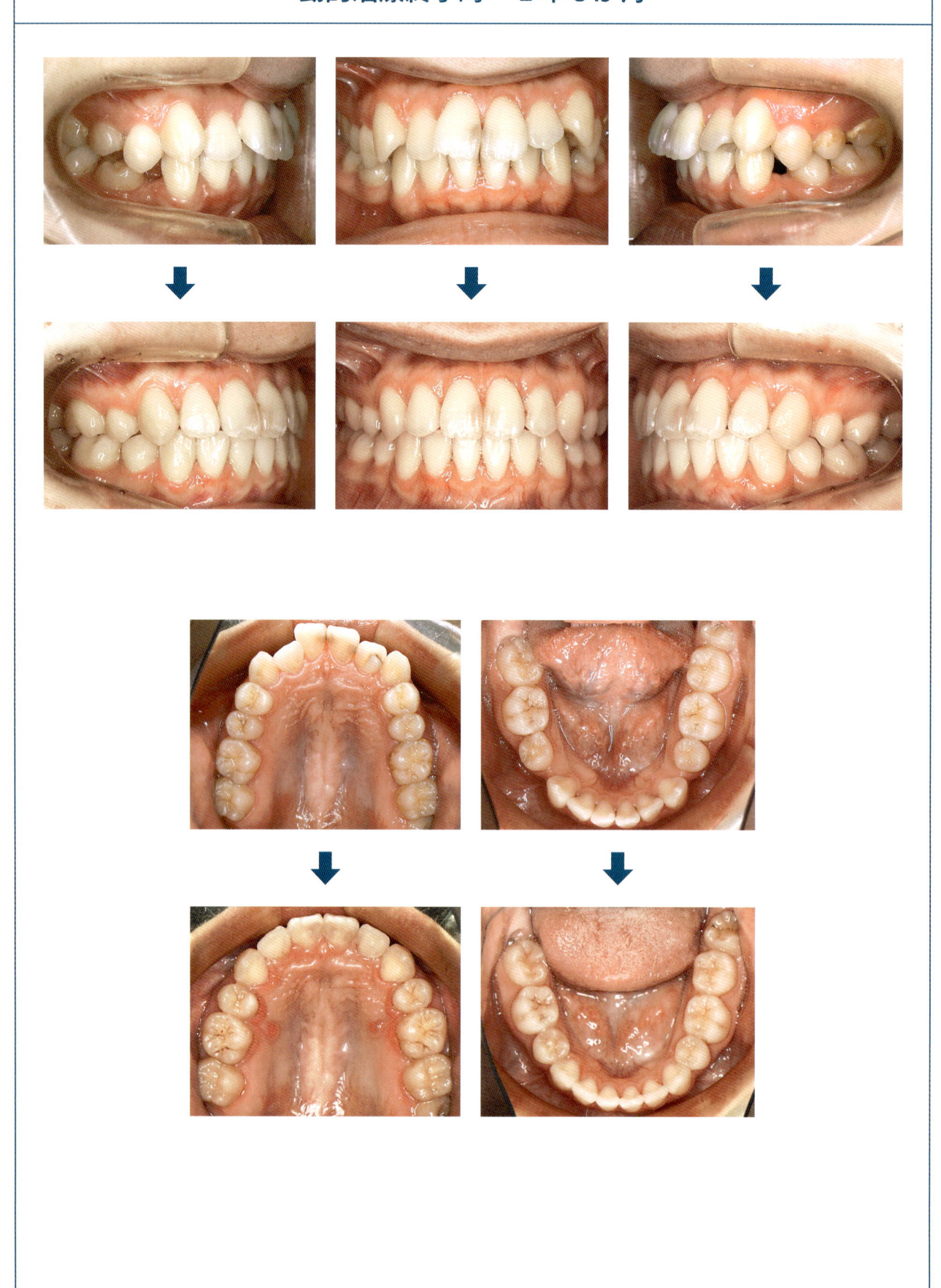

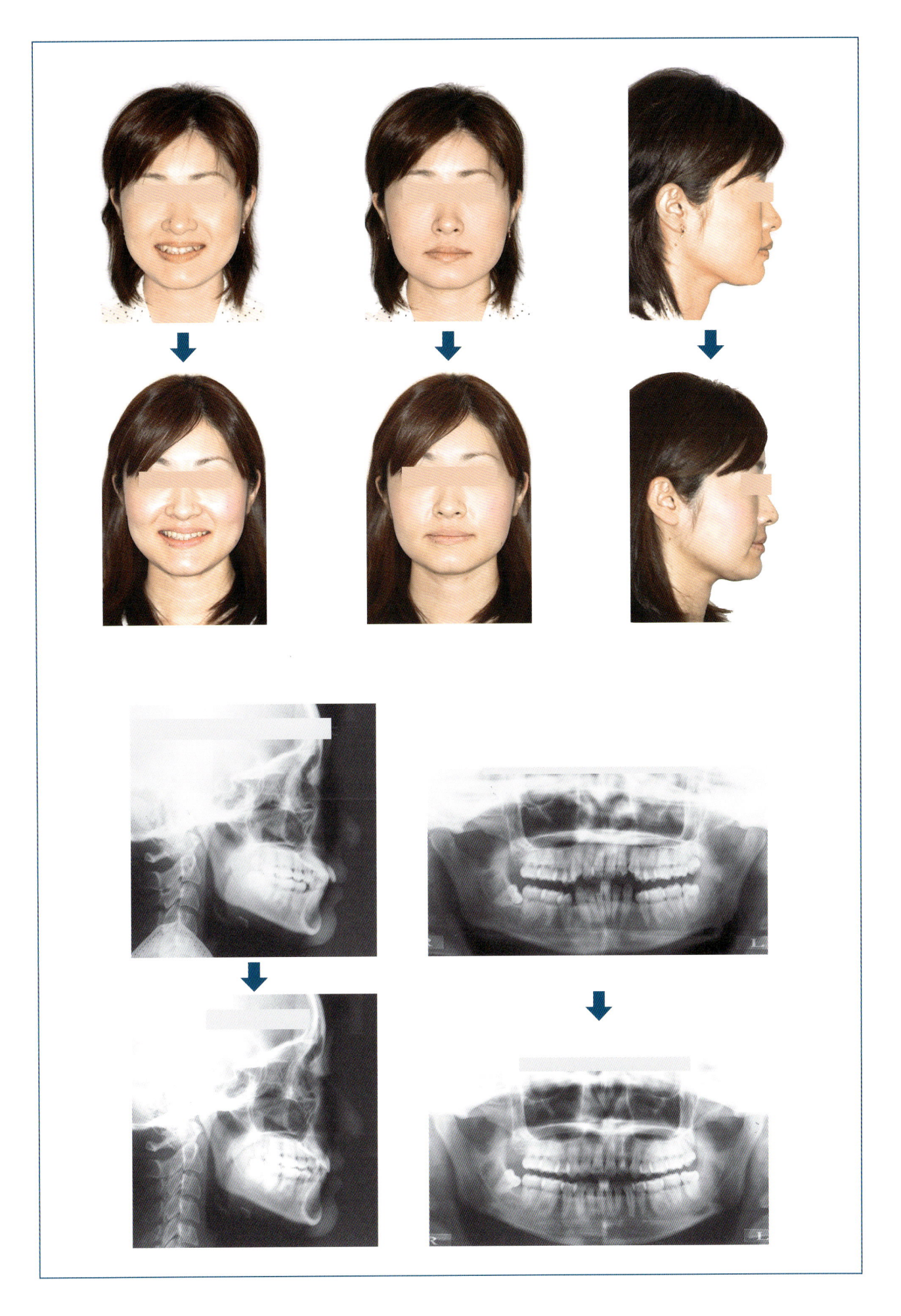

Case12 アングルⅠ級　抜歯症例

第8章　リンガルストレートワイヤー法を用いた症例の実際

Wire sequence		
0か月	U：.013 CuNiTi	L：.013 CuNiTi
3か月	U：.016 CuNiTi	L：.016 CuNiti
4か月	U：.016×.016 CuNiTi	L：.016×.016 CuNiTi
6か月		L：.018×.018 CuNiTi
8か月	U：.018×.018 CuNiTi	
10か月	U：.018×.018 βⅢ	L：.018×.018 βⅢ
1年0か月	U：.018×.018 SS	
2か月		L：.018×.018 SS
1年8か月		L：.0175×.0175 TMA

考察

　本症例は、初診相談の時点ですでに $\overline{4|4}$ が欠損された状態で来院された。そのため、臼歯の咬合関係および上顎前歯部の唇側傾斜を考慮し、$\overline{4|4}$ 抜歯による矯正治療を進めることとした。

　側貌セファロの重ね合わせより、上顎前歯部のトルクがしっかりと維持され、圧下されていることがわかる。これはパッシブセルフライゲーションブラケットのフルサイズである.018×.018 SS を用いて行ったことに起因している。

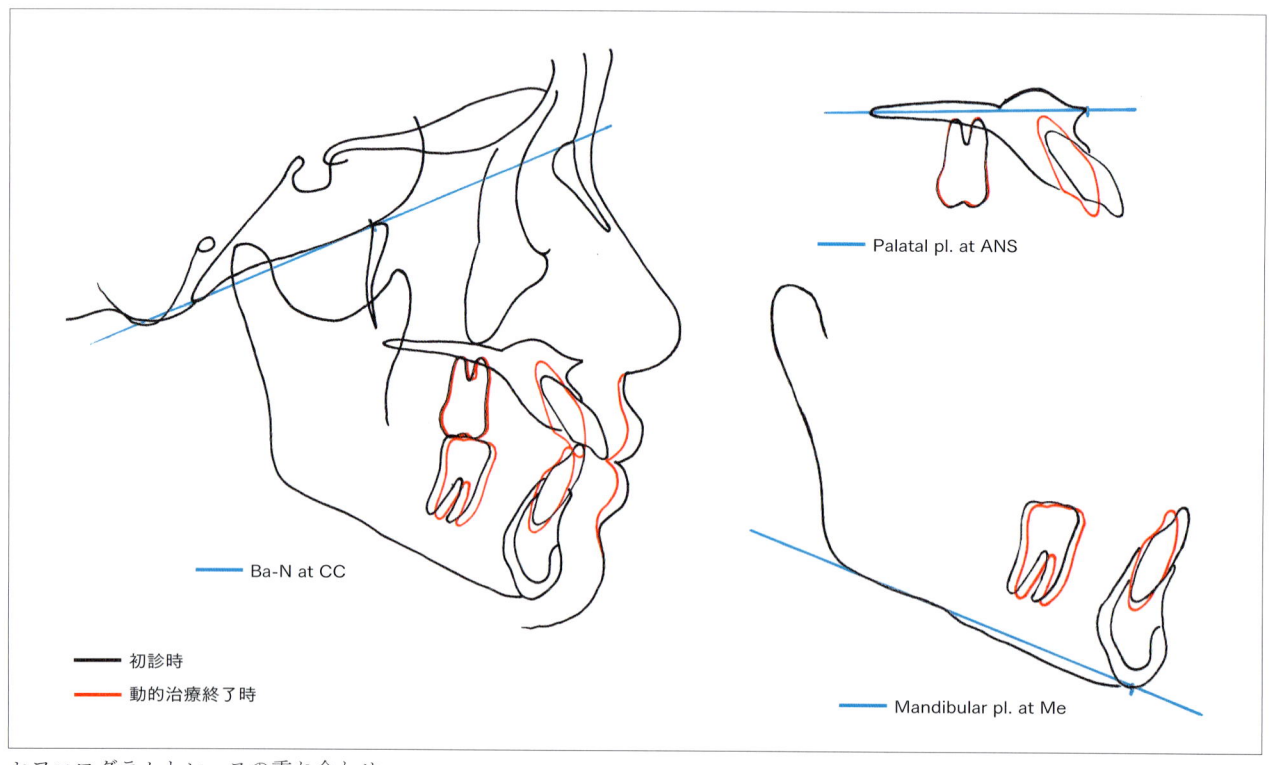

セファログラムトレースの重ね合わせ

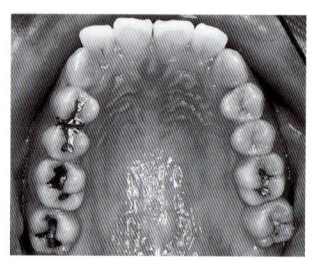

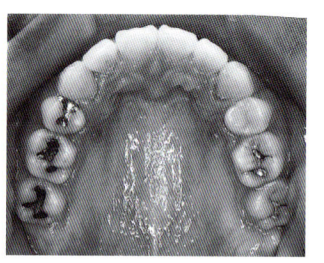

Case 13

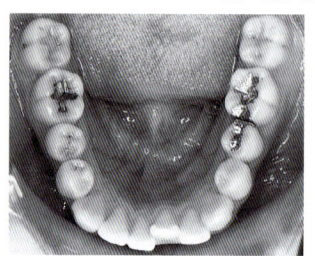

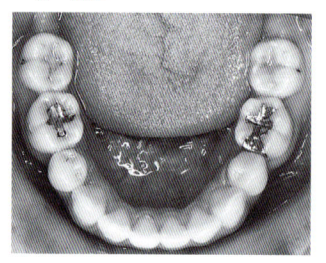

骨格性Ⅱ級　抜歯症例
アングルⅡ級1類

主訴	上下顎前突、叢生
治療開始時年齢	24歳3か月
診断	下顔面の左偏をともなう骨格性Ⅱ級、アングルⅡ級1類症例
抜歯部位	4	4、5	5
治療期間	1年11か月
治療計画	1．4	4 抜歯 2．上下顎 STb-SL ブラケットの装着 3．5	5 抜歯 4．6 5	5 6 間口蓋歯槽骨にマイクロスクリューの埋入

Case13　骨格性Ⅱ級　アングルⅡ級1類　　抜歯症例

初　診　時

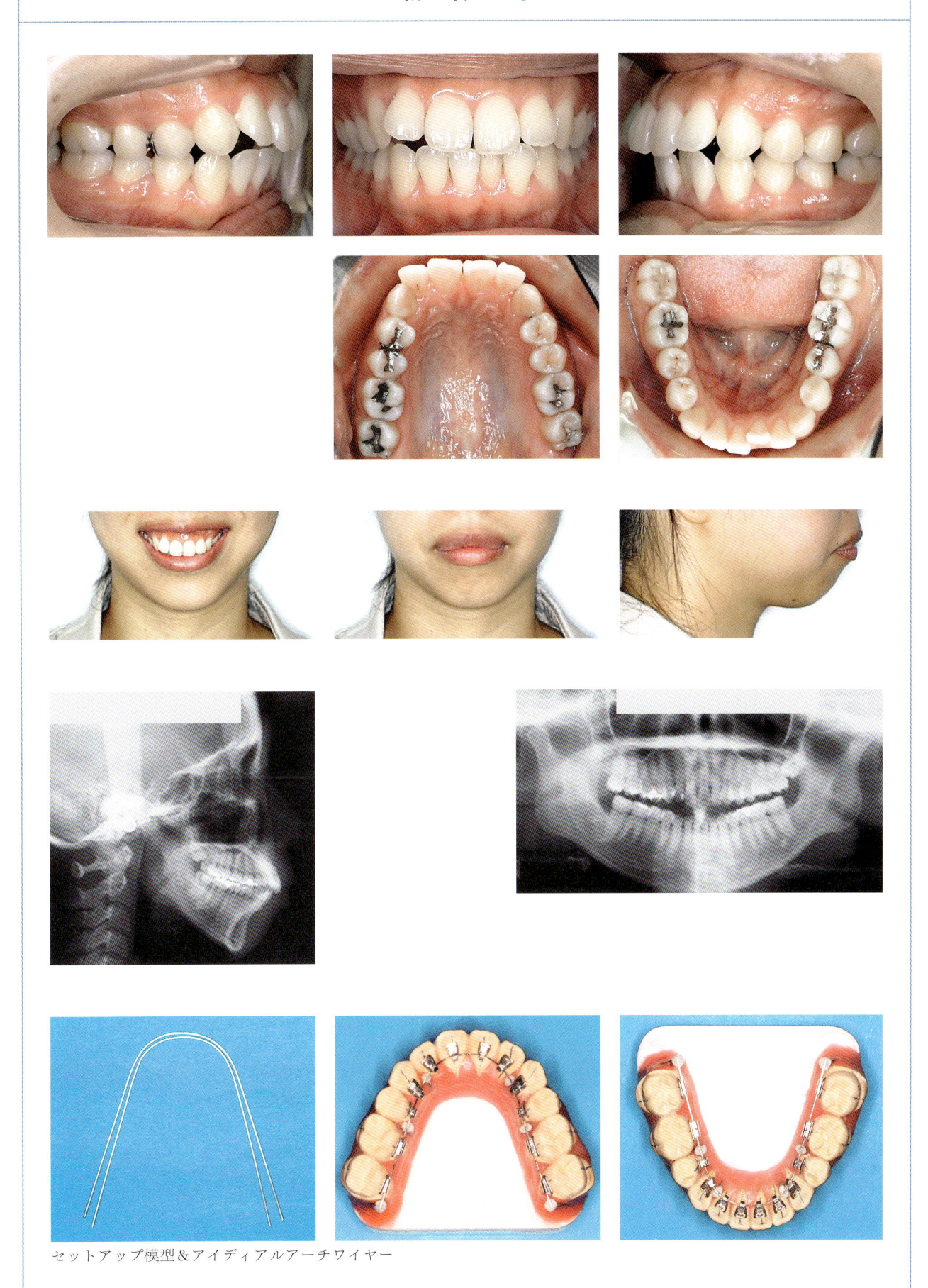

セットアップ模型＆アイディアルアーチワイヤー

233

第8章 リンガルストレートワイヤー法を用いた症例の実際

動的治療開始時

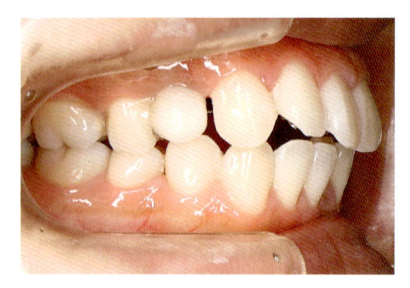

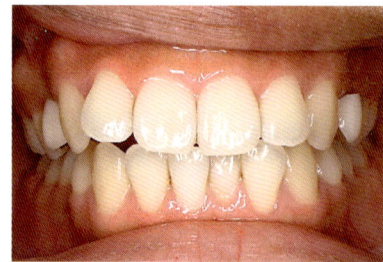

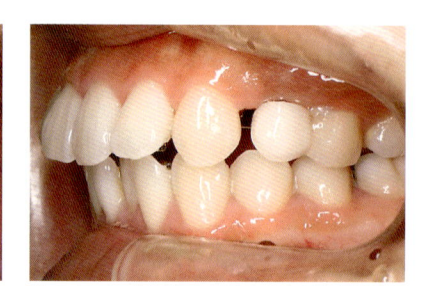

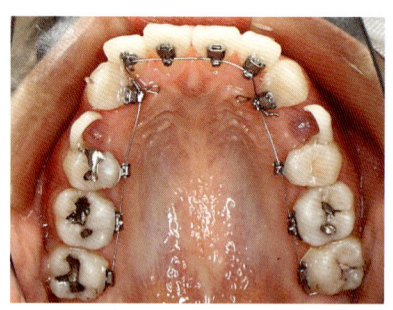

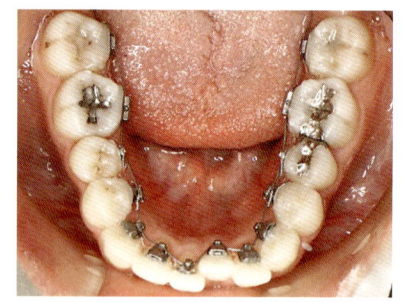

上顎：.013 CuNiTi　　　下顎：.013 CuNiTi

4|4 抜歯後、上下顎 STb-SL ブラケットを接着し、プリフォームのリンガルストレートワイヤーを用いレベリングを開始した。同時に舌側からのⅡ級ゴムを併用した。

レベリング時　5か月

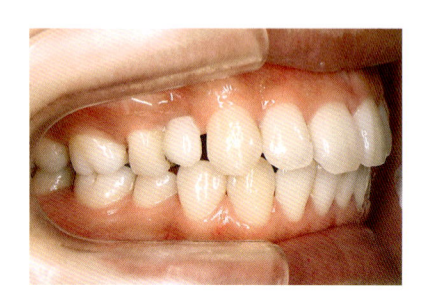

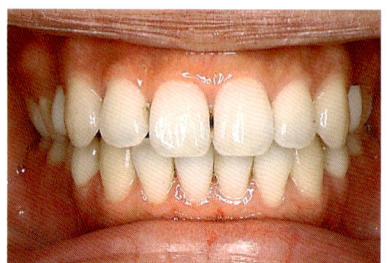

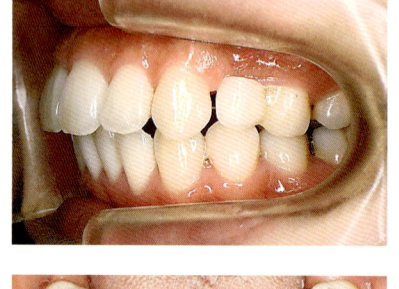

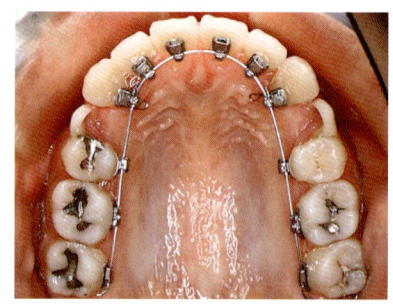

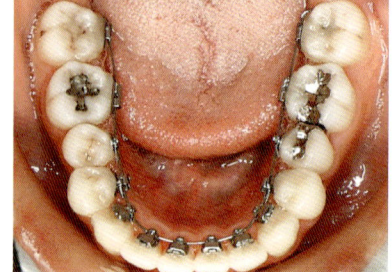

上顎：.016×.016 CuNiTi　　　下顎：.016×.016 CuNiTi

上下顎のレベリングが進行してきた状態で再度 CO≠CR の確認を行った。
顎位の変化はなかったため 5|5 の抜歯を依頼した。

Case13　骨格性Ⅱ級　アングルⅡ級1類　抜歯症例

トルクの確立時　7か月

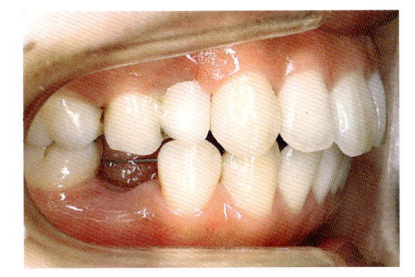

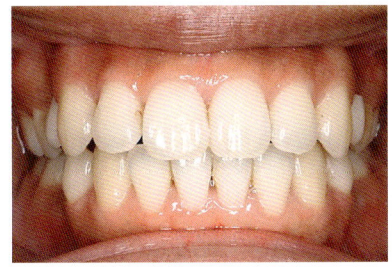

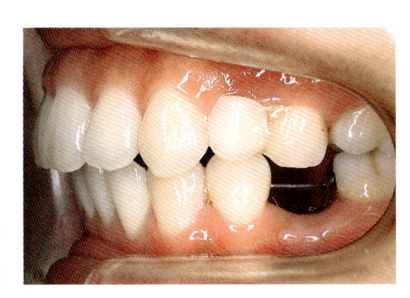

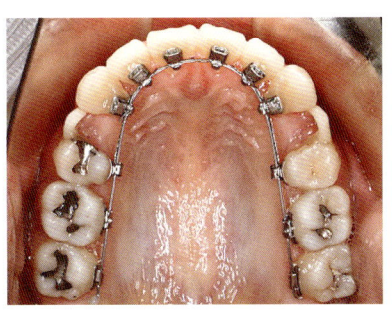

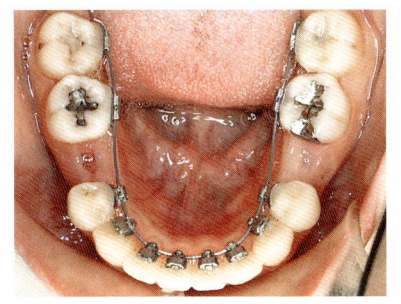

上顎：.018×.018 CuNiTi　　　下顎：.018×.018 CuNiTi

上下顎ともに.018×.018スクエアワイヤーにてトルクの確立を行った。

アンマスリトラクション時　9か月

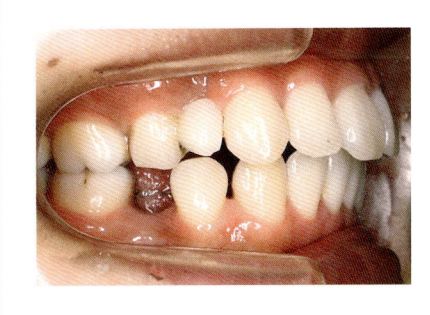

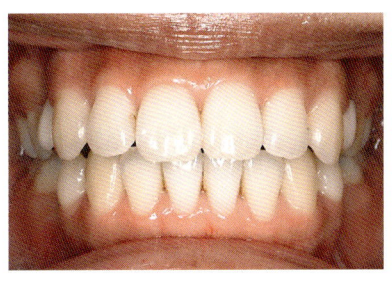

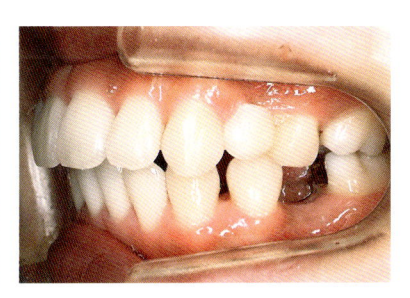

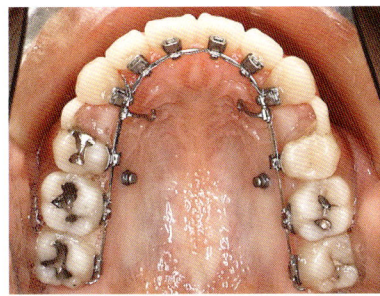

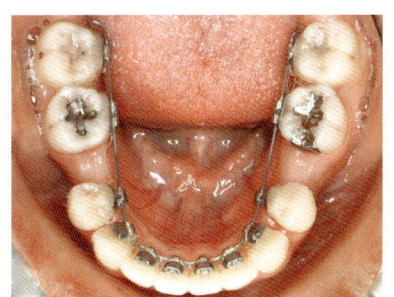

上顎：.018×.018 SS　　　下顎：.018×.018 SS

上顎は 6 5|5 6 間口蓋歯槽骨にマイクロスクリューを埋入し、スクリューを固定源とした前歯部のリトラクションを開始した。

第 8 章　リンガルストレートワイヤー法を用いた症例の実際

アンマスリトラクション時　1年1か月

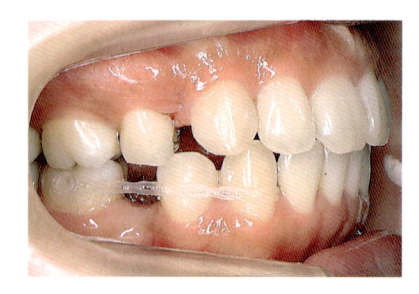

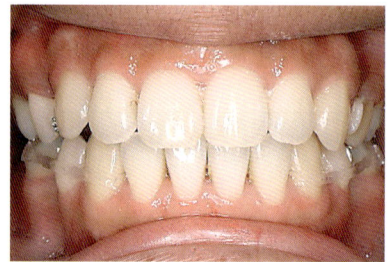

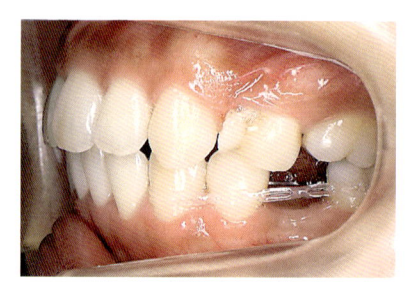

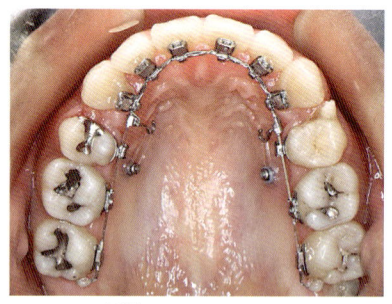

上顎：.018×.018 SS 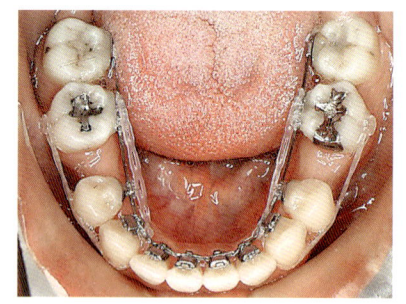　　　下顎：.018×.018 SS

上顎は引き続きリトラクションを継続した。
下顎はサーキュラーエラスティックスを用い、前歯部のリトラクションを行った。

ディテーリング時　1年8か月

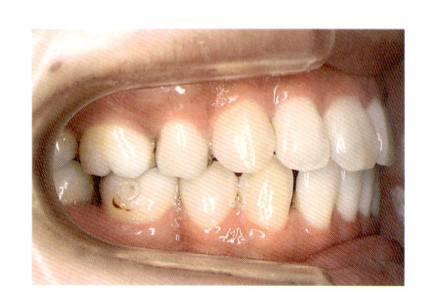

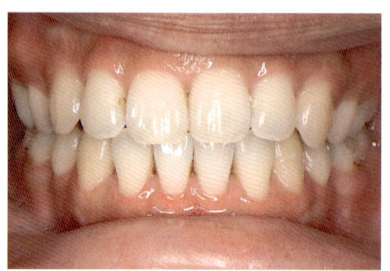

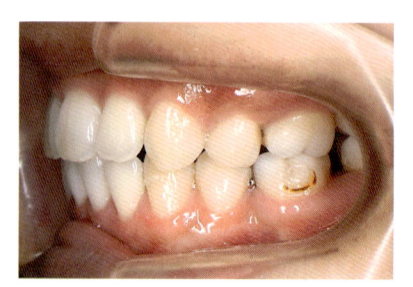

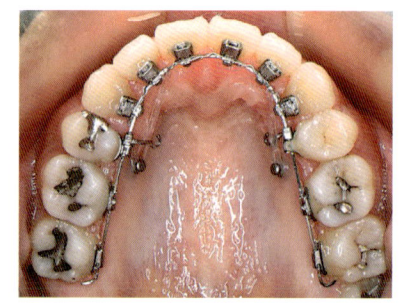

上顎：.018×.018 SS 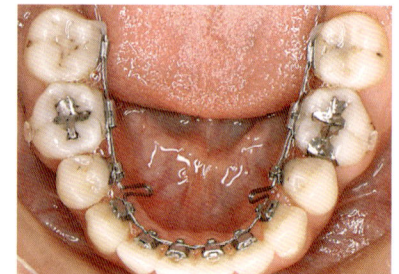　　　下顎：.0175×.017 5TMA

上下顎ともに抜歯スペース閉鎖後、ディテーリングを行った。

Case13　骨格性Ⅱ級　アングルⅡ級1類　抜歯症例

動的治療終了時　3年1か月

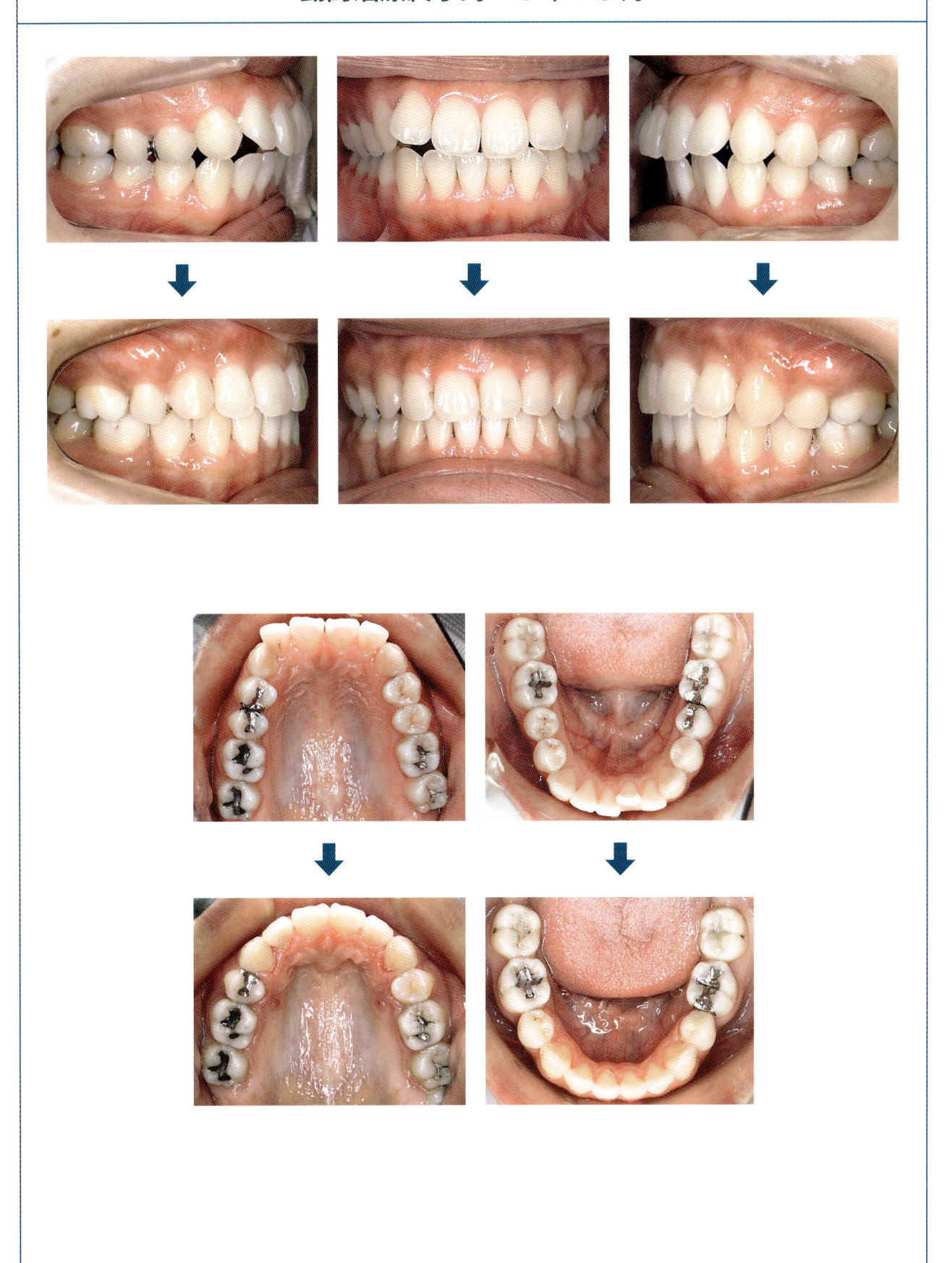

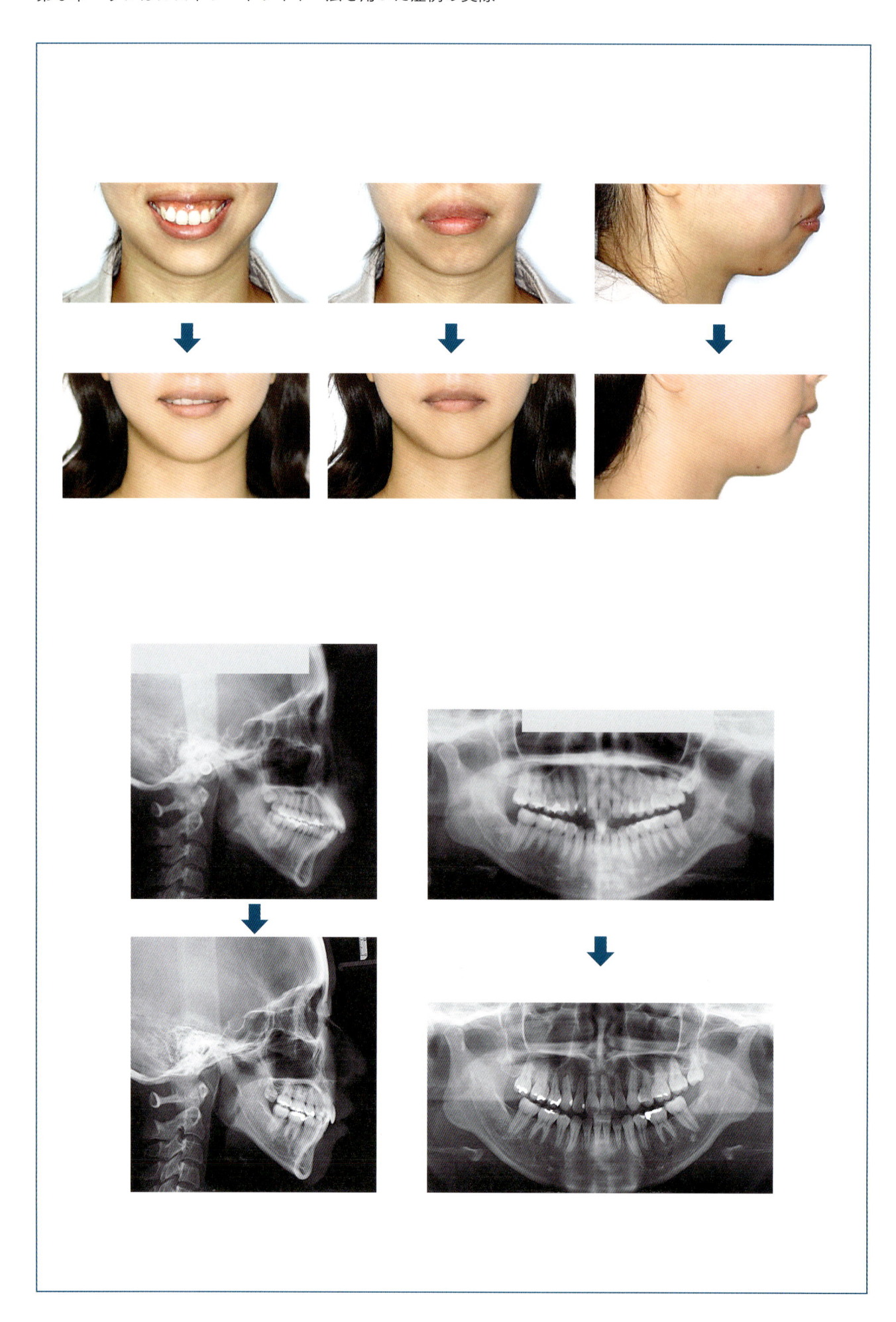

第8章　リンガルストレートワイヤー法を用いた症例の実際

Case13　骨格性Ⅱ級　アングルⅡ級1類　　抜歯症例

	Wire sequence	
0か月	U：.013 CuNiTi	L：.013 CuNiti
2か月	U：.016 CuNiti	L：.016 CuNiti
5か月	U：.016×.016 CuNiti	L：.016×.016 CuNiti
7か月	U：.018×.018 CuNiti	L：.018×.018 CuNiti
9か月	U：.018×.018 SS	L：.018×.018 SS
1年8か月		L：.0175×.0175 TMA

考察

　口元の改善を図るために上下顎の抜歯を行った。ボンディング後に顎位が変化する場合があるため、下顎においてはレベリングを進めながら顎位の確認を行い、レベリング終了後に抜歯を行った。

　レベリング終了後、マイクロスクリューを 6 5|5 6 間口蓋歯槽骨に埋入し、固定源とした。そのため、上顎大臼歯の近心移動は最小限に行うことができた。パッシブセルフライゲーションブラケットを用いたリンガルストレートワイヤー法にて治療を行うことで、前歯のトルクをしっかりと維持し側貌が十分に改善された。

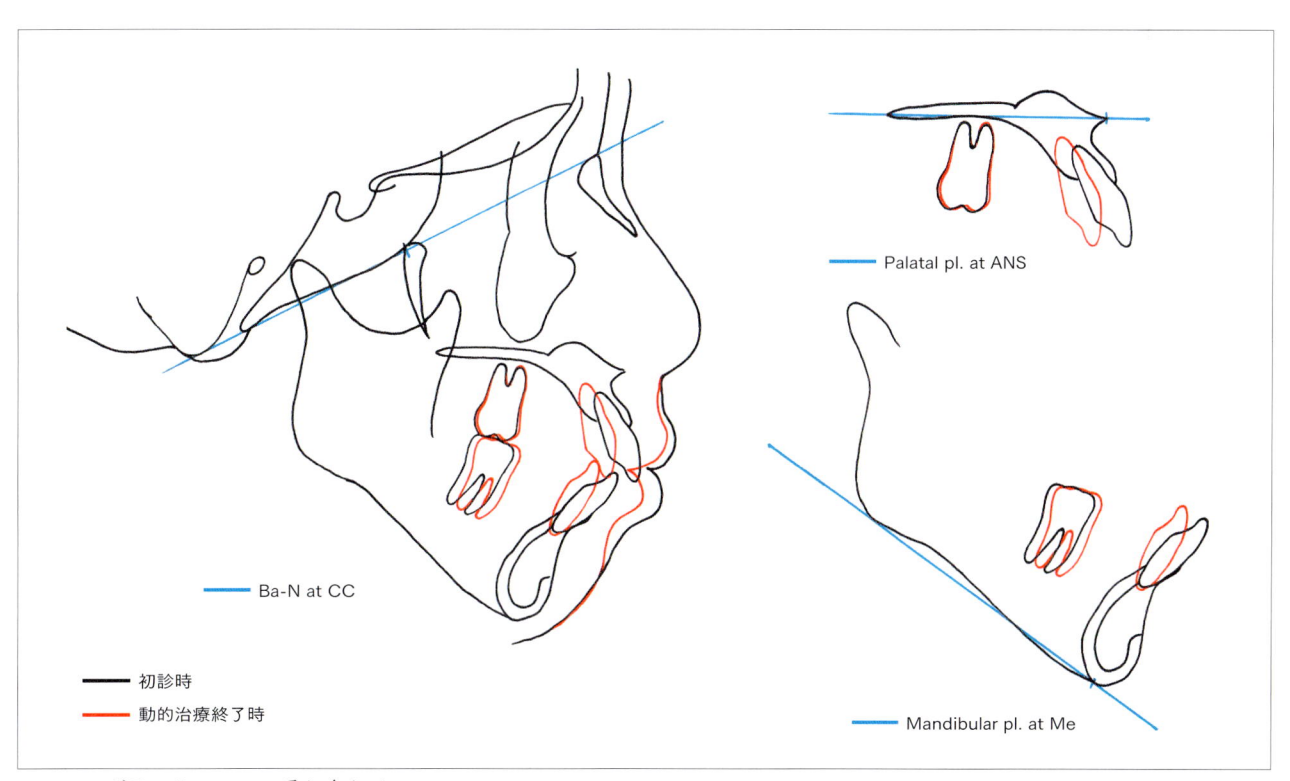

セファログラムトレースの重ね合わせ

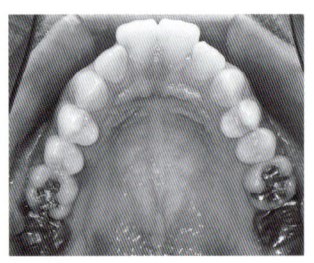

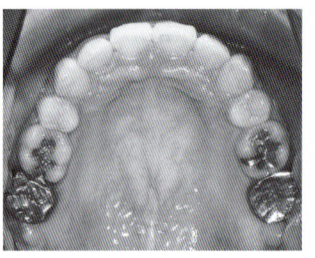

Case 14

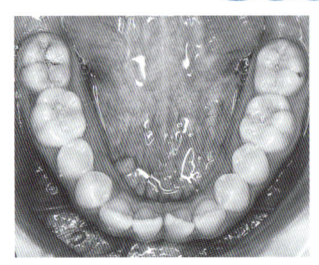

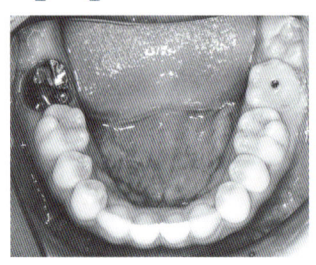

骨格性Ⅱ級　抜歯症例
アングルⅠ級

主訴	上顎前突
治療開始時年齢	22歳10か月
診断	下顎両側側切歯欠損をともなう骨格性Ⅱ級 アングルⅠ級、上顎前突症例
抜歯部位	4|4（2̄|2̄ 欠損）
治療期間	2年4か月
治療計画	1．4|4 抜歯 2．上下顎 STb-SL ブラケットの装着 3．正中口蓋縫合部にマイクロスクリューの埋入 4．1|1 間歯槽骨にマイクロスクリューの埋入

Case14　骨格性Ⅱ級　アングルⅠ級　抜歯症例

初 診 時

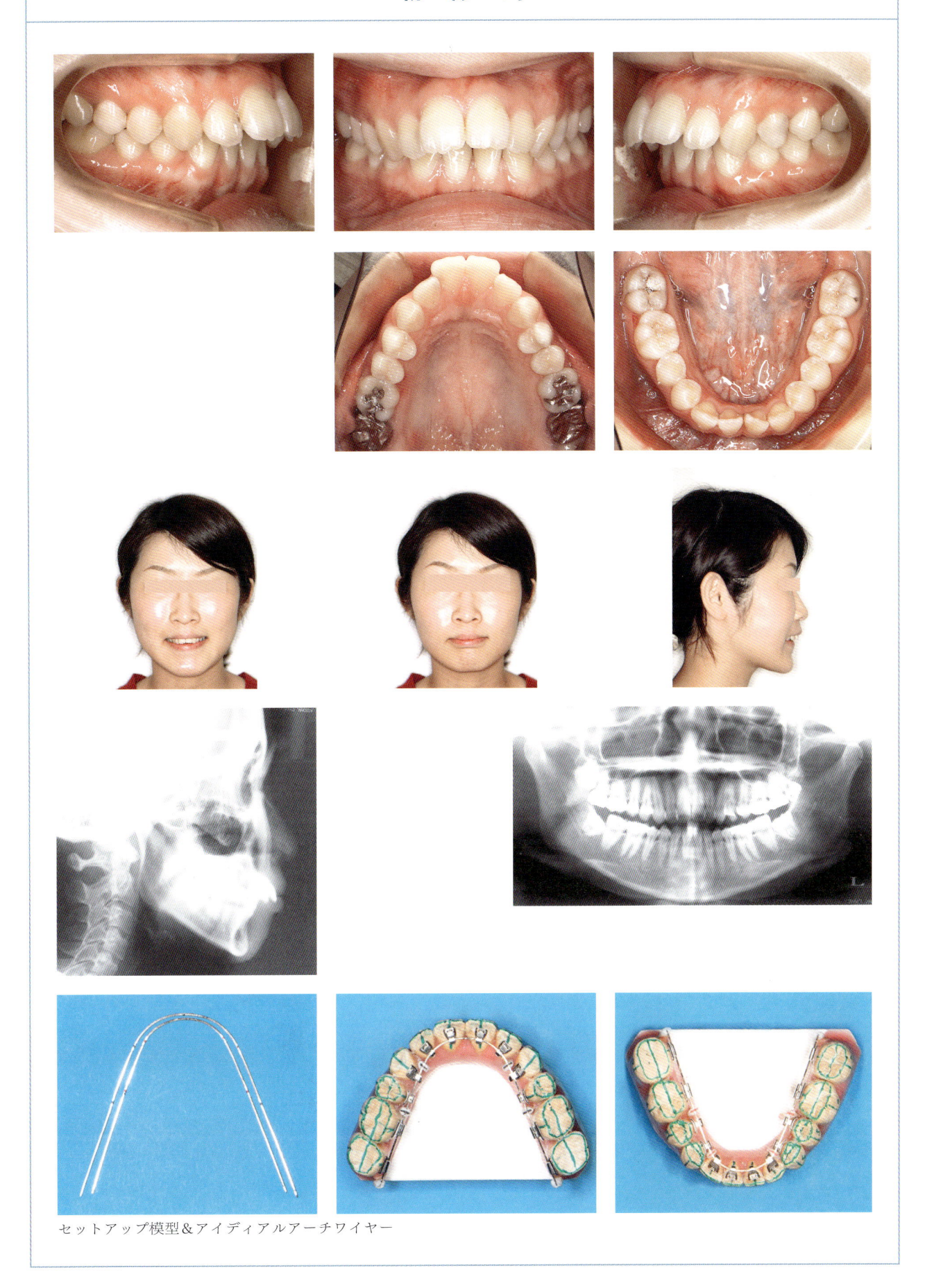

セットアップ模型＆アイディアルアーチワイヤー

第 8 章　リンガルストレートワイヤー法を用いた症例の実際

動的治療開始時

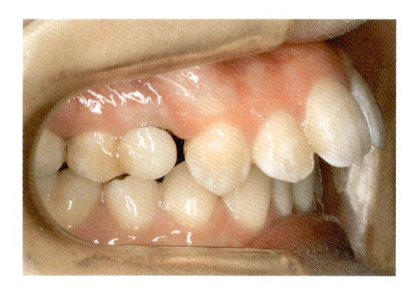

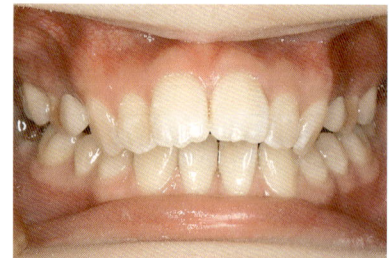

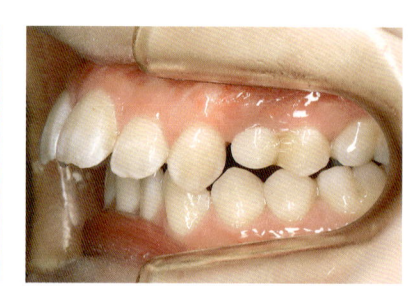

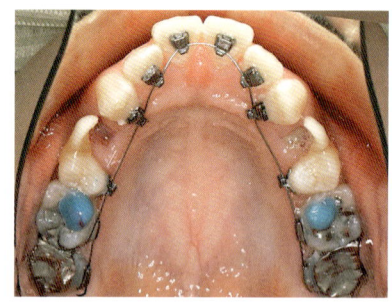

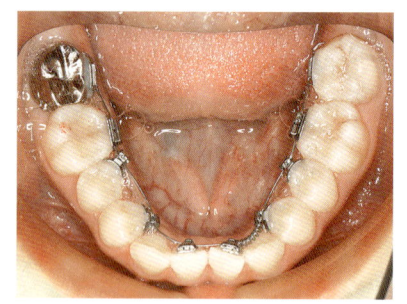

上顎：.013 CuNiTi　　　下顎：.013 CuNiti

4|4 抜歯後、STb-SL ブラケットを接着し、プリフォームのリンガルストレートワイヤーを用いレベリングを開始した。
6|6 咬合面にレジンを盛ることにより、臼歯部が離開することを防いだ。

アンマスリトラクション時　8 か月

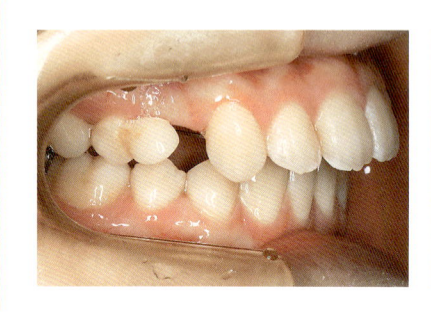

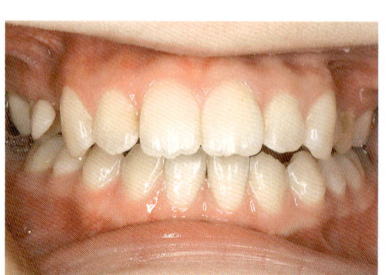

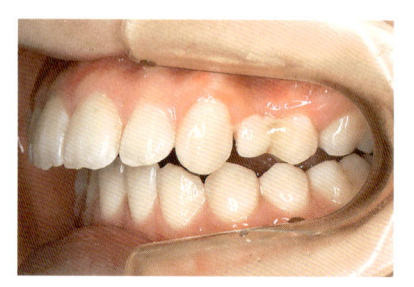

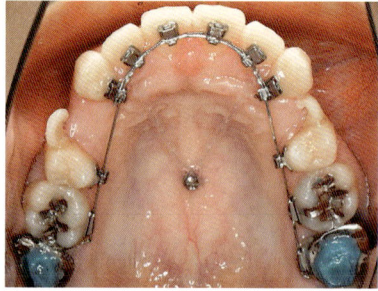

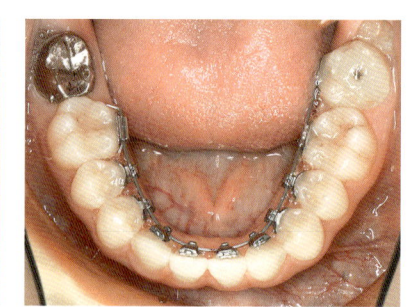

上顎：.018×.018 SS　　　下顎：.018×.018 CuNiti

上顎正中口蓋縫合部にマイクロスクリューを埋入し、パワーチェーンにて牽引、前歯部リトラクションを開始した。

Case14　骨格性Ⅱ級　アングルⅠ級　抜歯症例

アンマスリトラクション時　1年2か月

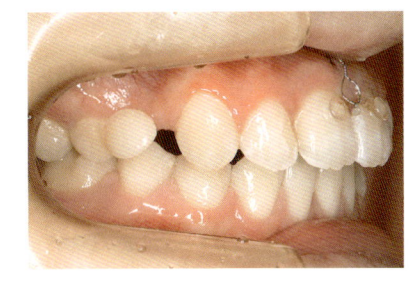

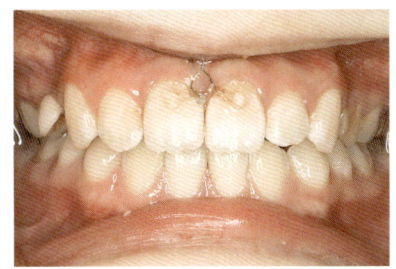

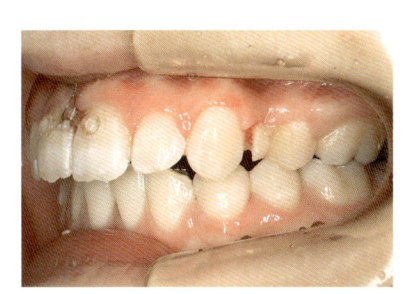

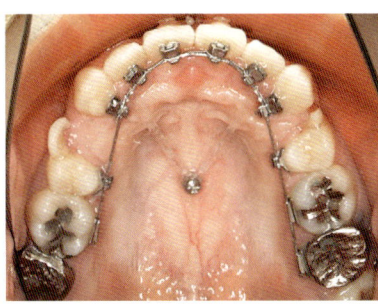

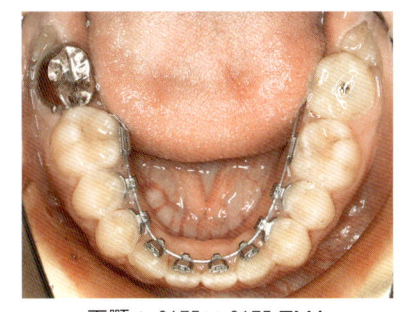

上顎：.018×.018 SS　　　　下顎：.0175×.0175 TMA

引き続き前歯部リトラクションを行った。
オーバーバイト改善のため、1|1間唇側歯根間にマイクロスクリューを埋入、1|1間唇側歯槽骨にクリアボタンを接着し、パワーチェーンにて圧下を開始した。

ディテーリング時　1年10か月

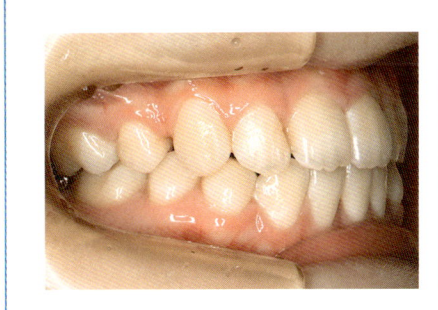

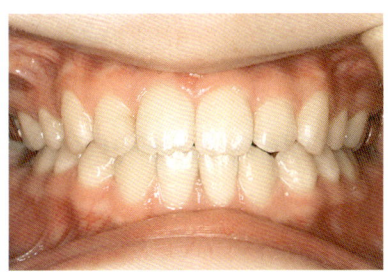

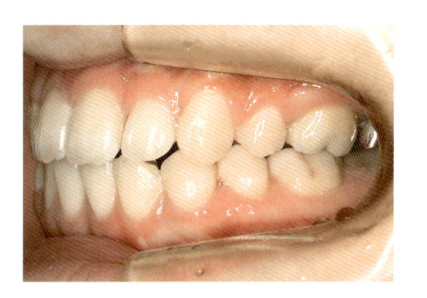

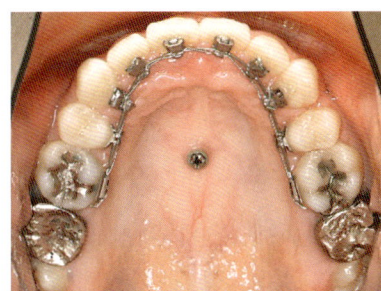

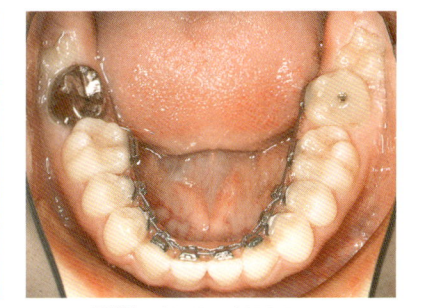

上顎：.0175×.0175 TMA　　　　下顎：.0175×.0175 TMA

ほぼ、抜歯スペースの閉鎖が終了した。
抜歯部位の閉鎖を一時中断し、再度、前歯部のトルクの確立を行っている。

243

第 8 章　リンガルストレートワイヤー法を用いた症例の実際

動的治療終了時　2 年 4 か月

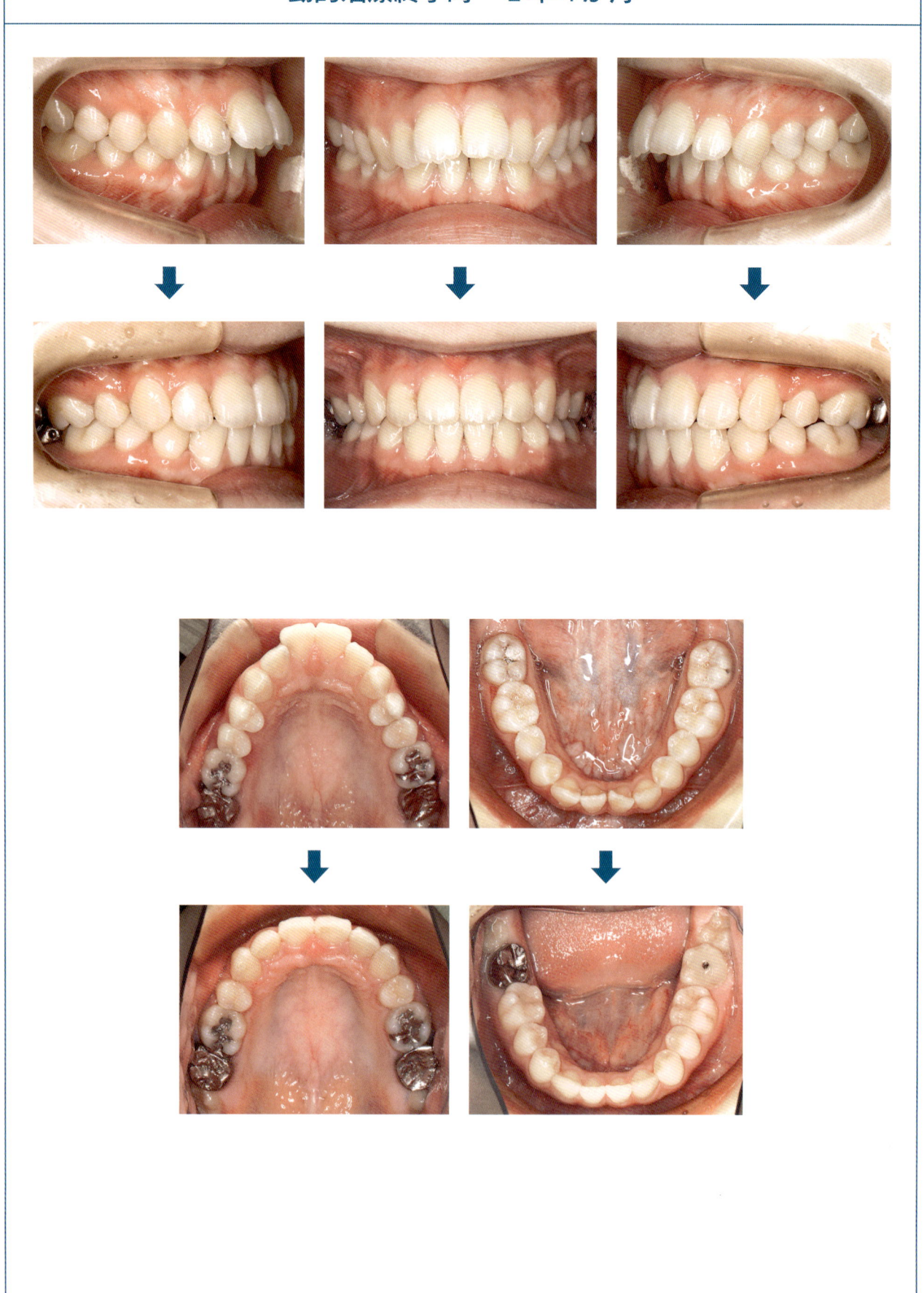

244

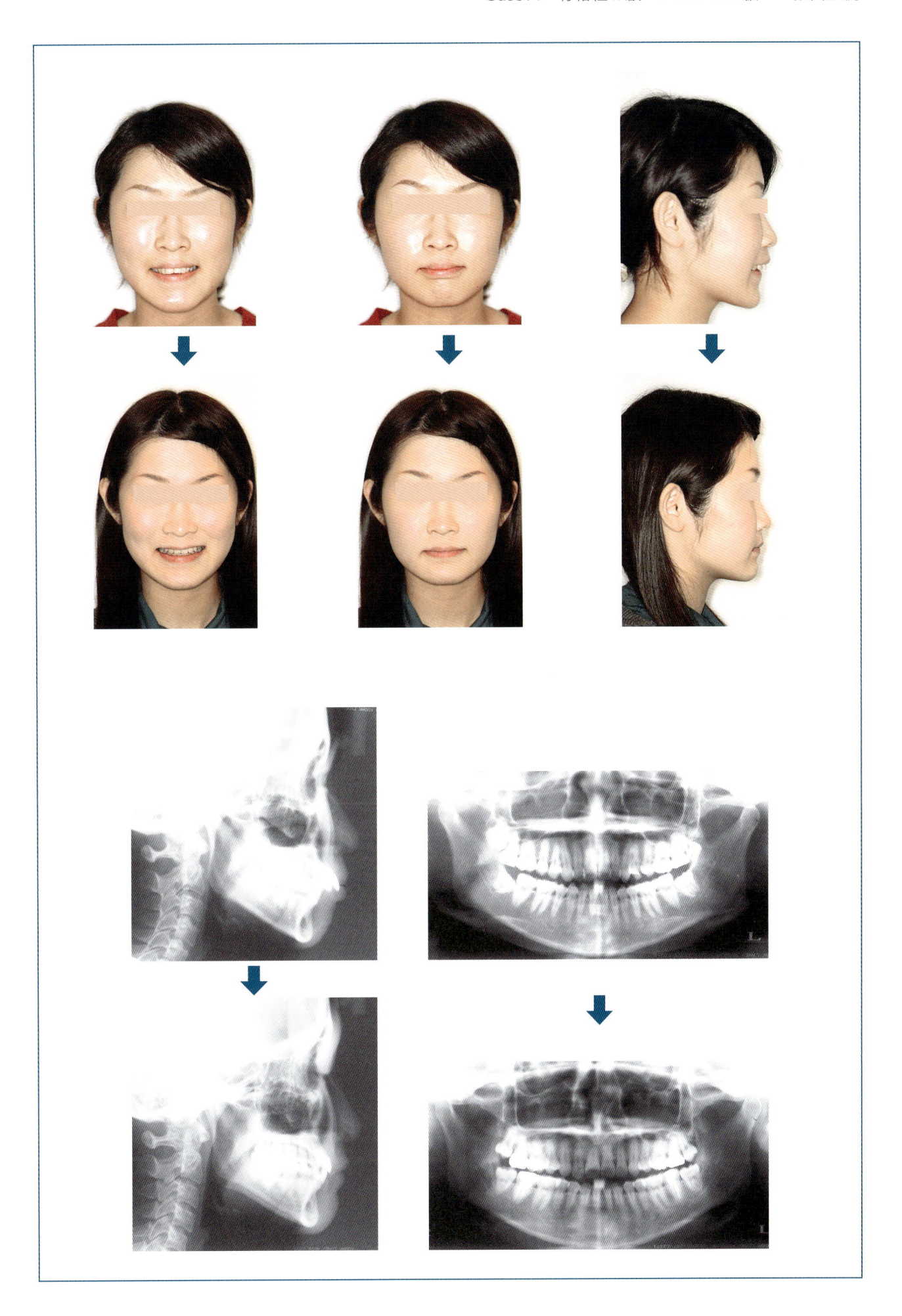

Case14　骨格性Ⅱ級　アングルⅠ級　抜歯症例

245

第8章　リンガルストレートワイヤー法を用いた症例の実際

Wire sequence		
0か月	U：.013 CuNiTi	L：.013 CuNiTi
3か月	U：.016 CuNiTi	L：.016 CuNiti
4か月	U：.016×.016 CuNiTi	L：.016×.016 CuNiTi
6か月	U：.018×.018 CuNiTi	L：.018×.018 CuNiTi
7か月	U：.018×.018 βⅢ	
8か月	U：.018×.018 SS	
1年2か月		L：.0175×.0175 TMA
1年8か月	U：.0175×.0175 TMA	

考察

　レベリングが終了し上顎ワイヤーサイズが.018×.018 SSに上がった段階で、上顎正中口蓋縫合部にマイクロスクリューを埋入し、パワーチェーンにて上顎前歯部を牽引、リトラクションを行った。

　さらに、ディープオーバーバイト改善のため、1|1間唇側歯槽骨にマイクロスクリューを埋入、1|1唇側歯面にクリアボタンを接着し、パワーチェーンにて上顎前歯部圧下を同時に行った。

　この2本のマイクロスクリューにより効果的に上顎前歯を根尖方向に圧下させながらリトラクションを行うことができた。

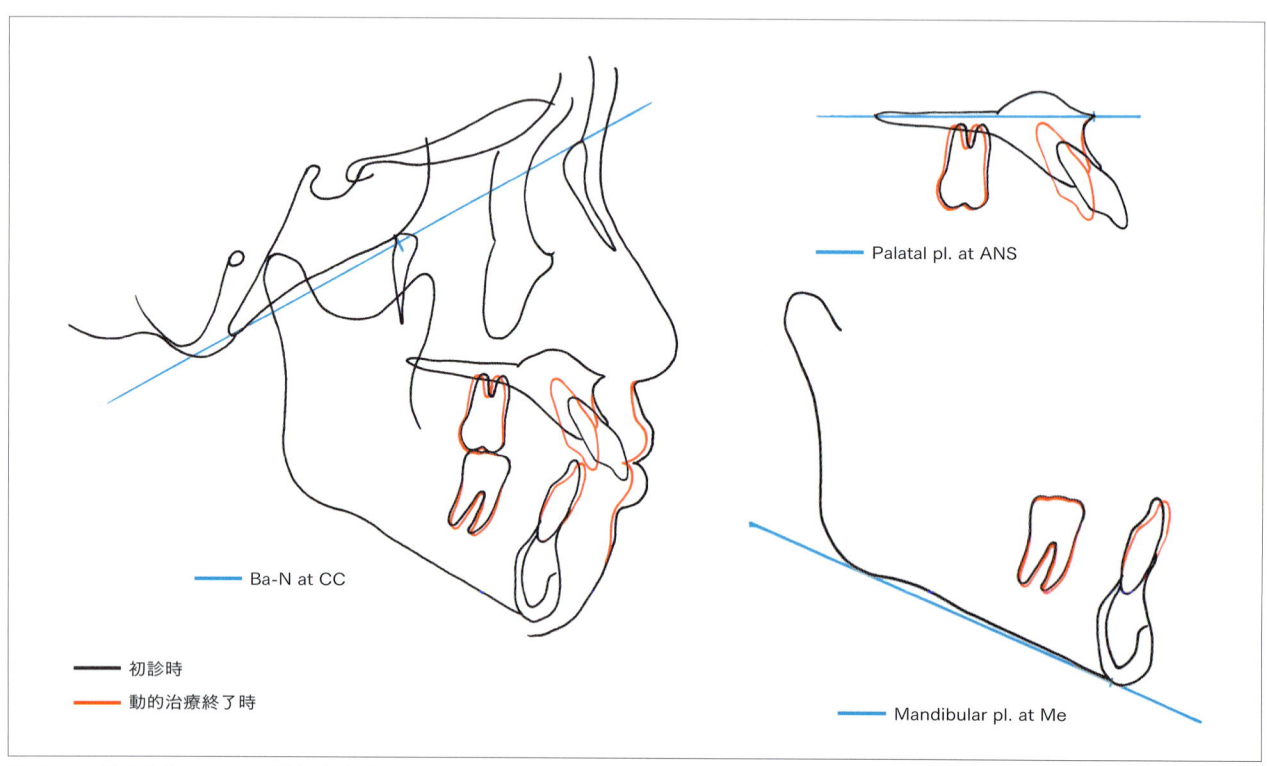

セファログラムトレースの重ね合わせ

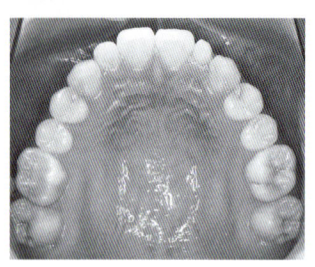

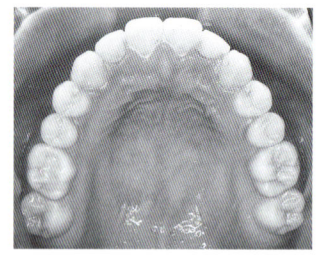

Case 15

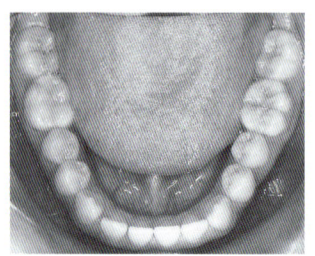

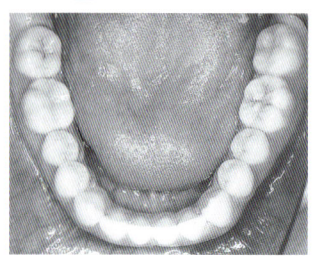

アングルⅢ級　非抜歯症例

主訴　　　　下顎前突、正中のずれ

治療開始時年齢　22歳9か月

診断　　　　下顎の右偏および 2|2 矮小歯をともなうアングルⅢ級症例

抜歯部位　　非抜歯

治療期間　　1年4か月

治療計画　　1．上下顎 STb-SL ブラケットの装着
　　　　　　2．IPR（インタープロキシマルリダクション）
　　　　　　3．Ⅲ級ゴムの併用
　　　　　　4．必要に応じマイクロスクリュー（レトロモラーパッド）の埋入

Case15　アングルIII級　非抜歯症例

初 診 時

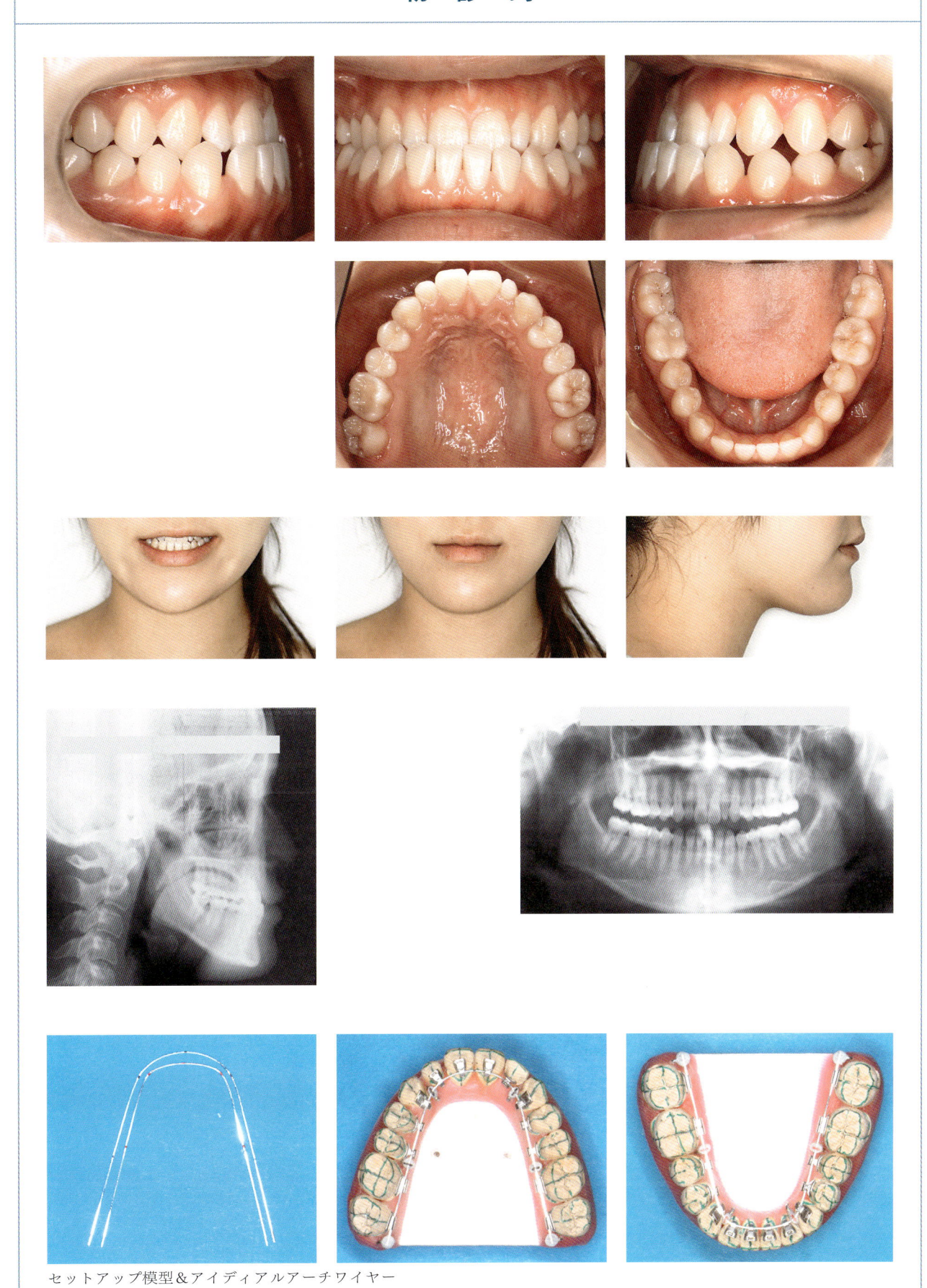

セットアップ模型＆アイディアルアーチワイヤー

第8章　リンガルストレートワイヤー法を用いた症例の実際

動的治療開始時

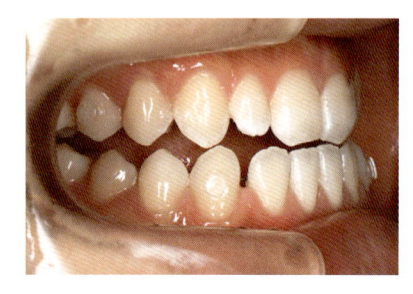

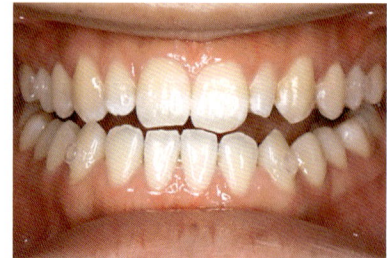

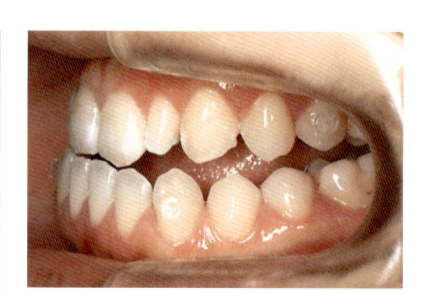

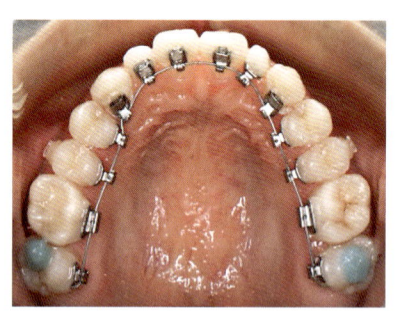

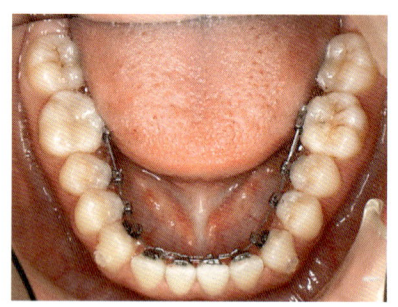

上顎：.013 CuNiti　　　下顎：.013 CuNiti

上下顎STb-SLブラケットを接着し、プリフォームのリンガルストレートワイヤーを用いてレベリングを開始した。矮小歯である|2には小臼歯用ブラケットを使用した。
前歯部の被蓋改善および上顎切端と下顎ブラケットの早期接触防止のため、7|7咬合面にレジンを盛り、一時的に咬合を挙上した。初期の段階からⅢ級ゴムを使用した。

レベリング時　4か月

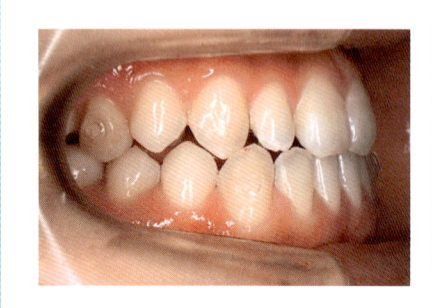

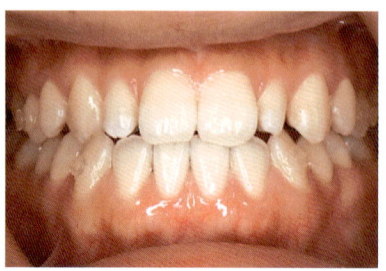

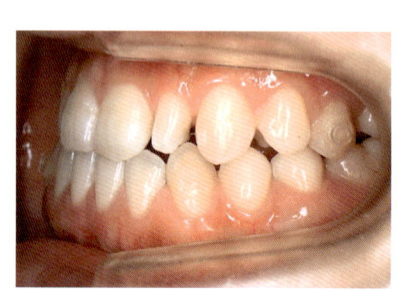

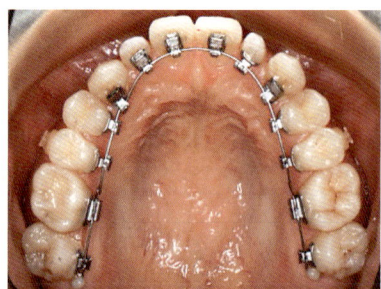

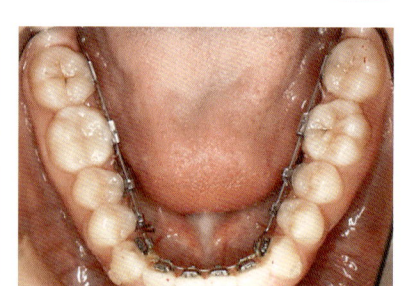

上顎：.016 CuNiti　　　下顎：.016 TMA

前歯部の被蓋も改善され7|7のレジンを除去した。3|3にクロージングループを付与し空隙閉鎖を行った。Ⅲ級ゴムは継続的に使用した。

Case15　アングルⅢ級　非抜歯症例

レベリング時　7か月

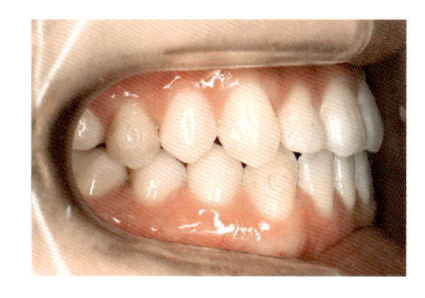

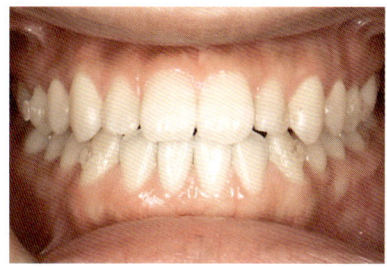

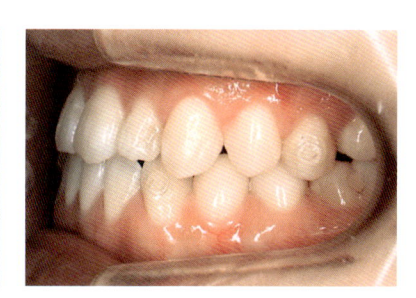

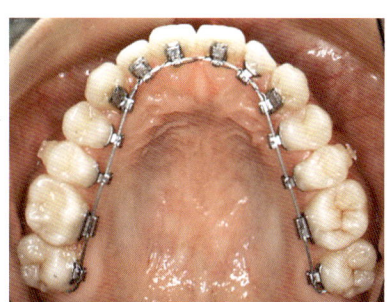

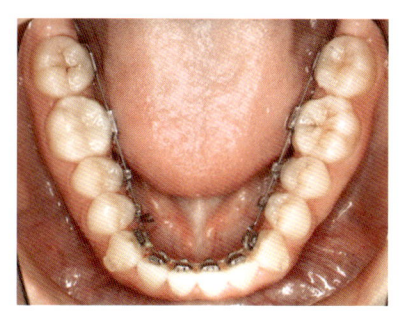

上顎：.016×.016 CuNiti　　下顎：.016 TMA

上顎はトルクコントロールを行いながら前歯部の空隙閉鎖を行った。また、矮小歯である側切歯はレジンにて形態修正を行った。
下顎は、IPR を行いながら前歯部のリトラクションを行った。

トルクの確立時　1年2か月

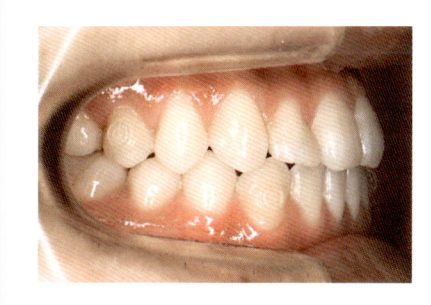

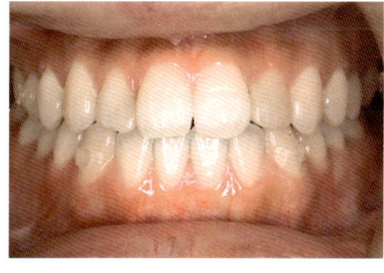

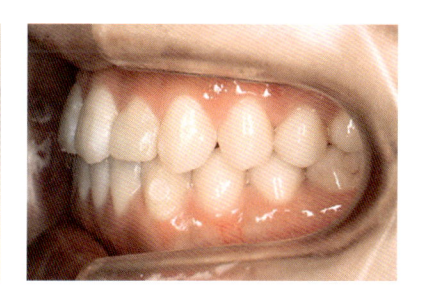

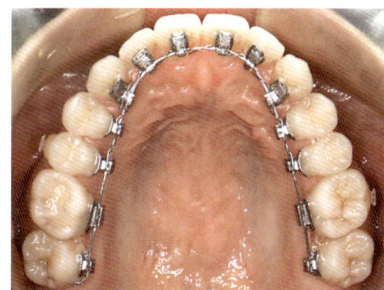

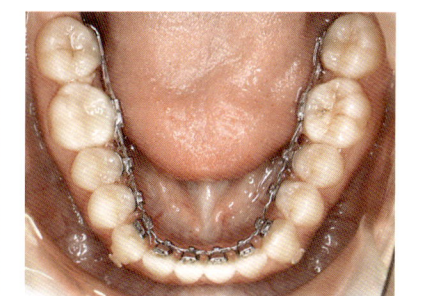

上顎：.0175×.0175 TMA　　下顎：.0175×.0175 TMA

上下顎 IPR を行いながらディテーリングを行った。

第8章　リンガルストレートワイヤー法を用いた症例の実際

動的治療終了時　1年4か月

動的治療終了時　1年4か月

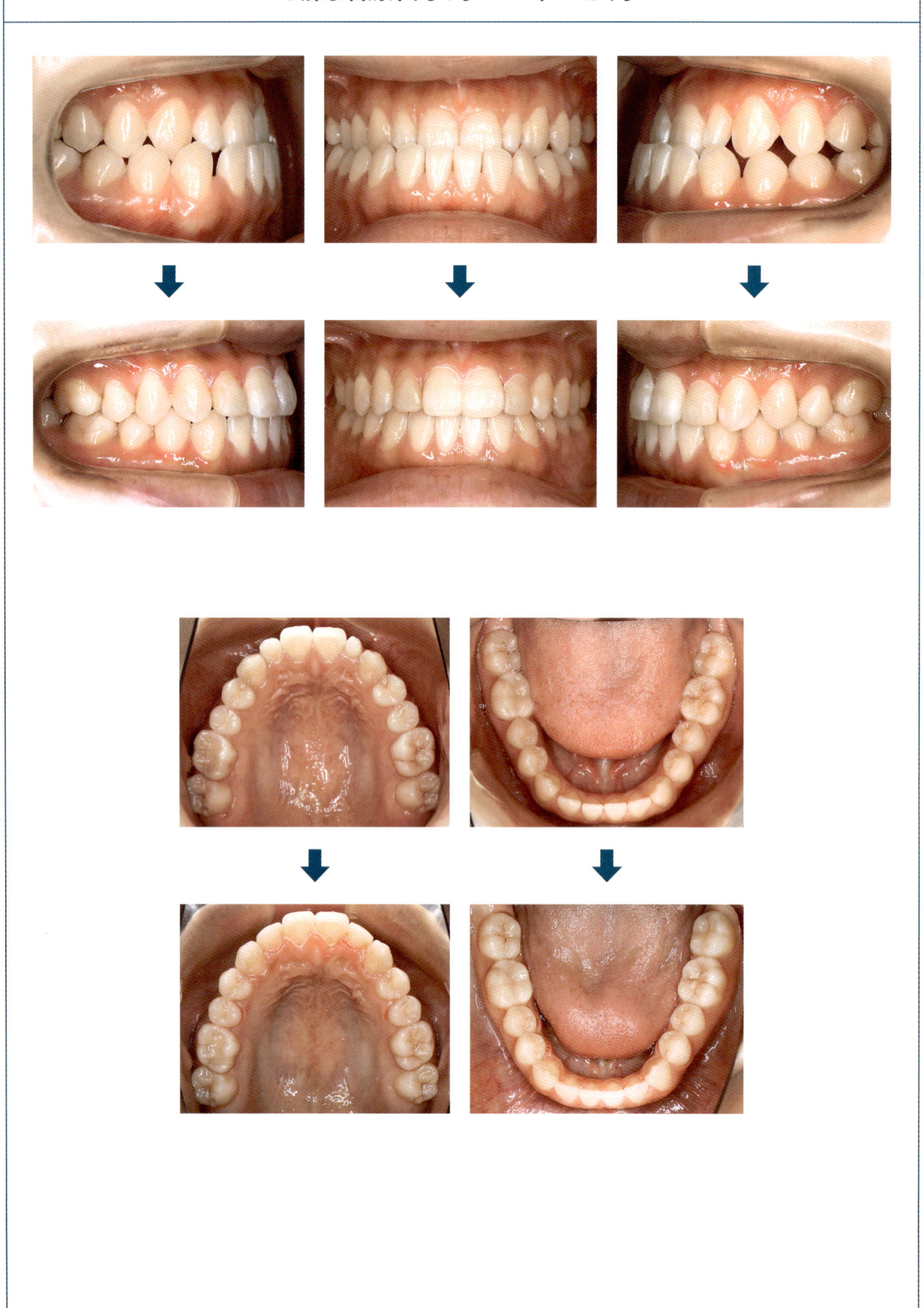

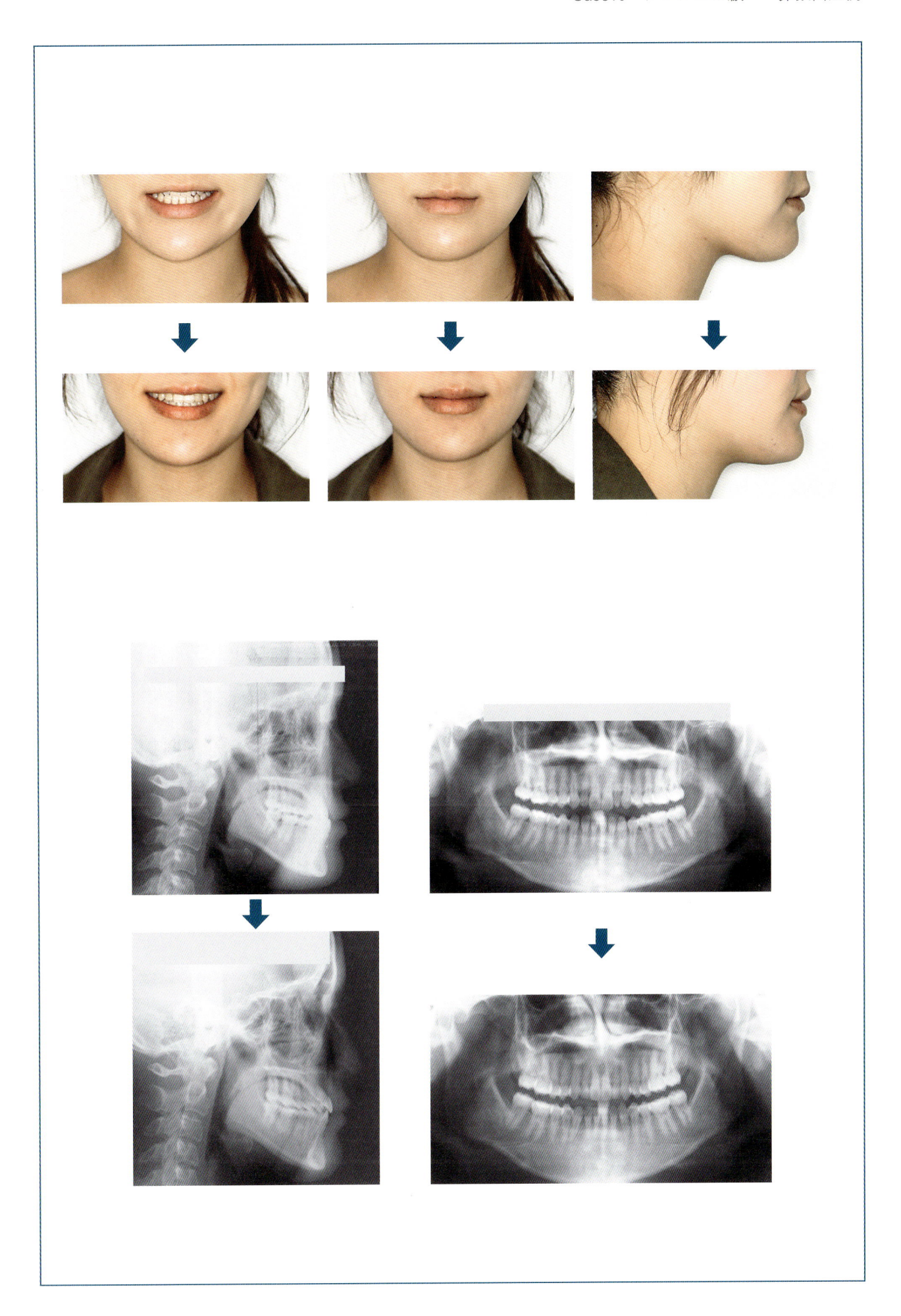

Case15　アングルⅢ級　非抜歯症例

第8章　リンガルストレートワイヤー法を用いた症例の実際

Wire sequence		
0か月	U：.013 CuNiti	L：.013 CuNiti
3か月	U：.016 CuNiti	L：.016 CuNiti
4か月		L：.016 TMA
1年0か月	U：.016×.016 CuNiti	L：.016×.016 CuNiTi
1年2か月	U：.0175×.0175 TMA	L：.0175×.0175 TMA

考察

　反対咬合の改善のためにSTb-SLブラケットを装着、リンガルストレートワイヤー法にて治療を行った。矮小歯である|2には小臼歯用のブラケットを接着した。下顎IPRを行い、Ⅲ級ゴムを併用しながら反対咬合の改善を行った。

　当初レトロモラーパッドにマイクロスクリューを埋入し、臼歯部の遠心移動を行う予定であったが、患者の顎間ゴムの協力度が高かったため、行わずに治療ができた。また、前歯部の被蓋が改善した段階で上下顎の正中が一致したため、下顎骨の右方偏位は機能的な要因によるものと考えられた。

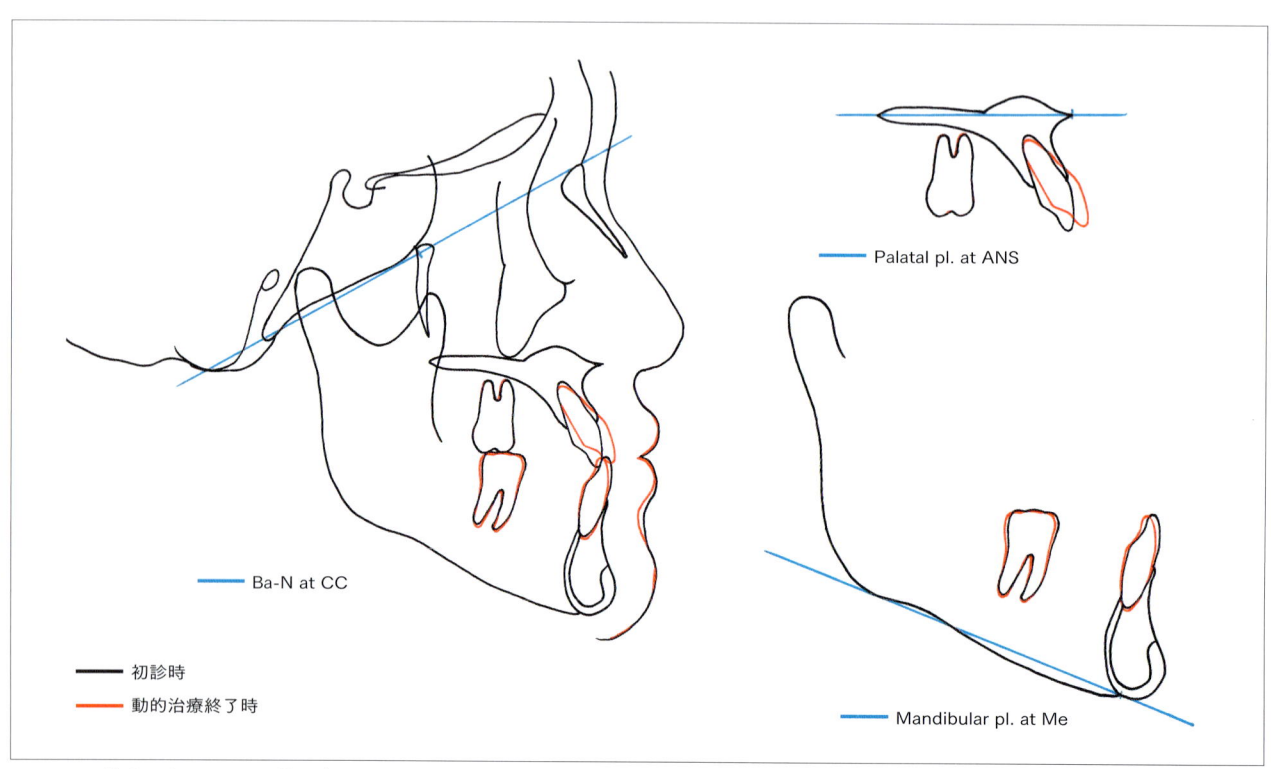

セファログラムトレースの重ね合わせ

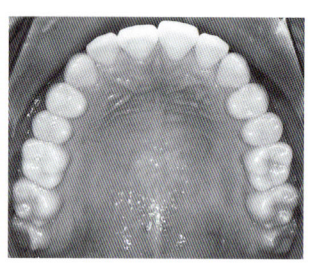

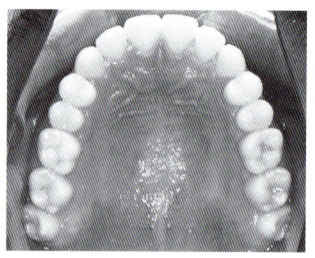

Case 16

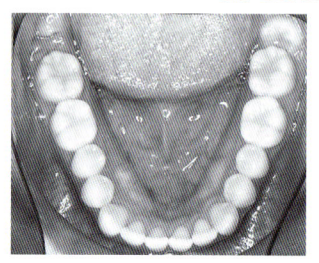

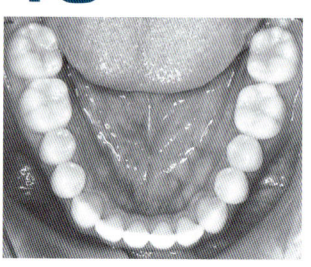

骨格性Ⅲ級　非抜歯症例
アングルⅢ級

主訴	下顎前突
治療開始時年齢	20歳9か月
診断	前歯部反対咬合をともなう骨格性Ⅲ級、アングルⅢ級症例
抜歯部位	非抜歯（ 8̄|8 ）
治療期間	1年3か月
治療計画	1．8̄|8 抜歯 2．上下顎 STb-SL ブラケットの装置 3．臼後三角部にマイクロスクリューの埋入 4．Ⅲ級ゴムの併用

Case16　骨格性Ⅲ級　アングルⅢ級　非抜歯症例

初　診　時

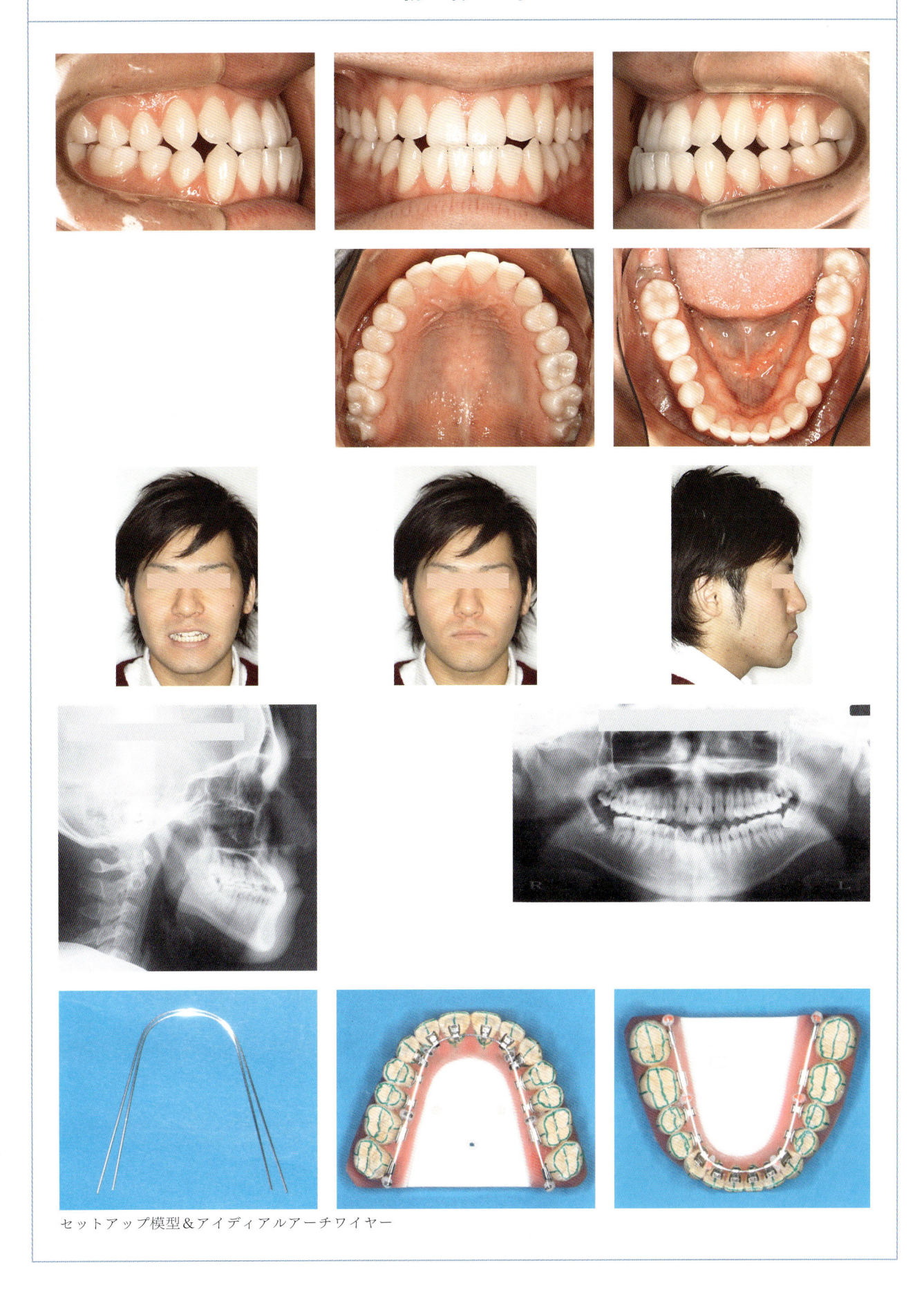

セットアップ模型＆アイディアルアーチワイヤー

第 8 章　リンガルストレートワイヤー法を用いた症例の実際

動的治療開始時

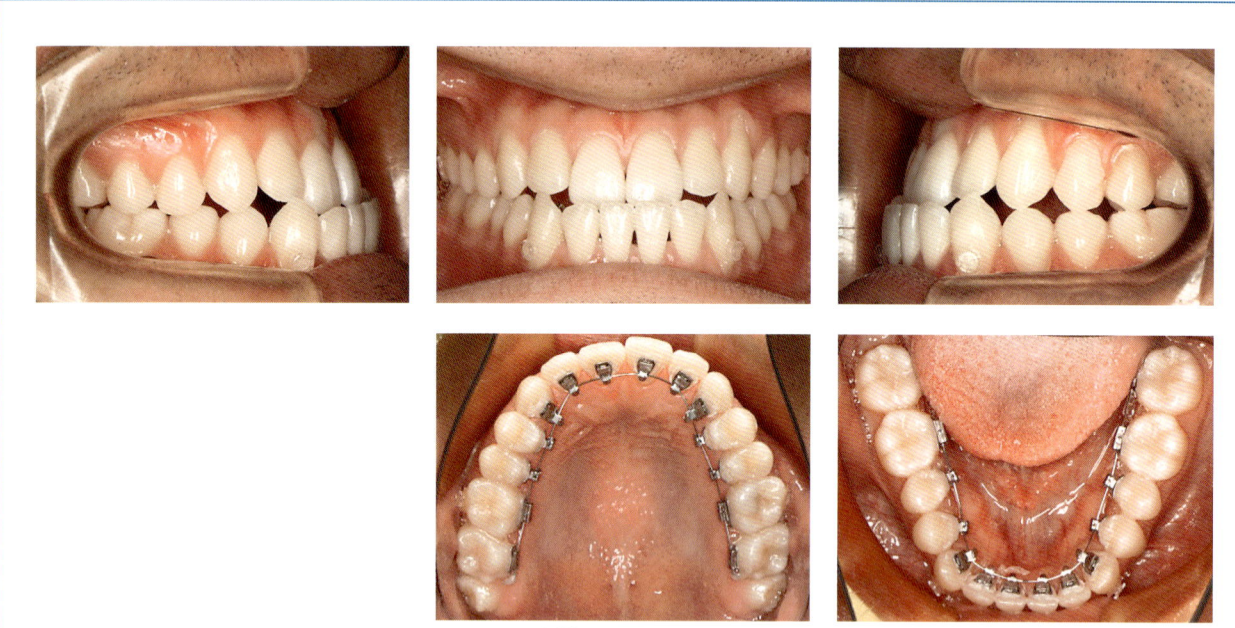

上顎：.013 CuNiti　　　　下顎：.013 CuNiti

下顎臼歯部の遠心移動を行うため、装置を装着する前に 8|8 抜歯を行った。
STb-SL ブラケットを接着し、プリフォームのリンガルストレートワイヤーを用いレベリングを開始した。

トルクの確立時　7か月

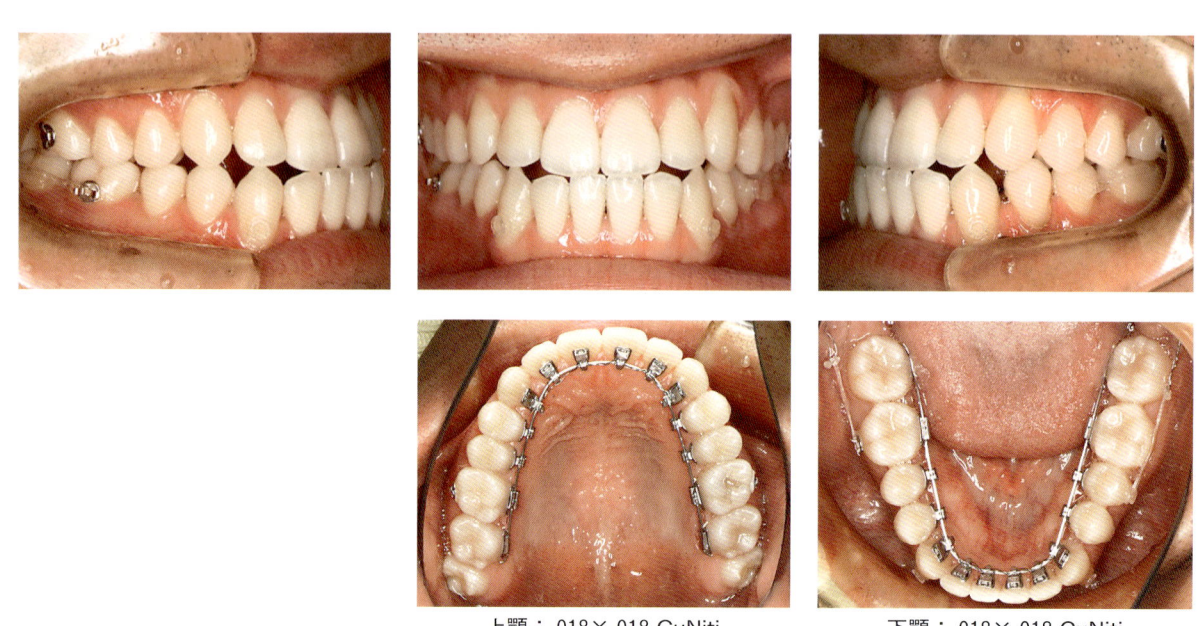

上顎：.018×.018 CuNiti　　　　下顎：.018×.018 CuNiti

レベリングがほぼ終了した。反対咬合と臼歯部のⅢ級咬合関係の改善のため、下顎第二大臼歯遠心部臼後三角付近にマイクロスクリューを埋入し、下顎大臼歯部の遠心移動を開始した。また、Ⅲ級ゴムの使用も開始した。

Case16　骨格性Ⅲ級　アングルⅢ級　非抜歯症例

アンマスリトラクション時　9か月

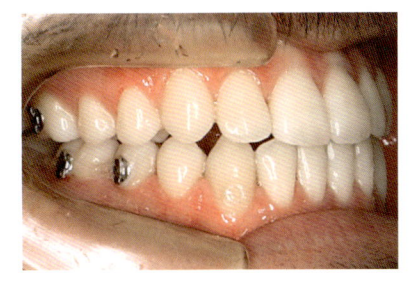

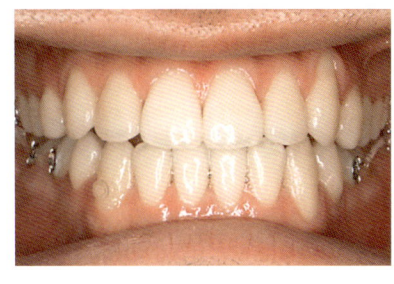

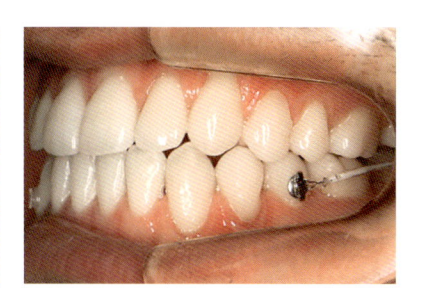

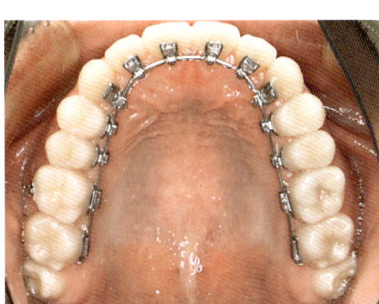

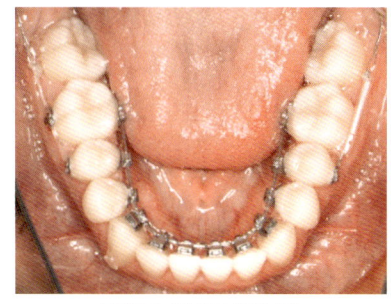

上顎：.0175×.0175 TMA　　　下顎：.016×.016 SS

前歯部反対咬合、左側臼歯関係が改善した。
右側臼歯関係改善のため、引き続き臼歯部遠心移動を継続した。また、Ⅲ級ゴムの使用も継続して行った。

ディテーリング時　1年1か月

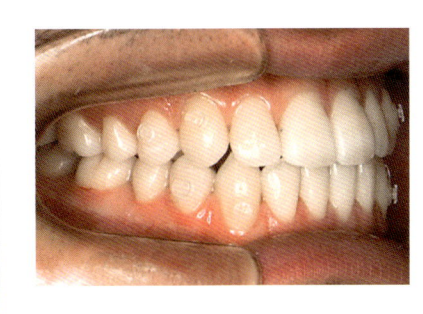

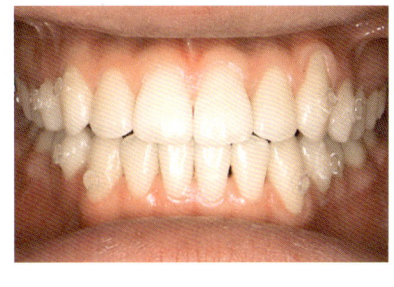

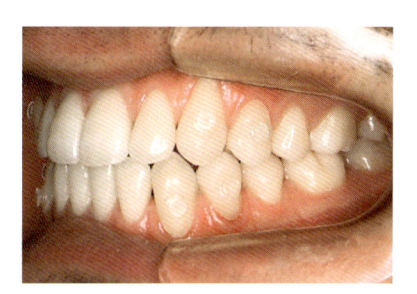

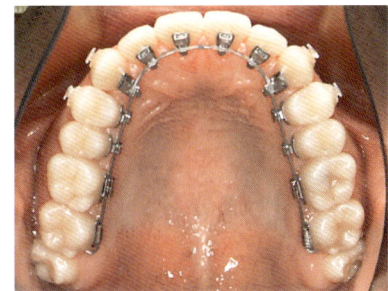

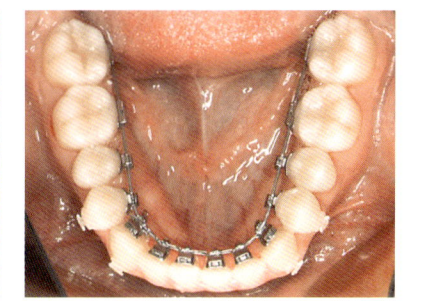

上顎：.0175×.0175 TMA　　　下顎：.0175×.0175 TMA

臼歯部遠心移動を終了し、ディテーリングを行った。

第 8 章　リンガルストレートワイヤー法を用いた症例の実際

動的治療終了時　1 年 3 か月

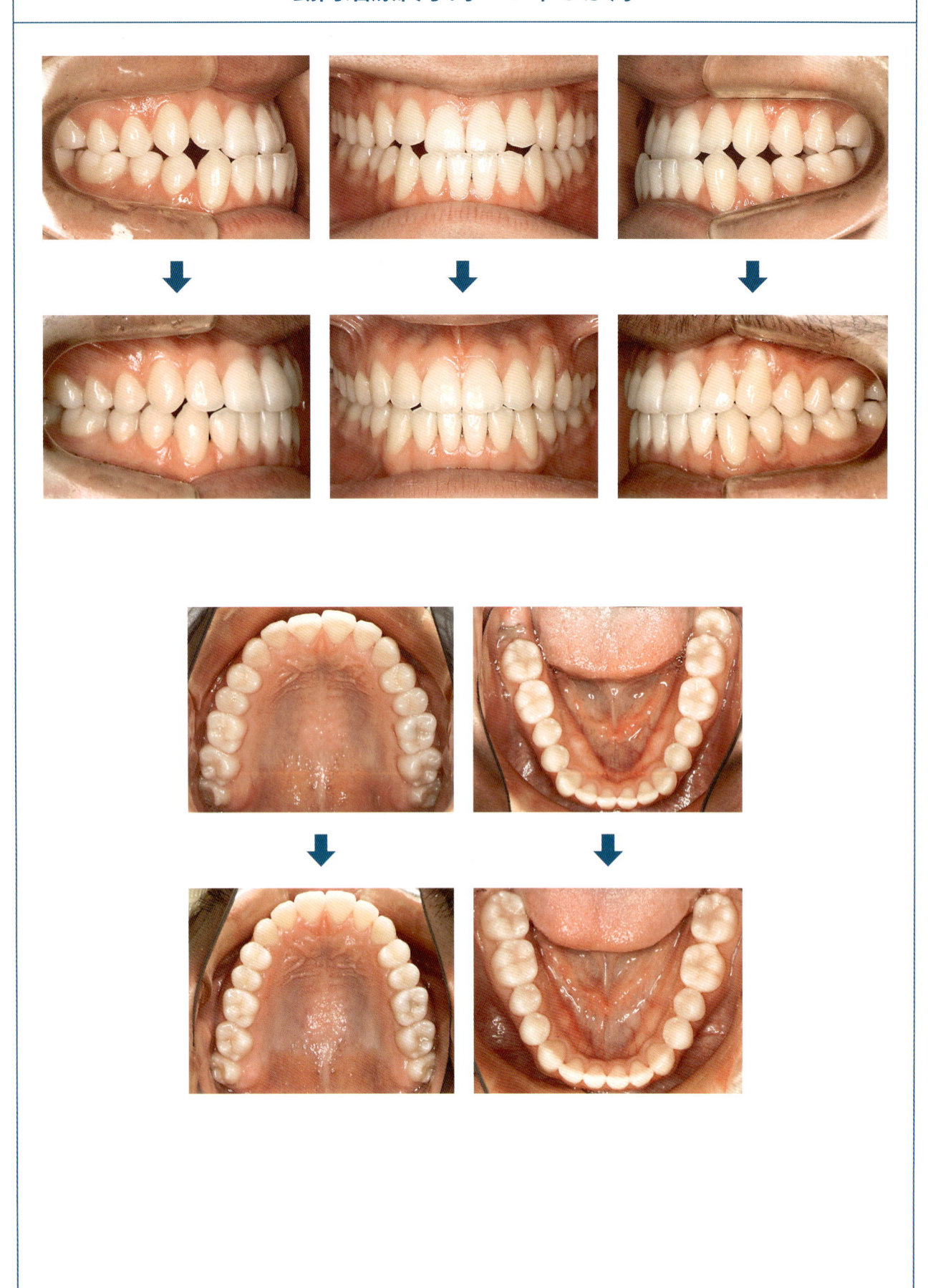

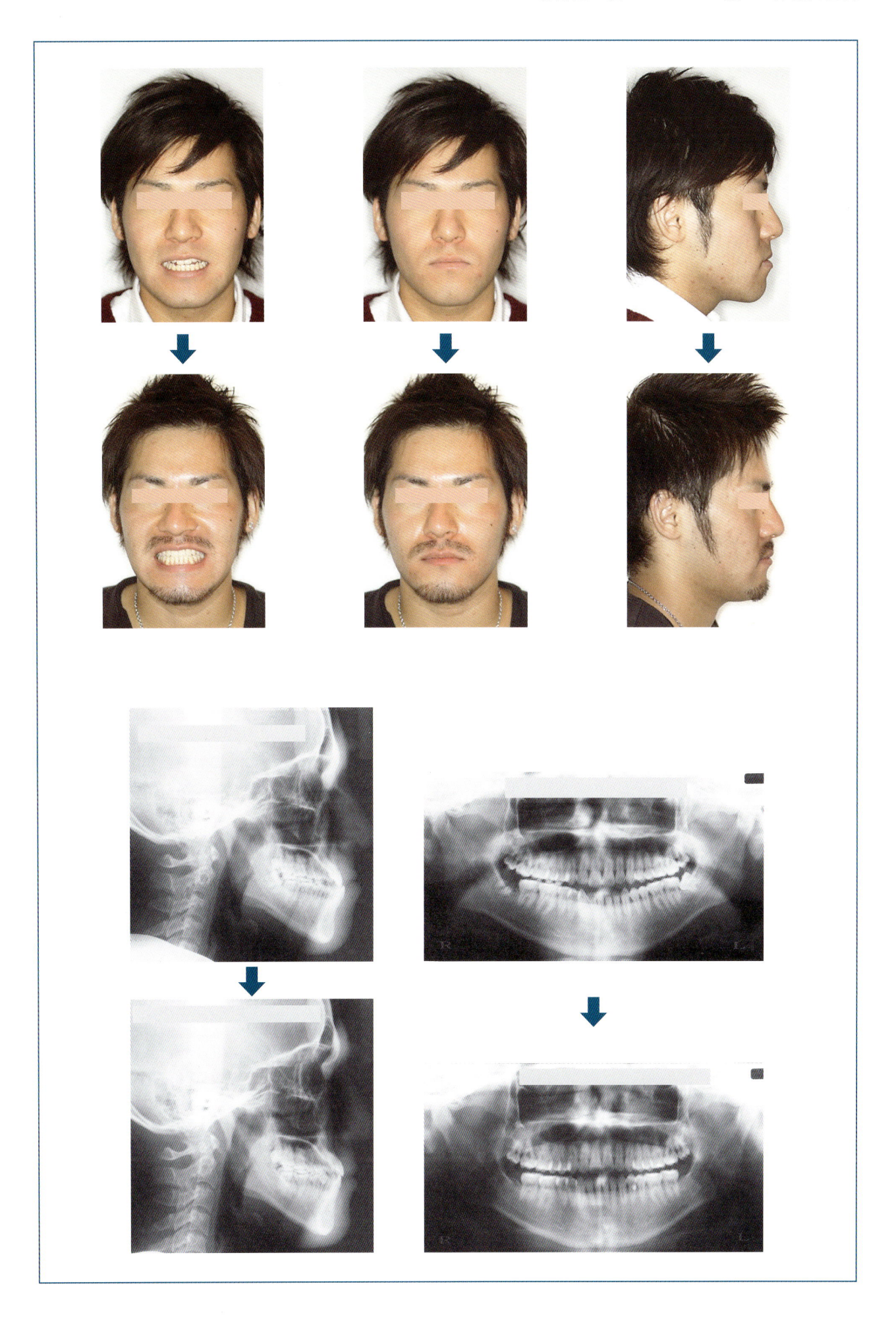

Case16　骨格性Ⅲ級　アングルⅢ級　　非抜歯症例

261

第 8 章　リンガルストレートワイヤー法を用いた症例の実際

Wire sequence		
0 か月	U：.013 CuNiti	L：.013 CuNiti
3 か月	U：.016 CuNiti	L：.016 CuNiTi
5 か月	U：.016×.016 CuNiti	L：.016×.016 CuNiTi
7 か月	U：.018×.018 CuNiti	L：.018×.018 CuNiti
9 か月	U：.0175×.0175 TMA	L：.016×.016 SS
1 年 2 か月	U：.0175×.0175 TMA	L：.0175×.0175 TMA

考察

　本症例では、下顎臼歯部の遠心移動を行うため、装置を装着する前に $\overline{8|8}$ 抜歯を行った後に上下顎 STb-SL ブラケットを装着した。レベリング終了後、下顎臼後三角部にマイクロスクリューを埋入し、下顎大臼歯部遠心移動を行った。本症例はマイクロスクリューを用いなければ、下顎の小臼歯抜歯の可能性も十分に考えられた症例であった。しかし、マイクロスクリューを用いたことにより、早期に臼歯部を I 級関係にすることができ、前歯部の反対咬合も改善された。

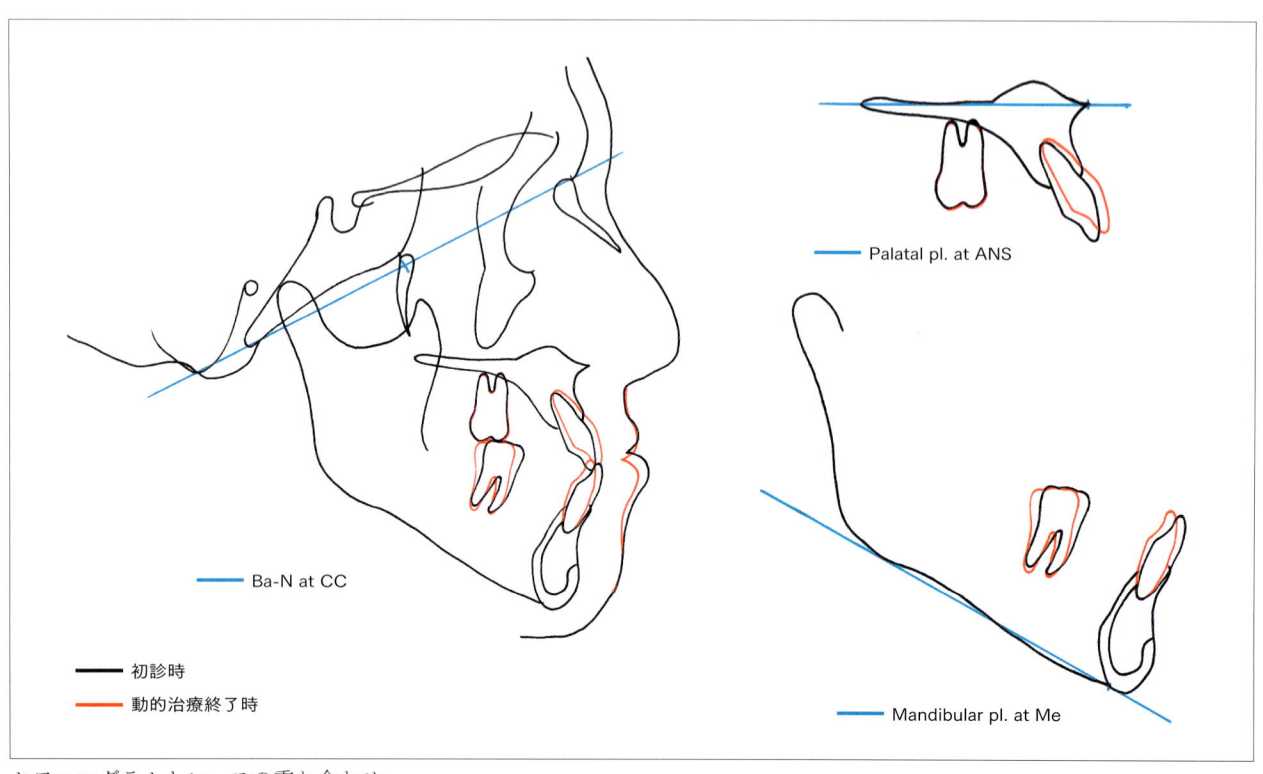

セファログラムトレースの重ね合わせ

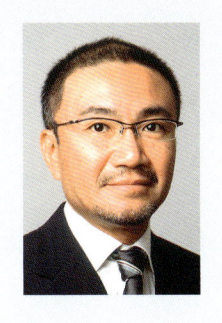

著者略歴

　著者は1979年に東京歯科大学卒業後、東京医科歯科大学矯正科に2年間所属し、その後、東京歯科大学にて博士号を取得。

　1983年に千葉県松戸市で矯正歯科クリニックを開業。

　1987年には日本で最初の舌側矯正専門クリニック(イーライン)を東京都港区に開業し、現在は千代田区および松戸にオフィスを構えている。

　現在までに20か国以上でセミナーを開催し、4500人以上の矯正歯科医が参加している。

　ヨーロッパ矯正歯科学会の専門医、ニューヨーク大学(アメリカ)客員教授、フェラーラ大学(イタリア)客員教授および香港大学(客員教授)でもあり、世界舌側矯正歯科学会の会長(2008‐2011)を4年務めた。

　また舌側矯正に関して数多く執筆し、その集大成としてDr. スクッヅ(イタリア)と共同で今までにない快適なSTbライトリンガルブラケットを開発し、2009年さらに改良を重ねたNew STbを用いたリンガルストレートワイヤー(L.S.W.)法を考案した。

役職
世界舌側矯正歯科学会　前会長
ニューヨーク大学　客員教授
フェラーラ大学　客員教授
香港大学　客員教授
英国王立エジンバラ大学医学部　M-Ortho examiner, Fellow
東京歯科大学非常勤講師

所属
世界舌側矯正歯科学会(前会長、創立理事)
World Board of Lingual Orthodontists(専門医)
European Board of Orthodontics(専門医)
日本矯正歯科学会(専門医)
日本成人矯正歯科学会(専門医、指導医)
ヨーロッパ舌側矯正歯科学会(名誉会員)
イタリア舌側矯正歯科学会(名誉会員)
スペイン舌側矯正歯科学会(名誉会員)
タイ矯正歯科学会(名誉会員)
韓国舌側矯正歯科学会(名誉会員)

認定施設
日本成人矯正歯科学会認定研修施設

最新リンガルストレートワイヤー法
— NEW LINGUAL STRAIGHT WIRE METHOD —

2012年6月10日　第1版第1刷発行

著　　者　竹元　京人

発 行 人　佐々木　一高

発 行 所　クインテッセンス出版株式会社
　　　　　東京都文京区本郷3丁目2番6号　〒113-0033
　　　　　クイントハウスビル　電話 (03)5842-2270(代表)
　　　　　　　　　　　　　　　 (03)5842-2272(営業部)
　　　　　　　　　　　　　　　 (03)5842-2278(編集部)
　　　　　web page address　http://www.quint-j.co.jp/

印刷・製本　サン美術印刷株式会社

Ⓒ2012　クインテッセンス出版株式会社　　禁無断転載・複写
Printed in Japan　　落丁本・乱丁本はお取り替えします
　　　　　　　　　　ISBN978-4-7812-0262-4　C3047

定価は表紙に表示してあります